体と心

保健総合大百科

2023年度 小学保健ニュース・心の健康ニュース収録 縮刷活用版 2025

小学校編

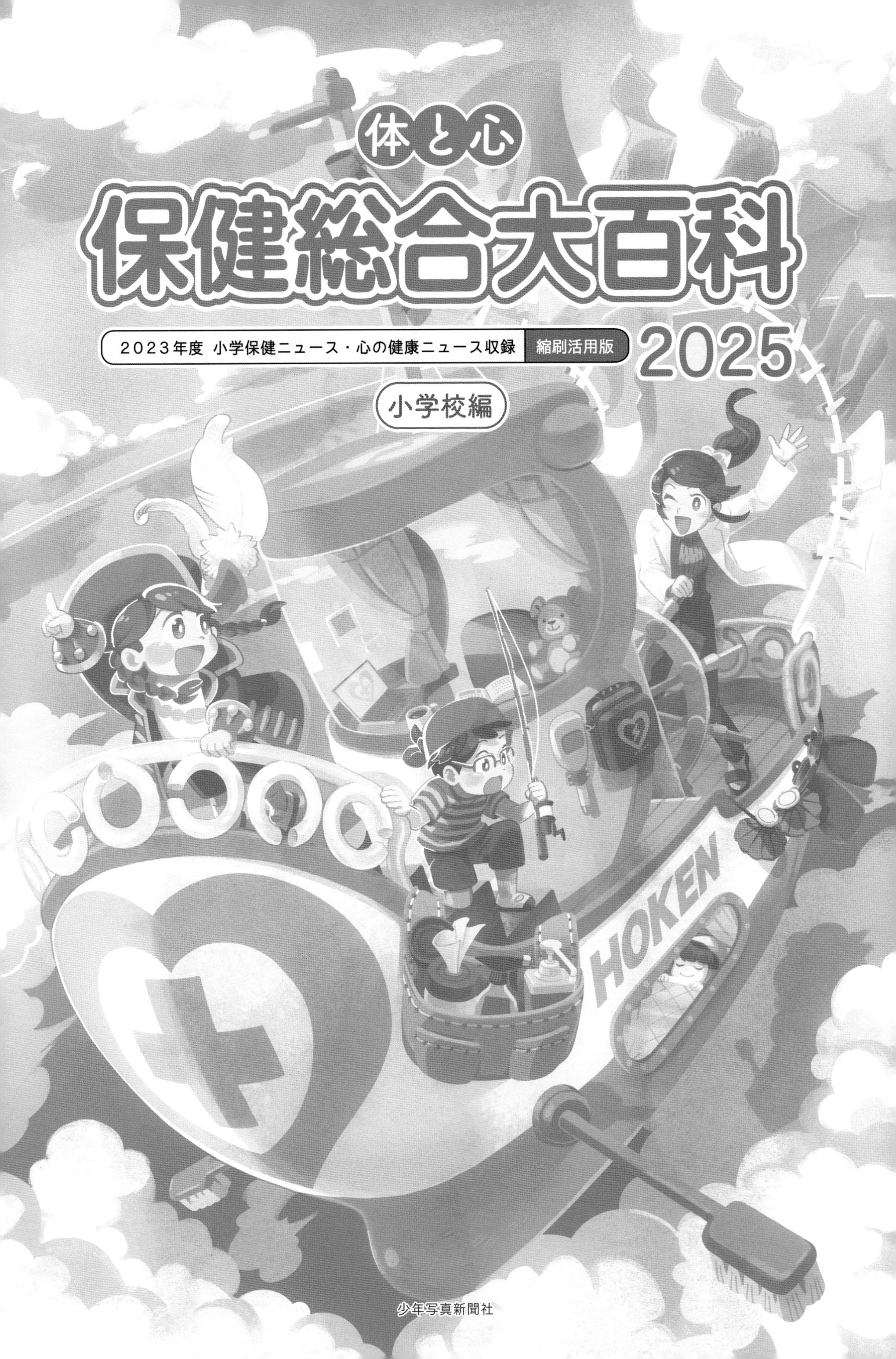

少年写真新聞社

体と心 保健総合大百科〈小学校編〉2025

発行にあたって

『体と心　保健総合大百科＜小学校編＞2025』は、2023年度（令和５年度）に発行した「小学保健ニュース」と「心の健康ニュース」の掲示用カラー紙面、Ｂ３判教材用特別紙面、指導者用解説紙面、ほけん通信、保健指導資料などを縮刷して、保存・活用版として一冊にまとめたものです。健康教育の教材・資料としてご活用ください。

太陽光と視力の関係や二次性徴などをテーマに特集

掲示用カラー紙面では、ゲーム依存や太陽光と視力の関係などといった最新の健康に関するテーマのほか、栄養バランスについて特集した紙面では、小学生でもできるプラス一品の工夫の仕方を取り上げ、一方で適正体重についても特集しました。また、「月経」と「精通」をそれぞれ特集し、二次性徴に伴う体の変化について丁寧に解説しました。

特別紙面では、「けんこうなせいかつシリーズ」を特集、解説紙面では増加している不登校や、子どもの性被害などについて連載

Ｂ３判教材用特別紙面では、「けんこうなせいかつシリーズ」として、低学年にもわかりやすい内容で手洗いや歯みがき、けがの対応などを６回にわたって特集しました。指導者用解説紙面では、ネットいじめや不登校、子どもの性被害、発達性協調運動障害のほか、保健室の整理・収納についても連載しました。

「心の健康ニュース」では、“いじめ”などを特集

「心の健康ニュース」掲示用カラー紙面では、近年深刻化している“いじめ”について、法律的な観点から解説した紙面が人気でした。また、引き続き読者の関心が高い「リフレーミング」や「HSP」のほか、先人の生き方シリーズでは、日本を代表する盲目の音楽家・宮城道雄の生涯について取り上げました。

Ｂ３判教材用特別紙面では、「おもしろ心理学シリーズ」として、さまざまな心の不思議を身近な例を示して解説しました。また、指導者用解説紙面では、健康指導に役立つ「心の健康ニュースオリジナル素材」を掲載し、大好評でした。

もくじ

小学保健ニュース縮刷

（2023年4月8日号 No.1323 ～ 2024年3月18日号 No.1354）

4月

2023年４月８日号 No.1323【492.17 検尿】
正しい尿検査のやり方を覚えよう……9
学校検尿の目的と注意点……10

2023年４月18日号 No.1324【491.369 爪（生理学）】
手足のつめの役割と正しい切り方……12
爪の役割と誤った切り方が招く爪のトラブル……10

2023年４月28日号 No.1325【493.19 熱中症】
熱中症を防ぐ「ひ」「み」「つ」「の」「く」「す」「り」……13
熱中症予防のための生活習慣のポイント……14

5月

2023年５月８日号 No.1326【371.4 教育心理学】
心の成長シリーズ①　ムカッとしたときの対処法……16
怒りとのつき合い方……14

2023年５月18日号 No.1327【498.32 禁煙】
実験編　カイワレダイコンで見るタバコの害……17
様々なタバコの害……18

2023年５月28日号 No.1328【494.8 皮膚科学】
外で遊ぶときは紫外線対策を忘れずに……20
紫外線対策の考え方……18

6月

2023年６月８日号 No.1329【497 歯科学】
前歯・おく歯・犬歯の形と役割……21
歯の役割と咀嚼《そしゃく》……22

2023年６月18日号 No.1330【493.6 運動器疾患】
悪い姿勢や運動不足が原因で起こるかたこり……24
肩こりの原因と対策……22

2023年６月28日号 No.1331【498.07 衛生教育】
実験編　清りょう飲料の飲み残しで増えるび生物……25
清涼飲料の飲み残しで増える微生物……26

7月

2023年７月８日号 No.1332-（1）【495.13 月経】
月経指導用　月経時を気持ちよく過ごす方法……28
違いを尊重し、助け合える大人に……26

2023年７月18日号 No.1333【491.3 生理学】
規則正しい生活リズムを支える「体内時計」……29
体内時計……30

8月

2023年８月８日号 No.1334【491.35 生殖】
性教育指導用　体が大人に近づくと起こる“精通”……32
精通とは……30

2023年８月28日号 No.1335【493.14 蕁麻疹】
皮ふがはれて強いかゆみが出るじんましん……33
じんましんについて……34

9月

2023年９月８日号 No.1336【371.4 教育心理学】
心の成長シリーズ②　気持ちが伝わる話し方を身につけよう……36
気持ちが伝わる話し方を身につけよう……34

2023年９月18日号 No.1337【493.7 精神医学】
ゲームをやめられない状態（い存）とは……37
ゲーム障害……38

2023年９月28日号 No.1338【491.65 癌】
生活習慣を整えてがんにかかる危険を減らそう……40
疾病等のリスクをがんで捉える……38

10月

2023年10月８日号 No.1339【496.42 近視】
近視になるのを防ぐ効果がある「太陽の光」……41
近視と太陽光の関係……42

2023年10月18日号 No.1340【493.74 車酔】
乗り物よいの原因を知って上手に予防しよう……44
乗り物酔いの原因と対策……42

2023年10月28日号 No.1341【497 歯科学】
実験編　歯こうにいる細菌が酸をつくるのを見る……45
むし歯の最新事情……46

11月

2023年11月８日号 No.1342-（1）【498.07 衛生教育】
肌を快適にし、清潔を保つ下着の働き……48
皮膚を清潔・健康に保つ下着の働き……46

2023年11月18日号 No.1343【493.8 感染症】
ウイルスや細菌に感染する仕組み……49
“ポストコロナ”の感染予防……50

2023年11月28日号 No.1344【371.4 教育心理学】
心の成長シリーズ③　けんかをしてしまったときの対処法……52
けんかをしてしまったときの対処法……50

12月

2023年12月８日号 No.1345【491.13 呼吸器】
ウイルスや細菌などを体から出す「線毛」……53
線毛運動と粘液線毛輸送系……54

2023年12月18日号 No.1346【498.32 禁酒】
お酒をすすめられたときの断り方……56
飲酒の断り方を指導する際のポイント……54

1月

2024年１月８日号 No.1347【493.8 感染症】
海外から入り、国内で流行した感染症……57
感染症の流行の歴史から学ぶ感染症対策……58

2024年１月18日号 No.1348【498.5 栄養】
体を動かし、成長させる栄養素の働き……60
栄養バランスについて考えよう……58, 136

2024年１月28日号 No.1349-（1）【498.3 健康法】
心や体の健康につながる「笑い」……61
笑いがもたらす素敵な効果……62

2月

2024年２月８日号 No.1350【491.19 体形学】
つかれにくく集中できる「よい姿勢」……64
良い姿勢は生涯にわたる財産……62

2024年２月18日号 No.1351【494.35 火傷】
やけどをしたときはすぐに冷やす……65
やけどの応急手当……66

2024年２月28日号 No.1352【493.878 エイズ】
傷口などからHIVが体内に入って起こるエイズ……68
小学生にわかってほしいHIV/AIDS 知識……66, 136

3月

2024年３月８日号 No.1353-（1）【374.93 健康管理】
体の成長と健康に関わる自分の体重……69
学童期の肥満とやせ……70

2024年３月18日号 No.1354【491.8 免疫学】
めんえき細ぼうが元気になる生活の仕方……72
免疫細胞が元気になる生活のしかた……70

ほけん通信

つめの役割と手足それぞれのつめの切り方……11
さまざまなタバコの害……15
悪い姿勢や運動不足が原因で起こるかたこり……19
規則正しい生活リズムを支える「体内時計」……23

ほけん通信
ゲームの遊び方・遊ぶ時間を見直してみよう…… 27
乗り物よいの原因を知って、予防しよう…… 31
感染症のさまざまな予防法を知ろう…… 35
お酒をすすめられたときの断り方…… 39
体を動かし、成長させる栄養素の働き…… 43
やけどをしたときの正しい冷やし方…… 47

けんこうな生活シリーズ
2023年7月8日号 No.1332-(2)
①頭（のう）を元気にする朝ごはん…… 73
②すりきずができたときの手当…… 76
2023年11月8日号 No.1342-(2)
③歯をみがくときのポイント…… 77
④手をあらうときのポイント…… 80
2024年3月8日号 No.1353-(2)
⑤頭がいたいときにたしかめること…… 81
⑥おなかがいたいときにやってみること…… 84

号外
【2024年1月28日号　No.1349-(2)】
保健室常掲用　令和４年度学校保健統計調査…… 85

連載
児童の性被害 ～その早期発見と支援～　大阪大学大学院 人間科学研究科 教授／臨床心理士・公認心理師　野坂 祐子
第１回　小学生の性被害の特徴…… 51
第２回　性被害が子どもに与える影響…… 55
第３回　性被害を受けた児童への支援…… 59
最終回　性被害の予防と安全な学校づくり…… 63

特異な才能を持つ児童の理解と支援　放送大学 学長　岩永 雅也
第１回　「特異な才能」をめぐる議論とその背景…… 67
第２回　有識者会議における審議の展開…… 71
最終回　「審議のまとめ」と才能教育の今後…… 74

セクシュアルマイノリティの子どもとその保護者の心理と対応　聖泉大学 別科助産専攻 教授　佐保 美奈子
前編　セクシュアルマイノリティの小学生の理解…… 75
後編　セクシュアルマイノリティの子どもをもつ保護者の心理…… 78

未来を拓く保健室の整理・収納　北翔大学 教育文化学部 教育学科 教授　今野 洋子
第１回　整理の基本…… 79
第２回　収納の基本…… 82
最終回　書類整理の基本…… 83

学童期の便秘　順天堂大学 医学部 小児科学講座 先任准教授　工藤 孝広
第１回　学童期の児童に便秘が起こるメカニズム…… 86
第２回　便秘の診断：Rome Ⅳ診断基準から…… 87
最終回　便秘の治療・対応・予防…… 88

小学生にみられる頭痛とその対処法　広島市立広島市民病院 小児科 部長　粟原 健太郎
第１回　小学生にみられる頭痛の種類…… 89
第２回　頭痛と子どもの生活…… 90
最終回　保健室での対応・予防…… 91

DCD(発達性協調運動障害)の子どもたち　武庫川女子大学 教育研究所／大学院臨床教育学研究科／子ども発達科学研究センター 教授　中井 昭夫
第１回　DCD（Developmental Coordination Disorder：発達性協調運動障害）とは？…… 92
第２回　DCDの子どもの学校生活における困難と二次障害について…… 93
最終回　DCDの子どもの理解とサポートについて…… 94

連載

寄稿

心の健康ニュース縮刷
(2023年4月8日号 No.511 ～ 2024年3月8日号 No.522)

少年写真新聞
Juniors' Visual Journal
https://www.schoolpress.co.jp/

小学保健ニュース

492.17 検尿
No.1323
2023年(令和5年)
4月8日号

正《ただ》しい尿検査《にょうけんさ》のやり方《かた》を覚《おぼ》えよう

きちんと検査《けんさ》ができるように、尿検査《にょうけんさ》をする前日《ぜんじつ》から注意《ちゅうい》する必要《ひつよう》があります

検査前日《けんさぜんじつ》の注意点《ちゅういてん》

ビタミンCが多《おお》く入《はい》ったものをとらない

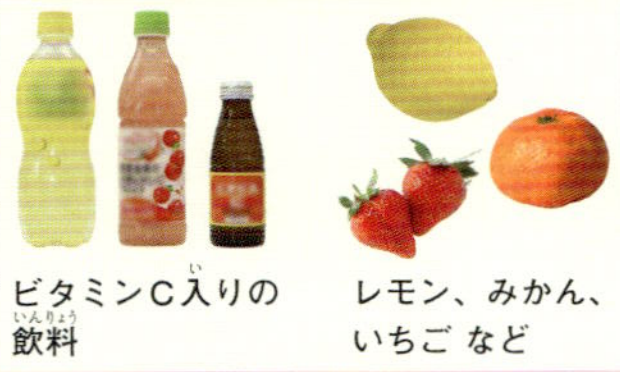
ビタミンC入《い》りの飲料《いんりょう》
レモン、みかん、いちご など

ビタミンCが尿《にょう》に多《おお》く入《はい》ると、検査結《けんさけっ》果《か》が正《ただ》しく出《で》ないことがあります。

激《はげ》しい運動《うんどう》はひかえる

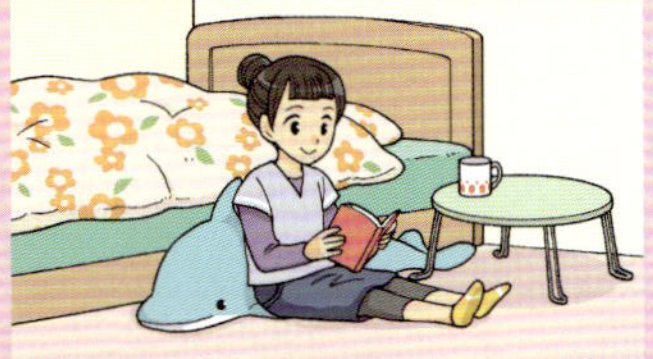

激《はげ》しい運動《うんどう》をすると、通常《つうじょう》とはちがう成分《せいぶん》の尿《にょう》が出《で》ることがあります。

夜《よる》ねる前《まえ》にトイレに行《い》く

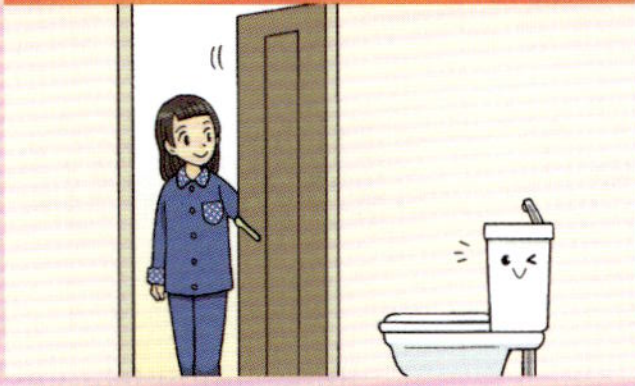

ねる前《まえ》にトイレに行《い》って尿《にょう》を出《だ》してから、翌日《よくじつ》に検査《けんさ》を行《おこな》いましょう。

朝起《あさお》きて最初《さいしょ》に出《だ》す尿《にょう》を容器《ようき》の中《なか》に入《い》れる

少《すこ》しだけ尿《にょう》を出《だ》してから採尿《さいにょう》コップに入《い》れる

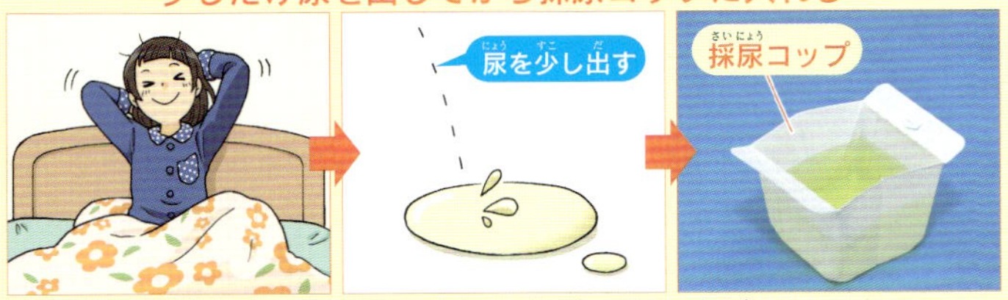
尿《にょう》を少《すこ》し出《だ》す
採尿《さいにょう》コップ

最初《さいしょ》に出《で》る尿《にょう》はよごれているため、少《すこ》し尿《にょう》を出《だ》してから採尿《さいにょう》コップに入《い》れます。

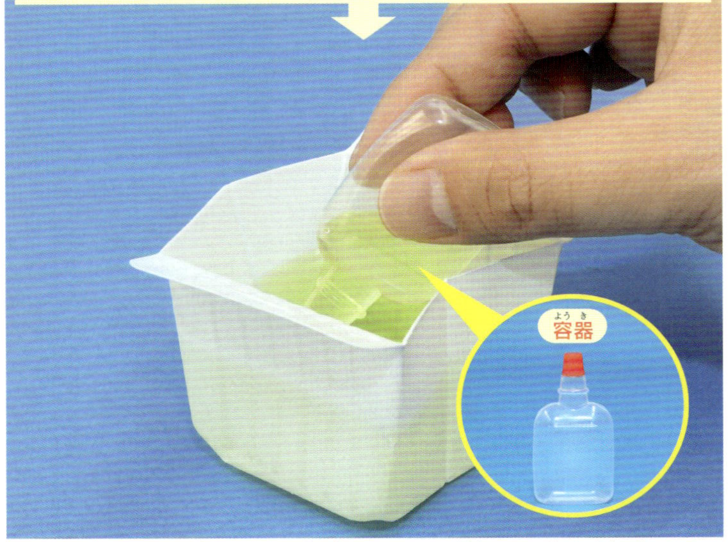
容器《ようき》

容器《ようき》をおしつぶして採尿《さいにょう》コップから尿《にょう》を吸《す》い上《あ》げます。容器《ようき》にある線《せん》まで尿《にょう》が入《はい》らないときは、入《い》れた尿《にょう》があふれる手前《てまえ》まで容器《ようき》を軽《かる》くおして、再《ふたた》び吸《す》い上《あ》げると線《せん》まで入《はい》ります。

尿《にょう》を容器《ようき》の中《なか》に入《い》れたら

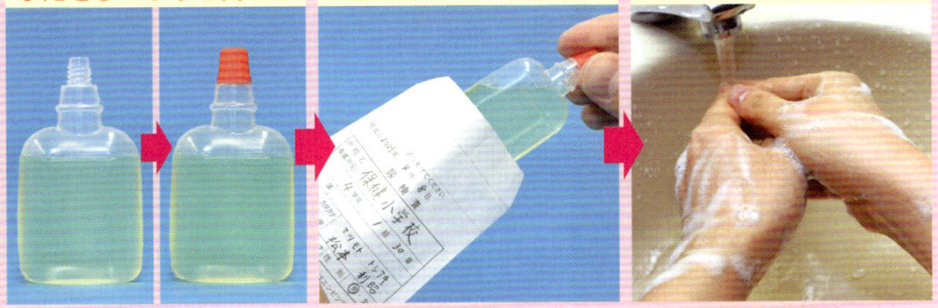
ふたをしっかりと閉《し》める
ふくろの中《なか》に入《い》れる
手《て》をすみずみまで洗《あら》う

容器《ようき》に尿《にょう》をとったら、ふたをしっかりと閉《し》めて、ふくろの中《なか》に入《い》れます（ふくろには事前《じぜん》に氏名《しめい》などを書《か》いておきます）。ふくろに入《い》れたら、採尿《さいにょう》コップを捨《す》てて石《せっ》けんで手《て》を洗《あら》いましょう。

尿検査《にょうけんさ》で調《しら》べている病気《びょうき》

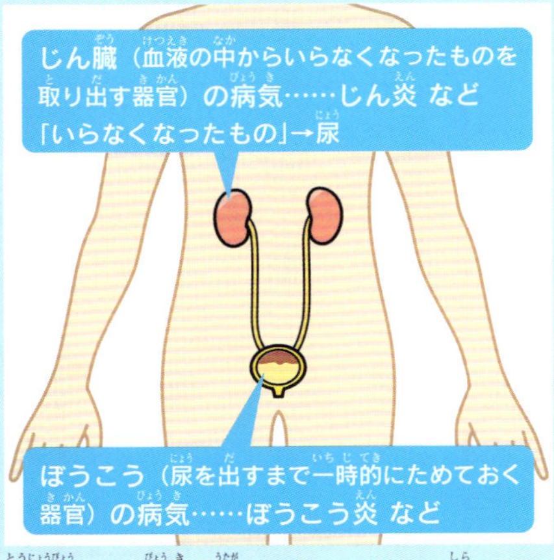
じん臓（血液《けつえき》の中《なか》からいらなくなったものを取《と》り出《だ》す器官《きかん》）の病気《びょうき》……じん炎《えん》 など
「いらなくなったもの」→尿《にょう》
ぼうこう（尿《にょう》を出《だ》すまで一時的《いちじてき》にためておく器官《きかん》）の病気《びょうき》……ぼうこう炎《えん》 など

糖尿病《とうにょうびょう》などの病気《びょうき》の疑《うたが》いがあるかどうかも調《しら》べます。

血液《けつえき》の中《なか》でいらなくなったものがじん臓《ぞう》に運《はこ》ばれてぼうこうにたまり、ある程度《ていど》の量《りょう》がたまると外《そと》に出《だ》されて「尿《にょう》」になります。

そのため、尿《にょう》を検査《けんさ》することで、じん臓《ぞう》やぼうこうなどが健康《けんこう》かどうかがわかります。

きちんと検査《けんさ》をするように、検査日《けんさび》の前日《ぜんじつ》から注意《ちゅうい》が必要《ひつよう》なことを守《まも》り、検査日《けんさび》の朝起《あさお》きて最初《さいしょ》に出《だ》す尿《にょう》を容器《ようき》に入《い》れましょう。

指導　日本医科大学 小児科学教室 准教授　柳原 剛 先生
検査キット提供　株式会社ジェスコ

少年写真新聞 Juniors' Visual Journal
2023年4月8日発行 第1323号付録
©少年写真新聞社2023年
株式会社 少年写真新聞社 〒102-8232 東京都千代田区九段南4-7-16 市ヶ谷KTビルⅠ
小学保健ニュース

学校検尿の目的と注意点

日本医科大学 小児科学教室
准教授　柳原 剛

学校検尿の目的

学校検尿の目的は、末期腎不全に至る可能性のある腎臓病を早期に発見し、適切な管理を行うことにあります。

戦後間もない頃、学校における長期欠席児童の原因の多くは腎臓病でした。学校保健の観点から、これら長期欠席児童をいかに減らすかが大きな課題でしたが、当時は腎臓病に対する有効な治療法が確立されておらず、主に運動制限と食事制限が行われていました。そのような中、腎臓病の悪化を防ぐためにはより早い段階で病気を発見し、適切な指導を行う必要があるとの考えから、昭和49年に学校検尿が導入されました。その後様々な治療法が確立されてきましたが、腎臓病治療における疾患の早期発見・早期介入の重要性は変わっていません。

学校検尿システムと問題点

学校検尿は、尿潜血と尿たんぱくを調べることから始まります。通常検査で２回続けて異常があると精密検診を受診するように指導され、さらに異常があると専門病院を受診するように指導されます。

このように検診の流れは決して複雑ではないのですが、複数の問題点が指摘されています。例えば安静時以外に採取した尿では健常者でも尿たんぱくが陽性になりやすく、早朝第一尿の提出が重要なのですが、なかなかその実現は難しいようです。また、学校と教育委員会との間でうまく連携がとれておらず、検診後の児童生徒のフォローが適切になされていない地域が多くあることも指摘されています[1]。

学校検尿は、検診を行うだけでは意味がありません。検診によって発見された異常所見に対して適切な対応を行うことが大変重要ですが、現状では十分な対応がなされているとはいえません。

学校検尿で発見される病気

学校検尿では、溶連菌感染症などに伴って発症する急性糸球体腎炎、IgA腎症に代表される慢性糸球体腎炎、ネフローゼ症候群や先天性腎尿路異常といった慢性腎疾患などが発見されます。一方で、良性家族性血尿や体位性たんぱく尿といった病名はついているけれど、制限や経過観察の必要がない病態も発見されます。そのほかにも、尿路感染症やまれですが悪性腫瘍が見つかるなど、尿路系の様々な病気が見つかります。

養護教諭の先生へのお願い

学校検尿では様々な病気が見つかり、それぞれの病名に応じた治療・経過観察が必要となります。基本的には、日本学校保健会発行の『学校検尿のすべて 令和２年度改訂』に従ってください。

ポイントとして、運動制限は大きく変更され、一部の疾患を除いて制限はほぼ必要ありません。「学校生活管理指導表」を活用して主治医とのコミュニケーションを図り、行き過ぎた運動制限は行わないように注意してください。

具体的な症状がないために尿異常は軽視されがちですが、検診を未受診の児童生徒に対しては、手遅れにならないうちに病院を受診するよう、指導をお願いします。

1. 後藤芳充ほか「学校検尿に関する全国調査結果　第一報　―システム編―」『小児保健研究』75(5)：609-615, 2016年

少年写真新聞 Juniors' Visual Journal
2023年4月18日発行 第1324号付録
©少年写真新聞社2023年
株式会社 少年写真新聞社 〒102-8232 東京都千代田区九段南4-7-16 市ヶ谷KTビルⅠ
小学保健ニュース

爪の役割と誤った切り方が招く爪のトラブル

医療法人社団青泉会 下北沢病院
院長　菊池 守

手足の先にある爪は、骨ではなく角質化した皮膚の一部です。手指や足趾《そくし》の先端を保護し、細かい作業をするためにも役立ちます。また、力の入る指先のカウンターとして上から押さえているため、しっかりと力を入れやすくする役割もあり、爪を正しく切ることは爪の健康にとって非常に重要です。爪の形状や大きさには個人差があり、環境や生活習慣などによっても異なります。

正しい爪の切り方

1　洗面器やバスタブにつかって、爪をやわらかくする

2　手の爪はカーブになった爪切りを使い、指の形に沿って切る

3　足の爪は直線的な爪切りを使い、まっすぐに切る

足の爪はカーブ状に切ると肉に食い込んで痛みを起こしやすいので、カーブ状に切らずまっすぐに切るようにします。

4　爪の端から少しずつ切る

爪の白い部分より内側にあるピンク色の部分は、切らないように注意します。

5　爪の角をやすりで整える

爪を正しく切ることで、爪の割れやすさや巻き爪、陥入爪《かんにゅうそう》、爪の色素沈着などのトラブルが起こるのを防ぐことができます。また、爪の形状に合わせて切ることで、爪の変形を防止し、健康な爪を保つことができます。

誤った爪の切り方をすると起こりやすくなる爪のトラブル

爪の側面を切ったり、分厚くなった爪を温めずに切ったりすると、割れや欠けが生じることがあります。爪の端から少しずつ切るようにしましょう。

足趾に荷重が少ない浮き指や、爪を深く切り込んだり爪を丸く切り過ぎたりすることによって、巻き爪が引き起こされることがあります。巻き爪が進行すると、爪の周囲の皮膚が炎症を起こすことがあります。

爪の両端を深く切り込んだり、側面を削り過ぎたりすることによって、爪の端が肉に食い込んでしまい陥入爪が引き起こされることがあります。陥入爪が進行すると、爪の周囲に炎症が起こってうみが出たり、痛くて体育の授業を休まざるを得なくなったりすることもあります。特に、足に合わないきつい靴や、学校指定の革靴を履いている場合は、靴の変更を含めて指導が必要です。

爪周りの汚れがしっかりと落ちていない状態で爪を切ると、爪周囲炎などの感染症を発症してしまいます。養護教諭の先生方は、手洗いや手指の消毒などの感染症対策に取り組む機会が多いと思われます。爪の下や周囲には雑菌が付着している可能性があるため、爪は清潔な状態を保つことが重要です。特に、爪の下や爪の周りは汚れがたまりやすいため、定期的に清掃することを推奨します。

爪が変色している、爪が分厚くなっている、爪が白く濁っている、巻き爪などのトラブルがある場合は、医師や看護師などの専門家に相談することをお勧めします。爪は小さな部位ですが、手指の保護や作業の支援、感染症対策などに重要な役割を果たしています。正しい爪のケアを行い、健康な爪を保つことが大切です。

ほけん通信《つうしん》……

学校　　年　　月　　日発行

つめの役割《やくわり》と手足《てあし》それぞれのつめの切《き》り方《かた》

指導　医療法人社団青泉会 下北沢病院 院長　菊池 守 先生

つめには、手《て》と足《あし》の指先《ゆびさき》に入《はい》る力《ちから》を支《ささ》えたり、指先《ゆびさき》の皮《ひ》ふを守《まも》ったり、物《もの》をつかみやすくしたりするなどの大切《たいせつ》な役割《やくわり》があります。

つめがないと、指先《ゆびさき》まで力《ちから》が伝《つた》わりづらいため、小《ちい》さな物《もの》をうまくつかむこともできません。

つめが内側《うちがわ》へのびる「巻《ま》きづめ」や、つめのはしが皮《ひ》ふに食《く》いこむ「かんにゅうそう」などのつめのトラブルを防《ふせ》ぐために、手《て》と足《あし》それぞれの正《ただ》しいつめの切《き》り方《かた》を身《み》につけましょう。

また、つめを切《き》るタイミングは、おふろに入《はい》った後《あと》のつめがやわらかく清潔《せいけつ》な状態《じょうたい》のときにします。

手足《てあし》のつめの主《おも》な役割《やくわり》

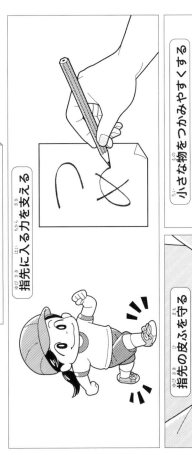

指先《ゆびさき》に入《はい》る力《ちから》を支《ささ》える

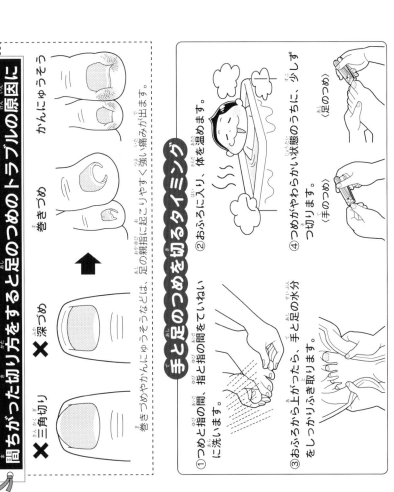

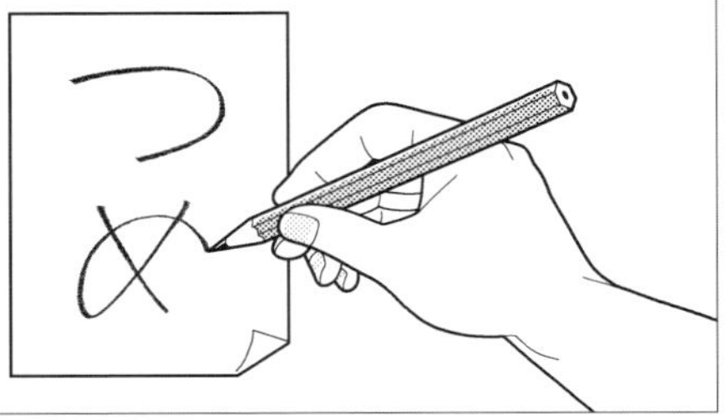

指先《ゆびさき》の皮《ひ》ふを守《まも》る

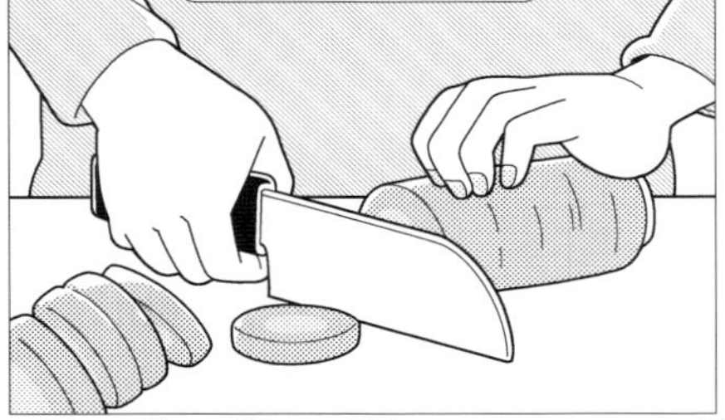

小《ちい》さな物《もの》をつかみやすくする

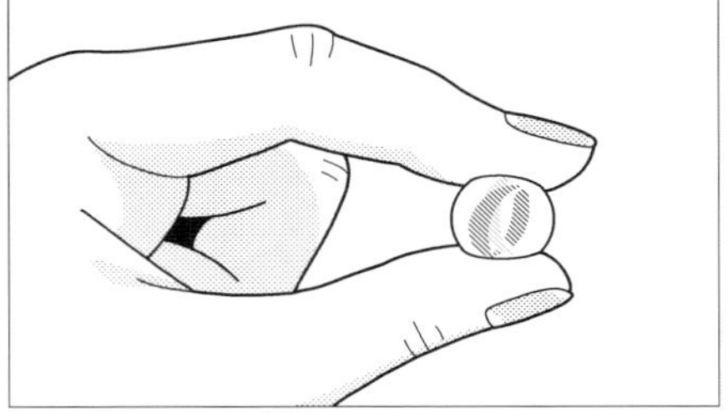

歩《ある》く、走《はし》る、細《こま》かい作業《さぎょう》をするなどのふだん何気《なにげ》なく行《おこな》っている動《うご》きは、つめがあることでうまくできるようになります。

手《て》と足《あし》のつめを切《き》るときのポイント

手《て》のつめ

指《ゆび》のカーブに沿《そ》って切《き》る　→　丸《まる》く整《ととの》える

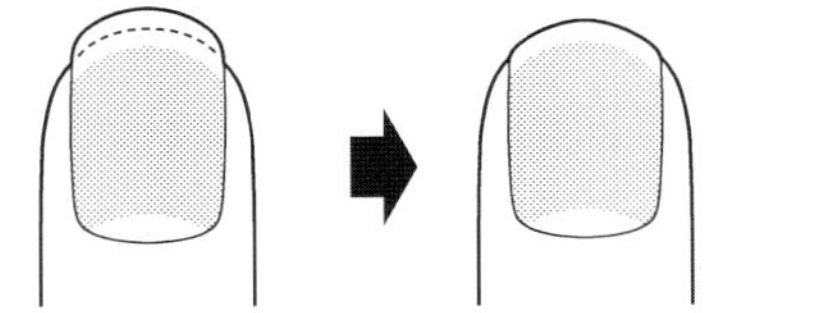

指《ゆび》のカーブに沿《そ》って、はしから少《すこ》しずつ切《き》ります。長《なが》さは、つめの下《した》にある指先《ゆびさき》の皮《ひ》ふが見《み》えないくらいにします。

足《あし》のつめ

まっすぐに切《き》る　→　四角《しかく》い形《かたち》にして、角《かど》は少《すこ》し丸《まる》くする

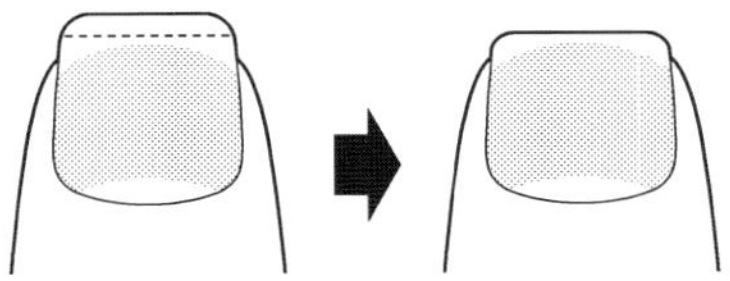

つめの先《さき》の白《しろ》い部分《ぶぶん》を少《すこ》し残《のこ》して、まっすぐに切《き》ります。つめの角《かど》は切《き》らずに残《のこ》しておきますが、くつ下《した》に引《ひ》っかかるときはやすりなどでけずって少《すこ》し丸《まる》めます。

間《ま》ちがった切《き》り方《かた》をすると足《あし》のつめのトラブルの原因《げんいん》に

✕三角《さんかく》切《ぎ》り　✕深《ふか》づめ　→　巻《ま》きづめ　かんにゅうそう

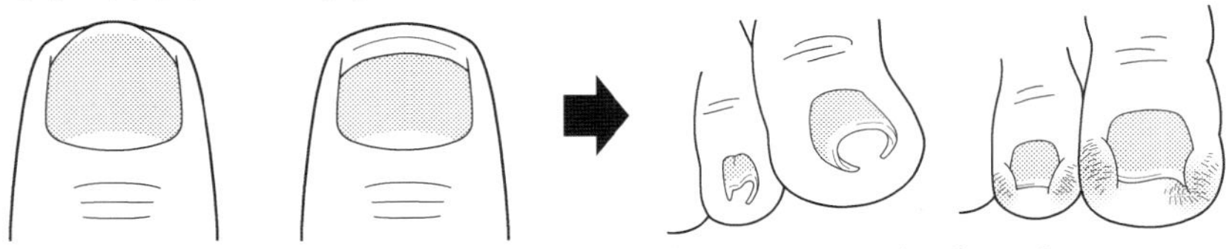

巻《ま》きづめやかんにゅうそうなどは、足《あし》の親指《おやゆび》に起《お》こりやすく強《つよ》い痛《いた》みが出《で》ます。

手《て》と足《あし》のつめを切《き》るタイミング

①つめと指《ゆび》の間《あいだ》、指《ゆび》と指《ゆび》の間《あいだ》をていねいに洗《あら》います。

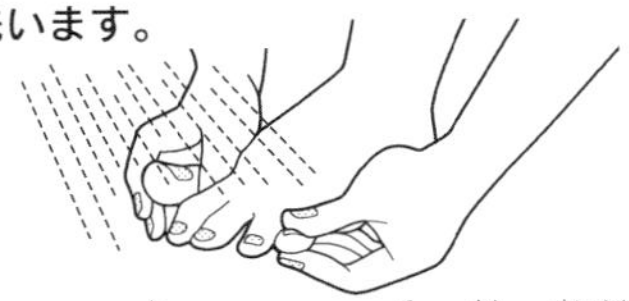

②おふろに入《はい》り、体《からだ》を温《あたた》めます。

③おふろから上《あ》がったら、手《て》と足《あし》の水分《すいぶん》をしっかりふき取《と》ります。

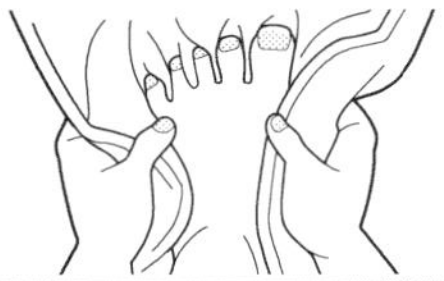

④つめがやわらかい状態《じょうたい》のうちに、少《すこ》しずつ切《き》ります。

〈手《て》のつめ〉　〈足《あし》のつめ〉

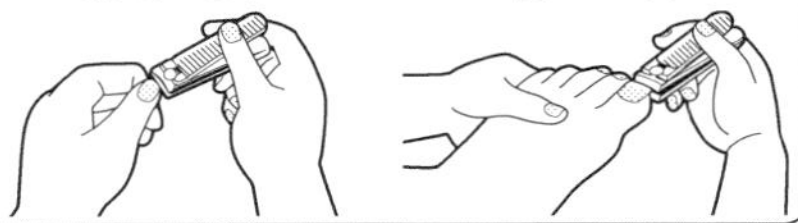

少年写真新聞
Juniors' Visual Journal
https://www.schoolpress.co.jp/

小学保健ニュース

491.369
爪(生理学)
No.1324
2023年(令和5年)
4月18日号

手《て》足《あし》のつめの役《やく》割《わり》と正《ただ》しい切《き》り方《かた》

間《ま》ちがったつめの切《き》り方《かた》は、つめのトラブルが起《お》きる原《げん》因《いん》になります

手《て》足《あし》のつめの主《おも》な役《やく》割《わり》

指《ゆび》先《さき》に入《はい》る力《ちから》を支《ささ》える

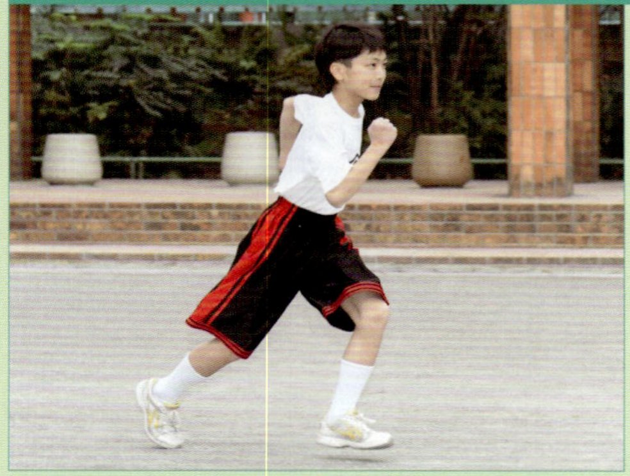

指《ゆび》先《さき》の皮《ひ》ふを守《まも》る

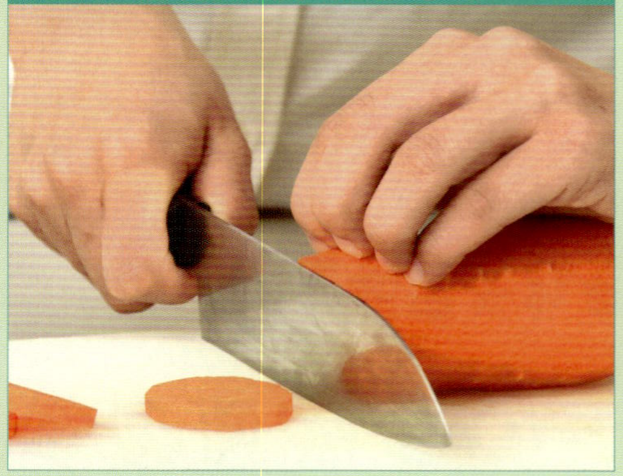

小《ちい》さな物《もの》をつかみやすくする

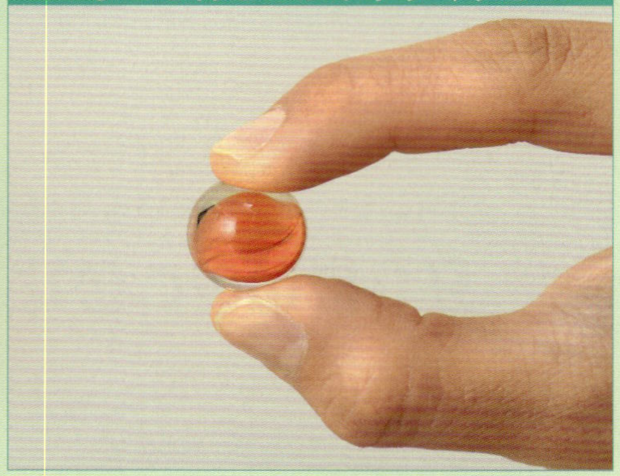

歩《ある》く、走《はし》る、細《こま》かい作《さ》業《ぎょう》をするなどのふだん何《なに》気《げ》なく行《おこな》っている動《うご》きは、つめがあることでうまくできるようになります。

手《て》と足《あし》のつめの正《ただ》しい切《き》り方《かた》

手《て》のつめ

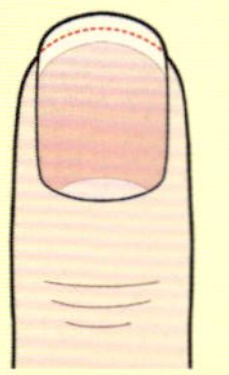

指《ゆび》のカーブに沿《そ》って、はしから少《すこ》しずつ切ります。長《なが》さは、つめの下《した》にある指《ゆび》先《さき》の皮《ひ》ふが見《み》えないくらいにします。

足《あし》のつめ

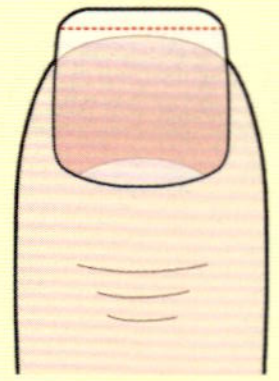

つめの先《さき》の白《しろ》い部《ぶ》分《ぶん》を少《すこ》し残《のこ》して、まっすぐに切《き》ります。つめの角《かど》は切《き》らずに残《のこ》しておきますが、とがっているときはやすりなどでけずって少《すこ》し丸《まる》めます。

間《ま》ちがったつめの切《き》り方《かた》

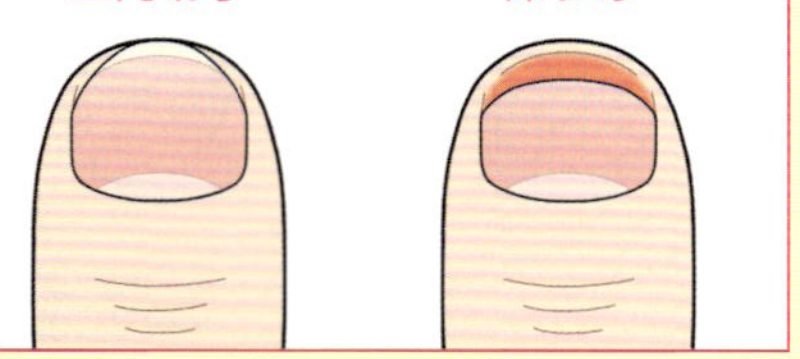

つめの切《き》り方《かた》は手《て》と足《あし》でちがうため、それぞれの正《ただ》しい切《き》り方《かた》を身《み》につけ、つめのトラブルを予《よ》防《ぼう》します。

間《ま》ちがった切《き》り方《かた》をすると起《お》こる足《あし》のつめのトラブル

つめが内側《うちがわ》へのびる「巻《ま》きづめ」

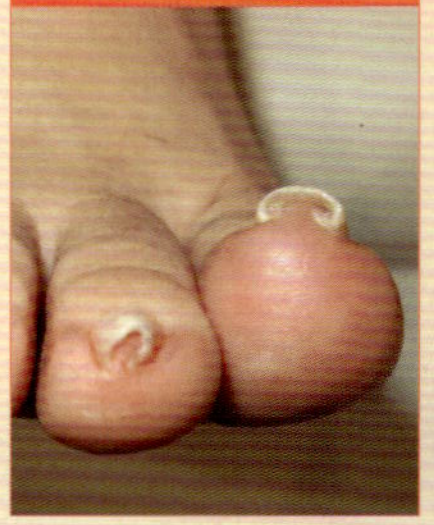

つめのはしが皮《ひ》ふに食《く》いこむ「かんにゅうそう」

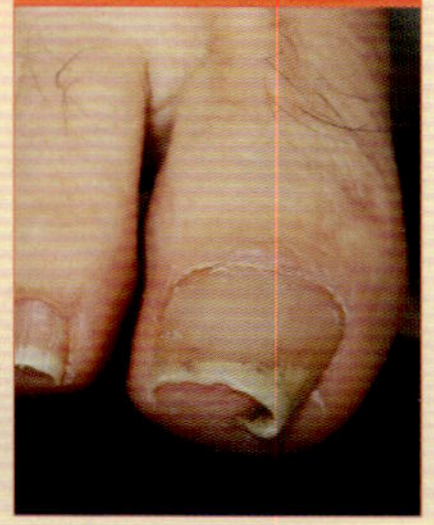

間《ま》ちがった足《あし》のつめの切《き》り方《かた》をすると、巻《ま》きづめやかんにゅうそうの原《げん》因《いん》になるため、注《ちゅう》意《い》します。

つめには、手《て》と足《あし》の指《ゆび》先《さき》に入《はい》る力《ちから》を支《ささ》えたり、指《ゆび》先《さき》の皮《ひ》ふを守《まも》ったり物《もの》をつかみやすくしたりするなどの大《たい》切《せつ》な役《やく》割《わり》があります。

つめがないと、指《ゆび》先《さき》まで力《ちから》が伝《つた》わりづらいため、小《ちい》さな物《もの》をうまくつかむことができません。

つめのトラブルを防《ふせ》ぐために、手《て》と足《あし》、それぞれの正《ただ》しいつめの切《き》り方《かた》を身《み》につけましょう。

指導 医療法人社団青泉会 下北沢病院 院長 菊池守 先生

少年写真新聞
Juniors' Visual Journal
https://www.schoolpress.co.jp/

小学保健ニュース

493.19
熱中症
No.1325
2023年（令和5年）
4月28日号

熱中症《ねっちゅうしょう》を防《ふせ》ぐ「ひ」「み」「つ」「の」「く」「す」「り」

暑《あつ》い日《ひ》の屋外《おくがい》では「ひ」「み」「つ」を、室内《しつない》では「く」「す」「り」を心《こころ》がけましょう

暑《あつ》い日《ひ》の屋外《おくがい》では「ひ」「み」「つ」を心《こころ》がけよう

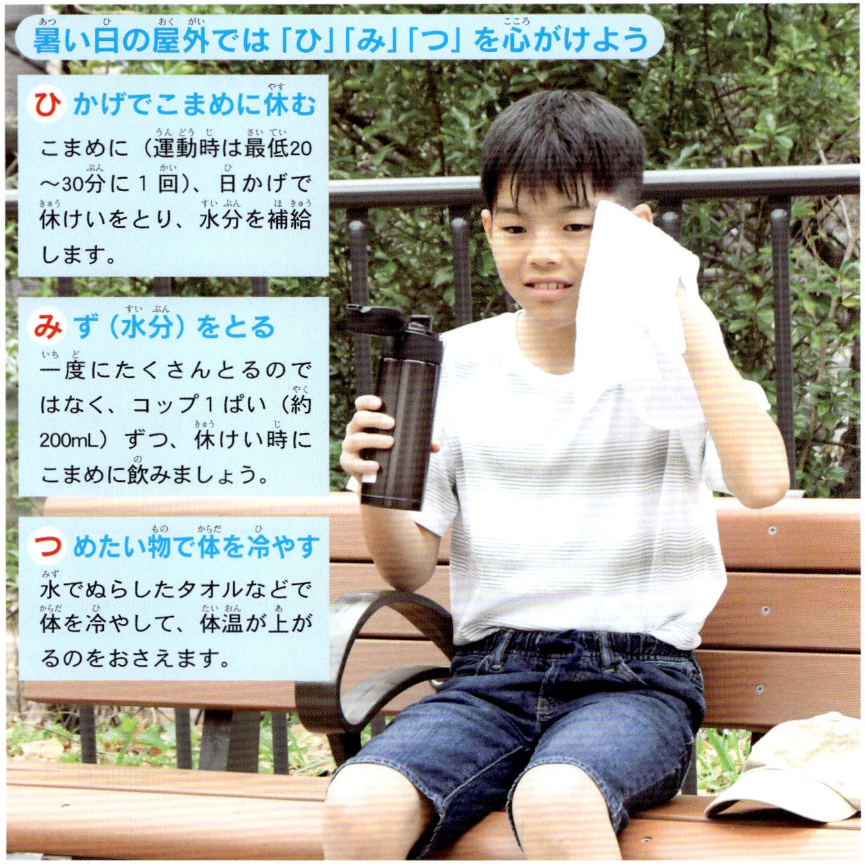

ひ　かげでこまめに休《やす》む

こまめに（運動時《うんどうじ》は最低《さいてい》20～30分《ぷん》に１回《かい》）、日《ひ》かげで休《きゅう》けいをとり、水分《すいぶん》を補給《ほきゅう》します。

み　ず（水分《すいぶん》）をとる

一度《いちど》にたくさんとるのではなく、コップ１ぱい（約《やく》200mL）ずつ、休《きゅう》けい時《じ》にこまめに飲《の》みましょう。

つ　めたい物《もの》で体《からだ》を冷《ひ》やす

水《みず》でぬらしたタオルなどで体《からだ》を冷《ひ》やして、体温《たいおん》が上《あ》がるのをおさえます。

ほかにも、あせを吸収《きゅうしゅう》しやすく、かわきやすい服《ふく》を着《き》て、ぼうしをかぶることも大切《たいせつ》です。また、感染症《かんせんしょう》が流行《りゅうこう》してマスクをつけることになっても、周囲《しゅうい》に人《ひと》がいなければ、マスクをつける必要《ひつよう》はありません。

の　みもの（飲《の》み物《もの》）に注意《ちゅうい》

水分補給《すいぶんほきゅう》に向《む》いている飲《の》み物《もの》

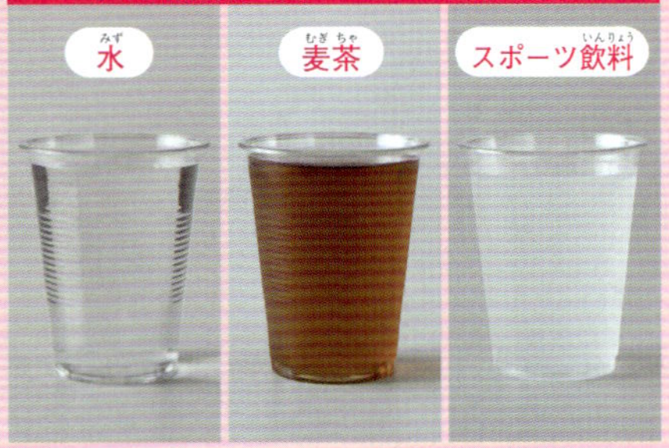

スポーツ飲料《いんりょう》もよいですが、砂糖《さとう》が入《はい》っているので、スポーツ飲料《いんりょう》ばかり飲《の》まないようにしましょう。

体内《たいない》から水分《すいぶん》や塩分《えんぶん》が失《うしな》われて、体温《たいおん》が上《あ》がり、体調不良《たいちょうふりょう》を起《お》こす「熱中症《ねっちゅうしょう》」は、夏《なつ》の時季《じき》だけではなく、急《きゅう》に気温《きおん》が上《あ》がる五月《ごがつ》ごろから起《お》こりやすくなります。

屋外《おくがい》で熱中症《ねっちゅうしょう》になるのを防《ふせ》ぐためには、こまめに日《ひ》かげで休《きゅう》けいをとって、水分《すいぶん》を補給《ほきゅう》することが大切《たいせつ》です。

また、毎日《まいにち》すいみんや食事《しょくじ》をしっかりとり体力《たいりょく》をつけることも、熱中症《ねっちゅうしょう》の予防《よぼう》につながります。

指導　横浜国立大学　名誉教授　田中 英登 先生

家《いえ》の中《なか》では「く」「す」「り」で過《す》ごそう

く　ーらー（冷《れい》ぼう）を上手《じょうず》に使《つか》う

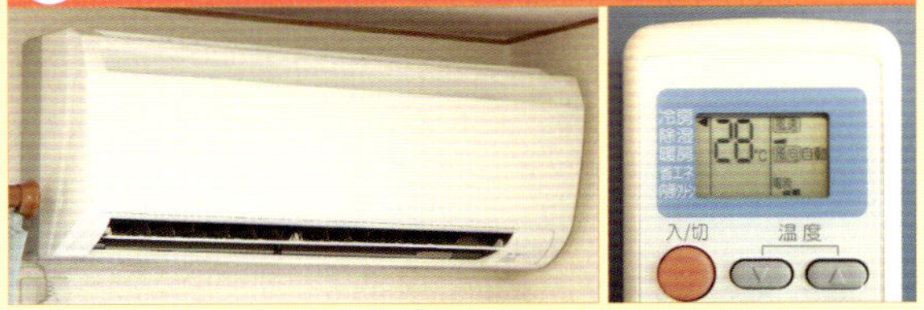

クーラー（冷《れい》ぼう）の設定温度《せっていおんど》の基本《きほん》は28度ですが、暑《あつ》い屋外《おくがい》から帰宅《きたく》した後《あと》など、状《じょう》きょうに応《おう》じて、設定温度《せっていおんど》を少《すこ》し下《さ》げて調節《ちょうせつ》します。

す　いみんをしっかりととる

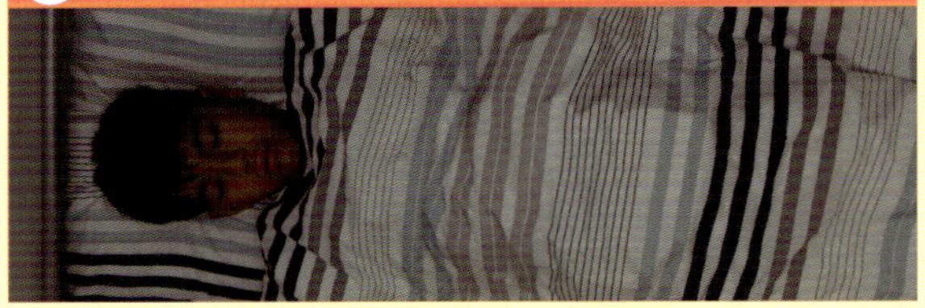

すいみん不足《ぶそく》だと、体調《たいちょう》をくずしやすく、熱中症《ねっちゅうしょう》にもかかりやすくなります。早起《はやお》き早《はや》ねをして、規則正《きそくただ》しい生活《せいかつ》リズムで過《す》ごしましょう。

り　ょうり（料理《りょうり》）を食《た》べる（食事《しょくじ》をとる）

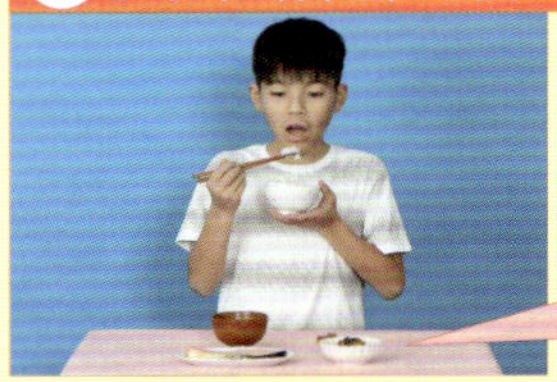

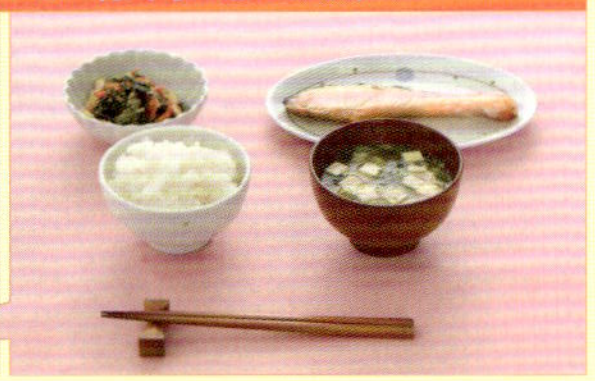

朝食《ちょうしょく》・昼食《ちゅうしょく》・夕食《ゆうしょく》（特《とく》に朝食《ちょうしょく》）をしっかりととることで、熱中症《ねっちゅうしょう》を防《ふせ》ぐ体力《たいりょく》がつくだけではなく、あせで失《うしな》う塩分《えんぶん》も補給《ほきゅう》できます。

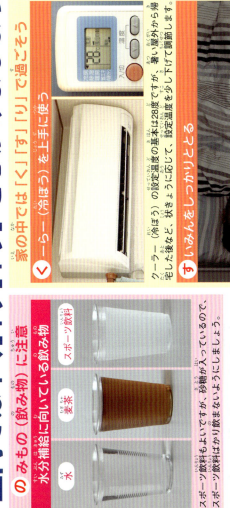

少年写真新聞
Juniors' Visual Journal
2023年4月28日発行 第1325号付録
©少年写真新聞社2023年
株式会社 少年写真新聞社 〒102-8232 東京都千代田区九段南4-7-16 市ヶ谷KTビルⅠ
小学保健ニュース
★定期刊行物は終わる期間を予定しない刊行物です。年度が替わりましても、購読中止のお申し出がない場合、引き続きニュースをご送付申し上げます。

熱中症予防のための生活習慣のポイント

横浜国立大学 名誉教授　田中 英登

1980年代以降、地球温暖化による夏季の猛暑や、現代の生活習慣による暑さへの耐性能の低下などが原因となり、毎年5月連休明け以降の熱中症発症が多数報告されるようになっています。ここでは、熱中症を予防するための生活習慣のポイントについて解説していきます。

暑さに慣れる

まず、「暑さに慣れる体をつくる」ことが一番大切です。現代生活においては、冷房が効いている屋内で生活することが多くなりました。しかし、季節の変化に伴い、5月以降の気温が徐々に高くなっていく段階で、冷房の効いた屋内に滞在し続けて暑さに暴露される期間が少ない生活を送ると、暑さに弱い身体がつくられてしまいます。まだそれほど高温ではない4～6月の段階で冷房環境下で生活し続けることは、熱中症対策としてはマイナスな要因となってしまうのです（もちろん、気温が30度を超えるような場合は、冷房を使うことは重要な熱中症対策ですので、冷房は状況に応じて使用します）。

暑さに慣れるとは、一言でいうと「汗をかけるようになること」です。暑さへの暴露や、運動をすることなどで汗をかけるようになります。一般的には、1～2週間程度汗をかくことを続けると、よりたくさん汗をかけるようになり、結果として体温上昇が抑えられ、熱中症の予防につながります。

朝食・水分補給

第2のポイントは、「朝食をとり、体の水分量をリセットして活動を始めよう！」です。近年、朝食を欠食する家庭・子どもが、ある一定の割合でみられます。朝食は重要な1日の必要栄養素を補給するものです。熱中症予防としても、朝食をとることによって、夜間睡眠時の発汗などによる水分損失分の補給が行われ、1日の活動において体の水分をリセットした（満たんになった）状態でスタートできます。逆に朝食を欠食すると、脱水状態で活動が始まることになり、夏の活動時にはこのような人が一番早く脱水で倒れたり、調子を崩したりします。

睡眠も重要

第3のポイントは、「冷房や寝具などを工夫して良い睡眠を！」です。睡眠は、1日の疲労を回復させますが、特に近年、熱帯夜で気温が低くならない夜などに良い睡眠（深い睡眠）が得られず、十分に疲労が回復しない状態が続くと蓄積疲労となり、体力水準が低下してしまいます。そのため、良い睡眠を得るために、冷房や寝具などをうまく使うことが重要です。睡眠は、体温が下降状態にあるときに良い睡眠が得られるといわれていますので、睡眠初期はある程度冷房で気温を低くし、数時間後には冷房が切れるようなタイマー設定などが効果的といわれています。また、睡眠中も汗をかくため、寝室内にある程度の気流があると体温調節がうまく働き、良い睡眠につながるとされています（ただし、直接風が当たり続けると、体温が下がり過ぎて体調を崩すために注意が必要です）。

以上、自分の生活習慣に合わせて、うまく工夫して熱中症を回避するようにしましょう。

少年写真新聞
Juniors' Visual Journal
2023年5月8日発行 第1326号付録
©少年写真新聞社2023年
株式会社 少年写真新聞社 〒102-8232 東京都千代田区九段南4-7-16 市ヶ谷KTビルⅠ
小学保健ニュース
★定期刊行物は終わる期間を予定しない刊行物です。年度が替わりましても、購読中止のお申し出がない場合、引き続きニュースをご送付申し上げます。

怒りとのつき合い方

東京認知行動療法センター
臨床心理士・公認心理師　松丸 未来

怒りの正体

怒りは誰にでもある感情です。そして、自分の気持ちをよく感じ取ってみると、怒りには悲しみや悔しさ、妬み、寂しさ、心配なども含まれています。怒りを我慢し過ぎると、それらの不快な感情も行き場を失い、心の負担が蓄積して、突然キレたり、将来的には、不登校や自傷行為、摂食障害などの心配な行動として現れたりするようになるかもしれません。怒りは、我慢するのではなく、いったん落ち着いてから、うまく表現することが大切なのです。そのためには、大人が子どもの怒りを理解し、不器用でも表現することを許し、怒り以外の気持ちを受け止めたり、怒りを自分で収められたときには褒めたり、落ち着いているときに怒りの表現方法を振り返らせたり、一緒に対処法を考えたりして、子どもの怒りと丁寧に関わることが大切であり、その後の成長の糧となります。

すぐできる怒りへの対処法

怒りを感じてしまったときに落ち着くための効果的な方法としては、ゆっくりと数を数

えたり、別のことを考えたりして、時間稼ぎをする方法があります。また、怒っているときには呼吸が速くなるなどの身体変化があるので、深呼吸をして身体の状態を落ち着かせるのも効果的です。さらに、怒りの対象から距離をとると、怒りのきっかけとなる刺激が見えなくなり、考えずに済むので、怒りが収まります。このような方法を試してみて、子どもが自分に合った方法を見つけられるように手助けしてください。

身につけておくと役立つ怒りの伝え方

さらに、普段から自分の嫌な気持ちに気づき、その気持ちや、やめてほしいことを率直に伝えられるようになると、怒りが爆発・暴走することを防ぐことができます。

具体的には、「DESC法」や「Ｉ（「アイ」、英語の自分という意味）メッセージ」と呼ばれるコミュニケーションスキルがあります。

DESC法は、英語の「Describe（描写する）」、「Express（説明する）」、「Suggest（提案する）」、「Choose（選択する）」の頭文字をとったもので、客観的な事実（描写する）と感じたことを伝えて（説明する）、相手へ要望し（提案する）、相手が要望を受け止めてくれなかった場合には、別の選択肢を提案する（選択する）、といった伝え方です。例えば、「そんなふうに責めないでよ」ではなく、「自分も一生懸命やっているけど、うまくいかないこともあるから、助けてほしい」などと伝える方法です。

もう一つはＩメッセージで、相手の態度や対応を責めるのではなくて、「自分が」どうしてもらいたいのかを伝えます。相手に「やめて」と言うよりも「（自分は）悔しかったんだ。だから、こうしてほしい」と言った方が相手は受け止めやすく、伝わりやすいのです。

このような伝え方ができるようになるためにも、まずは大人が子どもの怒りに含まれる様々な気持ちを受け止めてあげることが大切なのです。

ほけん通信《つうしん》　学校　年　月　日発行

さまざまなタバコの害《がい》

指導　静岡社会健康医学大学院大学 参事　加治 正行 先生

タバコのけむりには、体《からだ》に有害《ゆうがい》な物質《ぶっしつ》が250種類《しゅるい》以上《いじょう》入《はい》っていることがわかっています。有害《ゆうがい》な物質《ぶっしつ》がふくまれたタバコのけむりが体《からだ》の中《なか》に入《はい》ると、さまざまながんの原因《げんいん》になったり、歯周病《ししゅうびょう》や心筋《しんきん》こうそくなどの病気《びょうき》を引《ひ》き起《お》こしたり、脳《のう》が縮《ちぢ》んだり、タバコを吸《す》うのをやめられなくなったりするなど、さまざまな悪《わる》いえいきょうをあたえます。また、近年《きんねん》、さまざまな種類《しゅるい》のタバコが出《で》ていますが、いずれも体《からだ》に悪《わる》いえいきょうがあるとされています。

タバコを吸《す》うことをさそわれても、必《かなら》ず断《ことわ》りましょう。

タバコから出《で》る2つのけむり

タバコから出《で》るけむりには、タバコを吸《す》っている人《ひと》が吸《す》いこむ「主流煙《しゅりゅうえん》」と、タバコの先《さき》から出《で》る「副流煙《ふくりゅうえん》」があります。

主流煙《しゅりゅうえん》より副流煙《ふくりゅうえん》のほうが、体《からだ》に有害《ゆうがい》な成分《せいぶん》がたくさん入《はい》っていて、しかもタバコは、吸《す》っている人《ひと》から約《やく》7m先《さき》までけむりが届《とど》くといわれています。タバコを吸《す》うことで、タバコを吸《す》っている本人《ほんにん》だけではなく、周《まわ》りにいる人《ひと》の体《からだ》も害《がい》を受《う》けるのです。

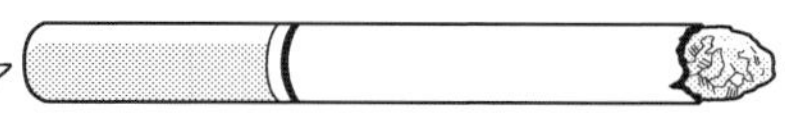

“タバコのにおい”も体《からだ》に悪《わる》いえいきょうをあたえます

タバコを吸《す》っている人《ひと》がいた場所《ばしょ》からにおう“いやなにおい”を感《かん》じたことはありませんか？

タバコから出《で》たけむりにふくまれる成分《せいぶん》が、家具《かぐ》やゆか（じゅうたんやカーペット）、カーテンなどにつき、吸《す》った人《ひと》がいなくなった後《あと》も残《のこ》り、いやなにおいを発《はっ》しているのです。そして、タバコくさいにおいの成分《せいぶん》にも、有害《ゆうがい》な物質《ぶっしつ》が入《はい》っているといわれています。

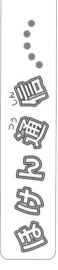

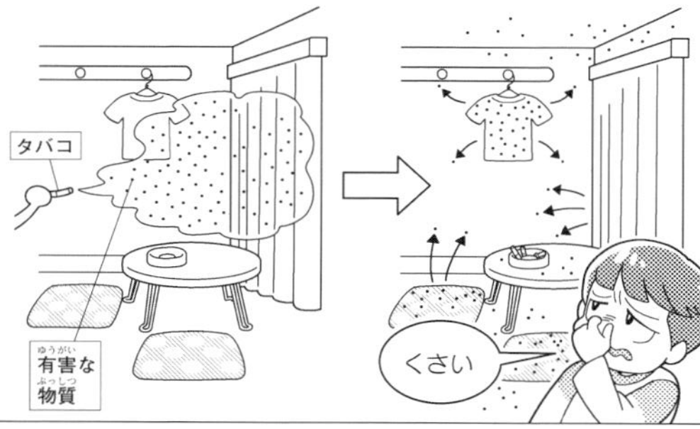

さまざまな種類《しゅるい》のタバコ

紙巻《かみま》きタバコ

かんそうさせたタバコの葉《は》を細《こま》かく刻《きざ》んだものを紙《かみ》で包《つつ》んで作《つく》られています。

先《せん》たんに火《ひ》をつけて使用《しよう》し、吸《す》っている人《ひと》が吸《す》いこむけむり（主流煙《しゅりゅうえん》）だけではなく、タバコの先《さき》から出《で》るけむり（副流煙《ふくりゅうえん》）にも、体《からだ》に有害《ゆうがい》な成分《せいぶん》が入《はい》っていて、吸《す》っている人《ひと》の周囲《しゅうい》にいる人《ひと》の体《からだ》にも悪《わる》いえいきょうをあたえます。

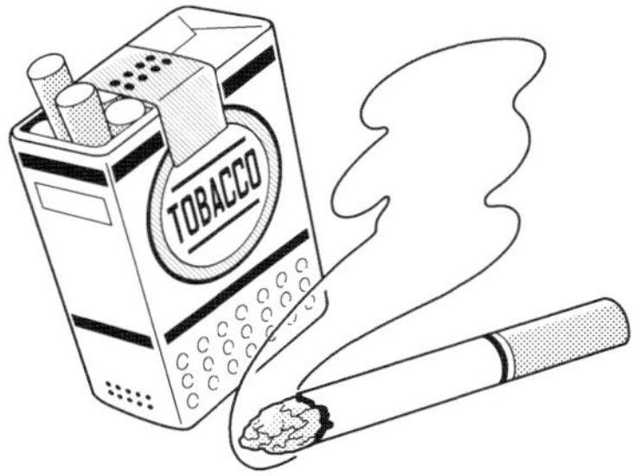

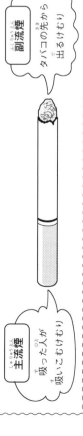

加熱式《かねつしき》タバコ

紙巻《かみま》きタバコと同様《どうよう》にタバコの葉《は》を原料《げんりょう》として作《つく》られていて、火《ひ》をつけずにバッテリー（電気《でんき》）で加熱《かねつ》して、出《で》たけむりを吸《す》います。

タバコの葉《は》を加熱《かねつ》するという点《てん》は、紙巻《かみま》きタバコと同《おな》じであるため、加熱式《かねつしき》タバコのけむりにもニコチンや発《はつ》がん物質《ぶっしつ》をはじめ、さまざまな有害物質《ゆうがいぶっしつ》がふくまれていることが明《あき》らかになっています。

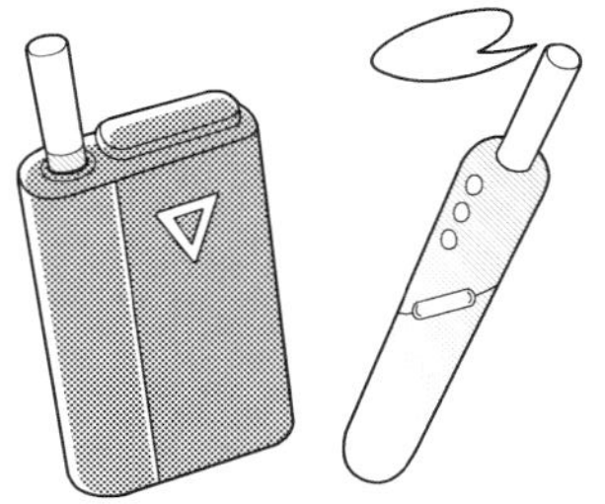

電子《でんし》タバコ

原料《げんりょう》として植物《しょくぶつ》のタバコの葉《は》は使《つか》われておらず、さまざまな化学物質《かがくぶっしつ》を混《ま》ぜた液体《えきたい》をバッテリー（電気《でんき》）で加熱《かねつ》して、発生《はっせい》させた蒸気《じょうき》を吸《す》うものです。

電子《でんし》タバコに使《つか》われている混合液《こんごうえき》の中《なか》には、さまざまな有害物質《ゆうがいぶっしつ》が入《はい》っているものがあり、しかも、法的規制《ほうてききせい》がないため、過去《かこ》には、がんの原因《げんいん》となる物質《ぶっしつ》が検出《けんしゅつ》された製品《せいひん》もありました。

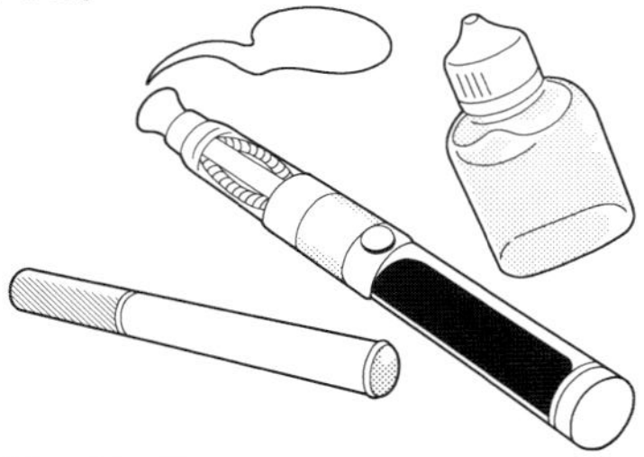

無煙《むえん》タバコ

無煙《むえん》タバコには、タバコの葉《は》の入《はい》った小《ちい》さい袋《ふくろ》をほおの内側《うちがわ》と歯《は》ぐきではさんだり、においをかいだりするものなどがあります。

紙巻《かみま》きタバコや加熱式《かねつしき》タバコのようなけむりが出《で》ないため、体《からだ》へのえいきょうが少《すく》ないと誤解《ごかい》されがちですが、ニコチンなどの体《からだ》に有害《ゆうがい》な物質《ぶっしつ》が多《おお》く入《はい》っているため、がんなどの原因《げんいん》になります。

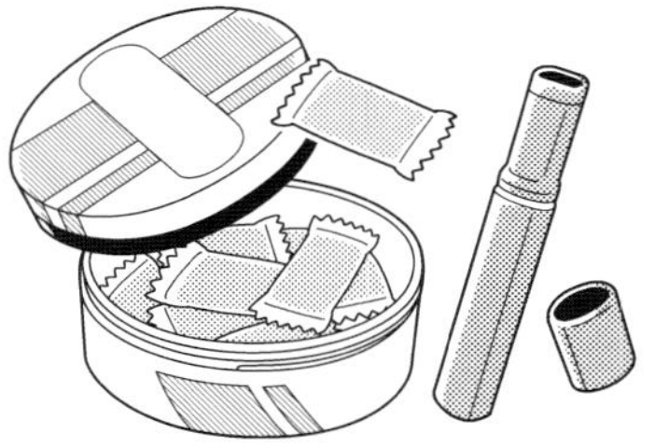

16
少年写真新聞
Juniors' Visual Journal
https://www.schoolpress.co.jp/

小学保健ニュース

371.4 教育心理学
No.1326
2023年(令和5年)
5月8日号

心の成長《こころ せい ちょう》 シリーズ①

ムカッとしたときの対処法《たい しょ ほう》

いかりをそのままぶつけたりがまんしたりするのではなく、落《お》ち着《つ》いてから気持《きも》ちを伝《つた》えよう

ムカッとしたらためしてみよう

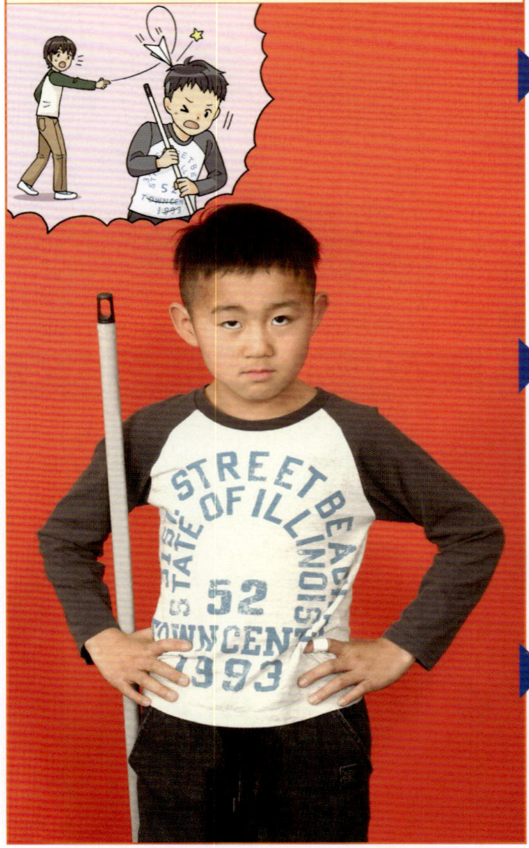

いったん落《お》ち着《つ》くことで、いかりの気持《きも》ちもおさまってきます。自分《じぶん》に合《あ》う方法《ほうほう》をためしてみましょう。

数《かず》をかぞえる

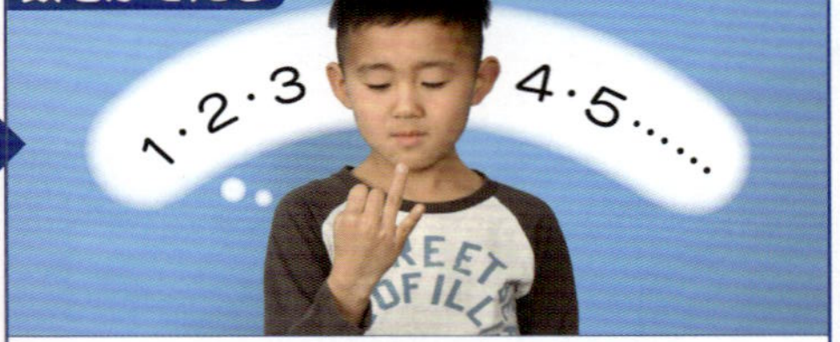
1・2・3 4・5……

ムカッとする気持《きも》ちは、時間《じかん》がたつと落《お》ち着《つ》いてきます。ゆっくりと数《かず》をかぞえながら、落《お》ち着《つ》くのを待《ま》ちましょう。

深呼吸《しんこきゅう》をする

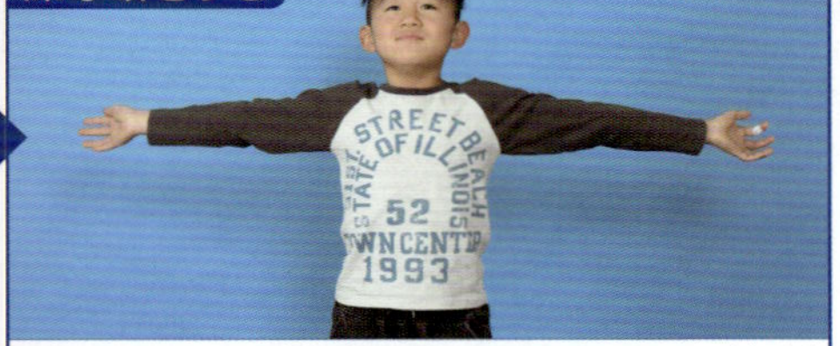

ムカッとすると、呼吸《こきゅう》が速《はや》くなってどきどきします。深呼吸《しんこきゅう》をしてどきどきがおさまると、気持《きも》ちも落《お》ち着《つ》いてきます。

その場《ば》をはなれる

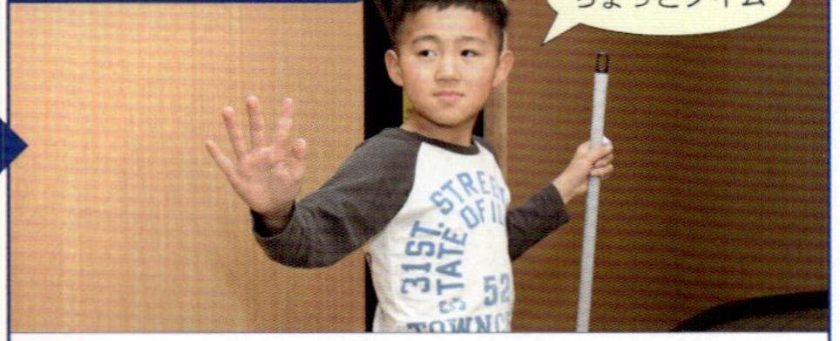
ちょっとタイム

ムカッとする相手《あいて》や物事《ものごと》からはなれることも効果的《こうかてき》です。「タイム」と言《い》って、いったんその場《ば》を去《さ》りましょう。

こんな対応《たいおう》をしてしまうと

いかりを相手《あいて》にぶつける

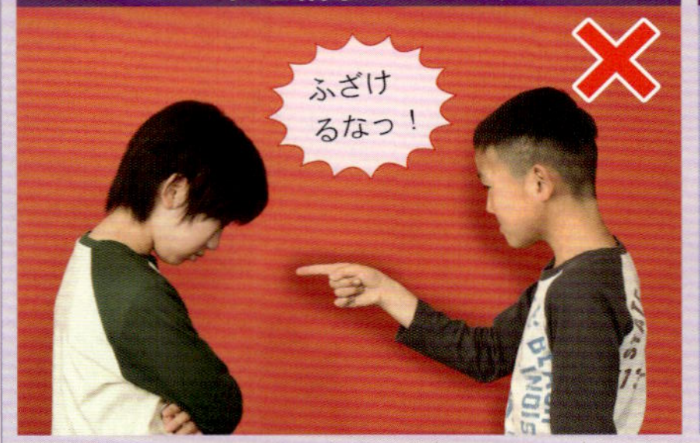
ふざけるなっ！

けんかになるなどして、相手《あいて》を傷《きず》つけたり、後《あと》で気《き》まずい思《おも》いをしたりします。

いかりを無理《むり》にがまんする

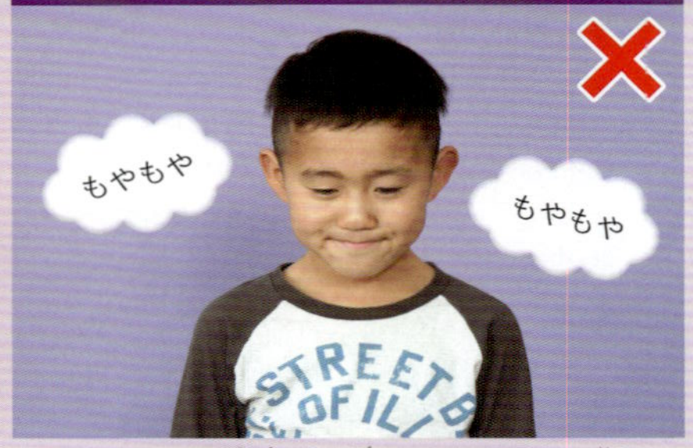
もやもや
もやもや

もやもやとした気持《きも》ちが続《つづ》いて、いつかばく発《はつ》してしまうかもしれません。

人《ひと》にいやなことをされたときやわかってもらえなかったとき、責《せ》められたときなどに、ムカッとすることはだれにでもあります。しかし、強《つよ》いいかりの気持《き》ちをそのまま相手《あいて》にぶつけてしまうと、相手《あいて》を傷《きず》つけて、後《あと》で自分《じぶん》も気《き》まずい思《おも》いをします。

いかりには、くやしさやさみしさなどの大切《たいせつ》な感情《かんじょう》がかくれているので、いったん落《お》ち着《つ》いてから自分《じぶん》が感《かん》じたことを話《はな》すと、相手《あいて》にうまく伝《つた》わって、すっきりします。

落《お》ち着《つ》いてから気持《き》ちを伝《つた》えよう

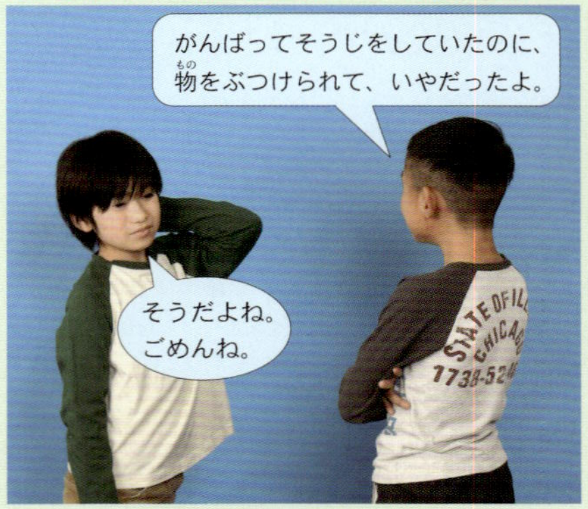
がんばってそうじをしていたのに、物《もの》をぶつけられて、いやだったよ。
そうだよね。ごめんね。

相手《あいて》を責《せ》める言葉《ことば》ではなく、自分《じぶん》が感《かん》じたことを話《はな》すようにすると、相手《あいて》に気持《き》ちがうまく伝《つた》わり、すっきりします。

指導 東京都知的障害者福祉センター 臨床心理士・公認心理師 松丸未来先生

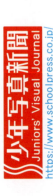

少年写真新聞
Juniors' Visual Journal
https://www.schoolpress.co.jp/

小学保健ニュース

498.32
禁煙
No.1327
2023年（令和5年）
5月18日号

実験編《じっけんへん》 カイワレダイコンで見《み》るタバコの害《がい》

タバコの中《なか》の有害《ゆうがい》な成分《せいぶん》はけむりとなって、吸《す》いこんだ人《ひと》の体《からだ》に悪《わる》いえいきょうをあたえます

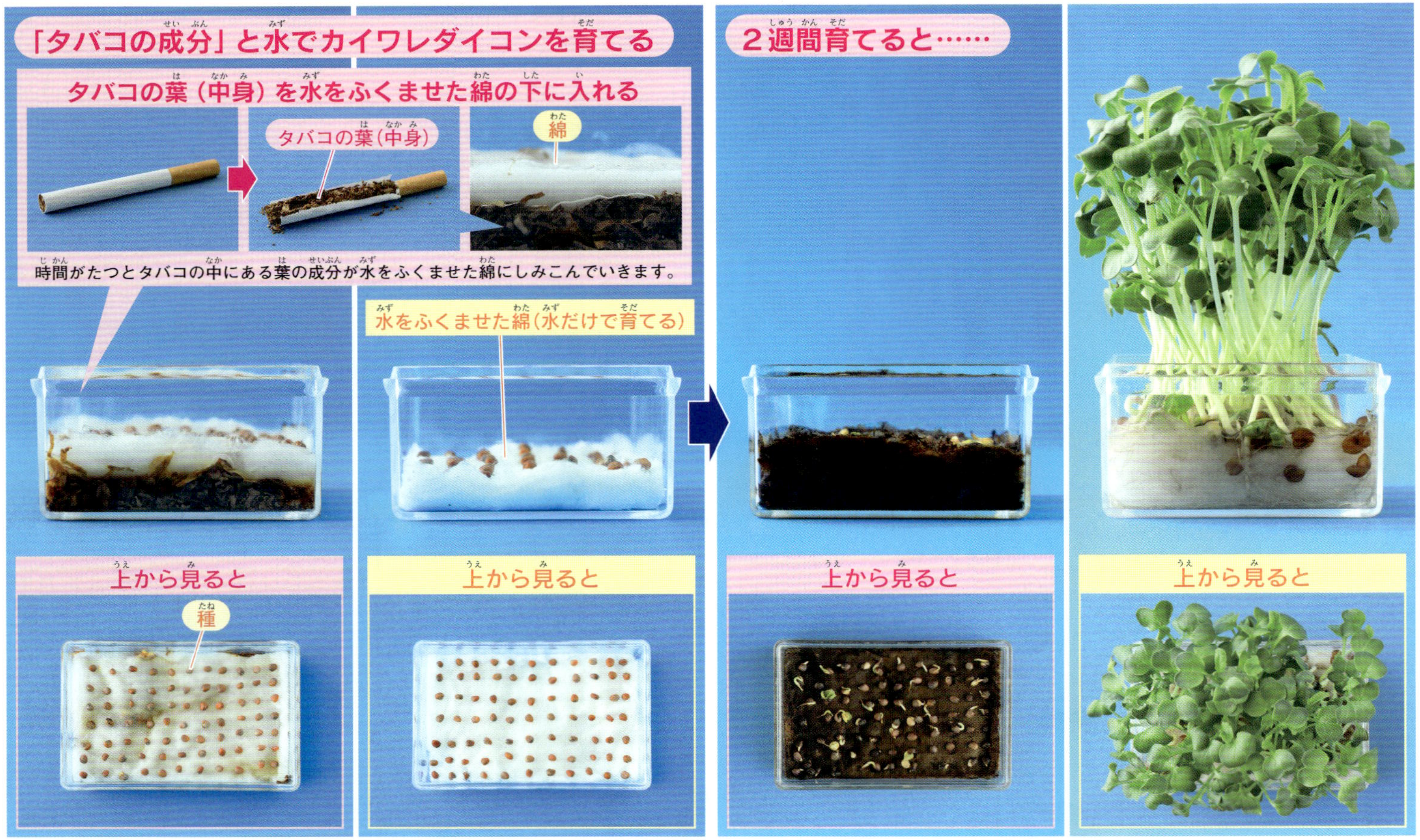
「タバコの成分《せいぶん》」と水《みず》でカイワレダイコンを育《そだ》てる
タバコの葉《は》（中身《なかみ》）を水《みず》をふくませた綿《わた》の下《した》に入《い》れる
タバコの葉《は》（中身《なかみ》）
綿《わた》
時間《じかん》がたつとタバコの中《なか》にある葉《は》の成分《せいぶん》が水《みず》をふくませた綿《わた》にしみこんでいきます。
水《みず》をふくませた綿《わた》（水《みず》だけで育《そだ》てる）
２週間《しゅうかん》育《そだ》てると……
上《うえ》から見《み》ると
種《たね》
上《うえ》から見《み》ると
上《うえ》から見《み》ると
上《うえ》から見《み》ると

カイワレダイコンは、水《みず》だけで成長《せいちょう》しますが、タバコの葉《は》を綿《わた》の下《した》に入《い》れたところ、タバコの葉《は》にふくまれるニコチンなどの毒《どく》がある成分《せいぶん》によって、種《たね》からほとんど芽《め》が出《で》ませんでした。

タバコの葉《は》がけむりになると……

タバコのけむり

体《からだ》に有害《ゆうがい》な物質《ぶっしつ》→約《やく》250種類《しゅるい》
（ニコチン・タール・一酸化炭素《いっさんかたんそ》など）

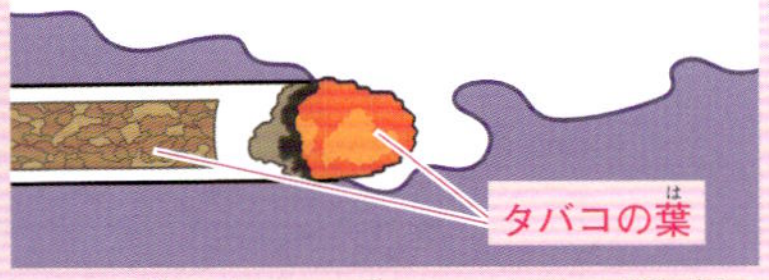
タバコの葉《は》

タバコの葉《は》を燃《も》やして出《で》るけむりにも、体《からだ》に悪《わる》いえいきょうをあたえる成分《せいぶん》が多《おお》く入《はい》っています。

タバコの中《なか》には、ニコチンなどといった、体《からだ》に有害《ゆうがい》な成分《せいぶん》が入《はい》っていて、タバコを吸《す》うときに出《で》るけむりの中《なか》にも入《はい》っています。

しかもタバコは、吸《す》っている本人《ほんにん》だけではなく、その周囲《しゅうい》にいる人《ひと》も、タバコから出《で》る有害《ゆうがい》なけむりを吸《す》いこんでしまい、体《からだ》に悪《わる》いえいきょうを受《う》けます。

自分《じぶん》と周《まわ》りの人《ひと》の健康《けんこう》のために、タバコを吸《す》うのは絶対《ぜったい》にやめましょう。

指導 静岡社会健康医学大学院大学 参事 加治正行先生

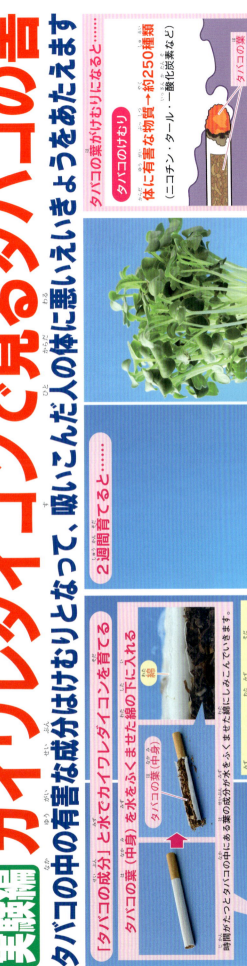

2023年(令和5年)5月18日発行　小学保健ニュース 第1327号付録　株式会社 少年写真新聞社

少年写真新聞
Juniors' Visual Journal
2023年5月18日発行 第1327号付録
©少年写真新聞社2023年
株式会社 少年写真新聞社 〒102-8232 東京都千代田区九段南4-7-16 市ヶ谷KTビルⅠ
小学保健ニュース

様々なタバコの害

静岡社会健康医学大学院大学
参事　加治 正行

紙巻きタバコの害

従来からあるタバコ（紙巻きタバコ）は植物のタバコの葉が原料ですが、今では農産物というよりも、タバコの葉に200種類以上の化学物質を添加した「化学製品」といえます。食品添加物とは違ってタバコへの添加物には法的規制がないため、安全性が確認されていない化学物質や明らかな有害物質（アンモニアなど）も添加されているのですが、その最大の目的は、ニコチンの作用を強めて早くニコチン依存を生じさせることです。タバコは最初からニコチン依存を起こさせるように工夫して作られています。また、紙巻きタバコの煙には約5300種類の化学物質が含まれており、そのうちの約250種類が人体に有害で、その中の約70種類が発がん物質であることがわかっています。

一方で、「新型タバコ」と呼ばれる火をつけないタバコを吸う人が増えています。「火をつけないから煙が出ず、害が少ない」というイメージが広まっているようですが、このような「安全イメージ」は誤りであることが、近年明らかになってきました。

新型タバコには「加熱式タバコ」と「電子タバコ」とがありますが、わが国でよく使われているのは「加熱式タバコ」です。どちらの商品も「電子タバコ」と呼ばれることがありますが、両者はまったくの別物ですので、混同しないように注意が必要です。

加熱式タバコとは

加熱式タバコは、従来の紙巻きタバコと同様にタバコの葉が原料で、火をつけずにバッテリーなどで加熱する製品です。

従来の紙巻きタバコでは点火部分が800～900℃に達しますが、加熱式タバコでは300℃前後の「蒸し焼き」状態にして、出てくる煙を吸います。タバコの葉を加熱するという行為は違わないため、加熱式タバコの煙にもニコチンや発がん物質をはじめ、様々な有害物質が含まれていることが明らかになっています。

海外での研究で、ある加熱式タバコの煙を分析したところ、紙巻きタバコの煙と比較して、ニコチンは84%、ホルムアルデヒドは74%含まれていたとの結果が出ており、有害物質の量はそれほど違わないのです（138ページ、図参照）。

加熱式タバコは販売開始からまだ日が浅いため、喫煙・受動喫煙の健康影響についてはまだ不明な点が多いのですが、煙中の化学成分の種類や量を考えれば有害であることは明らかで、人体への悪影響は紙巻きタバコと大差ないであろうというのが多くの専門家の意見です[1)]。喫煙防止教育では「火をつけないタバコにも害がある」と子どもたちに明確に伝えることが必要です。

電子タバコとは

電子タバコには原料としてタバコの葉は使われておらず、様々な化学物質の混合液をバッテリーなどで加熱して発生させた蒸気を吸うようになっています。

電子タバコに使われている混合液中の化学物質については法的規制がなく、様々な有害物質が検出されたとの報告が多数あり、発がん物質であるホルムアルデヒド、アセトアルデヒドなどが検出された製品もありました。2019年には米国で電子タバコを使用していた若者たちの間で重症の肺疾患が数千例発生し、50名以上が死亡するという悲劇的な事件がありました。

電子タバコにはまだまだ未知の危険性が潜んでいる可能性もあり、決して気軽に吸うべきものではありません。

文献
1）加熱式タバコや電子タバコに関する日本呼吸器学会の見解と提言
https://www.jrs.or.jp/information/file/hikanetsu_kenkai_kaitei.pdf

2023年(令和5年)5月28日発行　小学保健ニュース 第1328号付録　株式会社 少年写真新聞社

少年写真新聞
Juniors' Visual Journal
2023年5月28日発行 第1328号付録
©少年写真新聞社2023年
株式会社 少年写真新聞社 〒102-8232 東京都千代田区九段南4-7-16 市ヶ谷KTビルⅠ
小学保健ニュース

紫外線対策の考え方

ひふのクリニック人形町 院長　上出 良一

紫外線の障害作用

紫外線は、「百害あって一利のみ」で、一利はビタミンDの生合成です。害作用は、急激、大量の曝露《ばくろ》による真っ赤なサンバーンと、長期間の曝露による光老化（しみ、しわ、たるみ、がん発生）です。波長が短いUVB（280～315nm）はDNAに傷をつけるため、害作用が強く、波長が長いUVA（315～400nm）も酸化作用が主体で作用は弱いのですが、地表に届く量が多く、また皮膚深くまで到達するので、防ぐ必要があります。

紫外線対策

子どもでは、まずサンバーンを起こさないような対策が大切で、光老化予防を目指した女性の徹底的な紫外線対策とは異なります。紫外線防御の第一は、紫外線曝露をなるべく減らす生活態度が基本です。紫外線情報（UV Index）を活用して、紫外線が強い時間帯の屋外活動はできるだけ控えましょう。日陰の利用や、帽子、長袖、長ズボン、ラッシュガードなどの衣類による防御に加え、覆えない部位には日焼け止めを使用します。学校のプール授業で日焼け止めの使用が制限されることもあるようですが、日焼け止めでプール水が汚れるというデータはありません。

「学校生活における紫外線対策に関する具体的指針」（日本臨床皮膚科医会・日本小児皮膚科学会）[1)] をご参照ください。

日焼け止めの基礎知識

日焼け止めは紫外線吸収剤と散乱剤からなり、紫外線吸収剤によるかぶれを懸念する消費者向けや、安全性を重視する子ども用では、「吸収剤未使用」として散乱剤だけで作られている製品もあります。実際には、吸収剤による接触皮膚炎は極めて少ないので、たとえ子どもであっても、効果優先の場合は両者配合の製品を使いましょう。UVB遮断効果はSPF（Sun Protection Factor）で表され、最大値は50+です。UVAの遮断力はPA（Protection grade of UVA）で表示され、+～++++です。普段使いはSPF30以下、普通の屋外活動ではSPF50以下、海や山など紫外線が強いところではSPF50+を目安に選びます。効果的な塗布量は2mg/cm^{2}ですが、実際には、薄く塗布することで効果が低下するので二度塗りと、2～3時間ごとの塗り直しが推奨されます。

ビタミンD不足

紫外線防御が行き過ぎることの弊害も言われ始めており、特にコロナ禍での屋外活動の減少は、紫外線曝露の機会を減らし、ビタミンD不足を生じる可能性があります。しかし、ビタミンD不足を補うために積極的に紫外線を浴びても、一定以上は増えません。日常生活で浴びる赤くならない程度の紫外線量で十分なビタミンDを生成でき、食物で補充可能ですので、あえて日光浴をする必要はありません。状況に応じて適切な紫外線防御とのバランスを考える必要があります。紫外線全般については「紫外線環境保健マニュアル2020」（環境省）[2)]を参考にしてください。

1）http://jspd.umin.jp/pdf/201509_2.pdf
2）https://www.env.go.jp/content/900410650.pdf

ほけん通信《つうしん》

学校　　年　　月　　日発行

悪《わる》い姿勢《しせい》や運動《うんどう》不足《ぶそく》が原因《げんいん》で起《お》こるかたこり

指導　東京医科大学 整形外科学分野 准教授　遠藤 健司 先生

姿勢《しせい》の悪《わる》さや運動《うんどう》不足《ぶそく》、目《め》の使《つか》い過《す》ぎなどが原因《げんいん》で首《くび》からかたの筋肉《きんにく》がかたくなると、ふくらんで血管《けっかん》をおしつぶし、血液《けつえき》の流《なが》れが悪《わる》くなります。すると、つかれのもとになる物質《ぶっしつ》が筋肉《きんにく》の中《なか》にたまってしまい、こりや痛《いた》みを感《かん》じるようになります。これが「かたこり」です。

かたこりがひどくなると、頭痛《ずつう》や首《くび》の骨《ほね》の痛《いた》み、はき気《け》、手《て》のしびれなどにつながることもあるため、ふだんから良《よ》い姿勢《しせい》や運動《うんどう》、目《め》を使《つか》い過《す》ぎないことなどを心《こころ》がけ、こりを感《かん》じたら早《はや》めに解消《かいしょう》することが大切《たいせつ》です。

● 小学生《しょうがくせい》に多《おお》いかたこりの原因《げんいん》 ●

姿勢《しせい》の悪《わる》さ

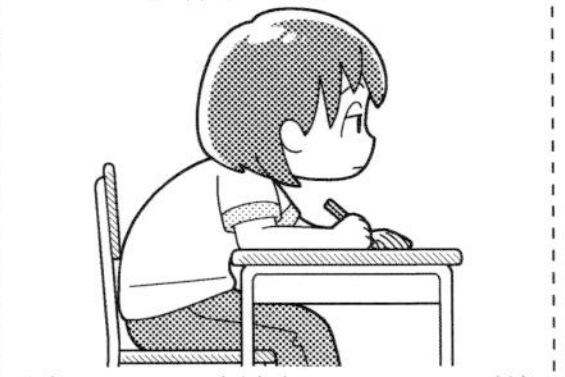

首《くび》やかたの筋肉《きんにく》によけいな力《ちから》がかかるため、筋肉《きんにく》がつかれてかたくなります。

運動《うんどう》不足《ぶそく》

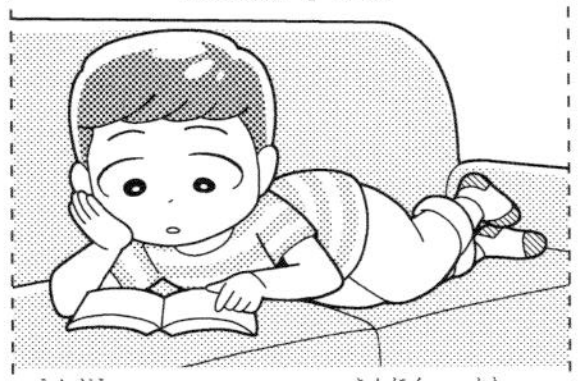

運動《うんどう》をしないと、筋肉《きんにく》が弱《よわ》くなるだけではなく、血液《けつえき》の流《なが》れも悪《わる》くなります。

目《め》のつかれ

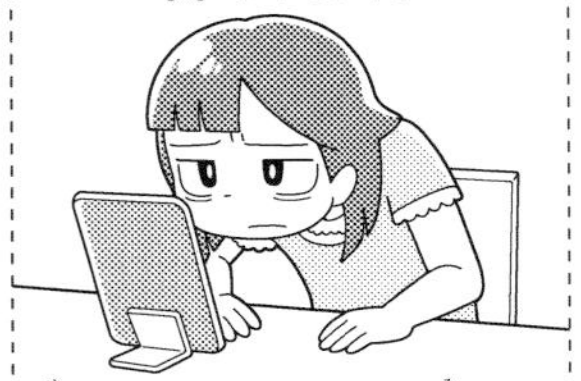

目《め》がつかれると、よく見《み》ようとして、姿勢《しせい》がどんどん悪《わる》くなります。

かたこりが起《お》こる主《おも》な筋肉《きんにく》

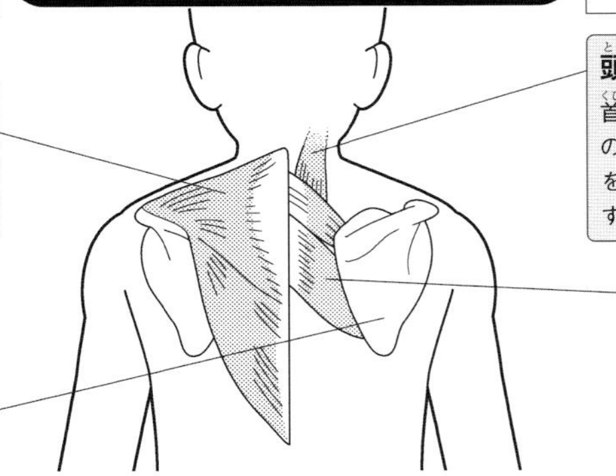

表側《おもてがわ》の筋肉《きんにく》

そうぼう筋《きん》
首《くび》からかた、背中《せなか》の上部《じょうぶ》までつながる筋肉《きんにく》で、姿勢《しせい》をまっすぐに保《たも》つために大切《たいせつ》です。

おくにある筋肉《きんにく》

頭板状筋《とうばんじょうきん》
首《くび》の後《うし》ろ側《がわ》、そうぼう筋《きん》のおくにある筋肉《きんにく》で、頭《あたま》を支《ささ》えたり、動《うご》かしたりするときに働《はたら》きます。

りょう形筋《けいきん》
けんこう骨《こつ》と背骨《せぼね》をつないで支《ささ》えている筋肉《きんにく》で、首《くび》を動《うご》かすときなどに働《はたら》きます。

けんこう骨《こつ》

かたがこる仕組《しく》み

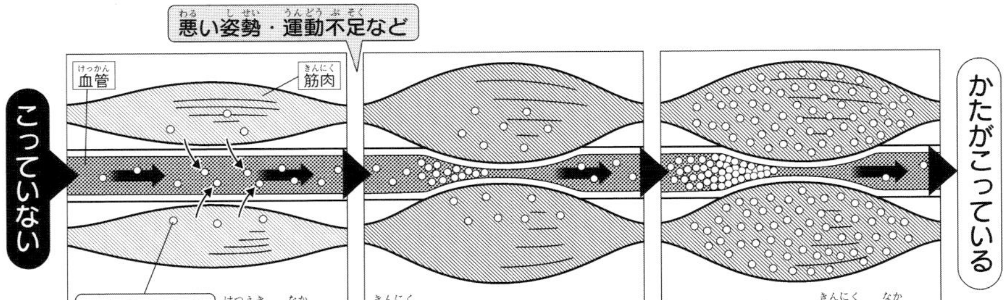
悪《わる》い姿勢《しせい》・運動《うんどう》不足《ぶそく》など
血管《けっかん》
筋肉《きんにく》
こっていない
かたがこっている

つかれのもと 血液《けつえき》の中《なか》に入《はい》って、運《はこ》ばれていきます。

筋肉《きんにく》がつかれると、ふくらんで血管《けっかん》をおしつぶし、血液《けつえき》の流《なが》れが悪《わる》くなります。

つかれのもとが筋肉《きんにく》の中《なか》にたまってしまい、こりや痛《いた》みを感《かん》じます。

こりを感《かん》じたらやってみよう

ゆっくりと呼吸《こきゅう》をしながら、5～10回《かい》ぐらい行《おこな》います。

かたを上《あ》げ下《さ》げする

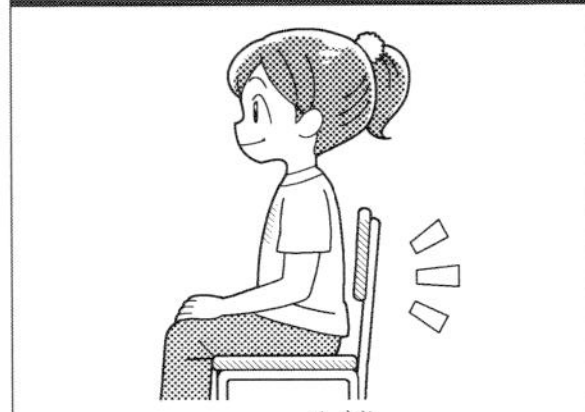

いすにすわり、背筋《せすじ》をのばします。

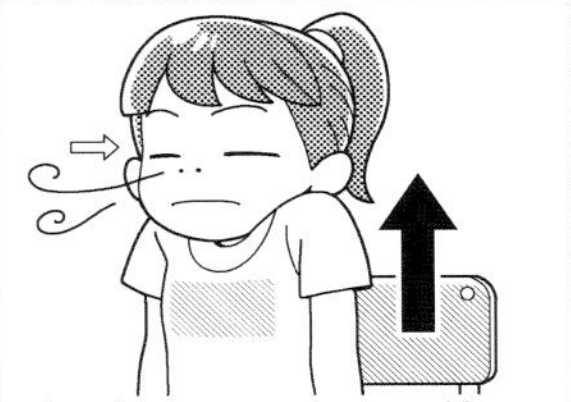

息《いき》を吸《す》いながら、かたを耳《みみ》のあたりまで上《あ》げます。

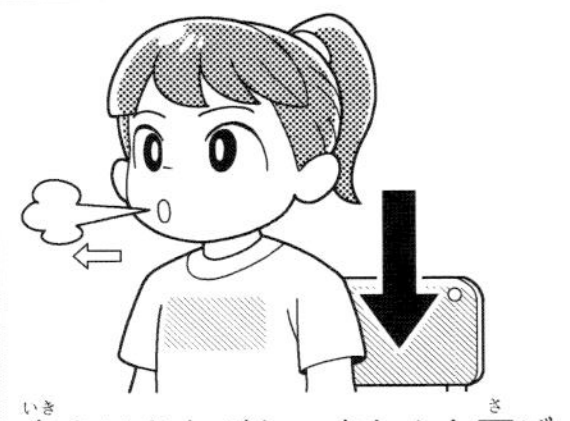

息《いき》をはきながら、すとんと下《さ》げます。

けんこう骨《こつ》を動《うご》かす

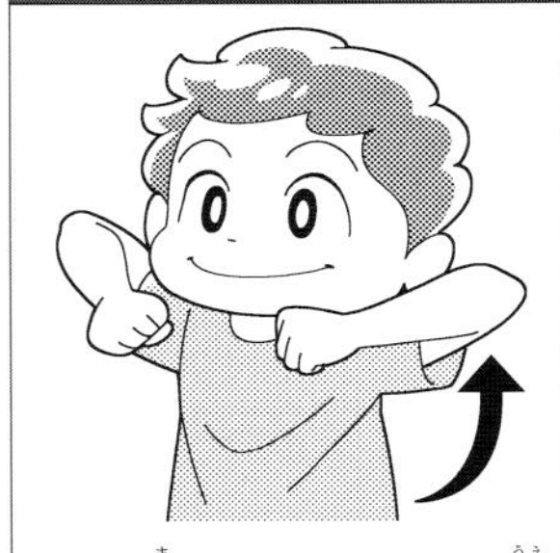

うでを曲《ま》げて、ひじをかたの上《うえ》まで上《あ》げます。

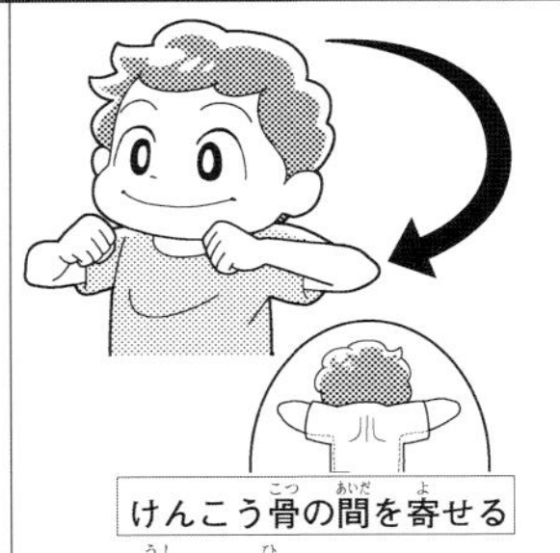
けんこう骨《こつ》の間《あいだ》を寄《よ》せる

ひじを後《うし》ろに引《ひ》きながらゆっくりと5秒《びょう》かけて下《お》ろします。

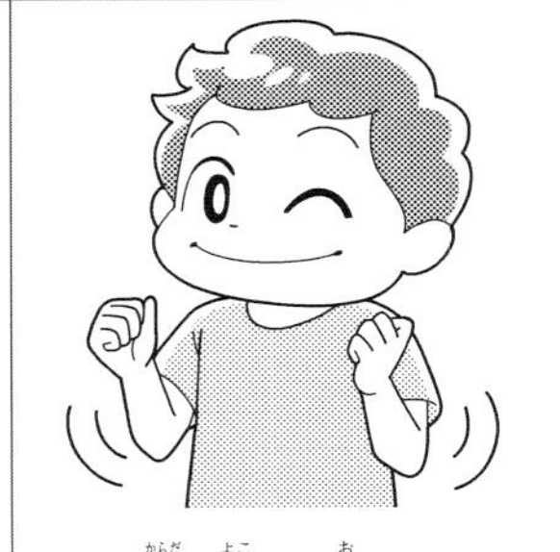

うでを体《からだ》の横《よこ》まで下《お》ろしたら、力《ちから》をぬきます。

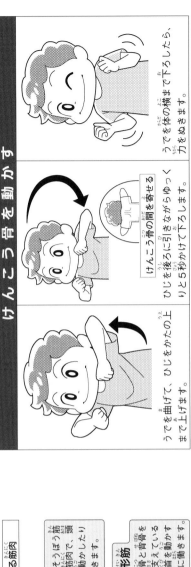

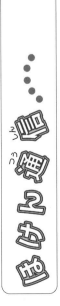

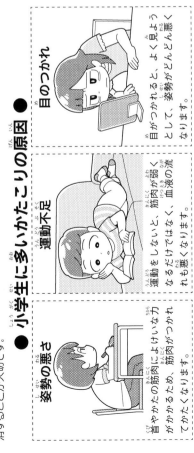

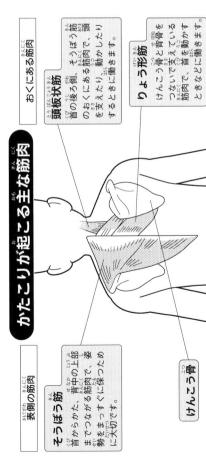

少年写真新聞
Juniors' Visual Journal
https://www.schoolpress.co.jp/

小学保健ニュース

494.8
皮膚科学
8341
No.1328
2023年(令和5年)
5月28日号

外《そと》で遊《あそ》ぶときは紫《し》外《がい》線《せん》対《たい》策《さく》を忘《わす》れずに

日《ひ》差《ざ》しが強《つよ》い季《き》節《せつ》は、皮《ひ》ふに害《がい》をあたえる紫《し》外《がい》線《せん》の浴《あ》び過《す》ぎに注《ちゅう》意《い》しよう

外《そと》遊《あそ》びをするときは

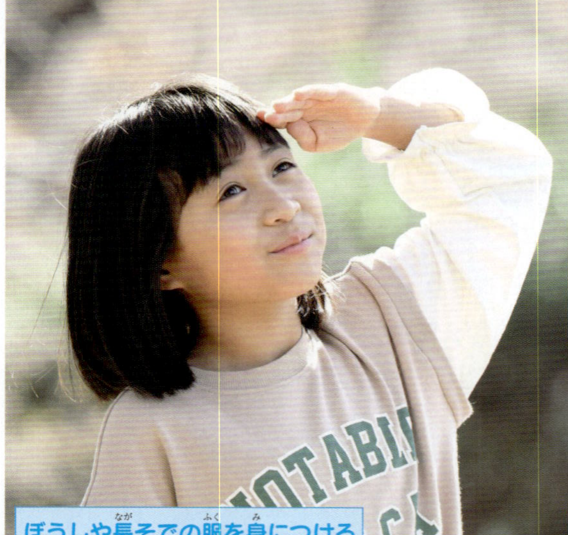

日《ひ》焼《や》け止《ど》めクリームをぬる

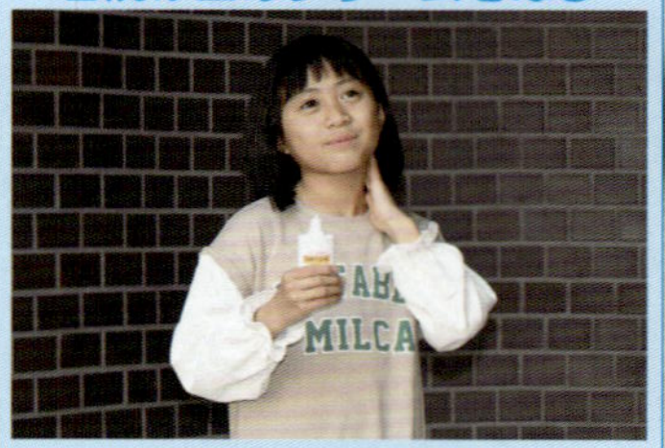

衣《い》服《ふく》でおおえない手《て》や顔《かお》などは、日《ひ》焼《や》け止《ど》めクリームを活《かつ》用《よう》しましょう。

ぼうしや長《なが》そでの服《ふく》を身《み》につける

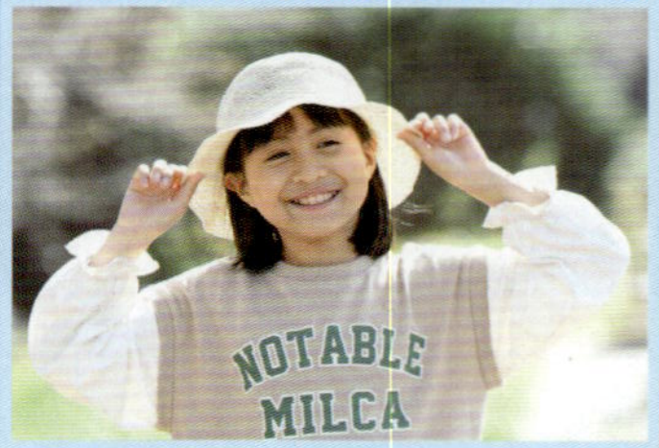

つばの広《ひろ》いぼうしや長《なが》そでの服《ふく》を身《み》につけ、皮《ひ》ふを出《だ》さないようにしましょう。

紫《し》外《がい》線《せん》が強《つよ》い時《じ》間《かん》帯《たい》や場《ば》所《しょ》をさける

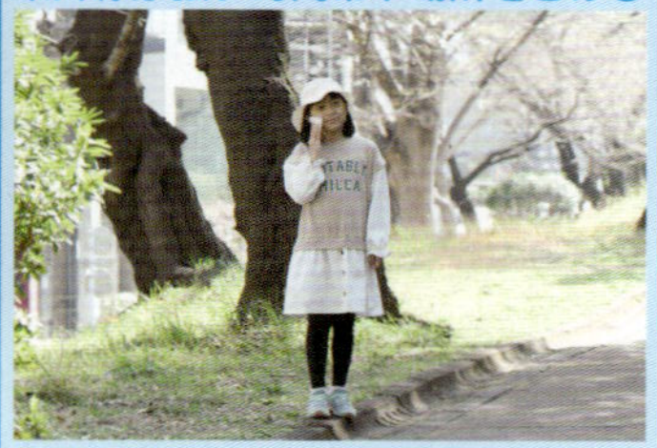

紫《し》外《がい》線《せん》が強《つよ》い10時から14時《じ》をさけ、日かげを選《えら》んで遊《あそ》びましょう。

紫《し》外《がい》線《せん》による害《がい》

日《ひ》焼《や》け

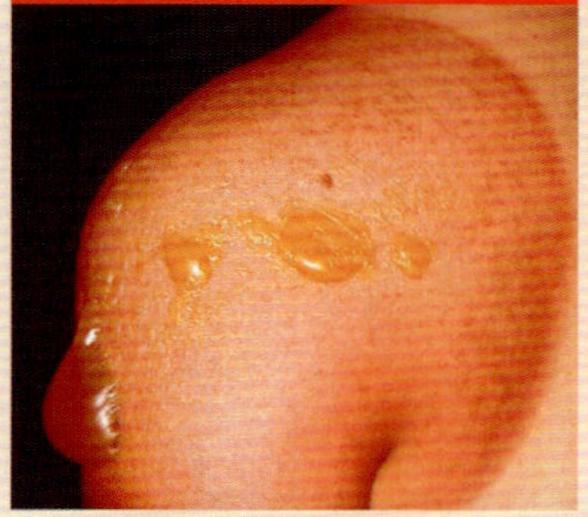

日《ひ》焼《や》けは、紫《し》外《がい》線《せん》による皮《ひ》ふの「やけど」で、皮《ひ》ふの細《さい》ぼうを傷《きず》つけます。

しみ

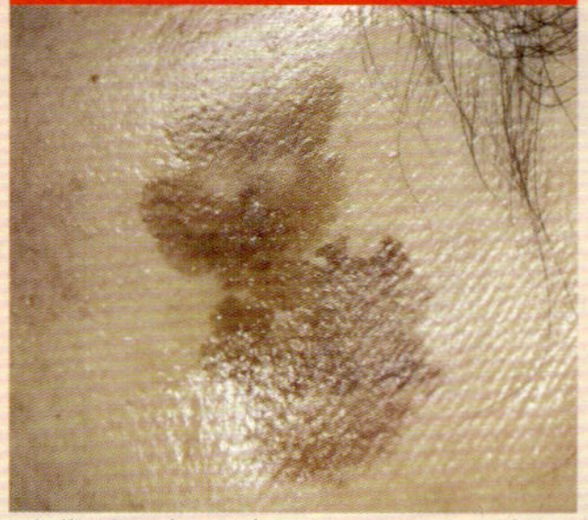

紫《し》外《がい》線《せん》を浴《あ》び続《つづ》けると、皮《ひ》ふの老《ろう》化《か》が進《すす》み、やがてしみになります。

皮《ひ》ふがん

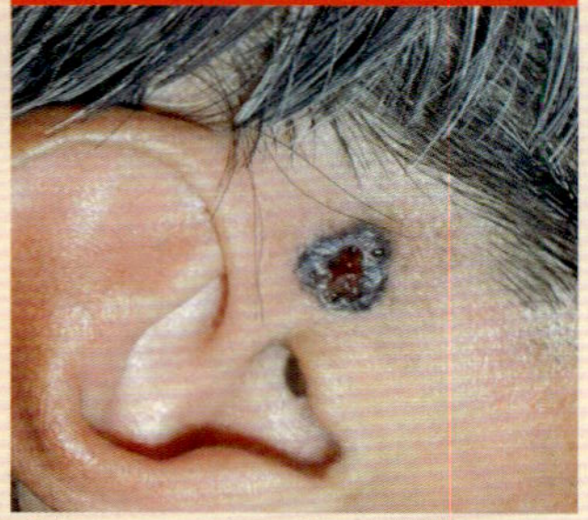

日《ひ》焼《や》けをくり返《かえ》し、細《さい》ぼうの傷《きず》がうまく治《なお》らないと、がんになることがあります。

太《たい》陽《よう》から来《く》る光《ひかり》

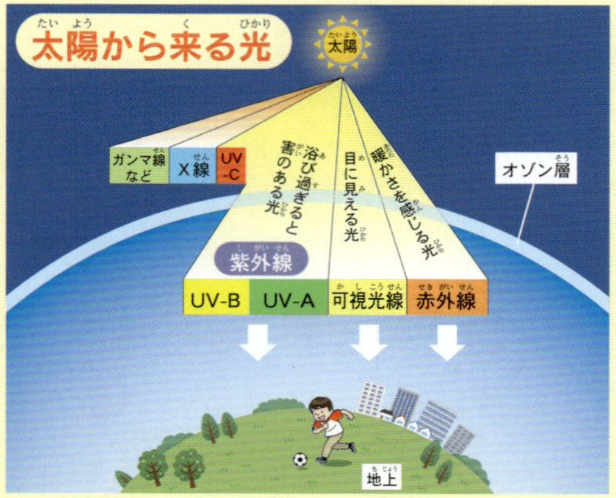

太《たい》陽《よう》光《こう》には、紫《し》外《がい》線《せん》や赤《せき》外《がい》線《せん》と呼《よ》ばれる目《め》に見《み》えない光《ひかり》がふくまれていて、特《とく》に注《ちゅう》意《い》が必《ひつ》要《よう》なのは紫《し》外《がい》線《せん》です。

日《にっ》光《こう》を浴《あ》びると日《ひ》に焼《や》けるのは、日《にっ》光《こう》の中《なか》にある、紫《し》外《がい》線《せん》という光《ひかり》が原《げん》因《いん》です。

紫《し》外《がい》線《せん》は、体《たい》内《ない》でビタミンDを作《つく》るのに役《やく》立《だ》ちますが、浴《あ》び過《す》ぎると、日《ひ》焼《や》けだけではなく、将《しょう》来《らい》のしみやしわ、皮《ひ》ふがん、目《め》の病《びょう》気《き》などの原《げん》因《いん》になることがあるので、注《ちゅう》意《い》しなければなりません。

日《ひ》差《ざ》しが強《つよ》い季《き》節《せつ》の外《そと》遊《あそ》びは、時《じ》間《かん》帯《たい》や遊《あそ》ぶ場《ば》所《しょ》、服《ふく》装《そう》などに気《き》をつけ、紫《し》外《がい》線《せん》を浴《あ》び過《す》ぎないことを心《こころ》がけましょう。

指導 ひふのクリニック人形町 院長 上出良一 先生

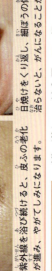

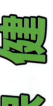

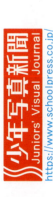

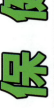

少年写真新聞
Juniors' Visual Journal
https://www.schoolpress.co.jp/

小学保健ニュース

497
歯科学
No.1329
2023年(令和5年)
6月8日号

前歯《まえば》・おく歯《ば》・犬歯《けんし》の形《かたち》と役割《やくわり》

さまざまな形《かたち》をした歯《は》で、食《た》べ物《もの》をしっかりとかむことができるようにしています

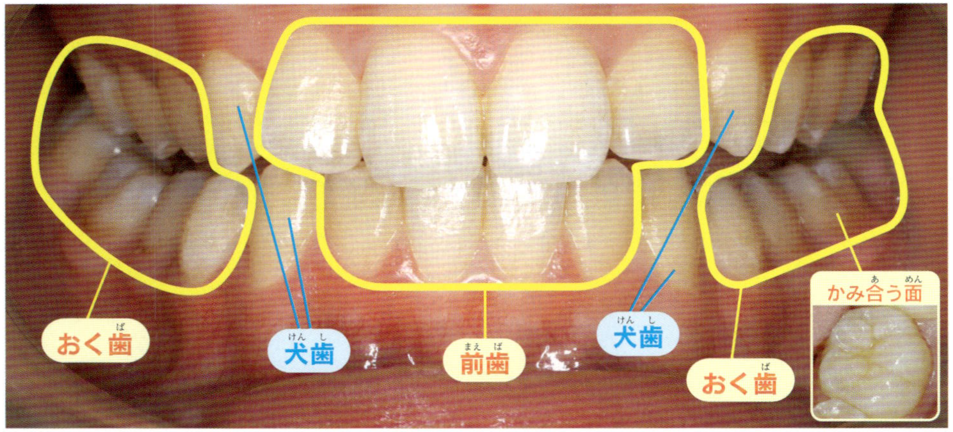

大人《おとな》の歯《は》（永久歯《えいきゅうし》）の場合《ばあい》、前歯《まえば》は上下《じょうげ》の歯《は》を合《あ》わせて８本《ぽん》、犬歯《けんし》は４本《ほん》、おく歯《ば》は16～20本程度《ぽんていど》生《は》えます。

犬歯《けんし》の役割《やくわり》は……

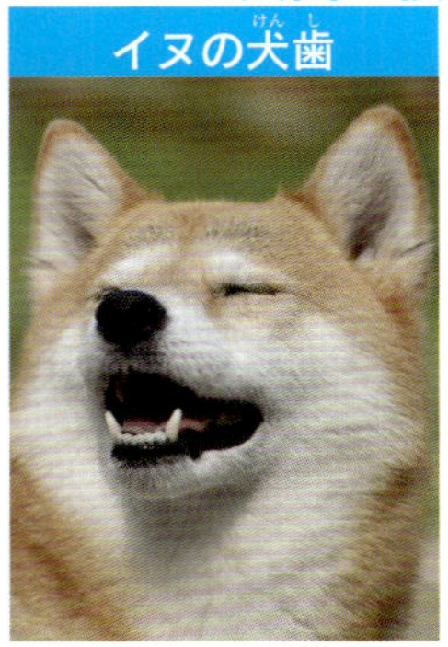

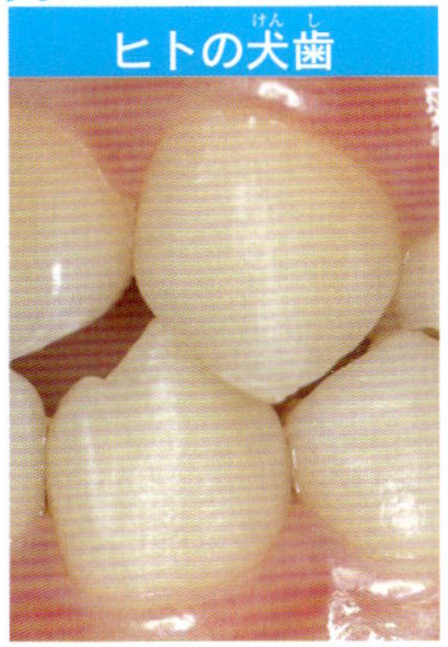

イヌなどの犬歯《けんし》はとがっていて、肉《にく》を引《ひ》きさくときなどに使《つか》いますが、ヒトでは前歯《まえば》とともに食《た》べ物《もの》をかみ切《き》るときに使《つか》います。

前歯《まえば》とおく歯《ば》でよくかんで食《た》べよう

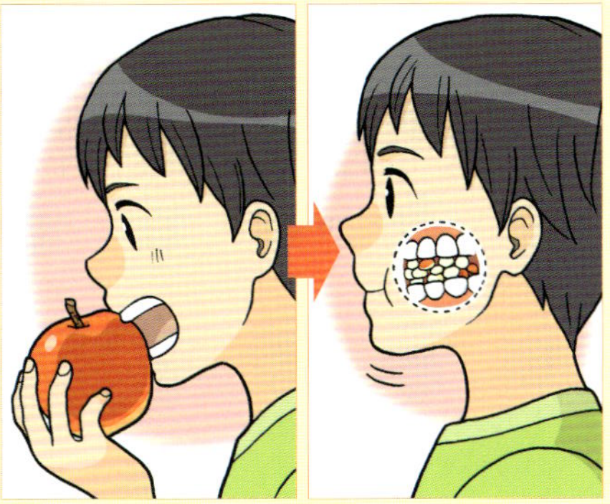

前歯《まえば》で食《た》べ物《もの》をかみ切《き》って、おく歯《ば》ですりつぶすことは顔《かお》の筋肉《きんにく》の発達《はったつ》にもつながります。

包丁《ほうちょう》で見《み》る「前歯《まえば》」の役割《やくわり》

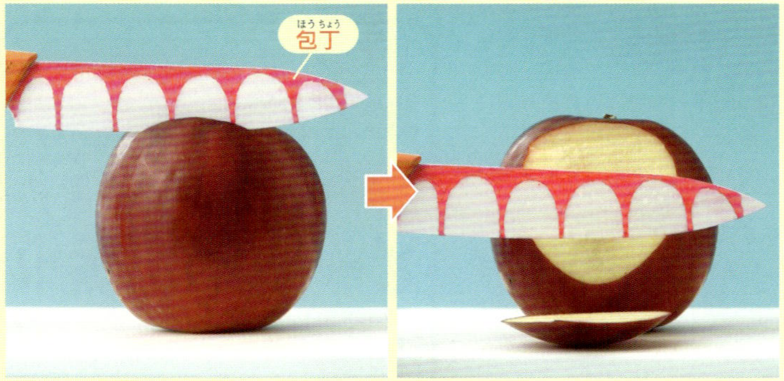

前歯《まえば》は、「切歯《せっし》」とも呼《よ》ばれる歯《は》で、口《くち》に入《はい》った食《た》べ物《もの》などを上下《じょうげ》の歯《は》でおさえて、包丁《ほうちょう》のように切断《せつだん》する（かみ切《き》る）役割《やくわり》があります。

すりこぎ・すりばちで見《み》る「おく歯《ば》」の役割《やくわり》

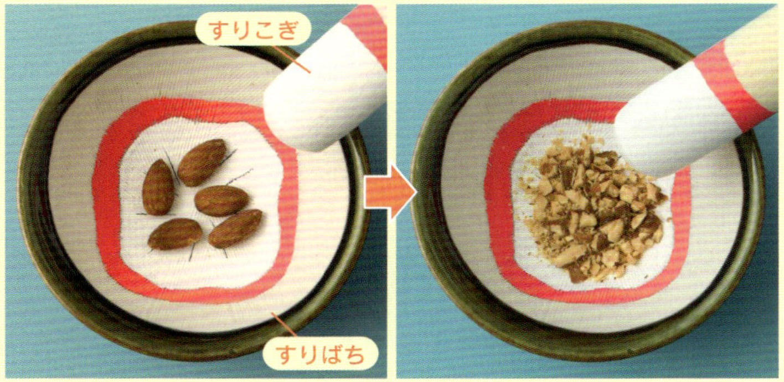

おく歯《ば》のかみ合《あ》う面《めん》はでこぼこしていて、食《た》べ物《もの》をよくかむ（かみ合《あ》わせる）中《なか》で、すりこぎとすりばちのようにして、すりつぶすことができます。

私《わたし》たちの口《くち》の中《なか》には、前歯《まえば》（切歯《せっし》）、犬歯《けんし》、おく歯《ば》（きゅう歯《し》）と呼《よ》ばれる、三種類《さんしゅるい》の歯《は》が生《は》えています。

食事《しょくじ》の中《なか》で、前歯《まえば》で食《た》べ物《もの》をおさえてかみ切《き》って、かみ合《あ》う面《めん》がでこぼこした大《おお》きいおく歯《ば》を使《つか》ってすりつぶします。

前歯《まえば》でかみ切《き》っておく歯《ば》ですりつぶすことで、大《おお》きいものやかたいものでも、食《た》べられるようになり、その結果《けっか》、顔《かお》の筋肉《きんにく》も発達《はったつ》し、表情《ひょうじょう》が豊《ゆた》かになります。

指導　丸森歯科医院 院長　丸森英史 先生

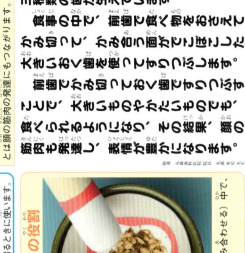

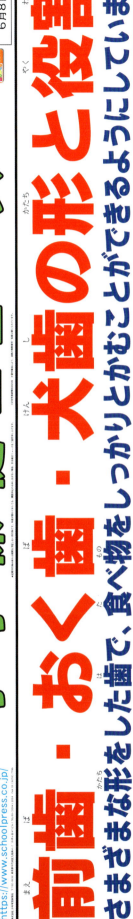

2023年(令和5年)6月8日発行　小学保健ニュース 第1329号付録　株式会社 少年写真新聞社

少年写真新聞 Juniors' Visual Journal　2023年6月8日発行 第1329号付録
©少年写真新聞社2023年
株式会社 少年写真新聞社 〒102-8232 東京都千代田区九段南 4-7-16 市ヶ谷KTビルⅠ
小学保健ニュース

歯の役割と咀嚼《そしゃく》

丸森歯科医院 院長　丸森 英史

ヒトの進化と歯

歯の役割で最も大切なことは、生きるために必要な栄養をとることです。口の中に食べ物を取り込み、咀嚼して胃に送り込むことが仕事です。しかもヒトのように、多種類の食べ物を効率的に取り込むことは、ほかの動物には見られません。

野菜や肉など、多様な食材を食べることは、幅広い栄養をとれることにつながります。数億年かけた長い進化の過程で、多様な食材を食べられるように、歯や顎、顔が現代のヒトの形になりました。一方で、動物の進化の過程で、歯は咀嚼以外に戦う武器にもなり、肉食獣の犬歯に相当する歯や、人類の遠い祖先である猿人では犬歯の巨大化が見られます。しかし、今のヒトには戦う武器としての働きはなく、前歯の一部とされています。

さらに、ヒトは効率的な栄養摂取ができるように、咀嚼を十分に行うための丈夫な顎とそれを動かす筋肉も進化させてきたのです。その結果、多くの動物は飢えと戦いながら、１日の多くを食べることに費やす一方で、ヒトは、食事以外にも時間を使うことができ、文明を築きました。

現代人の咀嚼の変化

赤ちゃんは、おっぱいを吸うことが初めての口の働きになり、やがて手を使い、食べ物をつかんで口の中に運べるようになります。そして、前歯でかみ切って奥歯で咀嚼できるようになって、自力で栄養がとれるようになります。

しかし、現代人はさらに喉ごしの良いおいしさを追求した結果、食材や料理を改良して、あまり咀嚼をせずにおいしさを得られるようになりました。その結果、食べるものが偏って生活習慣病の一因になったり、しっかりとかまない生活が続く結果、かむ力が弱ったり、歯並びに影響を与えたりするなど、健康を損ねる原因になっているのです。

また、咀嚼に必要な筋肉は、顎の骨に付着する咀嚼筋だけではなく、唇の周囲に広がる表情筋が働くことが必要です。その働きで前歯でかじり取るときに、食べるものを前歯と一緒に唇で捉え、上手に口の中に取り込むことができるのです。さらに、咀嚼を十分に行うために「唇を閉じる」力にもなります。赤ちゃんがおっぱいを吸うときにも唇を巧みに使うことが、その準備にもなっています。しかし、現代は簡単に食べられるものが増えて、その機能不全が心配されています。食事のときに、かじり取ることがなく、何でも小さく切ったものを口に送り込むような食べ方を続けていると、唇の働きが育たず、ポカンと口を開けたまま食べるようになり、口呼吸をする習慣になっていきます。口呼吸は歯肉炎やかぜやインフルエンザにかかりやすくなることが指摘されています。唇の働きが育つことは、鼻呼吸を育てることにもつながるのです。

舌の動きにも影響が出ることもあり、ひいては発音にも影響を与えます。

日々の食事できちんと咀嚼をして、咀嚼筋や唇の周囲に広がる表情筋を働かせることは、栄養の摂取だけではなく、顎の発達や表情、発音などにも大きな影響を与えるのです。

2023年(令和5年)6月18日発行　小学保健ニュース 第1330号付録　株式会社 少年写真新聞社

少年写真新聞 Juniors' Visual Journal　2023年6月18日発行 第1330号付録
©少年写真新聞社2023年
株式会社 少年写真新聞社 〒102-8232 東京都千代田区九段南 4-7-16 市ヶ谷KTビルⅠ
小学保健ニュース

肩こりの原因と対策

東京医科大学 整形外科学分野
准教授　遠藤 健司

近年は、スマートフォンやそれを使用したゲームの普及などで、前かがみの姿勢が多くなり、肩こりで悩む人は増加しています。肩こりとは、悪い姿勢、運動不足によって頭を支えている首の筋肉の血流が悪くなり、疲労物質がたまる状態のことです。これに精神的ストレスが加わることで、さらに症状にいらいらや集中力不足、疲労感などの自律神経症状が引き起こされることが、通常の痛みと大きく異なります。

肩こりは、厚生労働省の有愁訴率で女性第１位、男性第２位となるくらいに国民の多くにとって身近な存在ですが、高校生や中学生だけではなく、小学生にも発生しています。子どもは、肩こりという概念がはっきり理解できないため、体で起こった肩の痛みや眼精疲労、集中力低下、めまいなどの症状を頭で整理して訴えることができずに、授業中の集中力の低下や情緒不安定につながることもあります。結果として、子どもの日々の生活の質を心身ともに下げてしまいます。

肩こりと首のしくみ

頭の重心は、多くの場合は前方に存在するので、姿勢を維持するには背中の筋肉が中心的な役割をします。そして、姿勢維持における首の大きな役割は頭を支えることです。首の筋肉には、首を動かすための動作筋と、姿勢を維持するための姿勢維持筋がありますが、長時間不良姿勢を続けていると、姿勢維持筋の疲労がどんどんたまってしまいます。姿勢維持筋は比較的深い部分に存在する筋肉で、筋肉の間には、ファッシアというゆるゆるの組織（疎性結合組織）が存在して、それぞれの筋肉がある程度自由な動きができるようになっています。肩こりを放置すると、そのファッシアが硬くなるため、筋肉同士が癒着してしまい、痛みが出やすい状態となってしまいます。それが原因で、肩がこるだけではなく、めまいや頭痛、不眠、抑うつなどの症状が出ることもあるので注意が必要です。肩こりが長引いて、なんとなく体調がすぐれないという不定愁訴が発生し、落ち着きがなくなったり、情緒不安定となってしまったりすることもあります。首の筋肉は、自律神経と多くの関係をもっていることから、自律神経失調となることがあるからです。

予防と対策

肩こり対策の代表的なものは、入浴です。お風呂に肩までつかって温めることで精神的にリラックスして、さらに筋肉の血流を改善させることで疲労をとることができます。また、マッサージによっても同様な効果が期待されます。しかし、お風呂とマッサージでは、そのときだけの効果で、なかなか根治には至りません。体の深いところにある姿勢維持筋と周囲のファッシアをほぐすためには、筋肉のついている骨を動かすことが大切です。その際に、前は鎖骨、後ろは肩甲骨をよく動かすことを心がけましょう。また、スマートフォンやゲームを長時間使用していると、うつむく姿勢が続いてしまいます。15分に１回くらいは首を休ませることが大切です。悪い姿勢になっていないかに気をつけて、肩を軽く上下運動させることや、腕を持ち上げながら肩甲骨を180度動かす体操が効果的です。

ほけん通信《つうしん》……

学校　　年　　月　　日発行

規則正《きそくただ》しい生活《せいかつ》リズムを支《ささ》える「体内時計《たいないどけい》」

指導　東京都医学総合研究所 体内時計プロジェクト プロジェクトリーダー　吉種 光 先生

私《わたし》たちは、健康《けんこう》な生活《せいかつ》を続《つづ》けていると、目覚《めざ》まし時計《どけい》が鳴《な》らなくても、朝《あさ》に自然《しぜん》と目《め》が覚《さ》めて、時計《とけい》を見《み》なくても、夜《よる》になるときちんとねむたくなります。これは、体《からだ》の中《なか》にある「体内時計《たいないどけい》」の働《はたら》きによるものです。

今回《こんかい》は、目《め》には見《み》えなくても健康《けんこう》な生活《せいかつ》には欠《か》かせない「体内時計《たいないどけい》」について解説《かいせつ》します。

２つの体内時計《たいないどけい》「中《ちゅう》すう時計《どけい》」と「末《まっ》しょう時計《どけい》」

体内時計《たいないどけい》とは、言葉《ことば》のとおり「体《からだ》の中《なか》にある時計《とけい》」で、脳《のう》にある「中《ちゅう》すう時計《どけい》」と全身《ぜんしん》の細《さい》ぼうにある「末《まっ》しょう時計《どけい》」があります。

中《ちゅう》すう時計《どけい》の時間《じかん》をもとに、末《まっ》しょう時計《どけい》が、体温《たいおん》の高《たか》さやホルモンを出《だ》す量《りょう》、内臓《ないぞう》の働《はたら》きなどを調整《ちょうせい》することで、きちんと朝《あさ》に起《お》きて、昼《ひる》に元気《げんき》に活動《かつどう》し、夜《よる》にぐっすりとねむれるようにしたり、傷《きず》を早《はや》く治《なお》したり、成長《せいちょう》に必要《ひつよう》なホルモンなどをたくさん出《だ》したりできるようにしてくれます。

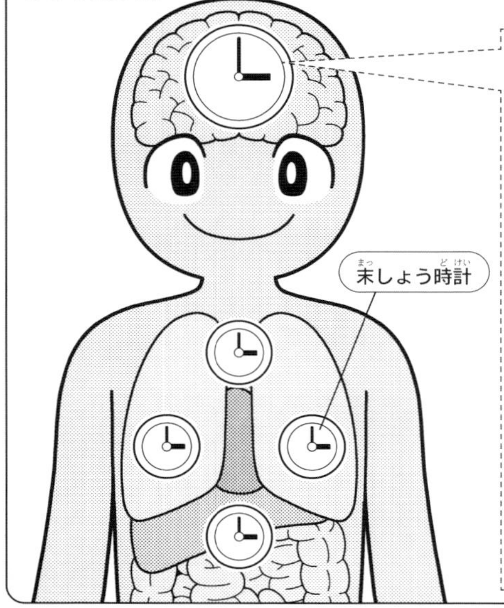

体内時計《たいないどけい》の中心《ちゅうしん》「中《ちゅう》すう時計《どけい》」

体内時計《たいないどけい》は、「視交《しこう》さ上《じょう》かく」と呼《よ》ばれる、脳《のう》の一部分《いちぶぶん》で、左右《さゆう》の目《め》のおくで視神経《ししんけい》の交《まじ》わったところにある器官《きかん》にあります。

中《ちゅう》すう時計《どけい》は、目《め》から入《はい》った太陽《たいよう》などの光《ひかり》の情報《じょうほう》を視交《しこう》さ上《じょう》かくで受《う》け取《と》り、実際《じっさい》の時間《じかん》と合《あ》うように調整《ちょうせい》しています。

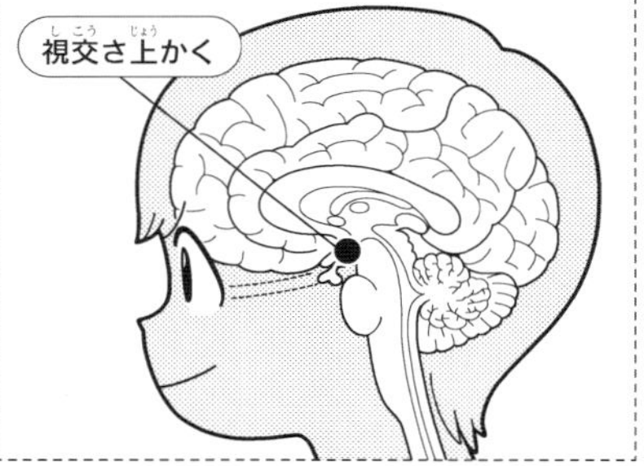

体内時計《たいないどけい》のずれと光《ひかり》の関係《かんけい》

１日《にち》は「24時間《じかん》」ですが、体内時計《たいないどけい》の時間《じかん》は平均《へいきん》24.2時間《じかん》です（人《ひと》によってちがいがあります）。そのずれを調整《ちょうせい》するのが、「朝日《あさひ》（朝《あさ》の光《ひかり》）」で、私《わたし》たちが朝起《あさお》きて光《ひかり》を浴《あ》びることで「朝《あさ》」が来《き》たと判断《はんだん》し、実際《じっさい》の時間《じかん》と合《あ》うように体内時計《たいないどけい》を調整《ちょうせい》しています。そのため、朝《あさ》早《はや》く起《お》きて、日光《にっこう》を浴《あ》びることは、体内時計《たいないどけい》がきちんと働《はたら》くために大切《たいせつ》なことなのです。また、朝《あさ》ごはんを食《た》べることも、体内時計《たいないどけい》のずれを調整《ちょうせい》する働《はたら》きがあるので、しっかりと食《た》べましょう。

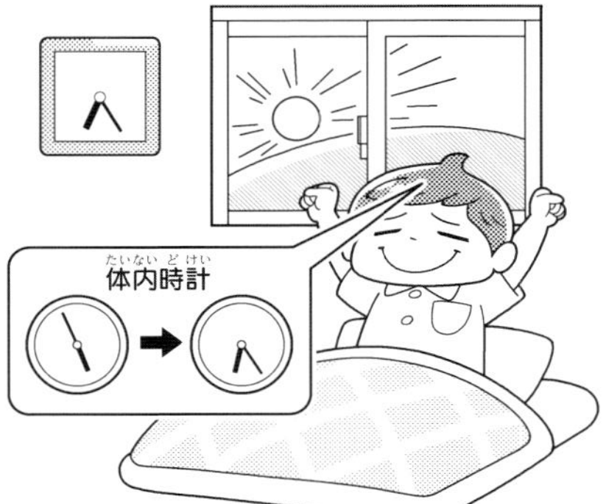

夜《よる》に強《つよ》い光《ひかり》を浴《あ》びると……

体内時計《たいないどけい》は、目《め》から入《はい》った光《ひかり》で、時刻《じこく》を判断《はんだん》・調整《ちょうせい》します。そのため、夜《よる》にスマートフォンなどのメディア機器《きき》から出《で》る強《つよ》い光《ひかり》を浴《あ》びると、体内時計《たいないどけい》がまだ夕方《ゆうがた》だと誤解《ごかい》してしまい、体内時計《たいないどけい》がずれてしまいます。

体内時計《たいないどけい》がずれると、夜《よる》に体《からだ》がねむる準備《じゅんび》をしなくなってしまい、ねむれなくなったり、そのえいきょうで、生活《せいかつ》リズムが乱《みだ》れて、体調《たいちょう》をくずしたりすることもあります。

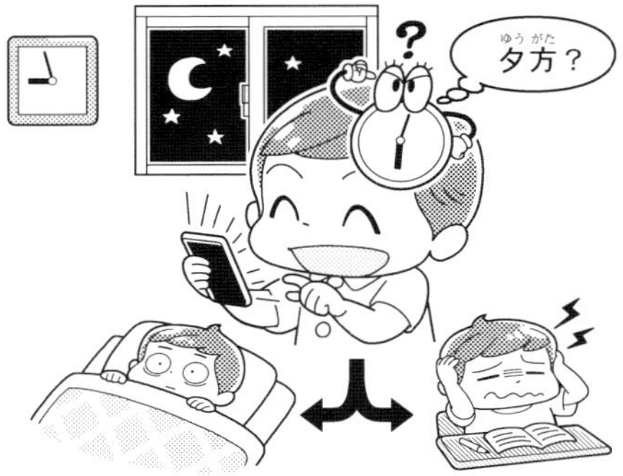

体内時計《たいないどけい》をきちんと働《はたら》かせるには

体内時計《たいないどけい》は、目《め》に入《はい》った光《ひかり》によって時間《じかん》を判断《はんだん》するため、実際《じっさい》の時間《じかん》と合《あ》うように、早起《はやお》きをして朝日《あさひ》を浴《あ》び、体内時計《たいないどけい》に「朝《あさ》だ」と判断《はんだん》させることが大切《たいせつ》です。朝《あさ》ごはんを食《た》べることも体内時計《たいないどけい》を合《あ》わせる効果《こうか》があります。

一方《いっぽう》で夜《よる》にぐっすりとねむれるようにするためには、夜《よる》は強《つよ》い光《ひかり》を浴《あ》びないようにすることが大切《たいせつ》です。そのためには、ねる前《まえ》にスマートフォンなどのメディア機器《きき》を使《つか》わないようにしましょう。

体内時計《たいないどけい》はいつも働《はたら》いているので、朝早《あさはや》く起《お》きて日光《にっこう》を浴《あ》び、朝《あさ》ご飯《はん》を食《た》べて、夜《よる》はスマートフォンなどのメディア機器《きき》を使《つか》わずに早《はや》くねる習慣《しゅうかん》を、学校《がっこう》があるときだけではなく、休日《きゅうじつ》や夏休《なつやす》みなども続《つづ》けることが大切《たいせつ》です。

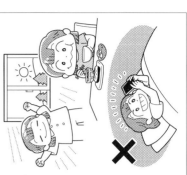

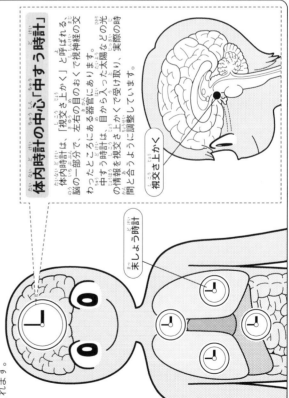

少年写真新聞
Juniors' Visual Journal
https://www.schoolpress.co.jp/

小学保健ニュース

493.6 運動器疾患
No.1330
2023年（令和5年）
6月18日号

悪《わる》い姿勢《しせい》や運動不足《うんどうぶそく》が原因《げんいん》で起《お》こるかたこり

ふだんから良《よ》い姿勢《しせい》や運動《うんどう》を心《こころ》がけて、こりがひどくなる前《まえ》に筋肉《きんにく》をのばしましょう

かたこりが起《お》こる主《おも》な筋肉《きんにく》

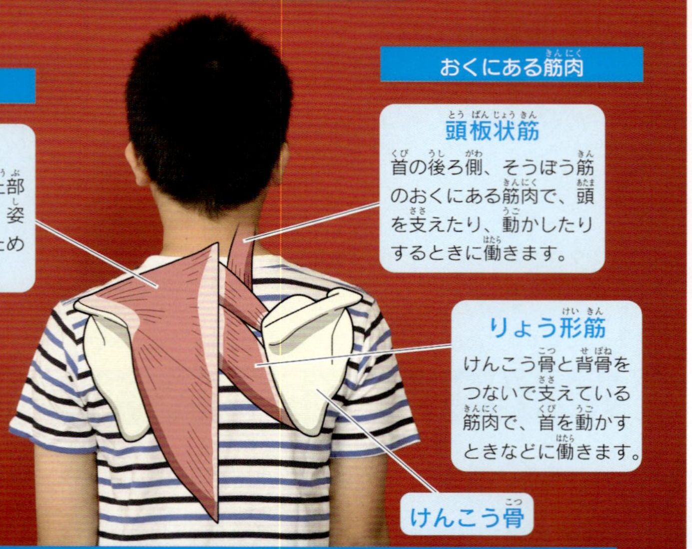

表側《おもてがわ》の筋肉《きんにく》

そうぼう筋《きん》
首《くび》からかた、背中《せなか》の上部《じょうぶ》までつながる筋肉《きんにく》で、姿勢《しせい》をまっすぐに保《たも》つために大切《たいせつ》です。

おくにある筋肉《きんにく》

頭板状筋《とうばんじょうきん》
首《くび》の後《うし》ろ側《がわ》、そうぼう筋《きん》のおくにある筋肉《きんにく》で、頭《あたま》を支《ささ》えたり、動《うご》かしたりするときに働《はたら》きます。

りょう形筋《けいきん》
けんこう骨《こつ》と背骨《せぼね》をつないで支《ささ》えている筋肉《きんにく》で、首《くび》を動《うご》かすときなどに働《はたら》きます。

けんこう骨《こつ》

かたがこる仕組《しく》み

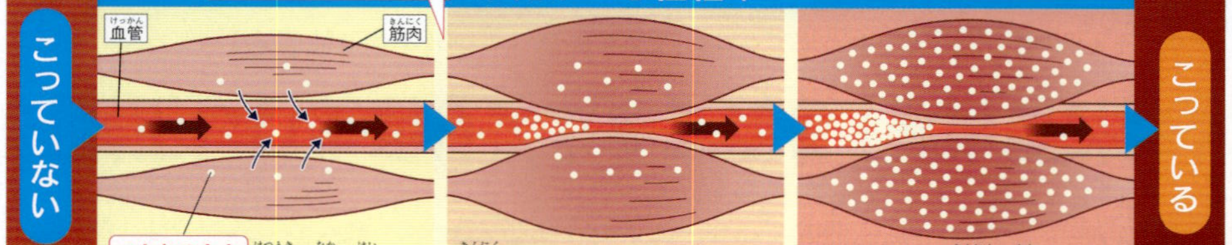
悪《わる》い姿勢《しせい》・運動不足《うんどうぶそく》など
血管《けっかん》
筋肉《きんにく》
こっていない
こっている

つかれのもと 血液《けつえき》の中《なか》に入《はい》って、運《はこ》ばれていきます。

筋肉《きんにく》がつかれてかたくなると、ふくらんで血管《けっかん》をおしつぶし、血液《けつえき》の流《なが》れが悪《わる》くなります。

つかれのもとが筋肉《きんにく》の中《なか》にたまってしまい、こりや痛《いた》みを感《かん》じます。

小学生《しょうがくせい》に多《おお》いかたこりの原因《げんいん》

姿勢《しせい》の悪《わる》さ

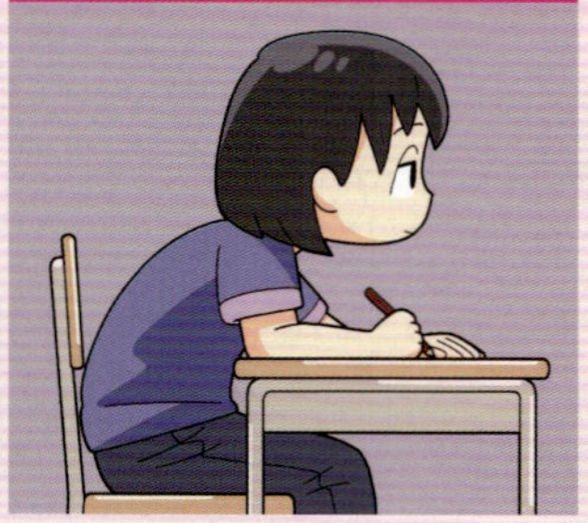

首《くび》やかたの筋肉《きんにく》によけいな力《ちから》がかかるため、筋肉《きんにく》がつかれてかたくなります。

運動不足《うんどうぶそく》

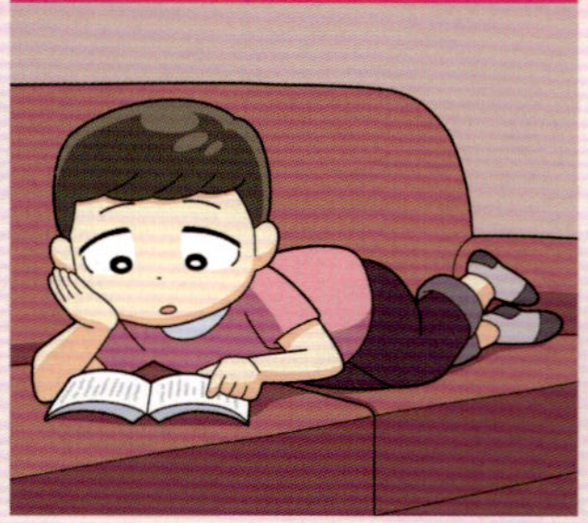

運動《うんどう》をしないと、筋肉《きんにく》が弱《よわ》くなるだけではなく、血液《けつえき》の流《なが》れも悪《わる》くなります。

目《め》のつかれ

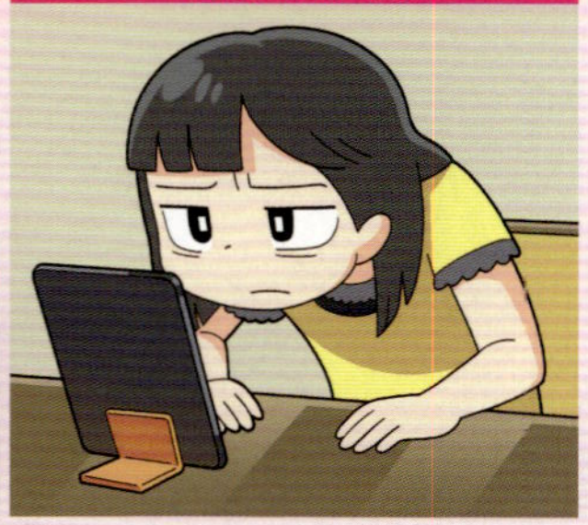

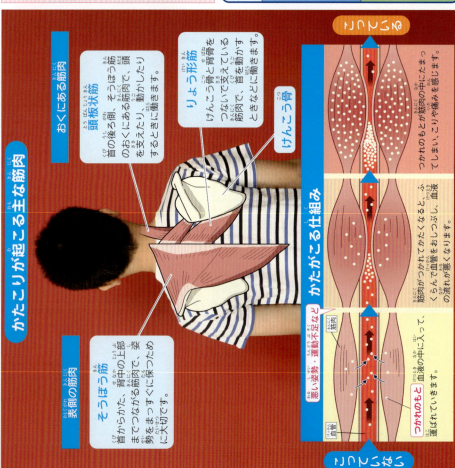

目《め》がつかれると、よく見《み》ようとして、姿勢《しせい》がどんどん悪《わる》くなります。

こりを感《かん》じたらやってみよう

ゆっくりと呼吸《こきゅう》をしながら、5〜10回《かい》ぐらい行《おこな》います。

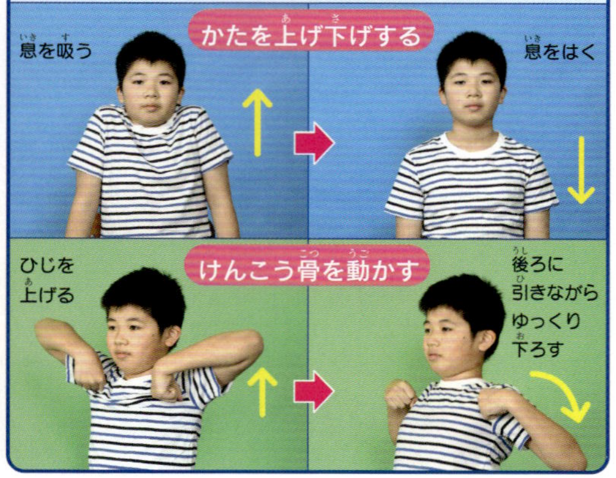
かたを上《あ》げ下《さ》げする
息《いき》を吸《す》う
息《いき》をはく
けんこう骨《こつ》を動《うご》かす
ひじを上《あ》げる
後《うし》ろに引《ひ》きながらゆっくり下《お》ろす

首《くび》からかたの筋肉《きんにく》がかたくなり、血液《けつえき》の流《なが》れが悪《わる》くなると、つかれのもとが筋肉《きんにく》にたまって、かたこりを感《かん》じます。

かたこりは、悪化《あっか》すると頭痛《ずつう》やはき気《け》、手《て》のしびれなどにつながることもあるので、体操《たいそう》などで筋肉《きんにく》を動《うご》かしてのばし、早《はや》めにこりを解消《かいしょう》することが大切《たいせつ》です。

小学生《しょうがくせい》の場合《ばあい》、姿勢《しせい》の悪《わる》さや運動不足《うんどうぶそく》が原因《げんいん》でこることが多《おお》いので、ふだんから、良《よ》い姿勢《しせい》や運動《うんどう》を心《こころ》がけましょう。

指導 東京医科大学 整形外科学分野 准教授 遠藤 健司 先生

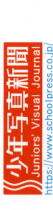

少年写真新聞
Juniors' Visual Journal
https://www.schoolpress.co.jp/

小学保健ニュース

498.07 衛生教育
No.1331
2023年(令和5年)
6月28日号

実験編《じっけんへん》 清《せい》りょう飲料《いんりょう》の飲《の》み残《のこ》しで増《ふ》えるび生物《せいぶつ》

気温《きおん》の高《たか》い夏場《なつば》に放置《ほうち》すると細菌《さいきん》などが増《ふ》えて清《せい》りょう飲料《いんりょう》をくさらせます

口《くち》をつけて飲《の》み、気温《きおん》の高《たか》い場所《ばしょ》に放置《ほうち》した清《せい》りょう飲料《いんりょう》を寒天《かんてん》ばい地《ち》で調《しら》べると

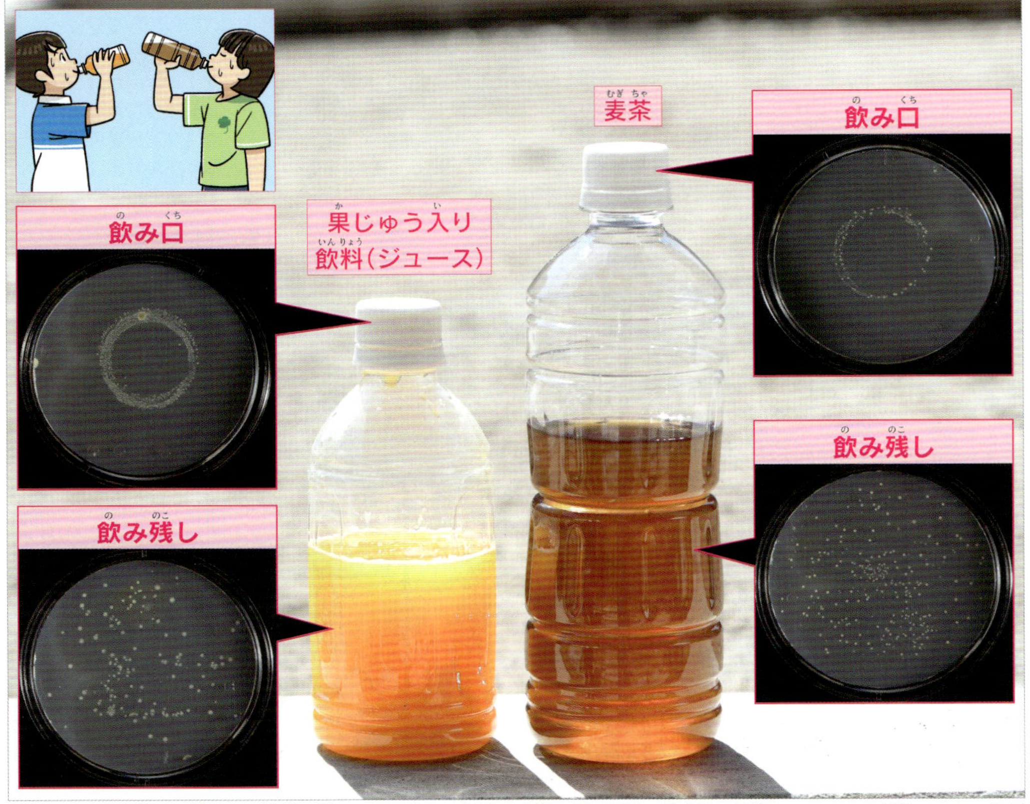
飲《の》み口《くち》
飲《の》み残《のこ》し
果《か》じゅう入《い》り飲料《いんりょう》(ジュース)
麦茶《むぎちゃ》
飲《の》み口《くち》
飲《の》み残《のこ》し

ペットボトルに入《はい》った清《せい》りょう飲料《いんりょう》を口《くち》をつけて飲《の》み、夏場《なつば》の気温《きおん》の高《たか》い状態《じょうたい》で何時間《なんじかん》も放置《ほうち》したものを、細菌《さいきん》などのび生物《せいぶつ》がいるかどうかがわかる「寒天《かんてん》ばい地《ち》」で調《しら》べると、飲《の》み口《くち》や残《のこ》った飲料《いんりょう》の中《なか》に、多《おお》くのび生物《せいぶつ》がいました。

飲《の》み残《のこ》しで増《ふ》えるび生物《せいぶつ》とは

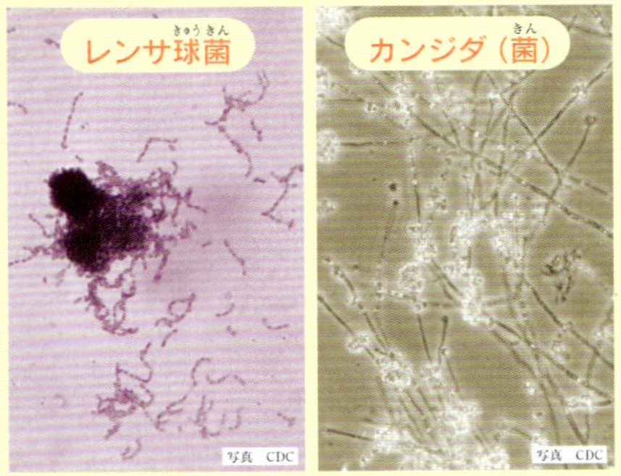
レンサ球菌《きゅうきん》
カンジダ(菌《きん》)
写真 CDC
写真 CDC

もともとは口《くち》の中《なか》にいたび生物《せいぶつ》ですが、飲《の》み物《もの》の中《なか》で増《ふ》えていくと、飲《の》み物《もの》を短時間《たんじかん》でくさらせてしまいます。

ペットボトルに入《はい》った清《せい》りょう飲料《いんりょう》を、一度《いちど》口《くち》をつけて飲《の》んで、気温《きおん》の高《たか》い場所《ばしょ》に放置《ほうち》すると、残《のこ》った飲《の》み物《もの》を養分《ようぶん》にして、細菌《さいきん》などのび生物《せいぶつ》が増《ふ》えていきます。

び生物《せいぶつ》は口《くち》の中《なか》にいたものですが、飲《の》み残《のこ》した清《せい》りょう飲料《いんりょう》の中《なか》で増《ふ》えていくと、飲《の》み物《もの》をくさらせる原因《げんいん》になります。

ペットボトルに入《はい》った清《せい》りょう飲料《いんりょう》は、開《あ》けた後《あと》、気温《きおん》の高《たか》い場所《ばしょ》に放置《ほうち》せずに、冷蔵庫《れいぞうこ》に入《い》れて、早《はや》めに飲《の》み切《き》りましょう。

指導 東海大学 海洋学部 水産学科 教授 後藤慶一 先生

び生物《せいぶつ》を増《ふ》やさないために

冷蔵庫《れいぞうこ》に入《い》れて冷《つめ》たい状態《じょうたい》を保《たも》つ

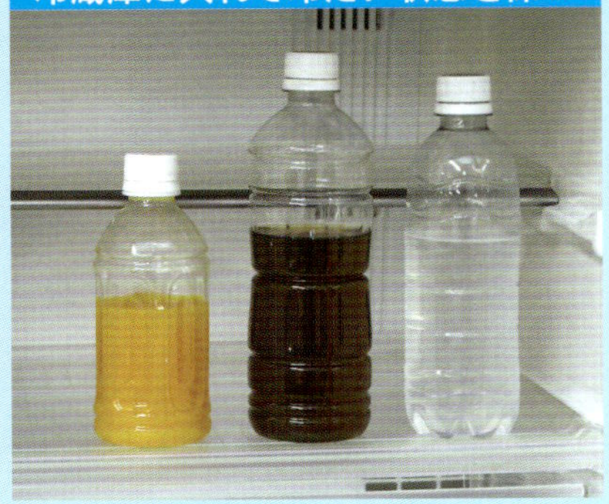

屋外《おくがい》の場合《ばあい》、氷《こおり》(保冷《ほれい》ざい)を入《い》れたクーラーボックスなどで、飲《の》み物《もの》を冷《ひ》えた状態《じょうたい》に保《たも》ちます。

コップなどに入《い》れて飲《の》む

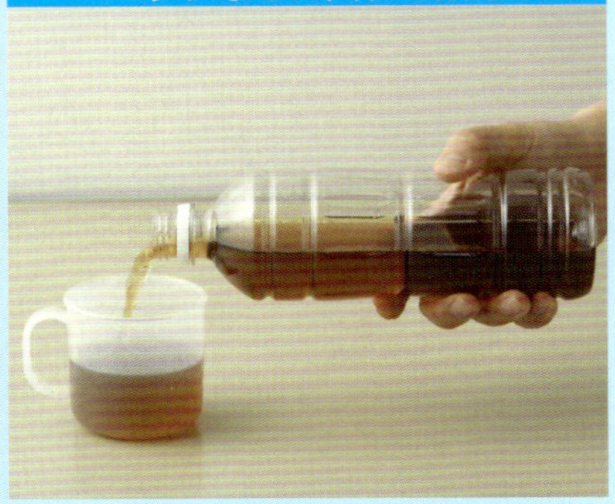

ペットボトルに口《くち》をつけて飲《の》まないことで、口《くち》の中《なか》のび生物《せいぶつ》が飲《の》み物《もの》に入《はい》るのを防《ふせ》ぎましょう。

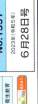

少年写真新聞 Juniors' Visual Journal　2023年6月28日発行 第1331号付録
©少年写真新聞社2023年
株式会社 少年写真新聞社 〒102-8232 東京都千代田区九段南4-7-16 市ヶ谷KTビルⅠ
小学保健ニュース
★定期刊行物は終わる期間を予定しない刊行物です。年度が替わりましても、購読中止のお申し出がない場合、引き続きニュースをご送付申し上げます。

清涼飲料の飲み残しで増える微生物

東海大学 海洋学部 水産学科
教授　後藤 慶一

清涼飲料の腐敗

ペットボトルなどに入った清涼飲料は未開封の状態では商業的無菌状態（その製品中で発育できる微生物がいない状態）にあります。しかし、ひとたび開栓すると環境微生物や口腔微生物が容器内に入り込み、常温で放置されると、一部の微生物が製品中で増殖し始めます。ある程度の菌数以上に達すると、微生物増殖による濁り、沈殿や浮遊物の発生、また、内容物の分離、容器の膨張や収縮などの変化が起こり、いわゆる腐敗状態となります。これまでにも膨張したペットボトルが破裂してけがをしたという事例が知られています。食中毒菌も清涼飲料中で増殖する可能性があることも報告されており、混入した菌種によっては健康被害につながる可能性があります。

口をつけて飲用した場合

清涼飲料のpHは酸性～中性、糖の含有量は0～10%、栄養素の種類や添加物の有無も製品によって様々です。例えば、ペットボトルに口をつけて飲用すると、いろいろな種類の口腔微生物や皮膚常在微生物が容器内に入り込みます。微生物にはそれぞれ増殖に必要な条件があるので、入り込んだ微生物のうち、その製品のpHなどの仕様で増殖可能な微生物が増殖を始めます。中性に近い飲料やミルクが入っている飲料でよく増える傾向があり、レンサ球菌、カンジダ、ブドウ球菌を筆頭に、シュードモナス、アシネトバクター、ラクトバラシスなど、様々な種類の微生物が検出されます（いずれもヒト常在菌で、細菌と酵母が多い）。条件がそろうと、菌種によっては、24時間で初期腐敗の目安である10^7個/mLを超えるほど増殖する場合もあります。

口をつけないでの飲用した場合

容器に直接口をつけずに、コップなどで飲用した場合でも、ペットボトルには液体が減った分の空気が入り込み、その空気中に存在する微生物が、上述のとおり、製品のpHなどの仕様が適すると増殖します。検出される微生物はクラスドボリウムやペニシリウムなどのカビが多く、さまざまな飲料で増殖が認められます。

口をつけないで飲用した場合の腐敗率は約22%（320本中70本で増殖を確認）でしたが、口をつけて飲用した場合は腐敗率は約54%（352本中190本で増殖確認）であり、口をつけない方が腐敗率が低いと報告されています。

飲み残しはどうしたらよい?

多くの微生物は25～35℃でよく増殖します。そのため、冷蔵条件（10℃付近）では微生物の増殖はかなり抑制されます。しかし、冷蔵しても１週間を超えればカビが発生することも知られています（それより短い場合もあります）。飲料の種類は様々で、また、どのような微生物が混入するかも一様ではありません。条件次第では混入しても増殖しないこともありますし、速やかに増殖することもあります。従って、飲み残しに対して一律な基準を設けることはできません。

清涼飲料はできるだけ早く飲み切る、保管する場合は口をつけずに飲用して冷蔵で保管することが、腐敗させない対策として推奨されます。

少年写真新聞 Juniors' Visual Journal　2023年7月8日発行 第1332号付録
©少年写真新聞社2023年
株式会社 少年写真新聞社 〒102-8232 東京都千代田区九段南4-7-16 市ヶ谷KTビルⅠ
小学保健ニュース
★定期刊行物は終わる期間を予定しない刊行物です。年度が替わりましても、購読中止のお申し出がない場合、引き続きニュースをご送付申し上げます。

違いを尊重し、助け合える大人に

清瀬市立清瀬第七小学校
主幹養護教諭　須山 望

個人差を押さえた性指導の大切さ

小学校では、宿泊学習や移動教室、修学旅行に合わせて、月経指導や集団でのマナー、性指導を行う学校がほとんどではないでしょうか。

この時期の子どもは、発達のペースが本当にまちまちで、成長に伴う体の変化が遅くても早くても心配になったり、友達と比較して焦ったりと、不安を抱えやすいものです。

発達に伴う体の変化は病気ではなく、誰もがいずれ経験することです。ただし、人によって個人差があるので心配しなくて大丈夫であることを伝えると、子どもたちは安心した表情を見せてくれます。後でこっそり確認をしに来る子どももいます。

子どもたちの不安を軽減し、大人の体へと成長する喜びを感じさせられるような指導が大切です。

実生活と結びつけた性指導

本校での宿泊行事前性指導では、今の生活と結びつけるような指導を、意識して行っています。複数の教職員で、月経や集団入浴での「あるある」な出来事を児童に話して、「誰もが経験すること」を認識しやすくします。例えば、月経が起きた際は、「私は下半身が重くなりだるくなる」「私は無性にイライラしてしまう」など、体に現れる症状も、痛みやつらさも一人ひとり異なることを理解させます。その後、その不調をどうやって乗り越えているのかについても紹介します。「ひたすら温めて休む」「軽い運動をして気持ちを紛らわせる」「好きな音楽をかけてリラックスする」など、体の不調に合わせて、様々な対処をしていることを伝えています。

そして、一番大切なことは、自分でどうにもならなくなったら近くの大人に相談することです。「体や心のことで困ったら保健室へ」と伝え、突然始まる月経時の「安心ポーチ」*と同様に、子どもたちがいつでも駆け込める『安全基地』でありたいと思っています。

小学校段階では、ナプキンの始末の仕方もおぼつかないと思います。ナプキンやサニタリーショーツが汚れた際はどのように対処すればよいのか、公共施設でのトイレの使い方や、次の人が気持ちよく使えるためのトイレマナーなども併せて指導が必要です。ズボンに経血が漏れてしまったときや、気がつかないうちに洋服が汚れたときも、プライベートに配慮しながら、そっと助け合える大人に成長してほしいです。

＊本校では、ナプキンを数個入れたポーチを「安心ポーチ」と呼び、あらかじめ用意しておくように指導しています。

プライバシーを配慮できる姿勢づくり

本校では、月経指導や宿泊前性指導をする際、男女別と男女共同で指導する機会を設けています。男女それぞれが何を学習したのかを互いに知ってもらうためです。

世の中にはいろんな人がいて、体つきや成長のスピード、変化の現れ方は人それぞれ異なります。体のことでどうにもならないことは、決して茶化したり、冷やかしたりしないようにする姿勢が大切です。友だちに、困っている様子が見られたら、「保健室に行こう」と声をかけることも伝えています。

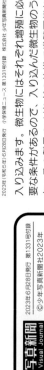

ほけん通信《つうしん》……

学校　　年　　月　　日発行

ゲームの遊《あそ》び方《かた》・遊《あそ》ぶ時間《じかん》を見直《みなお》してみよう

指導　東京医科歯科大学 精神科 助教　小林 七彩 先生

けい帯《たい》ゲームやテレビゲーム、スマートフォンやパソコンなどのオンラインによるゲームなど、メディア機器《きき》によるさまざまなゲームがありますが、時間《じかん》を決《き》めて行《おこな》わずに、長時間遊《ちょうじかんあそ》ぶ習慣《しゅうかん》が続《つづ》いていると、生活《せいかつ》リズムが乱《みだ》れて体《からだ》に悪《わる》いえいきょうが出《で》るだけではなく、脳《のう》にも悪《わる》いえいきょうがあるといわれています。

なぜ、ゲームがやめられなくなるの？

ゲームをクリア（こう略《りゃく》）したり、目標《もくひょう》を達成《たっせい》したりする中《なか》で、脳内《のうない》で達成感《たっせいかん》や幸福感《こうふくかん》をもたらす「ドーパミン」と呼《よ》ばれる物質《ぶっしつ》が出《で》ます。このドーパミンが多《おお》く出《で》ることを求《もと》めて、ゲームを続《つづ》けたくなりますが、ゲームを長時間続《ちょうじかんつづ》けると、ドーパミンが出《で》にくくなる一方《いっぽう》で、脳《のう》がより多《おお》くのドーパミンを求《もと》めるため、やめられない（い存《ぞん》）状態《じょうたい》になります。

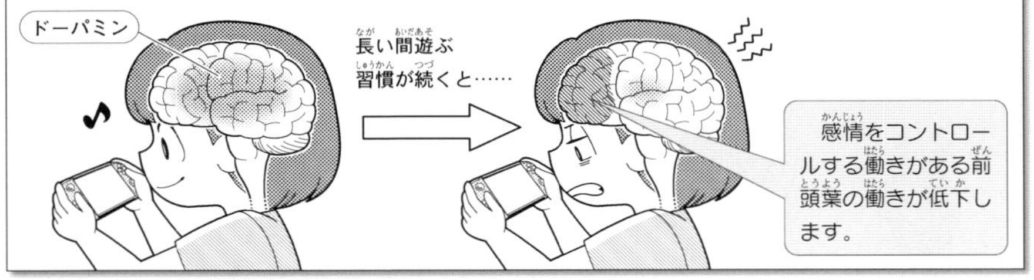
ドーパミン
長《なが》い間遊《あいだあそ》ぶ習慣《しゅうかん》が続《つづ》くと……
感情《かんじょう》をコントロールする働《はたら》きがある前《ぜん》頭葉《とうよう》の働《はたら》きが低下《ていか》します。

「なやみ」がゲームをやめられない原因《げんいん》の場合《ばあい》もあります

勉強《べんきょう》についていけないことや学校《がっこう》での人間関係《にんげんかんけい》がうまくいかないことなどが原因《げんいん》で、ゲームがやめられなくなってしまうことが多《おお》くあります。

自分《じぶん》が困《こま》っていることをふり返《かえ》り、おうちの人《ひと》や、スクールカウンセラー、保健室《ほけんしつ》の先生《せんせい》、担任《たんにん》の先生《せんせい》、友人《ゆうじん》など、自分《じぶん》が相談《そうだん》できる相手《あいて》を見《み》つけてなやみを相談《そうだん》することも、ゲームい存《ぞん》の予防《よぼう》につながります。

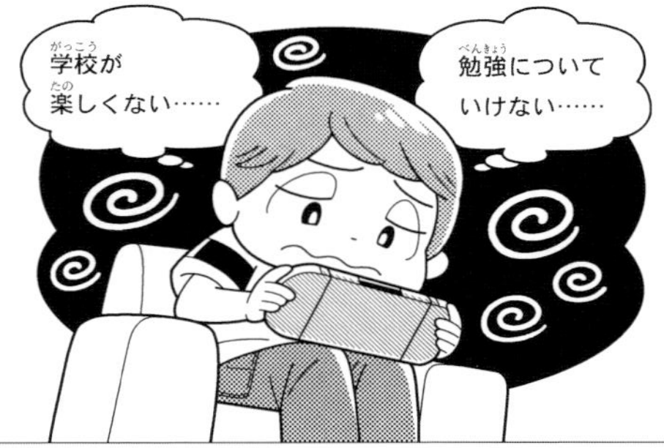
学校《がっこう》が楽《たの》しくない……
勉強《べんきょう》についていけない……

こんな症状《しょうじょう》があったら注意《ちゅうい》しよう

① 時間《じかん》を忘《わす》れて遊《あそ》び過《す》ぎてしまう
② いつもゲームのことを考《かんが》えてしまう
③ ゲームで遊《あそ》べないといらいらする
④ ゲーム以外《いがい》にやる気《き》が出《で》ない
⑤ ゲームがやめられないことで、すいみんや食事《しょくじ》が不規則《ふきそく》になる
⑥ ゲームのやり過《す》ぎによる学校《がっこう》のち刻《こく》や早退《そうたい》、欠席《けっせき》が増《ふ》えた
⑦ 家族《かぞく》との会話《かいわ》がほとんどない
⑧ ゲームを制限《せいげん》されるともものや人《ひと》に暴力《ぼうりょく》をふるう
⑨ おうちの人《ひと》のお金《かね》を勝手《かって》に使《つか》ってゲームをしている など

※特《とく》に③～⑨の症状《しょうじょう》がある場合《ばあい》は、すぐにゲームの遊《あそ》び方《かた》を見直《みなお》す必要《ひつよう》があります。

ゲームの遊《あそ》び過《す》ぎを防《ふせ》ぐには

①１日《にち》の生活《せいかつ》をふり返《かえ》る

１日《にち》の生活《せいかつ》を書《か》き出《だ》して、１日《にち》の中《なか》でゲームで遊《あそ》んでいる時間《じかん》をふり返《かえ》り、多《おお》ければどうやったら減《へ》らせるかを考《かんが》えてみましょう。

（例《れい》）

	0–6	6–12	12–15	15–18	18–21	21–24(時《じ》)
9月18日《がつにちにち》(日)	すいみん				ゲーム	すいみん
9月19日《がつにちげつ》(月)	すいみん		学校《がっこう》		ゲーム	すいみん
9月20日《がつにちか》(火)	すいみん		学校《がっこう》		ゲーム	すいみん

②ゲーム以外《いがい》のことにちょう戦《せん》する

ゲームで遊《あそ》ぶこと以外《いがい》で、楽《たの》しみが持《も》てる方法《ほうほう》を探《さが》してみましょう。

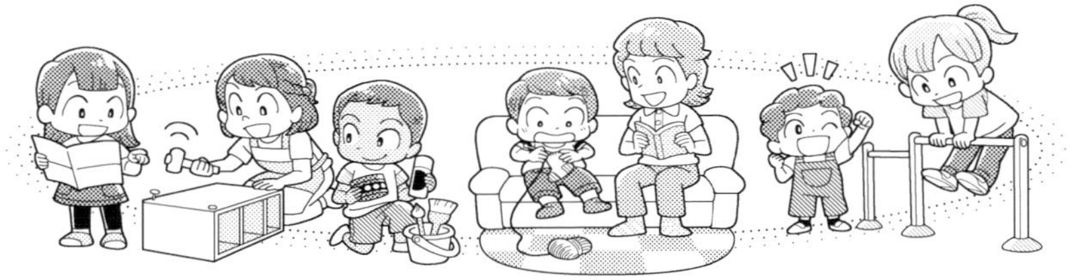

③おうちの人《ひと》とゲームの遊《あそ》び方《かた》のルールを決《き》める

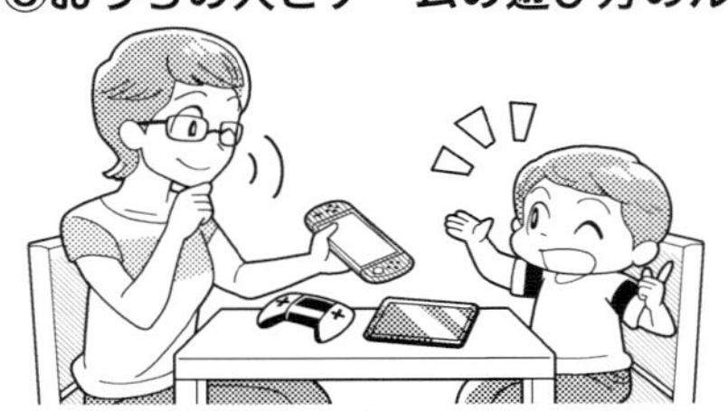

ルールとして決《き》めること（例《れい》）

- 遊《あそ》ぶ時間《じかん》（○○時《じ》まで、○時間《じかん》だけ）
- 遊《あそ》ぶ場所《ばしょ》（リビングルームだけ、家族《かぞく》がいるときだけ）
- ねる時間《じかん》（○○時《じ》にはねる）など

ルールを改善《かいぜん》しながら少《すこ》しずつ遊《あそ》ぶ時間《じかん》を減《へ》らして、習慣化《しゅうかんか》できるようにすることが大切《たいせつ》です。

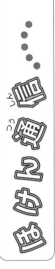

少年写真新聞
Juniors' Visual Journal
https://www.schoolpress.co.jp/

小学保健ニュース

495.13
月経
No.1332-(1)
2023年(令和5年)
7月8日号

月経《げっけい》指導用《しどうよう》

月経時《げっけいじ》を気持《きも》ちよく過《す》ごす方法《ほうほう》

体調《たいちょう》が悪《わる》くなることなどがありますが、しっかり準備《じゅんび》をしてできるだけ快適《かいてき》に過《す》ごしましょう

月経時《げっけいじ》を快適《かいてき》に過《す》ごすポイント

持《も》ち物《もの》

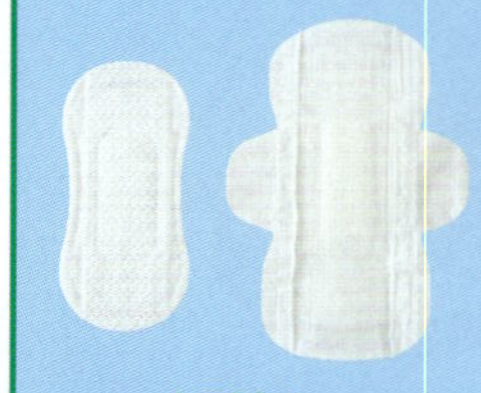

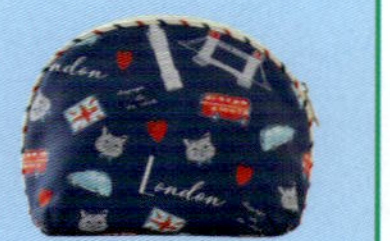

ナプキン

量《りょう》によって大《おお》きさを変《か》えて使《つか》い、２～３時間《じかん》おきに取《と》りかえましょう。

ポーチ

ナプキンを３～４個《こ》入《い》れて準備《じゅんび》をしておくと、安心《あんしん》です。

急《きゅう》に月経《げっけい》になって困《こま》ったときなどは、保健室《ほけんしつ》へ行《い》きましょう。

服装《ふくそう》

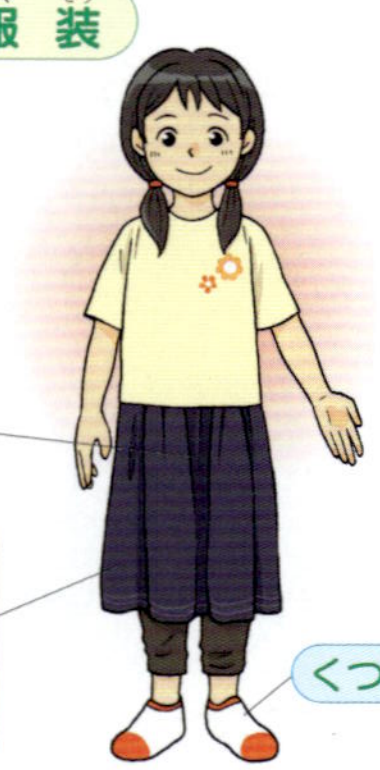

ゆったりした服《ふく》
体《からだ》をしめつけると、血液《けつえき》の流《なが》れが悪《わる》くなります。

サニタリーショーツ

こい色《いろ》のズボンやスカート
もしもよごしてしまっても、目立《めだ》ちません。

くつした

生活《せいかつ》の仕方《しかた》

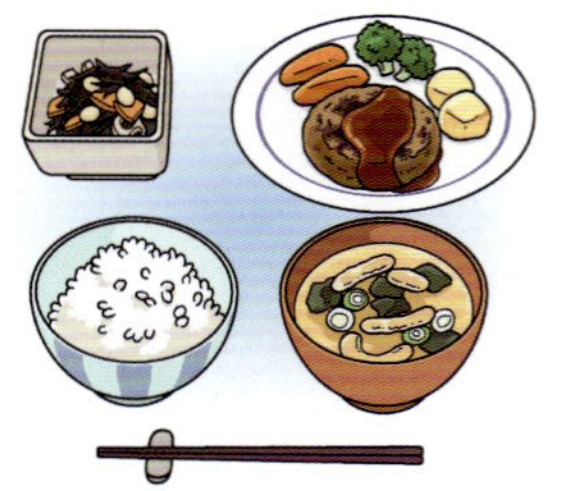

栄養《えいよう》をとる
月経時《げっけいじ》は鉄不足《てつぶそく》でひん血《けつ》になりやすいので、バランスよく栄養《えいよう》をとります。

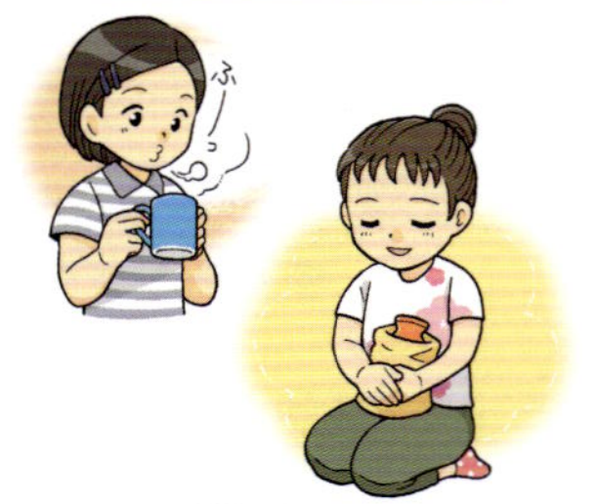
ふー

体《からだ》を温《あたた》める
温《あたた》かい飲《の》み物《もの》や湯《ゆ》たんぽで体《からだ》を温《あたた》めると、痛《いた》みがやわらぎます。

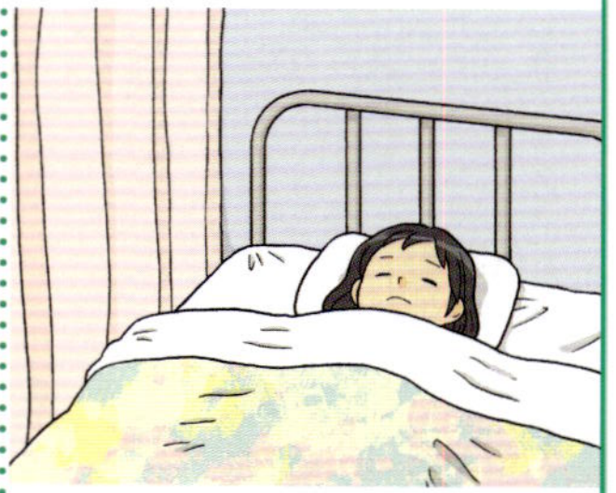

つらいときは休《やす》む
つらいときは、がまんせずに先生《せんせい》や家《いえ》の人《ひと》に伝《つた》えて体《からだ》を休《やす》めましょう。

月経《げっけい》は大切《たいせつ》なプライバシー

聞《き》き出《だ》そうとしない

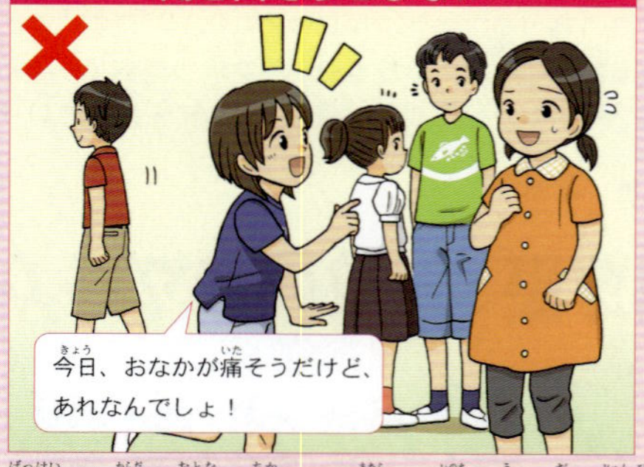
今日《きょう》、おなかが痛《いた》そうだけど、あれなんでしょ！

うわさをしない

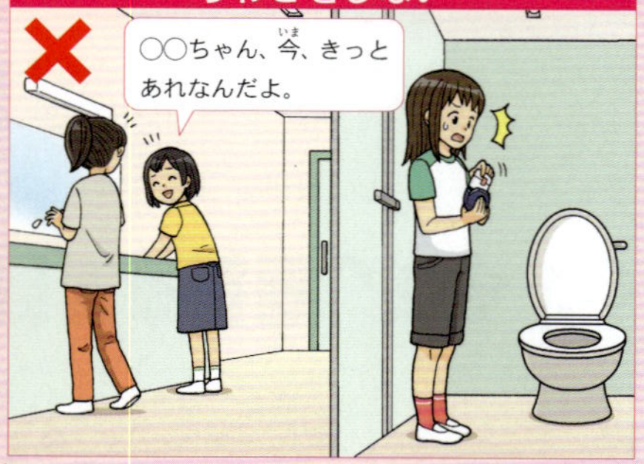
○○ちゃん、今《いま》、きっとあれなんだよ。

月経《げっけい》は、体《からだ》が大人《おとな》に近《ちか》づき、新《あたら》しい命《いのち》を生《う》み出《だ》す準備《じゅんび》ができていることを知《し》らせる大切《たいせつ》なものです。人前《ひとまえ》で話題《わだい》にしたり、うわさをしたりするのではなく、おたがいに助《たす》け合《あ》いましょう。

月経《げっけい》の仕組《しく》み

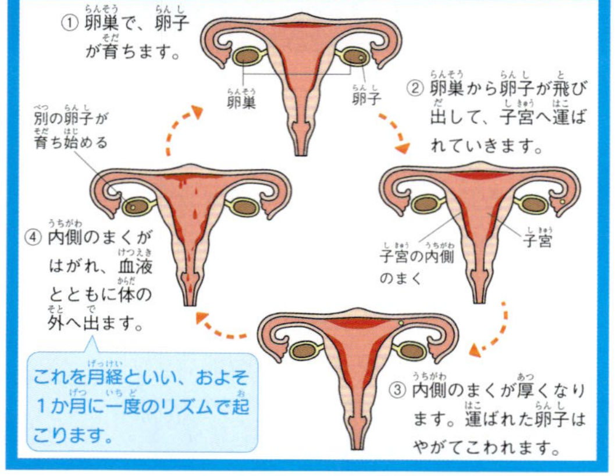

これを月経《げっけい》といい、およそ１か月《げつ》に一度《いちど》のリズムで起《お》こります。

体《からだ》が大人《おとな》に近《ちか》づくと、女性《じょせい》ホルモンの働《はたら》きにより、女子《じょし》はおよそ一《いっ》か月《げつ》に一度《いちど》、月経《げっけい》が起《お》こるようになります。

月経時《げっけいじ》は、体調《たいちょう》が悪《わる》くなったり周《まわ》りの目《め》が気《き》になったりすることがありますが、しっかり準備《じゅんび》をして、できるだけ快適《かいてき》に過《す》ごしたいものです。

起《お》こる時期《じき》や体調《たいちょう》などは、人《ひと》によってちがうので、友《とも》だちの月経《げっけい》について聞《き》き出《だ》そうとしたりうわさをしたりするのは、絶対《ぜったい》にやめましょう。

指導　清瀬市立清瀬第七小学校 主幹養護教諭　須山 望 先生

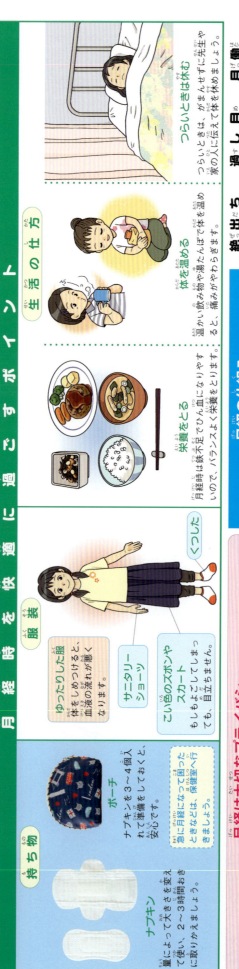

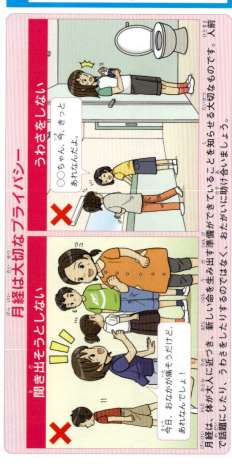

少年写真新聞
Juniors' Visual Journal
https://www.schoolpress.co.jp/

小学保健ニュース

491.3
生理学
4976
No.1333
2023年(令和5年)
7月18日号

規則《き そく》正《ただ》しい生活《せい かつ》リズムを支《ささ》える「体内時計《たい ない ど けい》」

体内時計《たい ない ど けい》は実際《じっ さい》の時間《じ かん》と少《すこ》しずれていますが、朝《あさ》の光《ひかり》（日光《にっ こう》）で時間《じ かん》を合《あ》わせています

私《わたし》たちの全身《ぜん しん》（の細《さい》ぼう）にある時計《と けい》「体内時計《たい ない ど けい》」

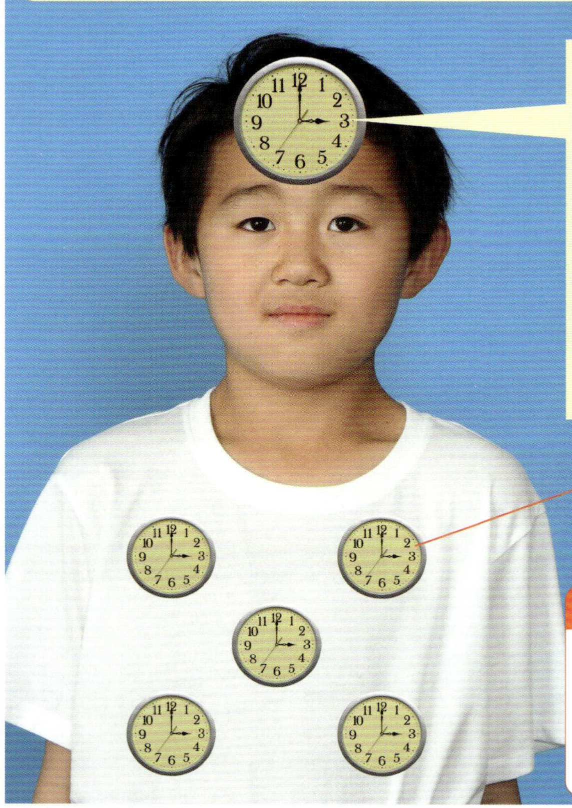

体内時計《たい ない ど けい》の中心「中《ちゅう》すう時計《ど けい》」

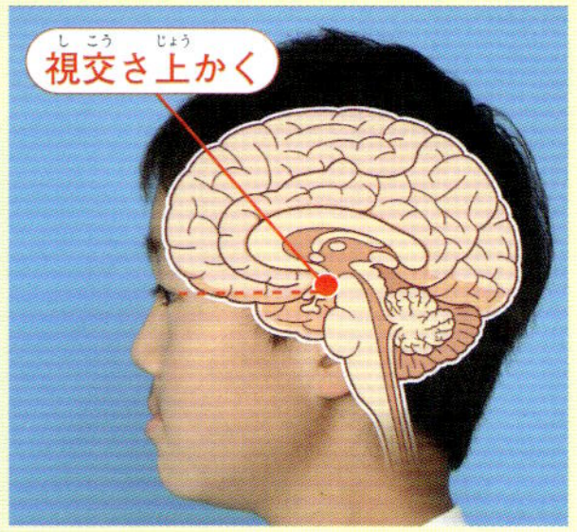
視交《し こう》さ上《じょう》かく

中《ちゅう》すう時計《ど けい》は、脳内《のう ない》の目《め》とつながっている部分《ぶ ぶん》（視《し》しょう下部《か ぶ》）にあります。

末《まっ》しょう時計《ど けい》

全身《ぜん しん》（の細《さい》ぼう）にある体内時計《たい ない ど けい》

体内時計《たい ない ど けい》の働《はたら》き

中《ちゅう》すう時計《ど けい》の時間《じ かん》をもとに、1日中健康《にちじゅうけん こう》に過《す》ごせるように、末《まっ》しょう時計《ど けい》が体温《たい おん》や、ホルモンを出《だ》す量《りょう》や時間《じ かん》などを調整《ちょう せい》しています。

体内時計《たい ない ど けい》が正常《せい じょう》に働《はたら》いていると、きちんと朝《あさ》に起《お》きて、昼《ひる》に元気《げん き》に活動《かつ どう》し、夜《よる》にぐっすりとねむれるようになり、傷《きず》を早《はや》く治《なお》すことや、成長《せい ちょう》に必要《ひつ よう》なホルモンをたくさん出《だ》すこともできるようになります。

体内時計《たい ない ど けい》のずれを直《なお》す“朝《あさ》の光《ひかり》”

時計《と けい》と体内時計《たい ない ど けい》のちがい

実際《じっ さい》の時計《と けい》
1日《にち》
24時間《じ かん》

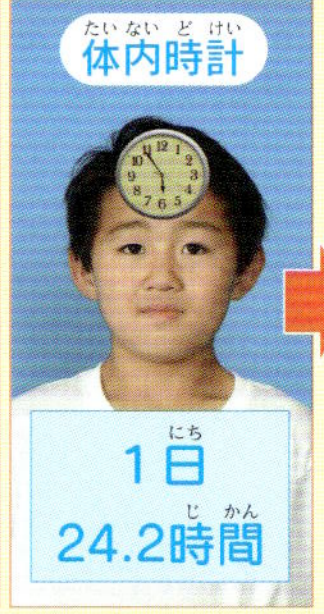
体内時計《たい ない ど けい》
1日《にち》
24.2時間《じ かん》

早起《はや お》きして朝日《あさ ひ》を浴《あ》びると

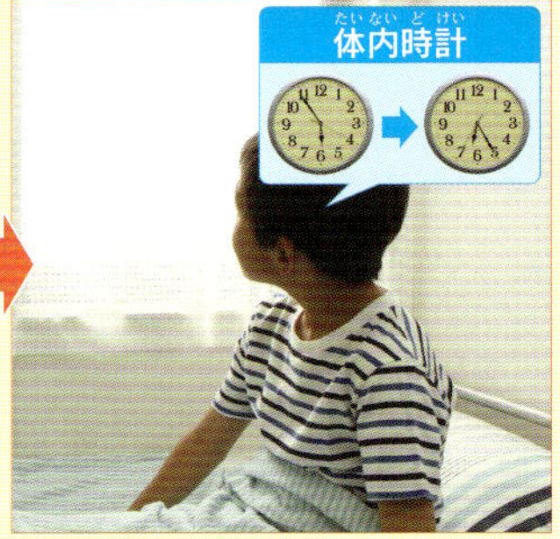
体内時計《たい ない ど けい》

体内時計《たい ない ど けい》は実際《じっ さい》の時間《じ かん》と少《すこ》しずれていますが、朝《あさ》に日光《にっ こう》を浴《あ》びると、実際《じっ さい》の時間《じ かん》と合《あ》うように調整《ちょう せい》されて、すっきりと起《お》きることができます。

体内時計《たい ない ど けい》のずれた状態《じょう たい》が続《つづ》くと

すいみん不足《ぶ そく》

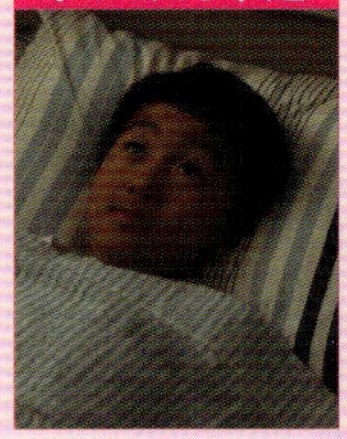

体調不良《たい ちょう ふ りょう》

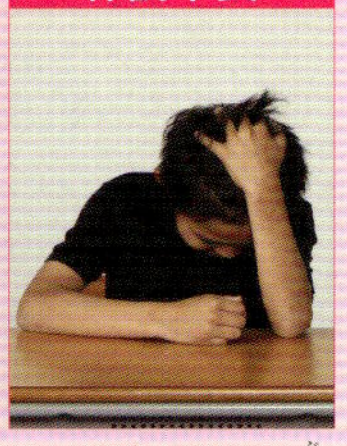

ぐっすりとねむれなくなってすいみん不《ぶ》足《そく》になり、体調不良《たいちょう ふ りょう》にもつながります。

体内時計《たい ない ど けい》のずれを大《おお》きくする“夜《よる》の光《ひかり》”

夜《よる》ねる前《まえ》に強《つよ》い光《ひかり》を見《み》ると

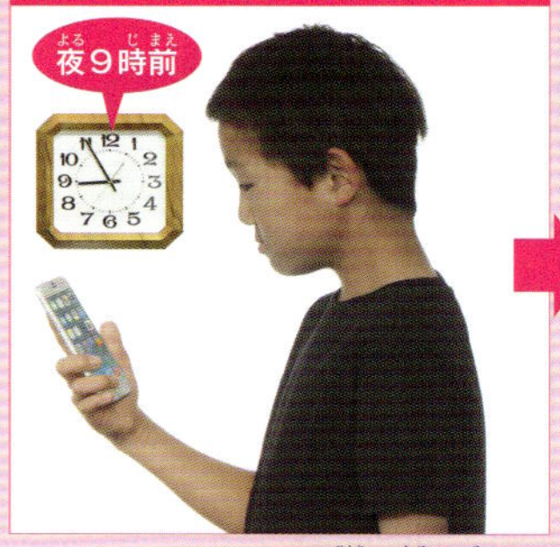
夜《よる》9時前《じ まえ》

体内時計《たい ない ど けい》の様子《よう す》は……

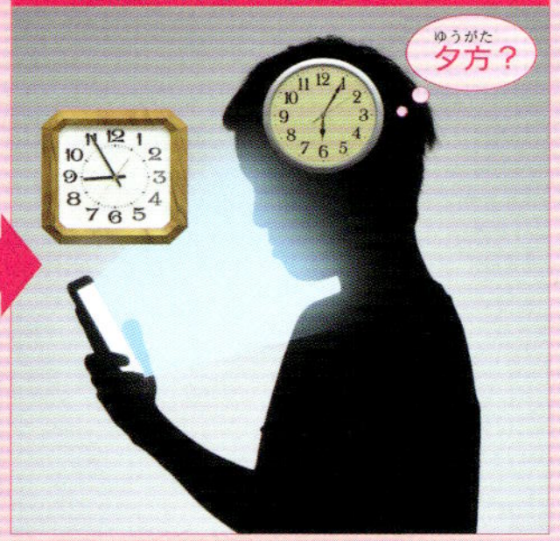
夕方《ゆうがた》？

スマートフォンなどの光《ひかり》を夜《よる》に見《み》ると、体内時計《たいない ど けい》が太陽《たいよう》が出《で》ている時間《じ かん》だと誤解《ご かい》して、体内時計《たいない ど けい》の時間《じ かん》がずれてしまい、ねむりづらくなります。

私《わたし》たちの体《からだ》には「体内時計《たいないどけい》」と呼《よ》ばれる時計《とけい》が備《そな》わっていて、一日元気《いちにちげんき》に活動《かつどう》し、夜《よる》ぐっすりとねむれるように内臓《ないぞう》などの働《はたら》きを調整《ちょうせい》しています。

体内時計《たいないどけい》は、実際《じっさい》の時間《じかん》と少《すこ》しずれていますが、朝日《あさひ》を浴《あ》びると実際《じっさい》の時間《じかん》と合《あ》うようになります。

一方《いっぽう》、夜《よる》にスマートフォンなどの機器《きき》から出《で》る光《ひかり》を見《み》ると、体内時計《たいないどけい》の時間《じかん》がずれるので、ねる前《まえ》にスマートフォンなどを使《つか》うのはやめましょう。

指導　東京都医学総合研究所 体内時計プロジェクト プロジェクトリーダー　吉種 光 先生

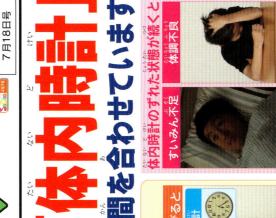

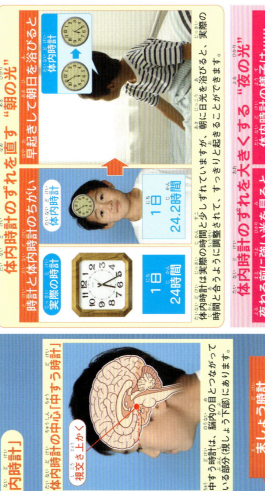

少年写真新聞 Juniors' Visual Journal 2023年7月18日発行 第1333号付録
©少年写真新聞社2023年
株式会社 少年写真新聞社 〒102-8232 東京都千代田区九段南3-9-14

小学保健ニュース

体内時計

東京都医学総合研究所 体内時計プロジェクト
プロジェクトリーダー 吉種 光

体内時計とは

人は夜には眠り、朝になると目を覚まします。この睡眠覚醒リズムに限らず、体温やホルモンの分泌などに日内リズムが見られます。これは、体内時計の働きによるものであり、おおむね一日周期のリズムを生み出す時計を専門的には「概日時計」と呼びます（ここでは概日時計のことを体内時計と表記します）。体内時計は私たちの全身の細胞の中に存在し、表現を変えると人は数十兆個の時計から構成されています。この数十兆個の時計が示す時刻がバラバラでは全体としては機能できないため、脳の視床下部にある視交叉上核《しこうさじょうかく》と呼ばれる数万個の神経細胞の集団が「中枢時計」として機能しています。

体内時計の周期

体内時計は「約」24時間周期で回り続けますが、正確に24時間周期なわけではありません。そこで、地球環境のサイクルに同期する必要があります。ここで重要なのが朝の光です。朝日を浴びると網膜からその情報が視神経を伝わって中枢時計に伝えられ、時刻が調整されます。中枢時計は全身の細胞にある体内時計（末梢《まっしょう》時計）に「朝だぞ！」と情報を伝えて全身の時計が指す時刻を調整します。この調整には神経伝達物質やホルモンの分泌だけではなく、実際に体を動かすことや、食事をとることも重要です。毎朝しっかり規則正しく起きて、決まった時間に朝食をとると、夜の寝つきも良くなります。

体内時計を上手に調整しよう

体内時計は必要な遺伝子を必要な細胞で必要な時刻にだけ機能させます。そのため、時計が乱れると不眠になるだけではなく、全身の臓器機能が低下して、高血圧、免疫力低下、発がんや認知症などのリスクが高まります。また、体内時計を上手に調整するだけで、同じカロリーを摂取していても太りにくくなり、マウスを用いた研究では、実際に平均寿命が長くなることがわかってきています。

この体内時計の調整には「光」と「食事」のタイミングが重要です。それは生物が地球環境サイクルに同調するためにこの2つの情報を使っているからです。夜、外が暗くなっても明るい部屋の中で過ごす現代人は、一生懸命に体内時計に間違えた時刻を教えていることになります。布団に入ってもスマートフォンの画面を見ていると、脳はまだ夕方なのかな、と勘違いしてしまうわけです。中でもブルーライトが中枢時計に強い影響を与えます。一方で、健康には食事リズムが重要です。夜食は太る、という経験則は科学的に証明されています。朝にカロリー摂取をすると、体内時計は「この後に活動してまた餌を獲得できるだろう」と予想して、摂取したエネルギーを積極的に燃やして利用しますが、夜遅くにカロリー摂取をすると、後は眠るだけなので、しばらくエネルギーをため込んで代謝を下げ、ゆっくりと少しずつしか利用しないため、体内に蓄積してしまうのです。朝起きたら1時間以内に朝食を食べて、そこから12時間以内に夕食を終えるとベストです。

少年写真新聞 Juniors' Visual Journal 2023年8月8日発行 第1334号付録
©少年写真新聞社2023年
株式会社 少年写真新聞社 〒102-8232 東京都千代田区九段南3-9-14

小学保健ニュース

精通とは

慶應義塾大学 医学部 小児科学教室
佐藤 武志

精通とは、生まれてはじめての射精のことです。精通は、精巣の増大と男性ホルモンの産生が増加することではじめて達成されます。本邦の、『「若者の性」白書 ― 第８回青少年の性行動全国調査報告』（日本性教育協会編、小学館刊、2019年）によると、精通を経験している男児の割合は、12歳までで約48%、14歳までで約88%です。男児が自身の精通に気づく状況は、夢精あるいはマスターベーションです。マスターベーションを経験している男児の割合は、12歳までで約50%、14歳までで約89%です。精通について、また、精通に関連した夢精とマスターベーションについて男児に教育する目的は、１．精通を経験した際、冷静に対処できるようになるため、２．将来、トラブルのない性生活を送るため、３．社会生活の中での性に関連したマナーを身につけさせるため、です。精通に関する教育を自宅で、特に母親が行うことは難しいと推測され、精通に関する教育において学校の果たす役割は非常に大きいと考えます。

学校での教育

夢精による精通は、起床時、下着にべとっとした液体がついていることで気づきます。その場合、男児は少なからず困惑し、汚れた下着やシーツの処理に頭を悩ませます。マスターベーションによる精通では、初期に血が混じることがあります。精通を経験した際に、男児が不要な不安に陥らないためには、精通が正常な現象であること、男児はみな精通を経験すること、精通が大人の体に近づいている証拠であることを前もって伝えておくべきです。正常な現象であることは、教育者の医学的な説明によってすべての男児に理解されることが望ましいと考えます。夢精の際に汚れた下着やシーツの具体的な対処法について話しておくことは、男児の不安を軽減します。また、マスターベーションは、性欲を自己管理する方法であり、許容される行為です。学校では、マスターベーションの際に手以外のものを使わないことや、ほかの人の目の前で行わないことなどを教育してください。

自宅での教育

男児の身の回りの世話をする養育者は、母親である場合が多く、精通についての知識が乏しい可能性があります。養育者に知識がない場合、養育者は汚れた下着やシーツについて男児に理由を問い、男児は困惑することが推測されます。このため学校は、男児に対してのみならず養育者に対しても、精通と、精通に関連した夢精とマスターベーションについて正しい知識を得てもらうように努力するべきです。養育者が男児の精通に気づくきっかけは、汚れたパンツまたは汚れたシーツです。マスターベーションでは、トイレに長くこもることもあります。自宅での教育では、たとえば「あなたが精通を経験しているのか、マスターベーションをしているかはわからないけれども、精通は正常な現象で、マスターベーションはしていてもしていなくてもどちらも悪いことではない」ということを、それとなく説明するのがよいでしょう。

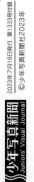

ほけん通信《つうしん》

学校　　年　　月　　日発行

乗《の》り物《もの》よいの原因《げんいん》を知《し》って、予防《よぼう》しよう

指導　川越耳科学クリニック 院長　坂田 英明 先生

車《くるま》やバス、船《ふね》などの乗《の》り物《もの》に乗《の》ったとき、頭痛《ずつう》やめまい、はき気《け》などの乗《の》り物《もの》よいを起こすことがあります。

乗《の》り物《もの》に乗《の》ると、体《からだ》のさまざまな部分《ぶぶん》から、ゆれ方《かた》や回転《かいてん》、スピードなどの情報《じょうほう》が脳《のう》へ送《おく》られますが、これらの情報《じょうほう》にずれがあったり、刺激《しげき》が強《つよ》過ぎたりすると、脳《のう》が混乱《こんらん》して乗《の》り物《もの》よいが起《お》こるのです。また、不快《ふかい》なにおいやこもった空気《くうき》なども、脳《のう》の働《はたら》きを乱《みだ》して、気持《きも》ちが悪《わる》くなる原因《げんいん》になります。

乗《の》り物《もの》に乗《の》る前《まえ》には体調《たいちょう》を整《ととの》え、乗《の》る場所《ばしょ》やすわる向《む》きなどに気《き》をつけて、乗《の》り物《もの》よいを予防《よぼう》しましょう。

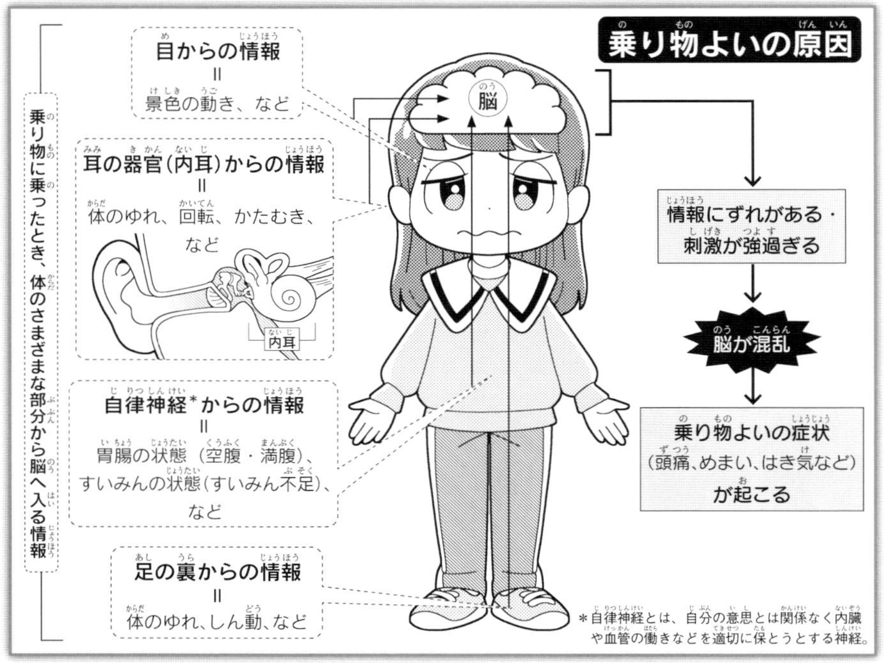
乗《の》り物《もの》よいの原因《げんいん》
乗《の》り物《もの》に乗《の》ったとき、体《からだ》のさまざまな部分《ぶぶん》から脳《のう》へ入《はい》る情報《じょうほう》
目《め》からの情報《じょうほう》
＝
景色《けしき》の動《うご》き、など
耳《みみ》の器官《きかん》(内耳《ないじ》)からの情報《じょうほう》
＝
体《からだ》のゆれ、回転《かいてん》、かたむき、など
内耳《ないじ》
自律神経《じりつしんけい》*からの情報《じょうほう》
＝
胃腸《いちょう》の状態《じょうたい》（空腹《くうふく》・満腹《まんぷく》）、すいみんの状態《じょうたい》(すいみん不足《ぶそく》)、など
足《あし》の裏《うら》からの情報《じょうほう》
＝
体《からだ》のゆれ、しん動《どう》、など
脳《のう》
情報《じょうほう》にずれがある・刺激《しげき》が強《つよ》過ぎる
脳《のう》が混乱《こんらん》
乗《の》り物《もの》よいの症状《しょうじょう》
(頭痛《ずつう》、めまい、はき気《け》など)
が起《お》こる
*自律神経《じりつしんけい》とは、自分《じぶん》の意思《いし》とは関係《かんけい》なく内臓《ないぞう》や血管《けっかん》の働《はたら》きなどを適切《てきせつ》に保《たも》とうとする神経《しんけい》。

不快《ふかい》なにおいやこもった空気《くうき》なども脳《のう》の働《はたら》きを乱《みだ》し、乗《の》り物《もの》よいの原因《げんいん》になります。

小学保健ニュース　2023年10月18日発行　No.1340付録 ©少年写真新聞社

乗《の》り物《もの》よいの予防《よぼう》には

乗《の》り物《もの》よいは、乗《の》る前《まえ》に体調《たいちょう》を整《ととの》えることや、ゆれを強《つよ》く感《かん》じ過《す》ぎないようにすること、体《からだ》で感《かん》じるゆれと目《め》から入《はい》る情報《じょうほう》がずれないようにすることなどで、症状《しょうじょう》をおさえられます。

乗《の》り物《もの》に乗《の》る前《まえ》には

しっかりすいみんをとる

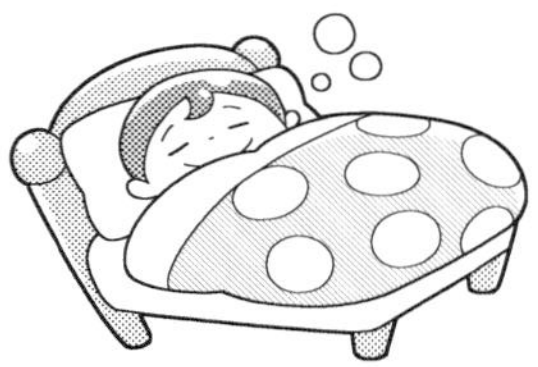

消化《しょうか》の良《よ》い食事《しょくじ》を軽《かる》めにとる

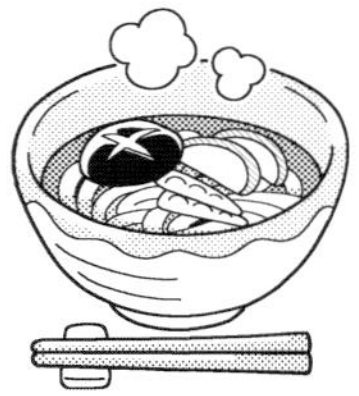

体《からだ》をしめつけない衣服《いふく》を着《き》る

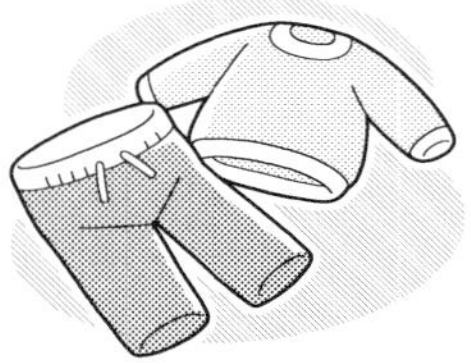

乗《の》り物《もの》に乗《の》ったら

ゆれにくい場所《ばしょ》に乗《の》る

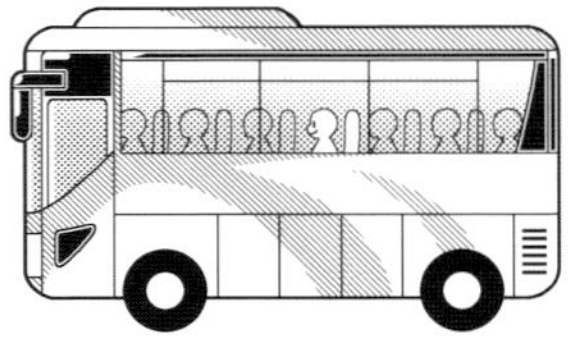

タイヤの上《うえ》はゆれやすいのでさけます。

進行方向《しんこうほうこう》を向《む》いてすわる

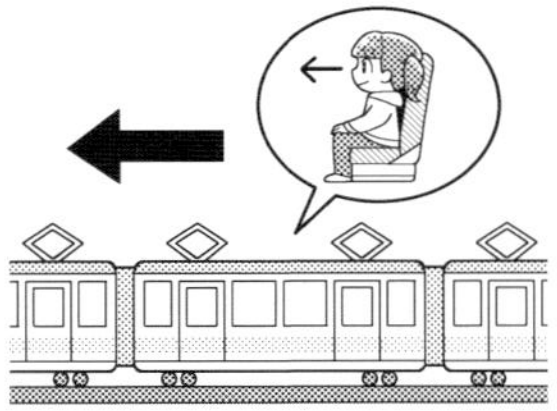

乗《の》り物《もの》の動《うご》きが予測《よそく》できることが大切《たいせつ》です。

読書《どくしょ》やゲームはせずに遠《とお》くを見《み》る

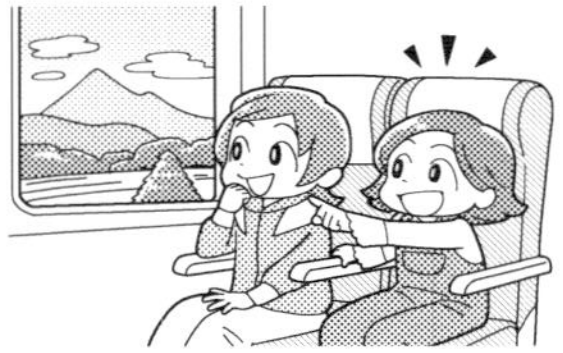

友《とも》だちとのおしゃべりも予防《よぼう》に効果的《こうかてき》です。

「しこ運動《うんどう》」でよいにくい体《からだ》をつくろう

大人《おとな》に比《くら》べて子《こ》どもが乗《の》り物《もの》によいやすいのは、ゆれや回転《かいてん》などに慣《な》れていないことも原因《げんいん》のひとつです。体《からだ》のバランスをとる力《ちから》を高《たか》める「しこ運動《うんどう》」で、乗《の》り物《もの》よいを予防《よぼう》しましょう。

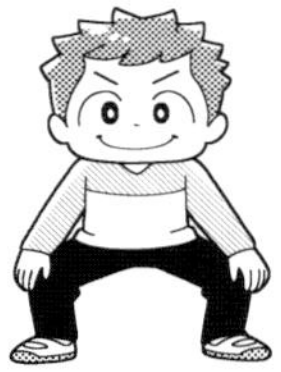

① 背筋《せすじ》をのばして足《あし》を開《ひら》き、ひざに手《て》を当《あ》ててこしを下《さ》げます。

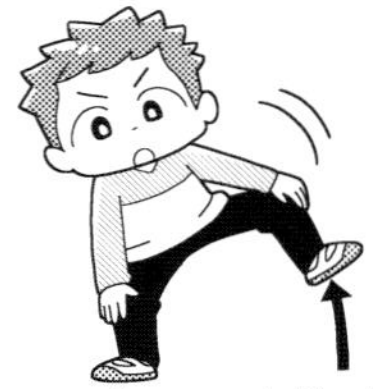

② あごを引《ひ》いて、視線《しせん》は一点《いってん》を見《み》たまま、ゆっくりと足《あし》を上《あ》げて下《お》ろします。

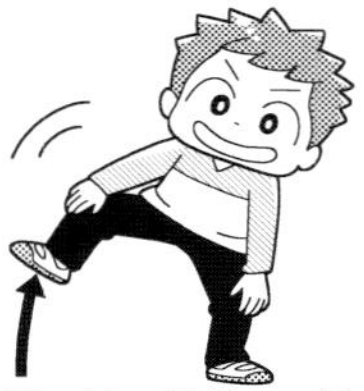

③ 反対《はんたい》の足《あし》も同様《どうよう》に、朝《あさ》と夜《よる》10回《かい》ずつ行《おこな》いましょう。

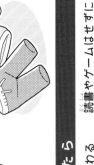

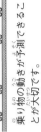

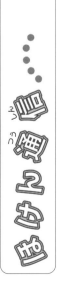

少年写真新聞
Juniors' Visual Journal
https://www.schoolpress.co.jp/

小学保健ニュース

491.35 生殖
No.1334
2023年（令和5年）
8月8日号

性教育《せいきょういく》指導用《しどうよう》 体《からだ》が大人《おとな》に近《ちか》づくと起《お》こる“精通《せいつう》”

だれもが経験《けいけん》する成長《せいちょう》のしるしなので、落《お》ち着《つ》いて受《う》け止《と》めましょう

精《せい》通《つう》が起《お》こってもあわてないために

精通《せいつう》が起《お》こる前後《ぜんご》の体《からだ》の変化《へんか》を知《し》ろう

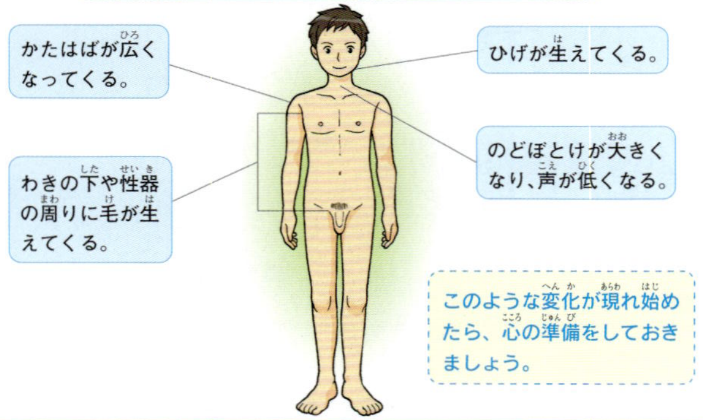
かたはばが広《ひろ》くなってくる。
わきの下《した》や性器《せいき》の周《まわ》りに毛《け》が生《は》えてくる。
ひげが生《は》えてくる。
のどぼとけが大《おお》きくなり、声《こえ》が低《ひく》くなる。

このような変化《へんか》が現《あらわ》れ始《はじ》めたら、心《こころ》の準備《じゅんび》をしておきましょう。

下着《したぎ》についてしまったら

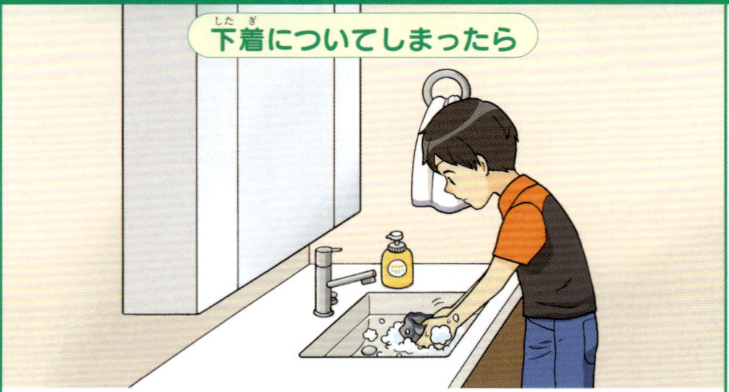

ねている間《あいだ》に精通《せいつう》が起《お》こり下着《したぎ》についてしまったら、さっと洗《あら》って洗《せん》たく機《き》に入《い》れましょう。

精通《せいつう》が起《お》こる時期《じき》は人《ひと》それぞれ

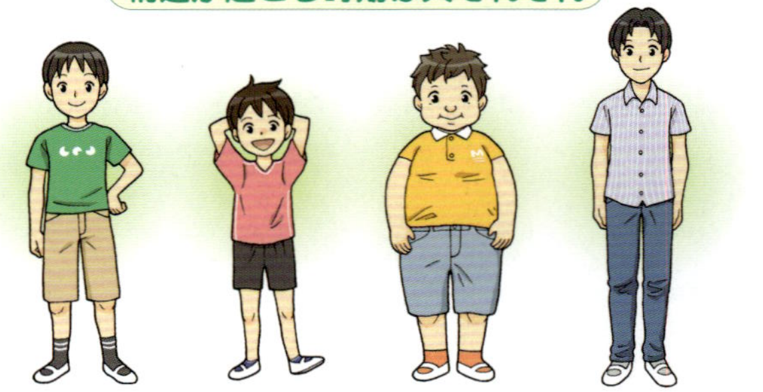

体《からだ》の変化《へんか》や精通《せいつう》が起《お》こる時期《じき》は人《ひと》それぞれです。人《ひと》と比《くら》べて心配《しんぱい》する必要《ひつよう》はありませんが、不安《ふあん》なときは保健室《ほけんしつ》の先生《せんせい》などに相談《そうだん》しましょう。

精通《せいつう》は大切《たいせつ》なプライバシー

比《くら》べない

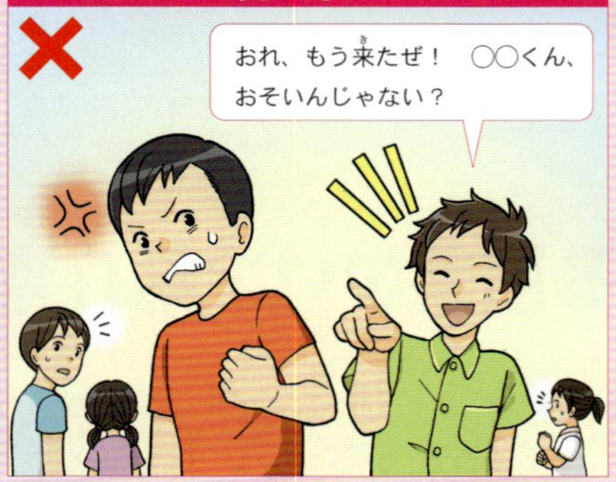
おれ、もう来《き》たぜ！　○○くん、おそいんじゃない？

からかわない

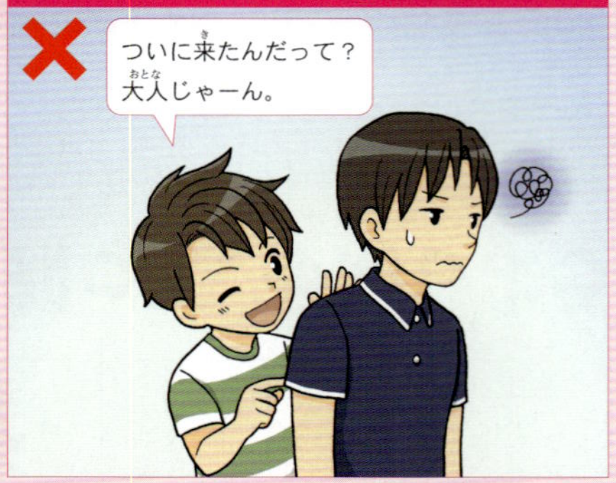
ついに来《き》たんだって？大人《おとな》じゃーん。

精通《せいつう》は成長《せいちょう》のしるしでうれしいことですが、人《ひと》と比《くら》べたり周《まわ》りに言《い》いふらしたりするものではありません。

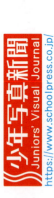

射精《しゃせい》の仕組《しく》み

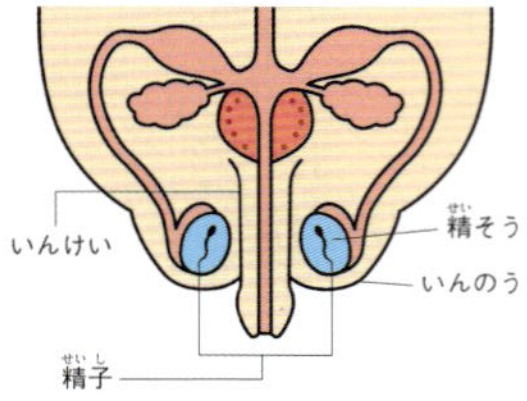
いんけい
精《せい》そう
いんのう
精子《せいし》

精子《せいし》はほかの体液《たいえき》と混《ま》ざり、白《しろ》っぽい精液《せいえき》となって、いんけいから体《からだ》の外《そと》へ出《だ》されます。

体《からだ》が大人《おとな》に近《ちか》づくと、精《せい》そうの中《なか》で精子《せいし》が作《つく》られるようになります。

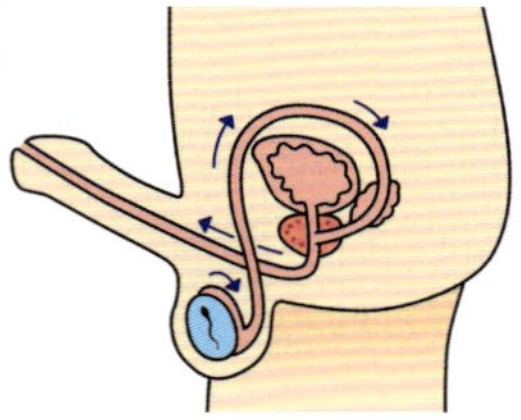

（横《よこ》から見《み》たところ）

これを射精《しゃせい》といい、初《はじ》めての射精《しゃせい》を精通《せいつう》といいます。

体《からだ》が大人《おとな》に近《ちか》づくと、男子《だんし》は、精《せい》そうで精子《せいし》が作《つく》られるようになります。精子《せいし》は、体液《たいえき》と混《ま》ざって精液《せいえき》となり、ねている間《あいだ》や、いんけいが刺激《しげき》を受《う》けたときに体《からだ》の外《そと》に出《で》ますが、これを射精《しゃせい》といい、初《はじ》めての射精《しゃせい》を精通《せいつう》といいます。精通《せいつう》はある日《ひ》とつ然《ぜん》起《お》こるので、下着《したぎ》をよごすことなどがあるかもしれませんが、だれもが経験《けいけん》する成長《せいちょう》のしるしなので、落《お》ち着《つ》いて受《う》け止《と》めましょう。

指導　慶應義塾大学 医学部 小児科学教室　佐藤 武志 先生

少年写真新聞
Juniors' Visual Journal
https://www.schoolpress.co.jp/

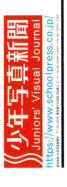

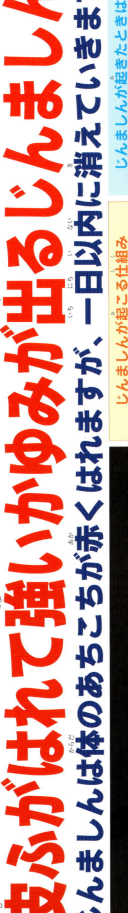

小学保健ニュース

493.14
蕁麻疹
4976
No.1335
2023年（令和5年）
8月28日号

皮《ひ》ふがはれて強《つよ》いかゆみが出《で》るじんましん

じんましんは体《からだ》のあちこちが赤《あか》くはれますが、一日以内《いちにちいない》に消《き》えていきます

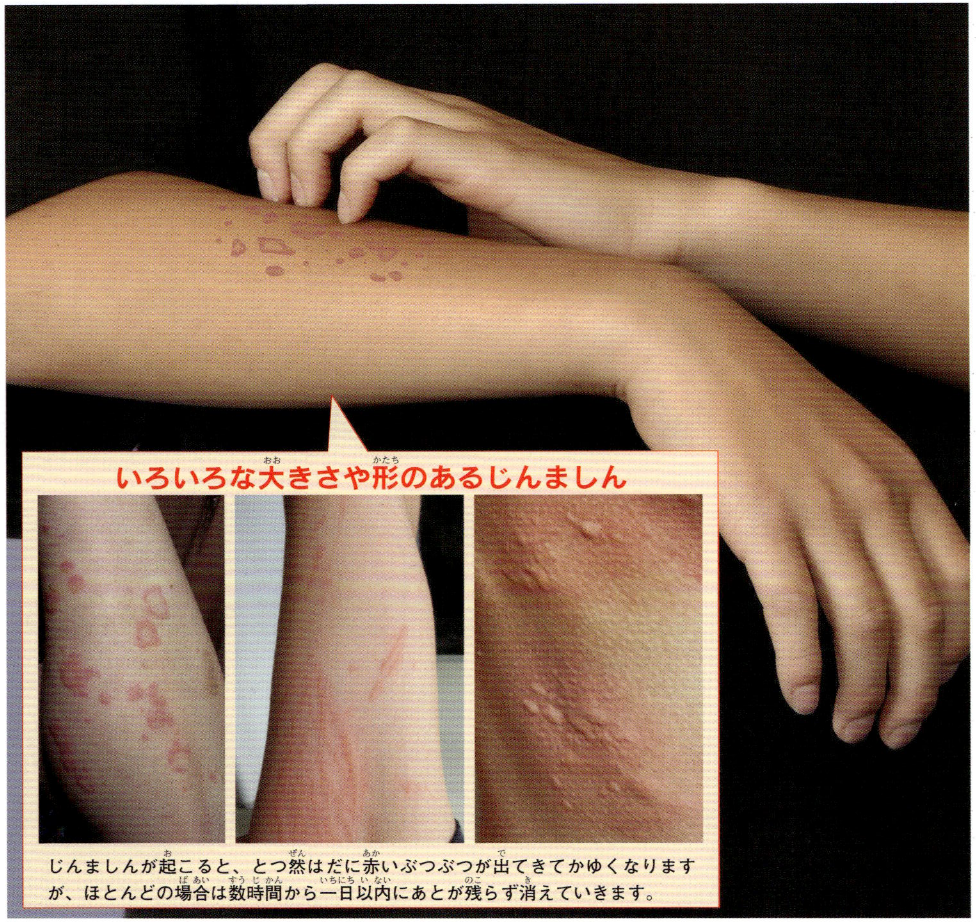

いろいろな大《おお》きさや形《かたち》のあるじんましん

じんましんが起《お》こると、とつ然《ぜん》はだに赤《あか》いぶつぶつが出《で》てきてかゆくなりますが、ほとんどの場合《ばあい》は数時間《すうじかん》から一日以内《いちにちいない》にあとが残《のこ》らず消《き》えていきます。

じんましんが起《お》こる仕組《しく》み

①かゆみの原因《げんいん》となる物質《ぶっしつ》が出《で》る

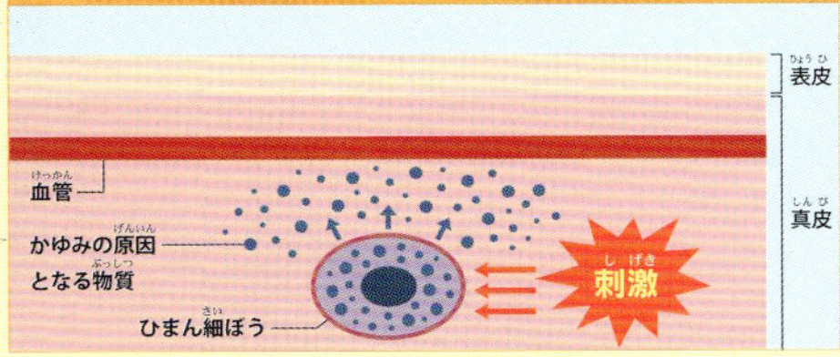

ひまん細《さい》ぼうと呼《よ》ばれる細《さい》ぼうが刺激《しげき》を受《う》けると、かゆみの原因《げんいん》となる物質《ぶっしつ》が出《で》てきます。

②血液《けつえき》の一部《いちぶ》が皮《ひ》ふに流《なが》れ出《だ》す

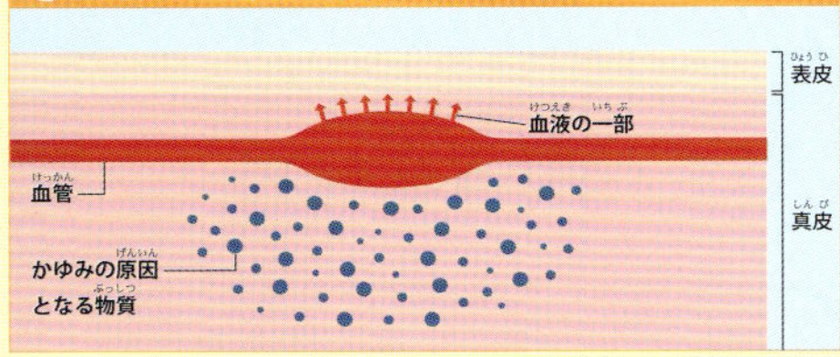

かゆみの原因《げんいん》となる物質《ぶっしつ》によって、血管《けっかん》から血液《けつえき》の一部《いちぶ》が流《なが》れ出《だ》します。

③赤《あか》くふくらんだじんましんが出《で》る

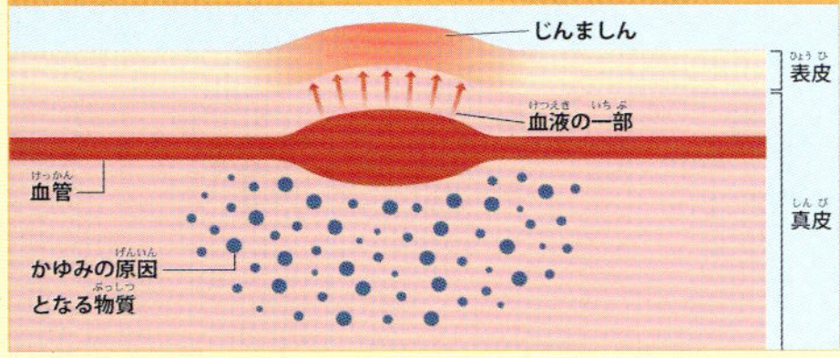

血液《けつえき》の一部《いちぶ》が流《なが》れ出《だ》すことで皮《ひ》ふがふくらみます。また、血液《けつえき》の量《りょう》が増《ふ》えて血管《けっかん》が広《ひろ》がり、皮《ひ》ふは赤《あか》くなります。

じんましんが起《お》きたときは

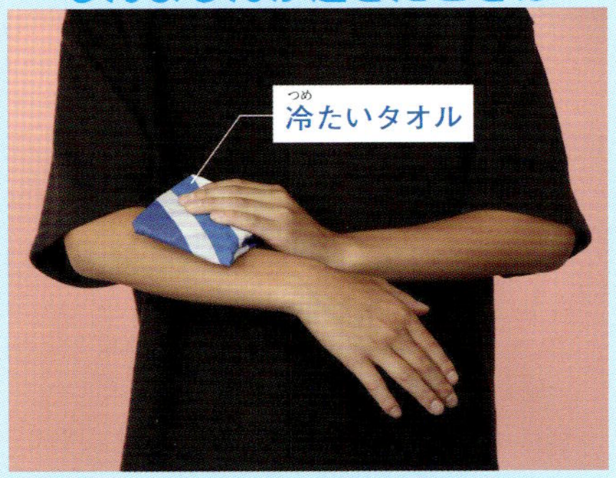

かゆみやはれをおさえるために、冷《つめ》たいタオルなどを当《あ》てて、皮《ひ》ふを冷《ひ》やします。

じんましんが起《お》こると、顔《かお》やうで、足《あし》、背中《せなか》など、体《からだ》のあちこちが赤《あか》くはれて、強《つよ》いかゆみが出《で》てきます。

じんましんが起《お》きたときは、冷《つめ》たいタオルなどを当《あ》て、かゆみやはれをおさえます。

数時間《すうじかん》から一日《いちにち》がたっても、赤《あか》いはれが消《き》えないときや強《つよ》いかゆみがあるときは、じんましんではない皮《ひ》ふの病気《びょうき》にかかっている場合《ばあい》もあるので、家《いえ》の人《ひと》や学校《がっこう》の先生《せんせい》に伝《つた》えて、病院《びょういん》へ行《い》きましょう。

指導 京都府立医科大学大学院 医学研究科 皮膚科学 准教授 益田 浩司 先生

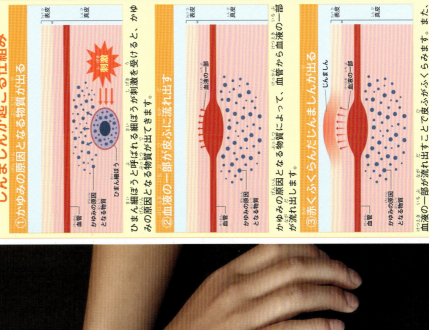

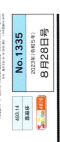

少年写真新聞 Juniors' Visual Journal 2023年8月28日発行 第1335号付録 ©少年写真新聞社2023年
株式会社 少年写真新聞社 〒102-8232 東京都千代田区九段南3-9-14
小学保健ニュース
★定期刊行物は終わる期間を予定しない刊行物です。年度が替わりましても、購読中止のお申し出がない場合、引き続きニュースをご送付申し上げます。
★著作権法により、本紙の無断複写・転載は禁じられています。
少年写真新聞社のホームページ
https://www.schoolpress.co.jp/

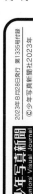

じんましんについて

京都府立医科大学大学院医学研究科 皮膚科学
准教授　益田 浩司

じんましんの症状

じんましんは、皮膚が赤くなってやや盛り上がる病気で、多くの場合にかゆみを伴います。皮膚症状は一過性で、数十分から数時間で跡形もなく消えることがほとんどですが、別の場所に新生を繰り返して、結果的に症状がいつまでも続いてしまうこともあります。また、かいたあとに沿って皮疹が誘発されることもあります。大きさは1～2mm程度のものから手足全体位のものまで様々で、またひとつひとつが融合して体表のほとんどが覆われてしまうこともあります。形もまた様々で、円形、楕円形《だえんけい》、線状、花びら状、地図状などと表現されますが、それらの形に本質的な意義はありません。じんましんはどの年代にも発症する、よくみられる皮膚疾患で、日本人の約15%はじんましんが出たことがあるといわれています。

じんましんが起きる仕組みは、異物、アレルギー、体調の変化などの何らかの刺激によって、皮膚にある肥満細胞からヒスタミンを中心とした物質が放出され、血管が拡張し

たり、血液中の液体成分が漏れ出たり、神経が刺激されてかゆみを引き起こしたりします。

じんましんの原因

じんましんは、原因がわかっているものと、原因がはっきりわからないものと、大きく2つのタイプに分けられます。

原因がはっきりわかっているタイプは全体の約20%であり、様々な刺激が原因となりますが、代表的なものとして圧迫、日光、温熱、寒さ、汗などがあります。食べ物によるじんましんもよく知られていますが、実際の患者さんはそれほど多くはなく、普段から特に食物アレルギーを自覚していない患者さんの場合は、食物が原因となることは少ないです。

原因がはっきりとわからないタイプは「特発性じんましん」といわれ、細菌やウイルスなどの感染症、疲労、ストレス、不特定の食べ物など、様々な原因が絡み合って起きるのではないかと考えられています。

じんましんの治療

じんましんの症状が出現した場合は、応急手当として局所を冷やすことで、症状が緩和されることがあります。しかしながら、それでも症状が改善しない場合や、急速に拡大する場合は、早めに病院を受診してください。

治療の第1は、できるだけ原因・悪化因子を探し、それらを取り除く、または避けるようにすることです。第2は薬による治療です。前述のように肥満細胞から遊離されたヒスタミンが血管および神経に働くことで症状が現れますので、このヒスタミンの作用を抑えるために、抗ヒスタミン薬が用いられます。これらの薬はじんましんの種類によらず効果が期待できます。ただし明らかな効果が期待できるのは内服薬、または注射薬として用いられた場合で、外用薬はあまり大きな効果は期待できません。内服薬は、シロップや顆粒《かりゅう》など、様々な剤形がありますので、お子さんでも服用しやすくなっています。

少年写真新聞 Juniors' Visual Journal 2023年9月8日発行 第1336号付録 ©少年写真新聞社2023年
株式会社 少年写真新聞社 〒102-8232 東京都千代田区九段南3-9-14
小学保健ニュース
★定期刊行物は終わる期間を予定しない刊行物です。年度が替わりましても、購読中止のお申し出がない場合、引き続きニュースをご送付申し上げます。
★著作権法により、本紙の無断複写・転載は禁じられています。
少年写真新聞社のホームページ
https://www.schoolpress.co.jp/

気持ちが伝わる話し方を身につけよう

東京成徳大学 応用心理学部 臨床心理学科
助教　小高 佐友里

自分も相手も大切にした自己表現

自分の気持ちや考えを表現しなかったり、あいまいな言い方をしたり、消極的な態度をとったりする言動は「非主張的な自己表現」です。一見、相手に譲っているように見えますが、そもそも表現自体をしていないので、相手に伝わっていないばかりではなく、我慢を重ねることでイライラや怒りがたまり、ふとした瞬間に爆発してしまう可能性があります。一方で、相手の言い分や気持ちを無視して自分を押しつける言動は、「攻撃的な自己表現」です。本人は満足かもしれませんが、言動を受けた相手は、無理に押しつけられた感じや、大切にされていない感じを受けて、悲しい思いをしているかもしれません。

よい関係をつくっていくために

自分も相手も大切にした「アサーティブな自己表現」が役に立ちます。このアサーティブな表現では、自分の気持ちや考えを正直に、率直に、その場に合った方法で表現します。

その際、相手も同じように表現することが前提となっているため、互いの意見や考えが一致しないことも起こります。そのようなときには、気持ちを伝え合い、時には譲りながら、やりとりを重ねることで、お互いに納得のいく自己表現を目指していきます。このような考え方に基づいて、相互尊重の自己表現を実践する方法を「アサーション」といいます。

アサーションは誰もが持っている権利

非主張的な人は、「断ることはよくない」、「人に迷惑をかけてはいけない」と相手に気を使い過ぎているかもしれません。攻撃的な人は、自分の気持ちをぶつけることで、知らず知らずのうちに相手を傷つけているかもしれません。自分も相手も大切にするアサーションでは、「自他の権利を侵さない限り、自己表現をしてもよい」と考えています。つまり、アサーションは、人との信頼や思いやり、親密さなどを育んでいくために、誰もが持っている当然の権利なのです。そのように考えると、非主張的な人も、攻撃的な人も実はどちらも自分自身、そして相手のアサーション権を侵害していることになってしまいます。

気持ちが伝わる話し方のポイント

アサーションを使って、相手に自分の気持ちを正直に、率直に伝えてみましょう。①まずは、誰が見てもわかることに注目し、自分が相手に伝えたいと思っている状況をわかりやすい言葉で表現してみましょう。②次に、相手の気持ちを大切にしたうえで、相手を非難しないように心がけ、自分の気持ちをはっきりと伝えます。③その際、命令ではなく提案を心がけて、相手にお願いしたい行動を具体的に伝えましょう。④「絶対」と押し切らず、相手の気持ちをうかがう余地を残しておくと安心です。⑤視線や声の調子、表情や姿勢といった言葉以外の表現を工夫してみることも大切です。なお、①～⑤は、状況に応じて順番を入れ替えてもよいでしょう。

<引用・参考文献>
平木典子『三訂版 アサーション・トレーニング―さわやかな<自己表現>のために』日本・精神技術研究所刊、2021年

ほけん通信《つうしん》……　学校　年　月　日発行

感染症《かんせんしょう》のさまざまな予防法《よぼうほう》を知《し》ろう

指導　浜松医療センター 感染症管理特別顧問　矢野 邦夫 先生

インフルエンザや新型《しんがた》コロナウイルス感染症《かんせんしょう》、いん頭結《とうけつ》まく熱《ねつ》（プール熱《ねつ》）、ノロウイルスによる感染症《かんせんしょう》（感染性胃腸炎《かんせんせいいちょうえん》）、マイコプラズマ肺炎《はいえん》などといった感染症《かんせんしょう》が、毎年《まいとし》または数年《すうねん》に１回流行《かいりゅうこう》します。今回《こんかい》は、こうした感染症《かんせんしょう》に対《たい》するさまざまな予防法《よぼうほう》をまとめました。

予防法《よぼうほう》❶ 石《せっ》けんを使《つか》った手洗《てあら》い･アルコールによる手指《しゅし》の消毒《しょうどく》

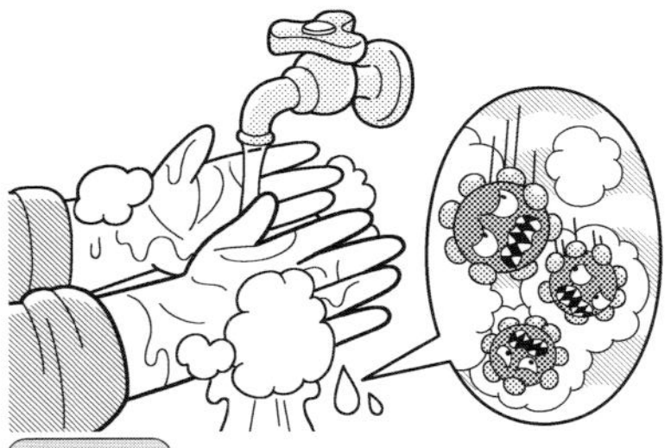

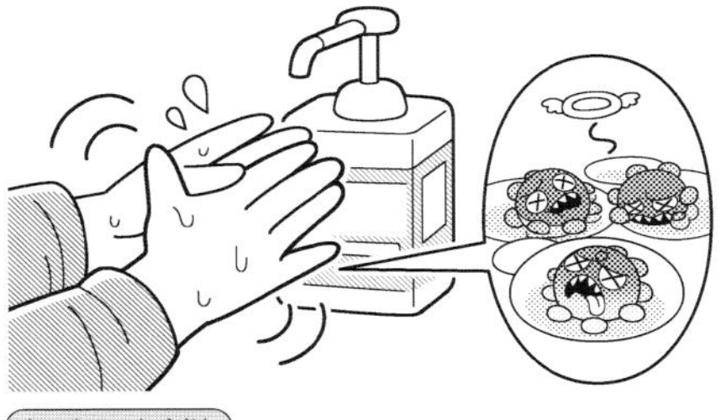

手洗《てあら》い

石《せっ》けんは、手《て》についたウイルスや細菌《さいきん》を手《て》からはがして落《お》とす効果《こうか》があります。さっと洗《あら》っただけでは効果《こうか》はないので、手《て》のすみずみまで洗《あら》うことが大切《たいせつ》です。

手指《しゅし》の消毒《しょうどく》

アルコールによってウイルスや細菌《さいきん》をやっつけます。ただ、ノロウイルスなど、アルコールが効《き》かないものもいるので、石《せっ》けんを使《つか》った手洗《てあら》いもこまめに行《おこな》いましょう。

予防法《よぼうほう》❷ 不織布《ふしょくふ》マスクを着用《ちゃくよう》する

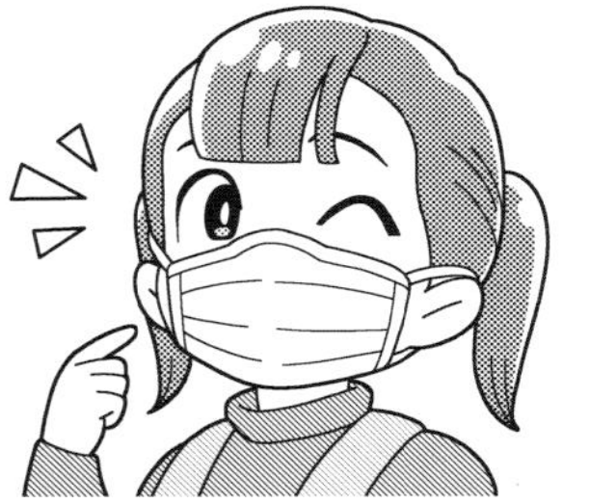

不織布《ふしょくふ》マスクをつけると、感染《かんせん》の原因《げんいん》となるウイルスなどをふくんだ飛《ひ》まつ（せきやくしゃみ、会話《かいわ》などで飛《と》ぶつばのしぶき）が飛《と》び散《ち》ったり、飛《ひ》まつを吸《す》いこんだりするのをおさえられます。

ただ、毎年《まいとし》のように流行《りゅうこう》する感染症《かんせんしょう》では、日常的《にちじょうてき》につける必要《ひつよう》はなく、感染者《かんせんしゃ》が多《おお》くいる可能性《かのうせい》がある病院《びょういん》に行《い》くときや、自分《じぶん》に熱《ねつ》やせきなどの症状《しょうじょう》があるときに、ほかの人《ひと》への感染《かんせん》を防《ふせ》ぐためにつけることが大切《たいせつ》です。

予防法《よぼうほう》❸ こまめにかん気《き》をする

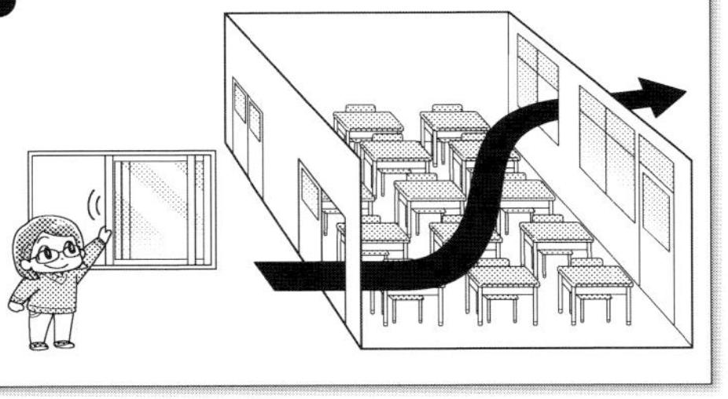

こまめにかん気《き》をすることで、飛《ひ》まつや、新型《しんがた》コロナウイルス感染症《かんせんしょう》の感染源《かんせんげん》となるエアロゾル（飛《ひ》まつがさらに小《ちい》さくなったもの）を外《そと》に出《だ》すことができます。また、教室《きょうしつ》のかん気《き》をするときは、対角線上《たいかくせんじょう》にあるとびらと窓《まど》を開《あ》けると、空気《くうき》の通《とお》り道《みち》ができて、かん気《き》の効果《こうか》が高《たか》まります。

予防法《よぼうほう》❹ 加《か》しつをする

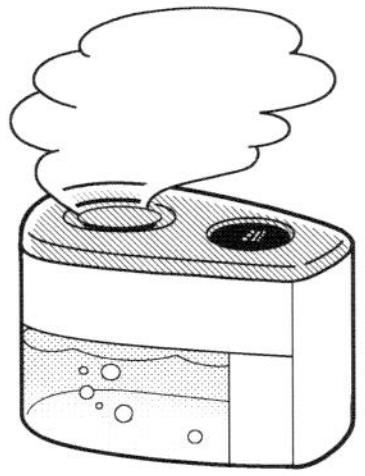

加《か》しつ器《き》

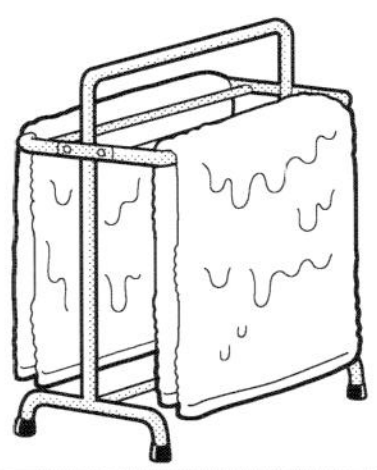

ぬらしたタオル

インフルエンザなどのウイルスはかんそうしたところを好《この》みます。さらに、空気《くうき》がかんそうすると、鼻《はな》やのどのねんまく（体《からだ》に入《はい》ったウイルスなどと戦《たたか》ったり、外《そと》に出《だ》したりするところ）の働《はたら》きが低下《ていか》するため、ウイルスに感染《かんせん》しやすくなります。加《か》しつ器《き》などを使《つか》って適切《てきせつ》なしつ度《ど》を保《たも》ちましょう。

予防法《よぼうほう》❺ 人混《ひとご》みに近《ちか》づかない

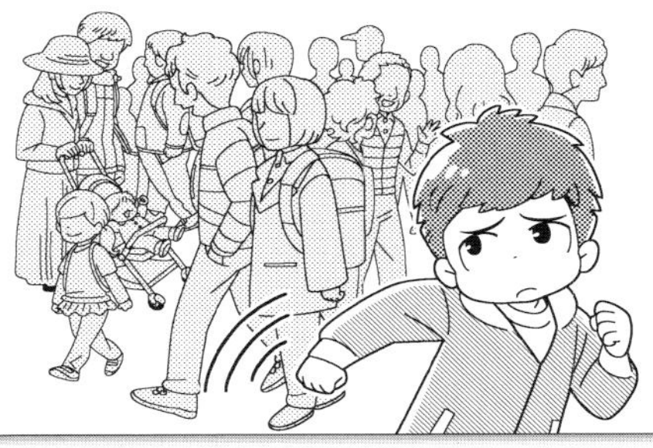

人《ひと》が多《おお》くいるところ（人混《ひとご》み）では、さまざまな人《ひと》の飛《ひ》まつ（せきやくしゃみ、会話《かいわ》などで飛《と》ぶ細《こま》かいつばのしぶき）がたくさん飛《と》び交《か》います。そのため、気《き》がつかないうちに、ウイルスに感染《かんせん》した人《ひと》の飛《ひ》まつが、体《からだ》の中《なか》に入《はい》りやすくなります。感染症《かんせんしょう》の流行時《りゅうこうじ》は、人混《ひとご》みに行《い》くのをさけましょう。

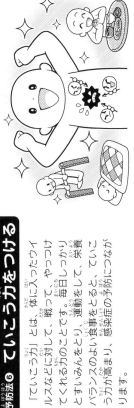

予防法《よぼうほう》❻ ていこう力《りょく》をつける

「ていこう力《りょく》」とは、体《からだ》に入《はい》ったウイルスなどに対《たい》して、戦《たたか》って、やっつけてくれる力《ちから》のことです。毎日《まいにち》しっかりとすいみんをとり、運動《うんどう》をして、栄養《えいよう》バランスのよい食事《しょくじ》をとると、ていこう力《りょく》が高《たか》まり、感染症《かんせんしょう》の予防《よぼう》につながります。

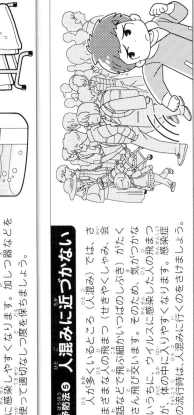

少年写真新聞
Juniors' Visual Journal
https://www.schoolpress.co.jp/

小学保健ニュース

371.4
教育心理学
No.1336
2023年(令和5年)
9月8日号

心《こころ》の成長《せいちょう》シリーズ②

気持《きも》ちが伝《つた》わる話《はな》し方《かた》を身《み》につけよう

自分《じぶん》の気持《きも》ちも相手《あいて》の気持《きも》ちも大切《たいせつ》にして、正直《しょうじき》に話《はな》しましょう

いやだなと思《おも》うことをたのまれたとき

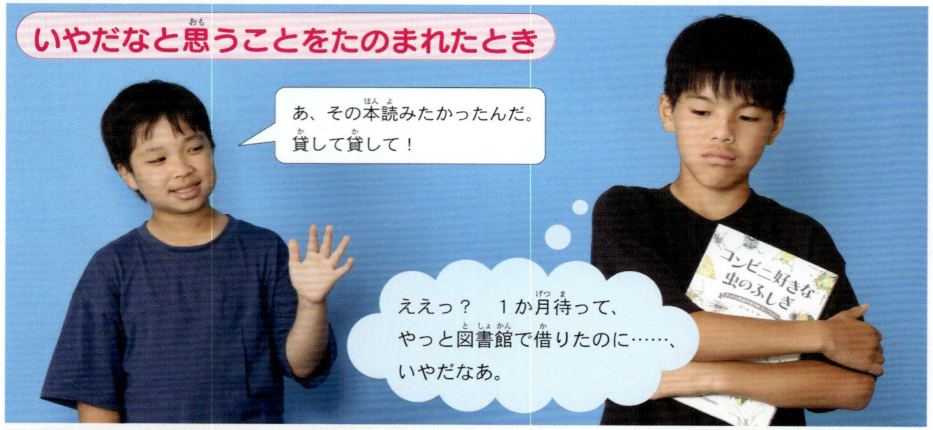
あ、その本《ほん》読《よ》みたかったんだ。
貸《か》して貸《か》して！
ええっ？　1か月《げつ》待《ま》って、
やっと図書館《としょかん》で借《か》りたのに……、
いやだなあ。

自分《じぶん》の気持《きも》ちも相手《あい て》の気持《きも》ちも大切《たいせつ》にした伝《つた》え方《かた》

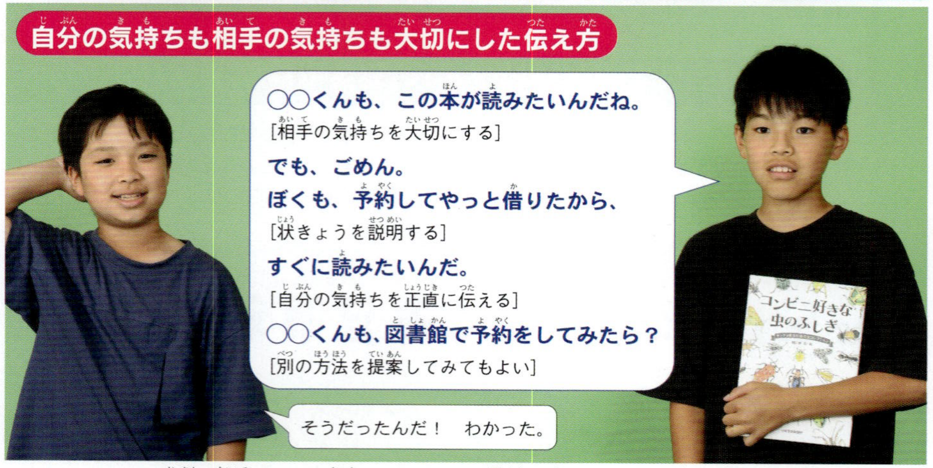
○○くんも、この本《ほん》が読《よ》みたいんだね。
[相手《あいて》の気持《きも》ちを大切《たいせつ》にする]
でも、ごめん。
ぼくも、予約《よやく》してやっと借《か》りたから、
[状《じょう》きょうを説明《せつめい》する]
すぐに読《よ》みたいんだ。
[自分《じぶん》の気持《きも》ちを正直《しょうじき》に伝《つた》える]
○○くんも、図書館《としょかん》で予約《よやく》をしてみたら？
[別《べつ》の方法《ほうほう》を提案《ていあん》してみてもよい]
そうだったんだ！　わかった。

自分《じぶん》も相手《あいて》もいやな気持《きも》ちにならずに、本当《ほんとう》に伝《つた》えたいことが伝《つた》わります。

相手《あいて》の気持《きも》ちを無視《むし》すると

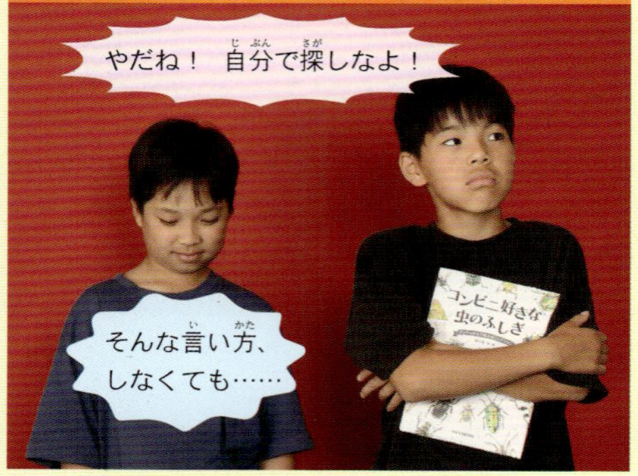
やだね！　自分《じぶん》で探《さが》しなよ！
そんな言《い》い方《かた》、
しなくても……

相手《あいて》を傷《きず》つけたりけんかになったりして、トラブルになるかもしれません。

自分《じぶん》の気持《きも》ちを無視《むし》すると

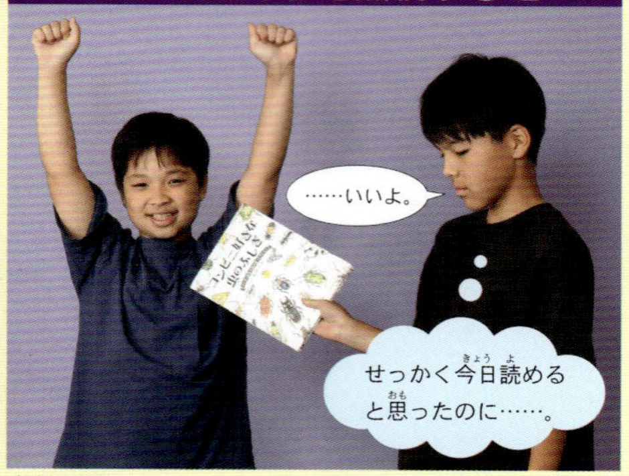
……いいよ。
せっかく今日《きょう》読《よ》める
と思《おも》ったのに……。

自分《じぶん》が苦《くる》しくなってしまいます。自分《じぶん》の本当《ほんとう》の気持《きも》ちを大切《たいせつ》にしましょう。

声《こえ》の調子《ちょうし》や表情《ひょうじょう》も大切《たいせつ》

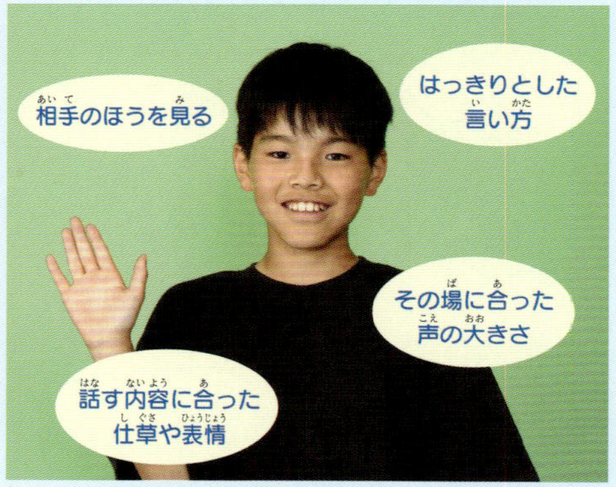
相手《あいて》のほうを見《み》る
はっきりとした
言《い》い方《かた》
その場《ば》に合《あ》った
声《こえ》の大《おお》きさ
話《はな》す内容《ないよう》に合《あ》った
仕草《しぐさ》や表情《ひょうじょう》

小《ちい》さい声《こえ》や自信《じしん》のない表情《ひょうじょう》では、気持《きも》ちが伝《つた》わりません。相手《あいて》のほうを見《み》て、はっきりと話《はな》しましょう。

人《ひと》に何《なに》かをたのんだり、たのまれたことを断《ことわ》ったりしたいときに、自分《じぶん》の気持《きも》ちを一方的《いっぽうてき》にぶつけてトラブルになったり、本当《ほんとう》の気持《きも》ちを言《い》えないで苦《くる》しくなったりすることがあります。

気持《きも》ちをうまく伝《つた》えるには、自分《じぶん》と相手《あいて》の両方《りょうほう》の気持《きも》ちを大切《たいせつ》にしながら、はっきりと正直《しょうじき》に話《はな》すことが大切《たいせつ》です。

このとき、声《こえ》の調子《ちょうし》や表情《ひょうじょう》などにも気《き》をつけ、相手《あいて》のほうを見《み》て話《はな》すと、さらに気持《きも》ちが伝《つた》わりやすくなります。

指導　東京成徳大学 応用心理学部 臨床心理学科 助教　小高 佐友里 先生

少年写真新聞
Juniors' Visual Journal
https://www.schoolpress.co.jp/
小学保健ニュース
493.7
精神医学
No.1337
2023年(令和5年)
9月18日号

ゲームをやめられない状態《じょうたい》（い存《ぞん》）とは

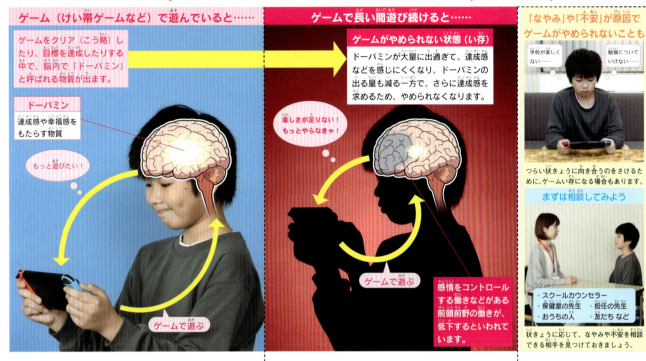

ゲーム（けい帯《たい》ゲームなど）で遊《あそ》んでいると……

ゲームをクリア（こう略《りゃく》）したり、目標《もくひょう》を達成《たっせい》したりする中《なか》で、脳内《のうない》で「ドーパミン」と呼《よ》ばれる物質《ぶっしつ》が出《で》ます。

ドーパミン
達成感《たっせいかん》や幸福感《こうふくかん》をもたらす物質《ぶっしつ》

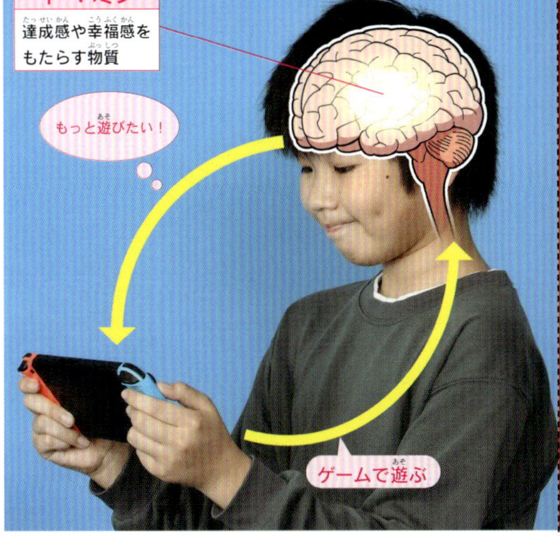

ゲームで長《なが》い間《あいだ》遊《あそ》び続《つづ》けると……

ゲームがやめられない状態《じょうたい》（い存《ぞん》）
ドーパミンが大量《たいりょう》に出過《です》ぎて、達成感《たっせいかん》などを感《かん》じにくくなり、ドーパミンの出《で》る量《りょう》も減《へ》る一方《いっぽう》で、さらに達成感《たっせいかん》を求《もと》めるため、やめられなくなります。

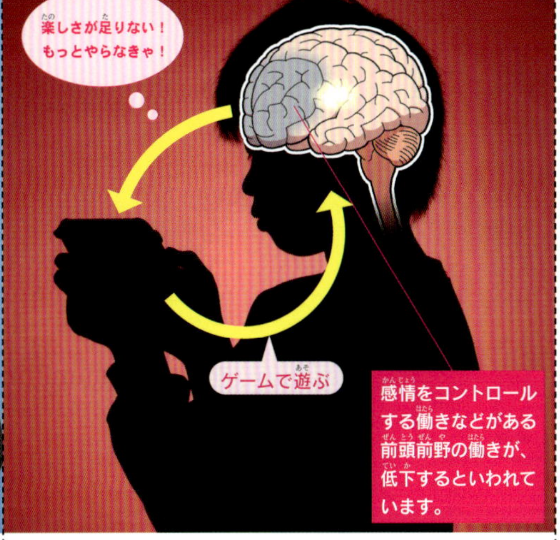

感情《かんじょう》をコントロールする働《はたら》きなどがある前頭前野《ぜんとうぜんや》の働《はたら》きが、低下《ていか》するといわれています。

「なやみ」や「不安《ふあん》」が原因《げんいん》でゲームがやめられないことも

つらい状《じょう》きょうに向《む》き合《あ》うのをさけるために、ゲームい存《ぞん》になる場合《ばあい》もあります。

まずは相談《そうだん》してみよう

- スクールカウンセラー
- 保健室《ほけんしつ》の先生《せんせい》
- 担任《たんにん》の先生《せんせい》
- おうちの人《ひと》
- 友《とも》だち など

状《じょう》きょうに応《おう》じて、なやみや不安《ふあん》を相談《そうだん》できる相手《あいて》を見《み》つけておきましょう。

ゲームの遊《あそ》び方《かた》を見《み》直《なお》してみよう

こんな症状《しょうじょう》があったら注意《ちゅうい》

①時間《じかん》を忘《わす》れて遊《あそ》び過《す》ぎてしまう

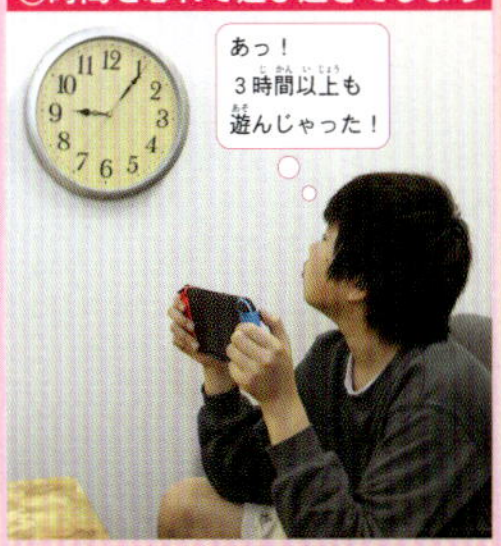

②いつもゲームのことを考《かんが》えてしまう

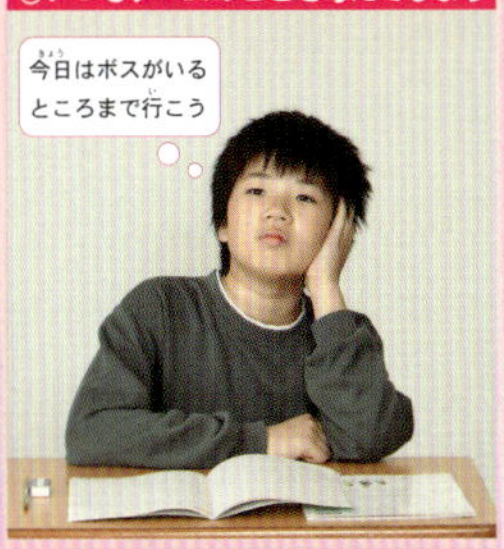

③遊《あそ》べないといらいらしてしまう

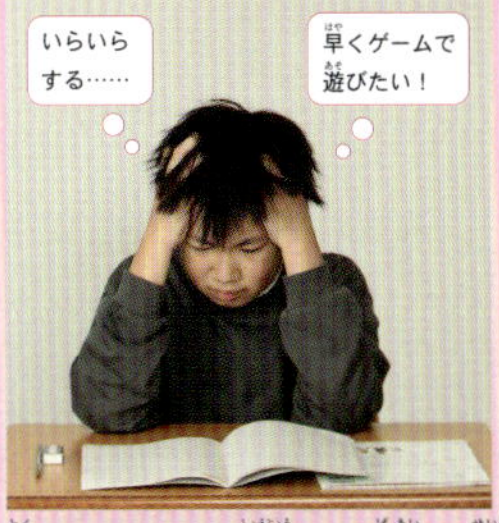

④その他《た》

- ゲーム以外《いがい》にやる気《き》が出《で》ない
- ゲームがやめられないことで、すいみんや食事《しょくじ》が不規則《ふきそく》になる
- ゲームのやり過《す》ぎによる学校《がっこう》のち刻《こく》や早退《そうたい》、欠席《けっせき》が増《ふ》えた
- 家族《かぞく》との会話《かいわ》がほとんどない
- ものや人《ひと》に暴力《ぼうりょく》をふるう
- おうちの人《ひと》のお金《かね》を勝手《かって》に使《つか》ってゲームをしている など

特《とく》に③や④のような症状《しょうじょう》がある場合《ばあい》は、生活習慣《せいかつしゅうかん》や学校生活《がっこうせいかつ》にえいきょうが出《で》ているため、ゲームで遊《あそ》ぶ時間《じかん》などをすぐに見直《みなお》す必要《ひつよう》があります。

ゲームの遊《あそ》び過《す》ぎを防《ふせ》ぐには

1日《にち》の生活《せいかつ》をふり返《かえ》る

	0 – 24（時）
18日《にち》（日《にち》）	すいみん／ゲーム／すいみん
19日《にち》（月《げつ》）	すいみん／学校《がっこう》／ゲーム／すいみん
20日《にち》（火《か》）	すいみん／学校《がっこう》／ゲーム／すいみん

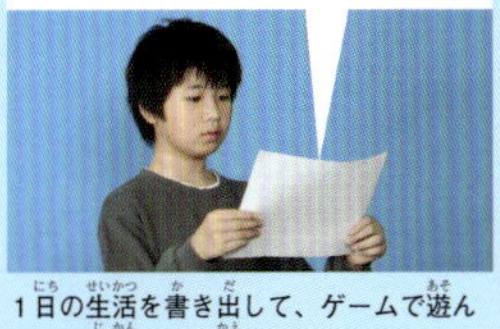

1日《にち》の生活《せいかつ》を書《か》き出《だ》して、ゲームで遊《あそ》んでいる時間《じかん》をふり返《かえ》りましょう。

ゲーム以外《いがい》のことにちょう戦《せん》する

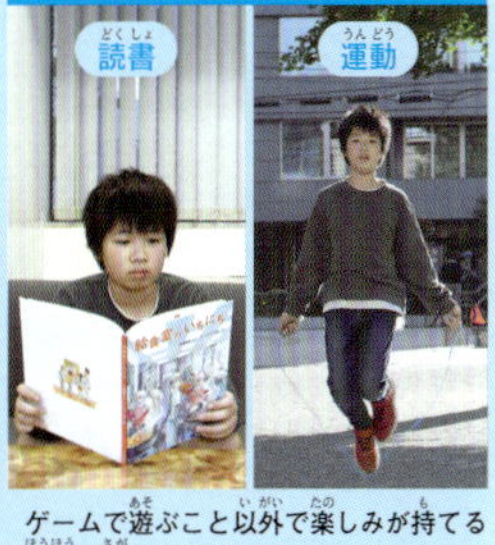

ゲームで遊《あそ》ぶこと以外《いがい》で楽《たの》しみが持《も》てる方法《ほうほう》を探《さが》してみましょう。

おうちの人《ひと》とゲームの遊《あそ》び方《かた》のルールを決《き》める

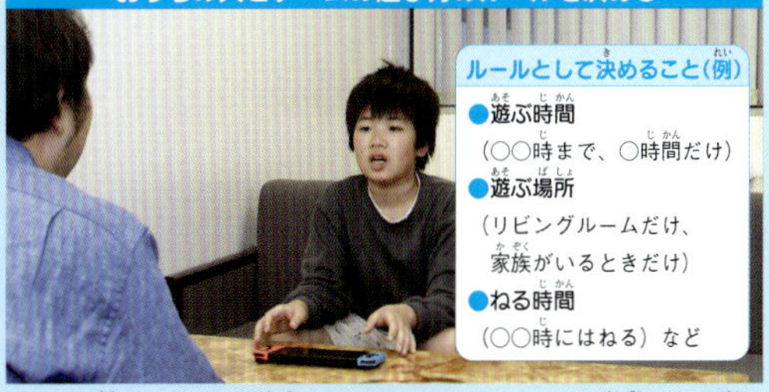

ルールとして決《き》めること（例《れい》）
- 遊《あそ》ぶ時間《じかん》（○○時《じ》まで、○時間《じかん》だけ）
- 遊《あそ》ぶ場所《ばしょ》（リビングルームだけ、家族《かぞく》がいるときだけ）
- ねる時間《じかん》（○○時《じ》にはねる） など

「ゲームで遊《あそ》ばない」などの無理《むり》なルールをつくらずに、ルールを改善《かいぜん》しながら少《すこ》しずつ時間《じかん》を減《へ》らして、習慣化《しゅうかんか》できるようにすることが大切《たいせつ》です。

ゲームい存《ぞん》の体《からだ》へのえいきょう

- 視力《しりょく》の低下《ていか》、ドライアイ
- すいみん不足《ぶそく》
- つかれやすい
- 頭痛《ずつう》
- かたこり、こしの痛《いた》み
- 運動不足《うんどうぶそく》による体力低下《たいりょくていか》
- 肥満《ひまん》、やせ など

ゲームい存《ぞん》による生活習慣《せいかつしゅうかん》や食習慣《しょくしゅうかん》の乱《みだ》れは、生活習慣病《せいかつしゅうかんびょう》の原因《げんいん》にもなります。

けい帯《たい》ゲームやスマートフォンのゲーム、テレビゲームなどのゲームは、長《なが》い時間遊《じかんあそ》び続《つづ》けると、やめられなくなることがあります。この状態《じょうたい》は「ゲームい存《ぞん》」と呼《よ》ばれ、心《こころ》や生活習慣《せいかつしゅうかん》に悪《わる》いえいきょうをおよぼします。ゲームで遊《あそ》ぶ際《さい》は、長《なが》い時間遊《じかんあそ》び過《す》ぎないようにおうちの人《ひと》とルールを決《き》めて、それを守《まも》り、習慣《しゅうかん》として続《つづ》けていくことが大切《たいせつ》です。

指導 東京医科歯科大学 精神科 助教 小林七彩 先生

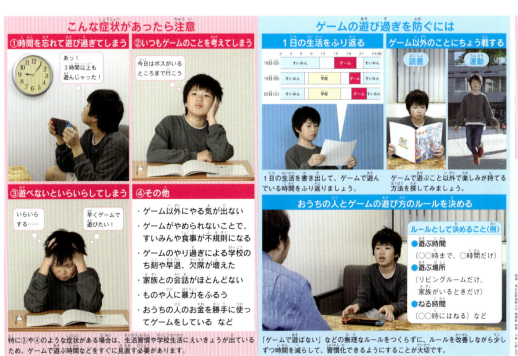

少年写真新聞 Juniors' Visual Journal
2023年9月18日発行 第1337号付録
©少年写真新聞社2023年
株式会社 少年写真新聞社 〒102-8232 東京都千代田区九段南3-9-14
小学保健ニュース
★定期刊行物は終わる期間を予定しない刊行物です。年度が替わりましても、購読中止のお申し出がない場合、引き続きニュースをご送付申し上げます。
★著作権法により、本紙の無断複写・転載は禁じられています。
少年写真新聞社のホームページ
https://www.schoolpress.co.jp/

ゲーム障害

東京医科歯科大学 精神科
助教　小林 七彩

病態

ゲームによる多幸感や楽しさを追い求める行動がエスカレートし、やがてゲームのコントロールができなくなる状態です。それによって、健康や人間関係、学校生活、仕事に支障を来した状態を「ゲーム障害」といいます。脳内では、「報酬系」と呼ばれる意欲や快楽に関わる部分と、計画立案や行動にブレーキをかける働きをする前頭葉の機能障害が生じているといわれています。

症状

依存に特有の症状として、ゲームが常に頭にある、なかなかやめられない、より長時間できないと満足できない、できない状況だと落ち着かない、生じた問題を過小評価する、などがあります。健康上や生活上の問題としては、睡眠の問題、学校生活の支障、抑うつ症状、成績低下、体力の低下、家族関係の悪化が挙げられます。なかでも睡眠の問題は、気分や意欲、学校生活、学力など、多くのことに支障を来す要因となります。ゲームを制限されると、うそをつく、保護者の財布からお金やカードを抜き取って、ゲームの端末の購入や数百万の課金をする、保護者やものへ暴力をふるうことなどにより家族関係が悪化します。

治療

医療機関での治療は外来診療、認知行動療法、家族支援プログラム、デイケア、入院治療があります。

外来診療では、発達障害などの合併症の評価を行い、薬物療法よりも生活指導や心理療法で改善を目指します。認知行動療法では、ゲームに走る思考パターン（白黒思考やマイナス思考など）を振り返り、行動の変化を目指します。ただしこれは小学生には少し難しいかもしれません。家族支援プログラムでは、ご本人が保護者の助言を聞き入れられるような親子関係づくりのために、責めない、批判しない、褒めるコミュニケーションをロールプレイングを交えながら練習します。デイケアでは、スポーツや創作活動などのリアルな体験を通じて、ほかの活動への興味や関心を育み、他者とのコミュニケーションの練習を行います。入院治療は、通院が難しい場合やひきこもり傾向のある場合に行われ、前述のプログラムを入院中に行います。端末の利用制限や生活リズムを整え、将来のことを考えるきっかけをつくります。

いずれの治療も、本人が「現状を変えたい」と主体的に治療に取り組むことが重要です。そのためには、本人の悪いところを批判するばかりではなく、「こういうことができるといいよね」という前向きな目標設定が大切となります。

予防

依存症は予防が何より重要です。ルール設定は本人の意向にも耳を傾けながら、実現可能なものを行うことが大切です。使用時間を客観的に振り返ることも有効です。ゲームに依存する背景には、勉強についていけない、将来に希望が持てない、学校での人間関係がうまくいかない、家族の仲が悪い、といった「現実世界からの逃避」が多々あります。本人がなぜゲームにはまり過ぎてしまうのか、本人の困りごとに目を向け、耳を傾けることがとても大切です。

少年写真新聞 Juniors' Visual Journal
2023年9月28日発行 第1338号付録
©少年写真新聞社2023年
株式会社 少年写真新聞社 〒102-8232 東京都千代田区九段南3-9-14
小学保健ニュース
★定期刊行物は終わる期間を予定しない刊行物です。年度が替わりましても、購読中止のお申し出がない場合、引き続きニュースをご送付申し上げます。
★著作権法により、本紙の無断複写・転載は禁じられています。
少年写真新聞社のホームページ
https://www.schoolpress.co.jp/

疾病等のリスクを
がんで捉える

日本女子体育大学 体育学部 健康スポーツ学科
教授　助友 裕子

小学校学習指導要領におけるがんの取り扱い

中学校と高等学校学習指導要領（平成28,29年公示）では、保健体育科（保健分野、科目保健）の内容の取り扱いにおいて「がんについても取り扱うものとする」とされています。小学校学習指導要領では示されていません。しかし、小学校学習指導要領解説体育編には「喫煙を長い間続けるとがんや心臓病などの病気にかかりやすくなる」ことについて触れることとされています。このような点で、がんは、小学校のうちから保健教育で扱われる典型教材のひとつです。

国民の２人に１人ががんと診断

がんは、高齢になるほど診断される人が多いので、高齢化した日本ではその死亡数が増加しています。そのため、実は、高齢化の影響を調整したがん年齢調整死亡率は、減少に転じています。がんの要因は、先天的な遺伝要因が５～10%ではないかと考えられているのに対し、後天的な生活習慣要因（喫煙、感染、飲酒、肥満など）が30～50%を占めることが知られています。特に日本では、喫煙と感染性要因の寄与が大きいことが知られています。また、がん検診で早期に発見された人たちの５年生存率は９割以上ですから、がんによる死亡率を減少させるには、がん検診が重要です。がん検診は、健康増進法によりすべての自治体で実施されている保健活動です。さらに、がんと診断されても、治療の初期から緩和ケアを併用し、手術療法、化学療法（抗がん剤など）、放射線療法などの標準治療を組み合わせて行います。これらの治療は、厚生労働省が指定したがん診療連携拠点病院などで行われています。

健康教育のパラダイムシフト

さて、冒頭で小学校学習指導要領解説の記述をご紹介しましたが、がんになったすべての人は、喫煙者だったのでしょうか？　それは違いますね。「喫煙を長い間続けると…(中略）…かかりやすくなる」を、児童にどのように伝えたらよいのでしょうか。私たちは、新型コロナウイルス感染症などを予防するために、手洗いを励行しました。一方、どんなに気をつけて生活していても感染してしまう人たちがいて、偏見を恐れました。2016年12月の中央教育審議会答申（中教審第197号）では、「保健の見方・考え方」を整理する過程で「疾病等のリスク」という言葉が用いられました。ある意味、これまでの健康教育で支配的な規範であった「健康に良い生活習慣なのだから」という無理強いから解放され、児童自身が意思決定できる思考力・判断力を育むパラダイムシフトが保健教育に求められています。

社会に開かれたがん教育

今の子どもたちは、経験が少ないといわれます。がん教育でも、教科書にある学習内容だけではなく、生活習慣に気をつけていたけれどもがんになった患者さんや、医療者を外部講師として活用するなど、社会に開かれた教育課程の実現が大切です。とはいえ、多忙な学校現場が、必ずしも教育のプロではない地域人材とつながることは容易ではありません。学校教育活動全体としてカリキュラム・マネジメントに取り組めるように、教師の同僚性を高めていきたいものです。

参考文献
井上真奈美「がんの原因で説明できない部分はどのように解釈したらよいか？」公益財団法人札幌がんセミナー『THE WAY FORWARD』No.23、p.23～24、2023年ほけん通信《つうしん》……

学校　　年　　月　　日発行

お酒《さけ》をすすめられたときの断《ことわ》り方《かた》

指導　法政大学 スポーツ健康学部 スポーツ健康学科 教授　鬼頭 英明 先生

成長中《せいちょうちゅう》の子《こ》どもがお酒《さけ》を飲《の》むと、大人《おとな》に比《くら》べて心身《しんしん》にあたえる害《がい》が大《おお》きくなります。そのため、20歳未満《さいみまん》の飲酒《いんしゅ》は、法律《ほうりつ》で禁止《きんし》されているのです。

年末年始《ねんまつねんし》は、イベントなどで大勢《おおぜい》の人《ひと》が集《あつ》まる機会《きかい》が多《おお》く、中《なか》にはお酒《さけ》を飲《の》むことをすすめてくる人《ひと》がいるかもしれません。しかし、大切《たいせつ》な自分《じぶん》の健康《けんこう》や未来《みらい》を守《まも》るためには、好奇心《こうきしん》に負《ま》けない強《つよ》い気持《きも》ちを持《も》ち、きっぱりと断《ことわ》ることが大切《たいせつ》です。

いざというときに、落《お》ち着《つ》いて「お酒《さけ》は飲《の》まない」という気持《きも》ちを伝《つた》えられるように、ふだんから断《ことわ》り方《かた》を考《かんが》えて、練習《れんしゅう》しておきましょう。

子《こ》どもがお酒《さけ》を飲《の》むことの害《がい》

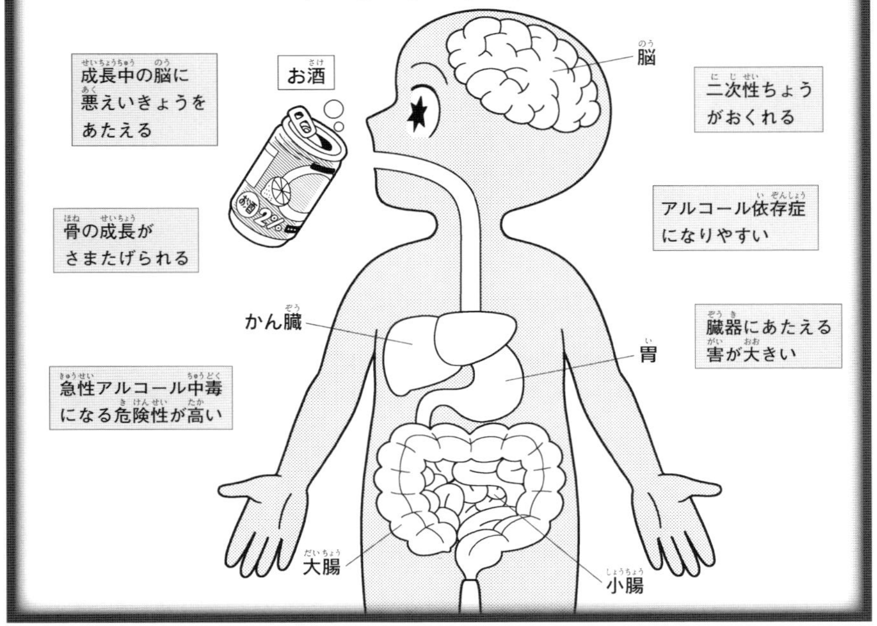
お酒《さけ》
脳《のう》
成長中《せいちょうちゅう》の脳《のう》に悪《あく》えいきょうをあたえる
二次性《にじせい》ちょうがおくれる
骨《ほね》の成長《せいちょう》がさまたげられる
アルコール依存症《いぞんしょう》になりやすい
かん臓《ぞう》
胃《い》
臓器《ぞうき》にあたえる害《がい》が大《おお》きい
急性《きゅうせい》アルコール中毒《ちゅうどく》になる危険性《きけんせい》が高《たか》い
大腸《だいちょう》
小腸《しょうちょう》

子《こ》どもは、大人《おとな》に比《くら》べてアルコールを分解《ぶんかい》する力《ちから》が弱《よわ》いため、心身《しんしん》にあたえる害《がい》が大《おお》きくなります。

お酒《さけ》をすすめられる場面《ばめん》の例《れい》と断《ことわ》り方《かた》

子《こ》どもがお酒《さけ》を飲《の》んでしまうのは、多《おお》くの場合《ばあい》、周《まわ》りの人《ひと》からのさそいや好奇心《こうきしん》がきっかけです。大切《たいせつ》な健康《けんこう》と未来《みらい》を守《まも》るためには、強《つよ》い気持《きも》ちを持《も》って、きっぱりと断《ことわ》ることが大切《たいせつ》です。

お酒《さけ》をすすめられる場面《ばめん》の例《れい》

久《ひさ》しぶりに会《あ》った親《しん》せきのおじさんからすすめられる

クラブ活動《かつどう》の先《せん》ぱいからすすめられる

友《とも》だちの家《いえ》で遊《あそ》んでいるときに友《とも》だちからさそわれる

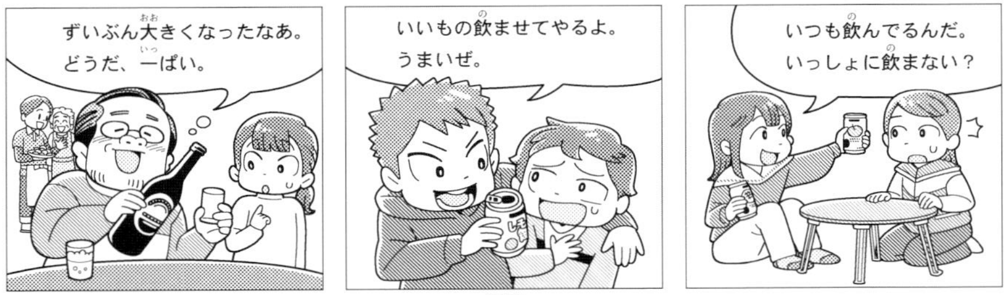
ずいぶん大《おお》きくなったなあ。どうだ、一《いっ》ぱい。
いいもの飲《の》ませてやるよ。うまいぜ。
いつも飲《の》んでるんだ。いっしょに飲《の》まない？

自分《じぶん》だったらどう断《ことわ》るか、せりふを考《かんが》えて練習《れんしゅう》しておきましょう

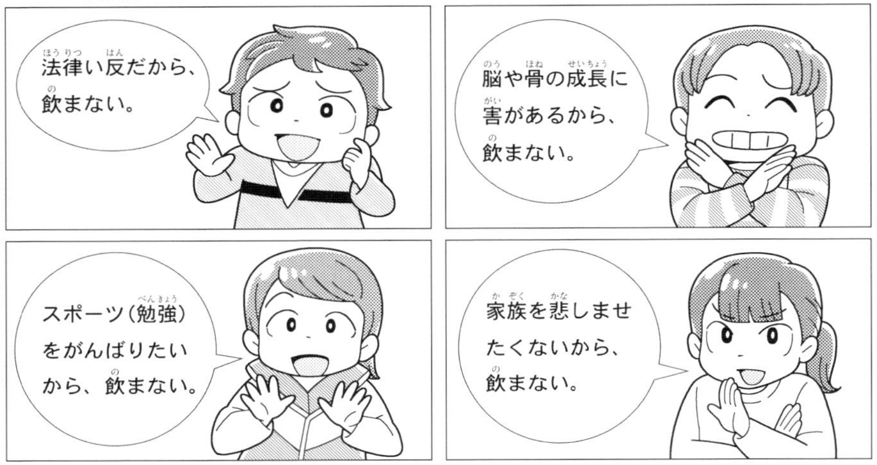
法律《ほうりつ》い反《はん》だから、飲《の》まない。
脳《のう》や骨《ほね》の成長《せいちょう》に害《がい》があるから、飲《の》まない。
スポーツ（勉強《べんきょう》）をがんばりたいから、飲《の》まない。
家族《かぞく》を悲《かな》しませたくないから、飲《の》まない。

断《ことわ》り方《かた》のポイント

☆飲《の》まない理由《りゆう》を伝《つた》えて、断《ことわ》る。
☆あいまいな態度《たいど》をとらずに、きっぱりと断《ことわ》る。

しかし、うまく断《ことわ》れないときや、すぐに言葉《ことば》が出《で》てこないときなどは、首《くび》を横《よこ》にふったり、何《なに》も言《い》わずにその場《ば》を立《た》ち去《さ》ったりしても構《かま》いません。しつこいときには、助《たす》けを呼《よ》びましょう。

少年写真新聞
Juniors' Visual Journal
https://www.schoolpress.co.jp/

小学保健ニュース

491.65
癌
No.1338
2023年（令和5年）
9月28日号

生活《せいかつ》習慣《しゅうかん》を整《ととの》えてがんにかかる危険《きけん》を減《へ》らそう

がんにかかってしまっても、多《おお》くの場合《ばあい》は早《はや》く見《み》つけると治《なお》しやすくなります

正常《せいじょう》な細《さい》ぼう

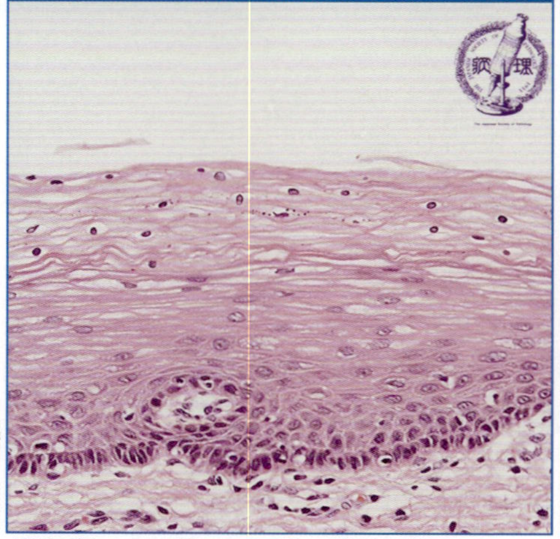

正常《せいじょう》な細《さい》ぼうは、同《おな》じような形《かたち》が規則的《きそくてき》に並《なら》んでいます。

がんになった細《さい》ぼう

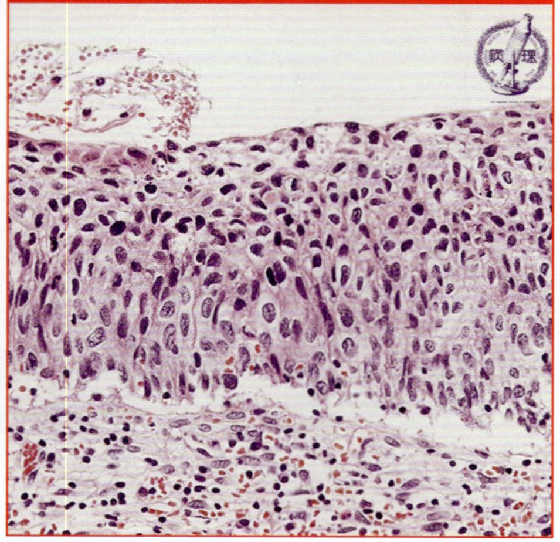

がんになった細《さい》ぼうは、形《かたち》がばらばらになっています。

画像提供　日本病理学会

体《からだ》の中《なか》にがんができる仕組《しく》み

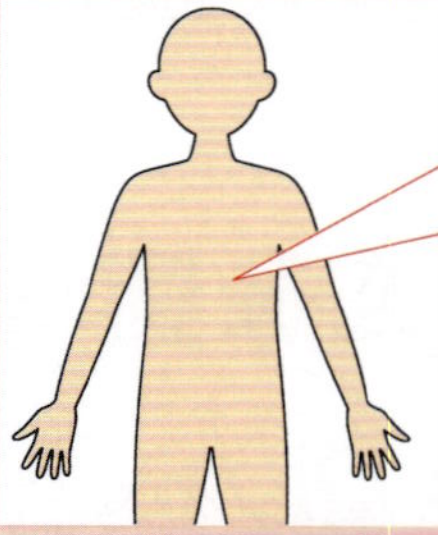

正常《せいじょう》な細《さい》ぼうの遺伝子《いでんし》が傷《きず》ついて、異《い》常《じょう》な細《さい》ぼうができる

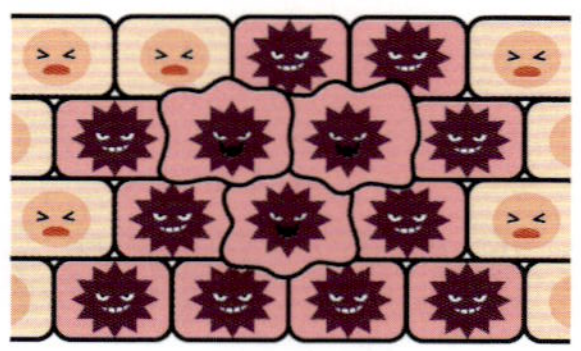

異常《いじょう》な細《さい》ぼうが増《ふ》えてかたまりになり、がんができる

がんは異常《いじょう》な細《さい》ぼうが大《おお》きなかたまりになってできたもので、胃《い》がんや大腸《だいちょう》がん、肺《はい》がん、乳《にゅう》がん、子宮《しきゅう》けいがんなど、たくさんの種類《しゅるい》があり、体《からだ》のどの部分《ぶぶん》でも発生《はっせい》する可能性《かのうせい》があります。

がんにかかる危険《きけん》を減《へ》らすためにできること

タバコを吸《す》わない・タバコのけむりをさける

20さいになっても、お酒《さけ》をたくさん飲《の》まない

運動《うんどう》を習慣《しゅうかん》づける

栄養《えいよう》バランスの整《ととの》った食事《しょくじ》をとる

塩分《えんぶん》をひかえめに

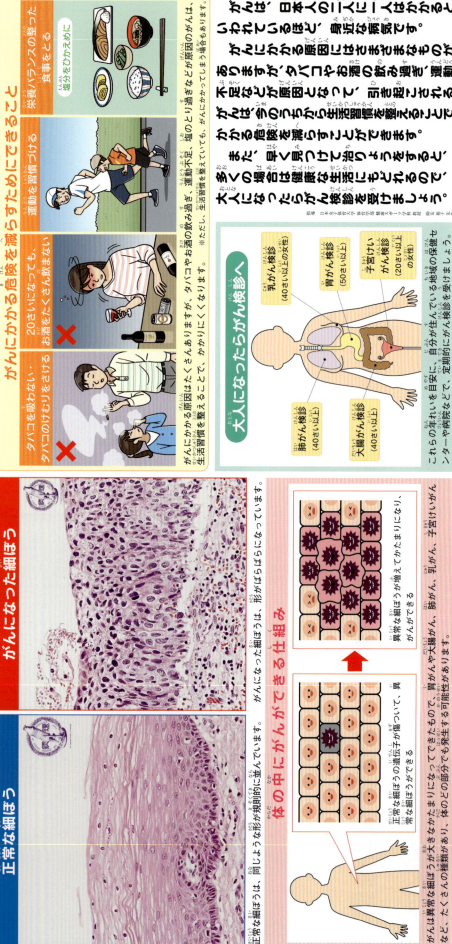

がんにかかる原因《げんいん》はたくさんありますが、タバコやお酒《さけ》の飲《の》み過《す》ぎ、運動《うんどう》不足《ぶそく》、塩《しお》のとり過《す》ぎなどが原因《げんいん》のがんは、生活習慣《せいかつしゅうかん》を整《ととの》えることで、かかりにくくなります。　※ただし、生活習慣《せいかつしゅうかん》を整《ととの》えていても、がんにかかってしまう場合《ばあい》もあります。

大人《おとな》になったらがん検診《けんしん》へ

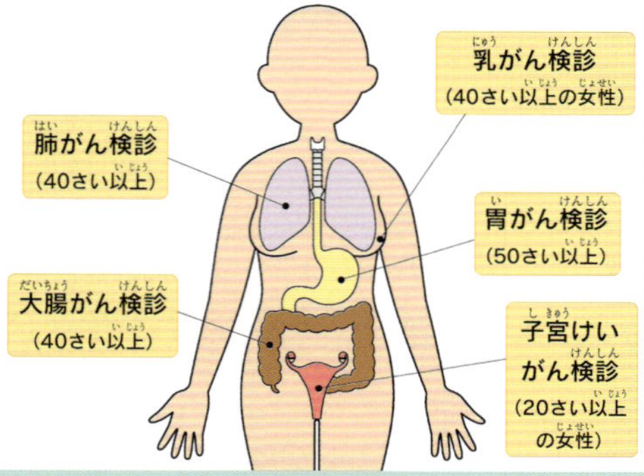
肺《はい》がん検診《けんしん》
（40さい以上《いじょう》）
大腸《だいちょう》がん検診《けんしん》
（40さい以上《いじょう》）
乳《にゅう》がん検診《けんしん》
（40さい以上《いじょう》の女性《じょせい》）
胃《い》がん検診《けんしん》
（50さい以上《いじょう》）
子宮《しきゅう》けいがん検診《けんしん》
（20さい以上《いじょう》の女性《じょせい》）

これらの年《ねん》れいを目安《めやす》に、自分《じぶん》が住《す》んでいる地域《ちいき》の保健《ほけん》センターや病院《びょういん》などで、定期的《ていきてき》にがん検診《けんしん》を受《う》けましょう。

がんは、日本人《にほんじん》の二人《ふたり》に一人《ひとり》はかかるといわれているほど、身近《みぢか》な病気《びょうき》です。

がんにかかる原因《げんいん》にはさまざまなものがありますが、タバコやお酒《さけ》の飲《の》み過《す》ぎ、運動《うんどう》不足《ぶそく》などが原因《げんいん》となって、引《ひ》き起《お》こされるがんは、今《いま》のうちから生活習慣《せいかつしゅうかん》を整《ととの》えることでかかる危険《きけん》を減《へ》らすことができます。

また、早《はや》く見《み》つけて治《ち》りょうをすると、多《おお》くの場合《ばあい》は健康《けんこう》な生活《せいかつ》にもどれるので、大人《おとな》になったらがん検診《けんしん》を受《う》けましょう。

指導　日本女子体育大学 体育学部 健康スポーツ学科 教授　助友 裕子 先生

少年写真新聞
Juniors' Visual Journal
https://www.schoolpress.co.jp/

小学保健ニュース

496.42
近視
No.1339
2023年（令和5年）
10月8日号

近視《きんし》になるのを防《ふせ》ぐ効果《こうか》がある「太陽《たいよう》の光《ひかり》」

太陽《たいよう》の光《ひかり》を浴《あ》びると、近視《きんし》の主《おも》な原因《げんいん》である眼《がん》じく長《ちょう》がのびるのをおさえられます

「近視《きんし》」とは

正常《せいじょう》な眼球《がんきゅう》（目玉《めだま》）の断面《だんめん》

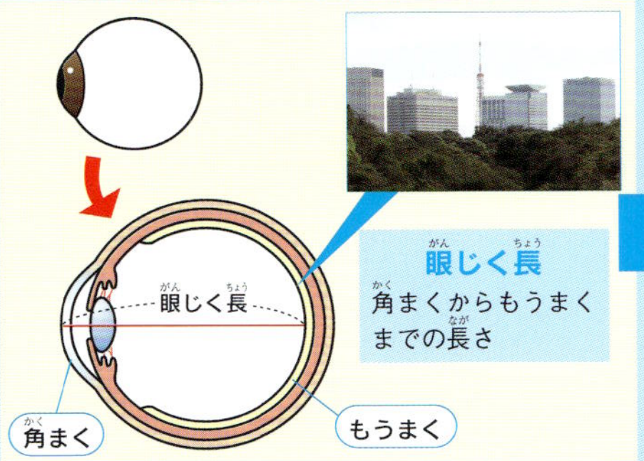
眼《がん》じく長《ちょう》
角《かく》まく
もうまく
眼《がん》じく長《ちょう》
角《かく》まくからもうまくまでの長《なが》さ

眼《がん》じく長《ちょう》が正常《せいじょう》の場合《ばあい》、もうまくにピントが合《あ》い、遠《とお》くまでくっきりと見《み》ることができます。

近視《きんし》になると……

眼球《がんきゅう》の断面《だんめん》

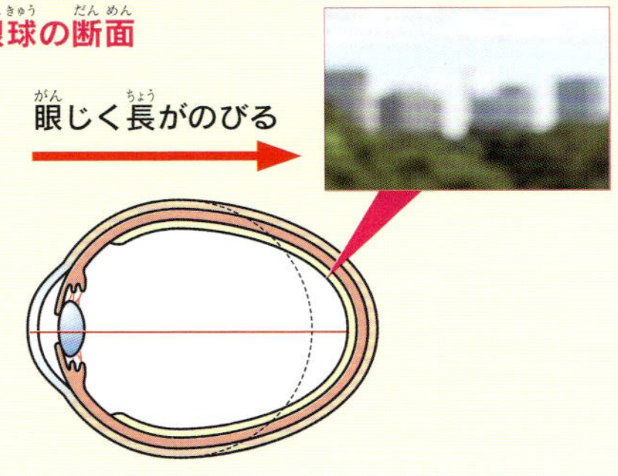
眼《がん》じく長《ちょう》がのびる

眼《がん》じく長《ちょう》がのびて長《なが》くなると、もうまくにピントが合《あ》わず、遠《とお》くがぼやけて見《み》える「近視《きんし》」の状態《じょうたい》になります。

眼《がん》じく長《ちょう》がのびるのを防《ふせ》ぐのは「太陽《たいよう》の光《ひかり》（日光《にっこう》）」

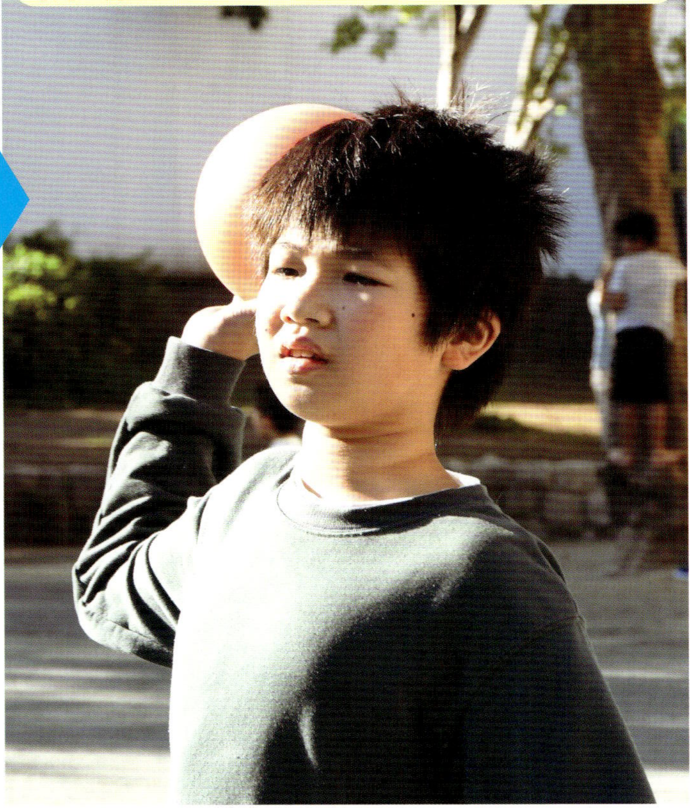

外遊《そとあそ》びなどをする中《なか》で太陽《たいよう》の光《ひかり》（日光《にっこう》）を浴《あ》びることは、眼《がん》じく長《ちょう》がのびるのをおさえる効果《こうか》があり、近視《きんし》を防《ふせ》ぐことにもつながります。

太陽《たいよう》の光《ひかり》と照明《しょうめい》の光《ひかり》（けい光灯《こうとう》の光《ひかり》）のちがい

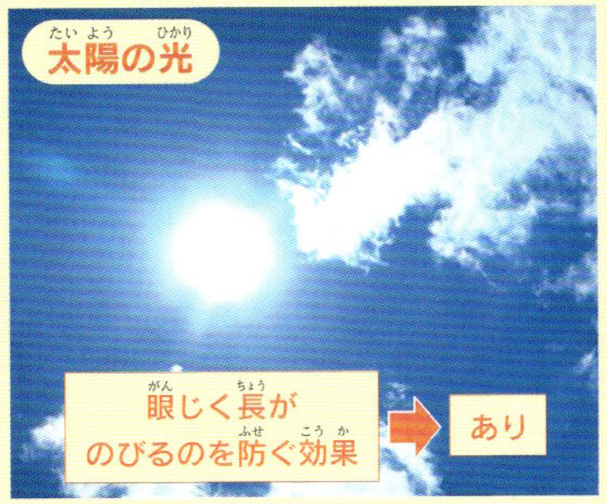
太陽《たいよう》の光《ひかり》
眼《がん》じく長《ちょう》がのびるのを防《ふせ》ぐ効果《こうか》
あり

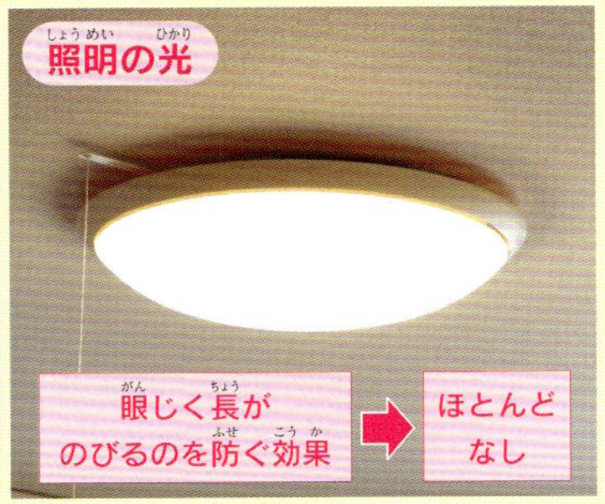
照明《しょうめい》の光《ひかり》
眼《がん》じく長《ちょう》がのびるのを防《ふせ》ぐ効果《こうか》
ほとんどなし

太陽《たいよう》の光《ひかり》に多《おお》く入《はい》っている「バイオレットライト」が、眼《がん》じく長《ちょう》がのびることを防《ふせ》いでいると考《かんが》えられていますが、室内《しつない》の光《ひかり》にはほとんど入《はい》っていません。

私《わたし》たちの目《め》は、眼《がん》じく長《ちょう》が長《なが》くなることで、もうまくにピントが合《あ》わなくなって、遠《とお》くの景色《けしき》がぼやけて見《み》える「近視《きんし》」になります。太陽《たいよう》の光《ひかり》（日光《にっこう》）を浴《あ》びると、近視《きんし》になる主《おも》な原因《げんいん》となっている、眼《がん》じく長《ちょう》が長《なが》くなることをおさえてくれます。

そのため、太陽《たいよう》の光《ひかり》を浴《あ》びて外遊《そとあそ》びをする習慣《しゅうかん》をつけると、体力《たいりょく》がつくだけではなく、近視《きんし》の予防《よぼう》にもつながるのです。

指導　慶應義塾大学 医学部 眼科学教室 専任講師　鳥居 秀成 先生

太陽《たいよう》を直接見《ちょくせつみ》るのはだめ

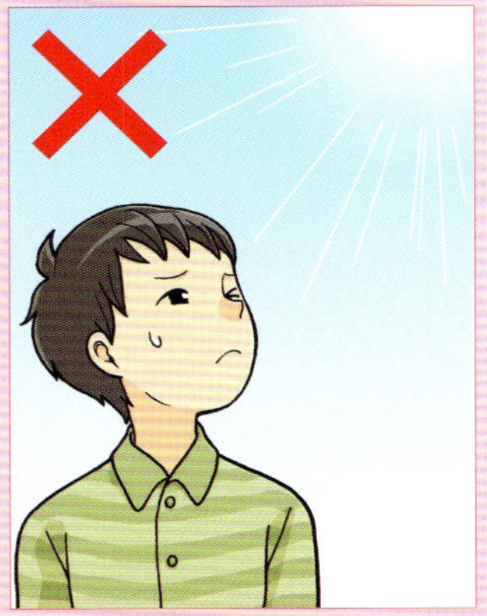

太陽《たいよう》を直接見《ちょくせつみ》るのは危険《きけん》で、近視《きんし》を防《ふせ》ぐことにはなりません。

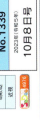

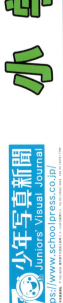

少年写真新聞 Juniors' Visual Journal　2023年10月8日発行 第1339号付録
©少年写真新聞社2023年
株式会社 少年写真新聞社 〒102-8232 東京都千代田区九段南3-9-14 HF九段南ビル
小学保健ニュース

近視と太陽光の関係

慶應義塾大学 医学部 眼科学教室
専任講師　鳥居 秀成

近年、近視の子どもたちが世界的に増えており、私たちも東京の子どもたちの近視の割合が非常に高いことを報告[1)2)]してきました。近視というのは、いわゆる「目が悪くなる」という状態で、眼鏡をかけたりコンタクトレンズをつけたりしないと遠くが見づらくなり、最初はとても不便に感じます。近視の目ではほとんどの場合、目の奥行（眼軸長といいます）が長くなり、発症しますが、長くなるメカニズムの詳細は不明です。

一方、１日２時間以上の屋外活動が近視の進行・発症抑制に重要であるということはわかってきており、近視の予防のために外遊び（屋外活動）が推奨されています。ここではその屋外活動と近視の関係について解説していきます。

光の波長と近視進行抑制

光は波のように広がる性質があり、私たちが普段浴びている太陽光は、波長（波１回分の長さ）により大きく紫外線・可視光線・赤外線に分けられます。紫外線は可視光線より波長が短く、日焼けなどに関与しています。可視光線は目に見える光で、波長が長い方から順に赤・橙《だいだい》・黄・緑・青・藍・紫の順に並んでおり、この中の青がいわゆる「ブルーライト」、紫が「バイオレットライト」と呼ばれているものになります。ブルーライトは生体のサーカディアンリズムに関与し、注目を集めています（バイオレットライトに関しては次項で詳しく解説します）。

屋外の光環境は、以前からいわれてきた照度だけではなく、この光の波長、すなわち動物種によって若干の違いはあるものの、光の波長ごとに異なる作用があることが報告されており、短波長側の光は近視進行を抑制する方向に作用することが報告[3)]されました。

バイオレットライトと近視進行抑制

私たちは、太陽光に多く含まれかつ屋内光には存在しないバイオレットライトが、近視進行抑制に関係する可能性を動物実験だけではなく、臨床研究からも報告[4)~7)]して以来、臨床研究と並行してそのメカニズムを追求する研究も行ってきました。その結果、バイオレットライトによる近視進行抑制のメカニズムのひとつとして、網膜の神経節細胞に発現する「OPN5」という非視覚光受容体を介すことを報告[8)]しました。

屋外の光環境が大事

以上に述べたように、屋外の光環境、すなわち太陽の光が近視の発症・進行抑制に重要であることがわかってきました。ただそうはいっても太陽を直接見てはいけません。また、最近の研究では、直射日光の下にずっといる必要はなく、木陰などの屋外でも近視の進行を抑制する効果があることがわかってきました。学校の休み時間には、熱中症などに注意しながら積極的に外に出るようにしましょう。

1）Yotsukura E, Torii H, Inokuchi M et al "Current Prevalence of Myopia and Association of Myopia With Environmental Factors Among Schoolchildren in Japan." *JAMA Ophthalmol*, 137:1233-1239, 2019.
2）Maruyama T, Yotsukura E, Torii H et al "Children in Tokyo Have a Long Sustained Axial Length from Age 3 Years: The Tokyo Myopia Study." *J Clin Med*, 11(15): 4413, 2022.
3）Thakur S, Dhakal R, Verkicharla PK "Short-Term Exposure to Blue Light Shows an Inhibitory Effect on Axial Elongation in Human Eyes Independent of Defocus." *Invest Ophthalmol Vis Sci*, 62(15): 22, 2021.
4）Torii H, Kurihara T, Seko Y et al "Violet Light Exposure Can Be a Preventive Strategy Against Myopia Progression." *EBioMedicine*, 15:210-219, 2017.
5）Torii H, Ohnuma K, Kurihara T et al "Violet Light Transmission is Related to Myopia Progression in Adult High Myopia." *Sci Rep*, 7:14523, 2017.
6）Mori K, Torii H, Hara Y et al "Effect of Violet Light-Transmitting Eyeglasses on Axial Elongation in Myopic Children: A Randomized Controlled Trial." *J Clin Med*, 10(22): 5462, 2021.
7）Torii H, Mori K, Okano T et al "Short-Term Exposure to Violet Light Emitted from Eyeglass Frames in Myopic Children: A Randomized Pilot Clinical Trial." *J Clin Med*, 11(20): 6000, 2022.
8）Jiang X, Pardue MT, Mori K et al "Violet light suppresses lens-induced myopia via neuropsin (OPN5) in mice." *Proc Natl Acad Sci U S A*, 118(22): e2018840118, 2021.

少年写真新聞 Juniors' Visual Journal　2023年10月18日発行 第1340号付録
©少年写真新聞社2023年
株式会社 少年写真新聞社 〒102-8232 東京都千代田区九段南3-9-14 HF九段南ビル
小学保健ニュース

乗り物酔いの原因と対策

川越耳科学クリニック
院長　坂田 英明

乗り物酔いとは

乗り物酔いは、乗り物に乗ることで吐き気や嘔吐《おうと》、めまいなどの不快症状が現れる現象であり、「動揺病」とも呼ばれます。乗り物酔いには、いくつかの要因が関与しています。ひとつは内耳の働きです。内耳には回転運動を感じる三半規管と直線運動や傾き、重力を感じる耳石器（前庭）があり、これらが揺れやスピードによって刺激されると、脳に情報がうまく伝えられなくなります。脳は内耳からの情報と視覚や筋肉・関節からの情報を統合して、体のバランスを保つ働きをしています。しかし、乗り物の刺激によって情報が混乱し、各個人の脳の処理能力を超えてしまうと、体のバランス感覚が狂い、自律神経の乱れが起こります。この乱れによって吐き気や嘔吐、冷や汗、めまいなどの乗り物酔いの症状が引き起こされるのです。

乗り物酔いは、特に子どもに多いイメージがありますが、大人でも悩まされることがあります。乗り物酔いの発症には年齢や体質、心理的要因（ストレス、不安など）、外的要因（気圧など）が関与しています。年齢や個人によって脳の一部（前庭小脳）の働きには差があり、乗り物に酔いやすい年齢と酔いにくい年齢があります。また、体質や心理的な要因も影響し、同じ年代でも酔う人と酔わない人に分かれます。

乗り物酔いの症状と対策

乗り物酔いの吐き気や嘔吐は、乗り物酔いの最もつらい症状のひとつです。吐き気や嘔吐で苦しんだ経験から、旅行やドライブをためらってしまう人もいます。乗り物酔いには、中枢性嘔吐と反射性嘔吐の２つの経路が関与しています。中枢性嘔吐は、脳の嘔吐中枢が刺激されることで起こります。反射性嘔吐は、胃や腸などの内臓からの刺激によって引き起こされます。したがって、これらを刺激しないことがポイントです。

具体的に吐き気や嘔吐を防ぐ方法や、実際起きてしまった場合の対処法について紹介します。

乗る前の対策としては、十分な睡眠をとること、空腹や満腹を避けること、体を締めつける服装を避けること、車内ににおいがこもらないように窓を開けること、お気に入りのにおいを用意することなどが効果的です。乗ってからの対策としては、頭をできるだけ動かさないこと、目からの刺激を最小限にすること、シュガーレスガムをかむこと（唾液を出す）、ペパーミントや好みの香りをかぐことなども有効です。

また乗り物酔いは揺れやスピードの刺激により、大脳が混乱して起こる状態とも考えられています。すなわち自己暗示を行い、心理的な要因を軽減することも重要です。

市販の酔い止め薬は、乗り物に乗る30分前に服用することが効果的です。しかし、吐き気や嘔吐が起きてしまってからでも効く薬もあります。吐き気や嘔吐を抑えるための成分としては、抗コリン成分や抗ヒスタミン成分、鎮吐成分などが含まれています。あらかじめ耳鼻科や内科などの専門医に相談して、処方してもらっておくのもよいでしょう。

症状がひどい場合は、吐いてしまうことで楽になることもあります。吐いた後は口をすっきりさせるために冷たい水でうがいをすることが効果的です。また、乗り物から降りることができる場合は外の空気を吸い、リラックスすることが重要です。

小学保健ニュース　2024年1月18日発行　No.1348付録　©少年写真新聞社

ほけん通信《つうしん》

学校　　年　　月　　日発行

体《からだ》を動《うご》かし、成長《せいちょう》させる栄養素《えいようそ》の働《はたら》き

指導　女子栄養大学 栄養クリニック 教授　蒲池 桂子 先生

食品《しょくひん》は、大《おお》きく分《わ》けると、「エネルギーになる」「体《からだ》をつくる」「体《からだ》の調子《ちょうし》を整《ととの》える」といった3つの働《はたら》きをもつ栄養素《えいようそ》をふくみます。

食品《しょくひん》のもつ栄養素《えいようそ》の働《はたら》きによって、私《わたし》たちは健康《けんこう》を保《たも》ち、体《からだ》を成長《せいちょう》させたり元気《げんき》に活動《かつどう》したりすることができます。

栄養《えいよう》バランスのかたよった食事《しょくじ》になっているときは、バランスのよい食事《しょくじ》になるように、おかずを足《た》すなど、組《く》み合《あ》わせ方《かた》をくふうしてみましょう。

栄養素《えいようそ》の主《おも》な働《はたら》き

主食《しゅしょく》（米《こめ》、パンなど）　エネルギーになる

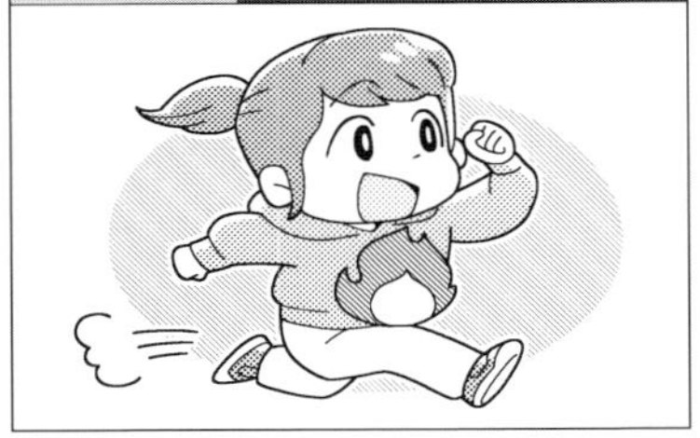

主菜《しゅさい》（魚《さかな》、肉《にく》など）　体《からだ》をつくる

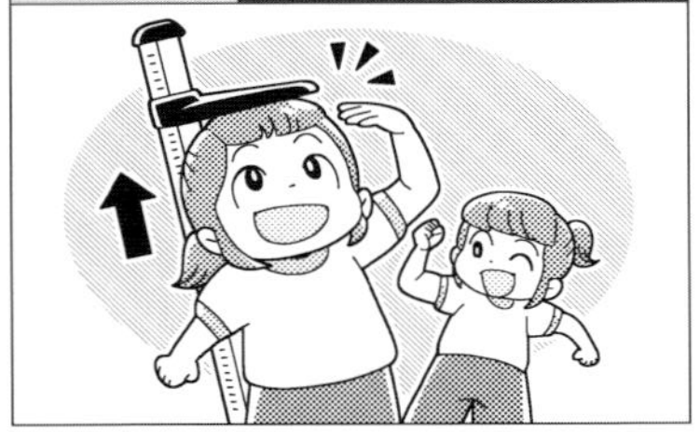

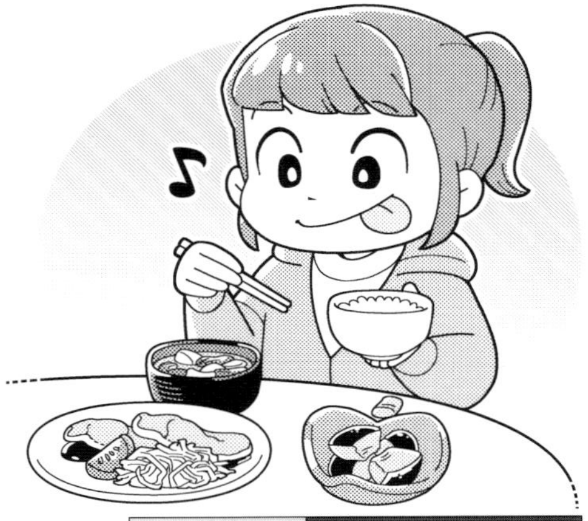
♪

副菜《ふくさい》（野菜《やさい》、きのこなど）　体《からだ》の調子《ちょうし》を整《ととの》える

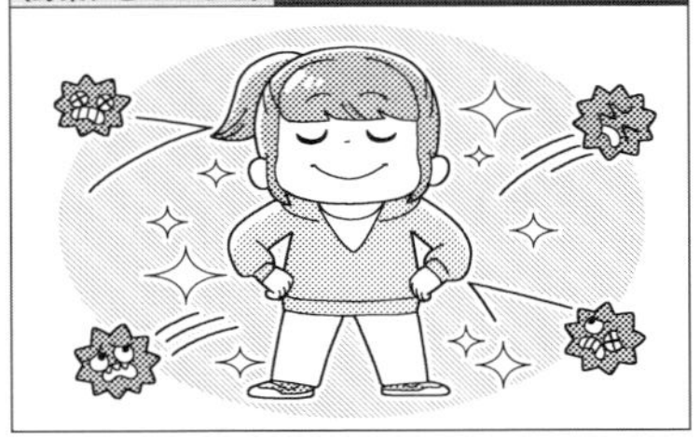

主食《しゅしょく》・主菜《しゅさい》・副菜《ふくさい》を組《く》み合《あ》わせると、いろいろな食品《しょくひん》が食《た》べられて、栄養《えいよう》バランスを整《ととの》えることができます。

●●● 栄養《えいよう》バランスのかたよった食事《しょくじ》をとっていると ●●●

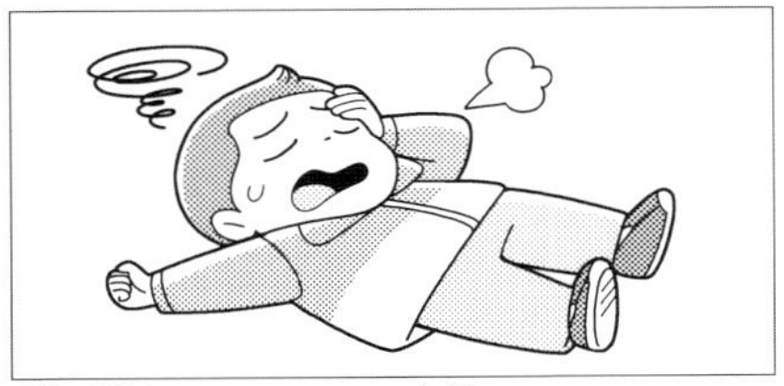

体《からだ》に必要《ひつよう》なエネルギーが不足《ふそく》して、つかれやすくなります。

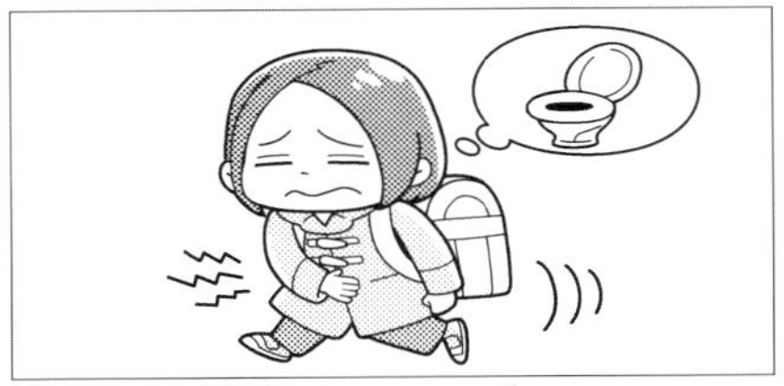

腸《ちょう》の働《はたら》きが悪《わる》くなり、うんちが出《で》にくくなります。

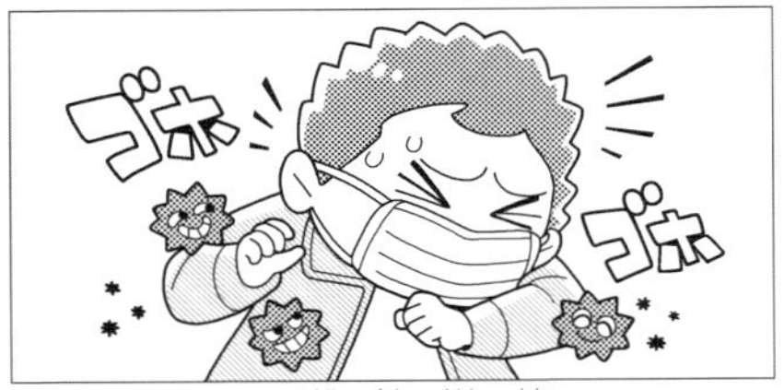
ゴホ
ゴホ

ウイルスなどから体《からだ》を守《まも》る力《ちから》が弱《よわ》くなり、かぜをひきやすくなります。

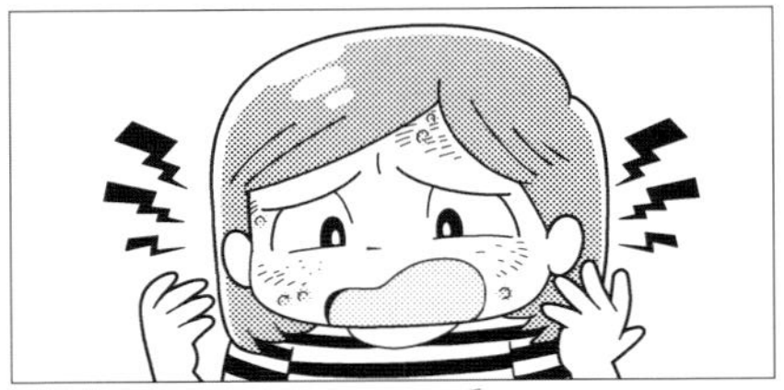

はだがあれ、にきびなどが出《で》やすくなります。

栄養《えいよう》バランスのよい食事《しょくじ》のとり方《かた》

おにぎりだけのとき（例《れい》）

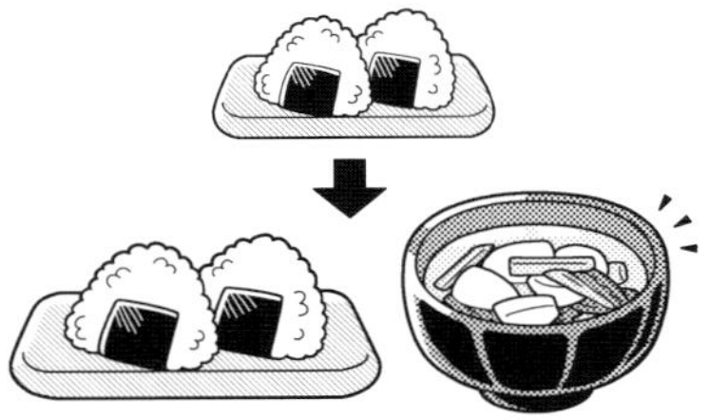

主食《しゅしょく》にみそしるを足《た》すと、野菜《やさい》なども食《た》べることができて、栄養《えいよう》バランスがよくなります。

栄養素《えいようそ》の働《はたら》きによって分《わ》けられる
3つの食品《しょくひん》のグループ

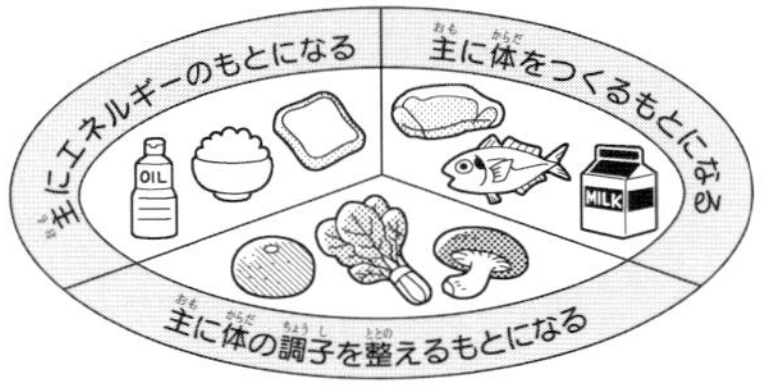
主にエネルギーのもとになる
主に体をつくるもとになる
主に体の調子を整えるもとになる
OIL
MILK

食事《しょくじ》をとるときは、それぞれの食品《しょくひん》のグループからまんべんなく食《た》べると栄養《えいよう》バランスがよくなります。

日光《にっこう》に当《あ》たるとつくられる“ビタミンD”

ビタミンDは、カルシウムの吸収《きゅうしゅう》を助《たす》けて骨《ほね》や歯《は》をじょうぶにする働《はたら》きがあります。

ビタミンDは魚《さかな》やきのこなどにふくまれているだけではなく、日光《にっこう》に当《あ》たると体《からだ》の中《なか》でもつくられるので、朝《あさ》や昼《ひる》は熱中症《ねっちゅうしょう》や日焼《ひや》けに注意《ちゅうい》しながら適度《てきど》に日光《にっこう》を浴《あ》びましょう。

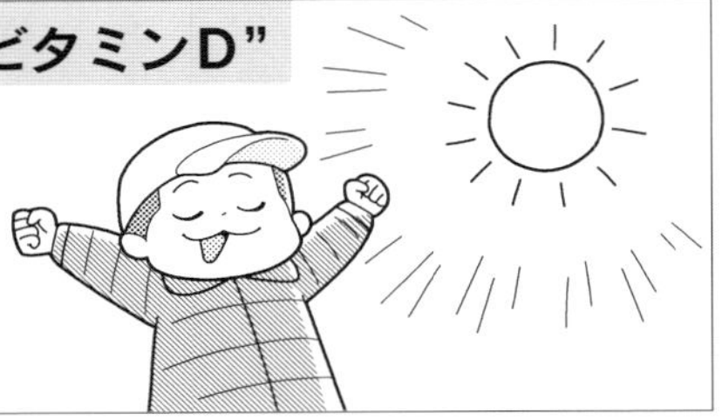

少年写真新聞 Juniors' Visual Journal
https://www.schoolpress.co.jp/

小学保健ニュース

493.74 車酔
No.1340
2023年(令和5年)
10月18日号

乗《の》り物《もの》よいの原因《げんいん》を知《し》って上手《じょうず》に予防《よぼう》しよう

ゆれにくい場所《ばしょ》にすわって進行方向《しんこうほうこう》を向《む》くことなどが、乗《の》り物《もの》よいの予防《よぼう》につながります

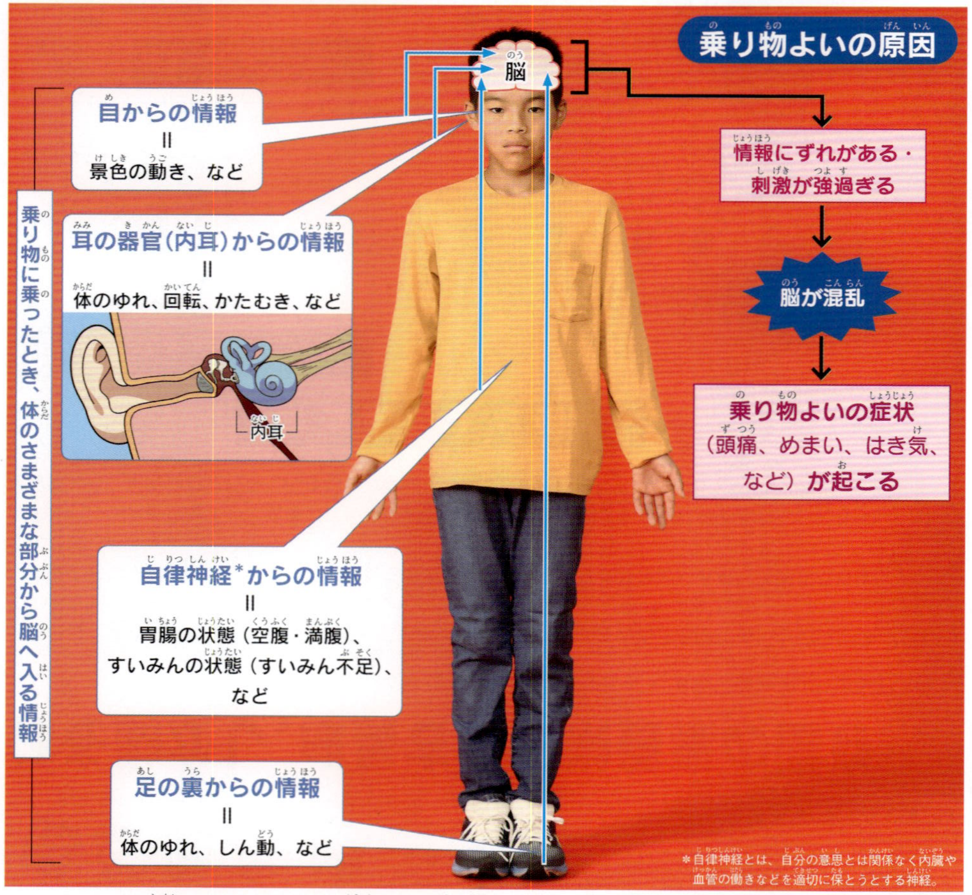
乗り物よいの原因《げんいん》
脳《のう》
目《め》からの情報《じょうほう》
=
景色《けしき》の動《うご》き、など
耳《みみ》の器官《きかん》(内耳《ないじ》)からの情報《じょうほう》
=
体《からだ》のゆれ、回転《かいてん》、かたむき、など
内耳
自律神経《じりつしんけい》*からの情報《じょうほう》
=
胃腸《いちょう》の状態《じょうたい》(空腹《くうふく》・満腹《まんぷく》)、
すいみんの状態《じょうたい》(すいみん不足《ぶそく》)、
など
足《あし》の裏《うら》からの情報《じょうほう》
=
体《からだ》のゆれ、しん動《どう》、など
乗り物《もの》に乗《の》ったとき、体《からだ》のさまざまな部分《ぶぶん》から脳《のう》へ入《はい》る情報《じょうほう》
情報《じょうほう》にずれがある・
刺激《しげき》が強過《つよす》ぎる
脳《のう》が混乱《こんらん》
乗《の》り物《もの》よいの症状《しょうじょう》
(頭痛《ずつう》、めまい、はき気《け》、
など)が起《お》こる

*自律神経《じりつしんけい》とは、自分《じぶん》の意思《いし》とは関係《かんけい》なく内臓《ないぞう》や血管《けっかん》の働《はたら》きなどを適切《てきせつ》に保《たも》とうとする神経《しんけい》。

不快《ふかい》なにおいやこもった空気《くうき》なども脳《のう》の働《はたら》きを乱《みだ》し、乗《の》り物《もの》よいの原因《げんいん》になります。

乗《の》り物《もの》よいの予防《よぼう》には

乗《の》る前《まえ》の準備《じゅんび》

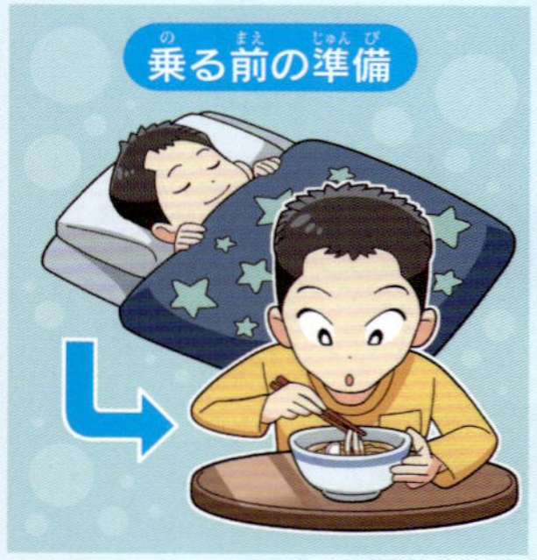

しっかりとすいみんをとり、消化《しょうか》のよい食事《しょくじ》を軽《かる》めにとります。

乗《の》る位置《いち》・向《む》き

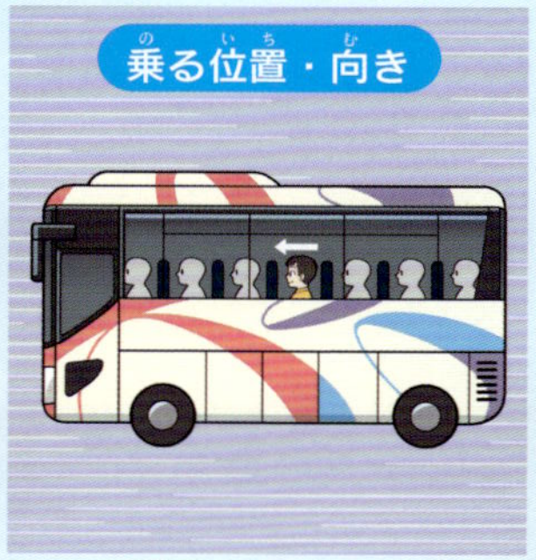

タイヤの上《うえ》などのゆれやすい席《せき》はさけ、進行方向《しんこうほうこう》を向《む》いてすわります。

乗《の》っている間《あいだ》は

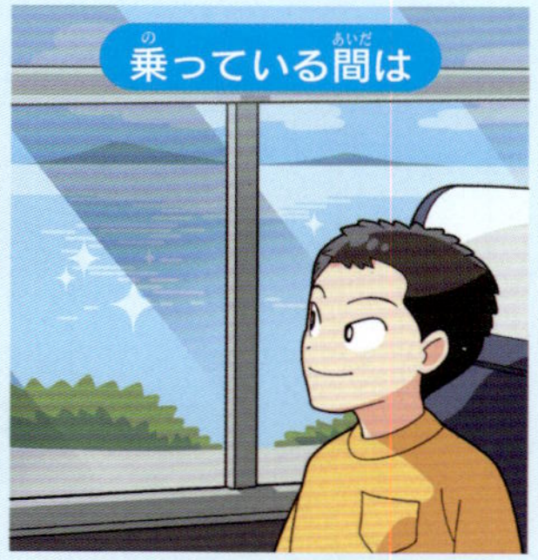

読書《どくしょ》やゲームをするとよいやすくなるので、遠《とお》くを見《み》るようにしましょう。

車《くるま》やバス、船《ふね》などの乗《の》り物《もの》に乗《の》ったとき、しん動《どう》やゆれについての情報《じょうほう》を受《う》け取《と》ります。脳《のう》は、体《からだ》のさまざまな部分《ぶぶん》から、しん動やゆれについての情報を受け取ります。

このとき、体《からだ》のゆれや回転《かいてん》などを感《かん》じる内耳《ないじ》からの情報《じょうほう》と、目《め》などから入《はい》る情報《じょうほう》にずれがあったり、刺激《しげき》が強過《つよす》ぎたりすると、脳《のう》が混乱《こんらん》し、乗《の》り物《もの》よいを起《お》こします。

乗《の》り物《もの》に乗《の》るときは、ゆれにくい場所《ばしょ》にすわって進行方向《しんこうほうこう》を向《む》き、ゲームや読書《どくしょ》をひかえると、よいにくくなります。

指導 川越耳科学クリニック 院長 坂田英明 先生

「しこ運動《うんどう》」で乗《の》り物《もの》よい予防《よぼう》

① 背筋《せすじ》をのばして足《あし》を開《ひら》き、ひざに手《て》を当《あ》ててこしを下《さ》げます。

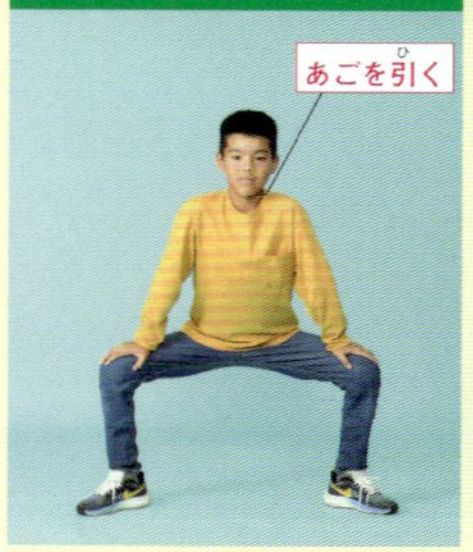
あごを引く

② 視線《しせん》は一点《いってん》を見《み》たまま、ゆっくりと足《あし》を上《あ》げて下《お》ろす動《うご》きを左右《さゆう》行《おこな》います。

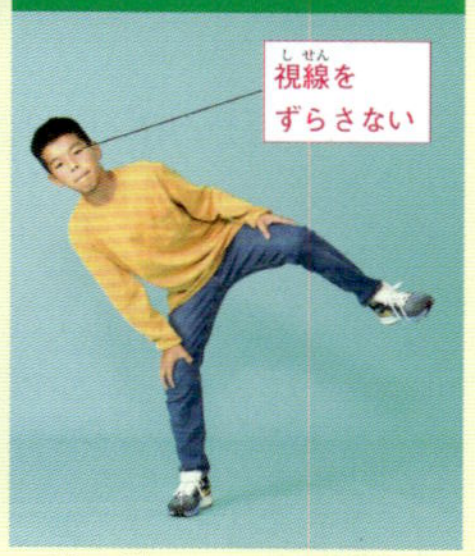
視線《しせん》を
ずらさない

予防《よぼう》には、体《からだ》のバランスをとる力《ちから》を高《たか》める「しこ運動《うんどう》」が効果的《こうかてき》です。朝《あさ》と夜《よる》10回《かい》ずつ行《おこな》いましょう。

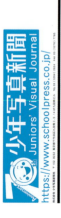

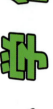

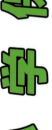

少年写真新聞 Juniors' Visual Journal
https://www.schoolpress.co.jp/

小学保健ニュース

497 歯科学 4976
No.1341
2023年(令和5年)
10月28日号

実験編《じっけんへん》 歯《し》こうにいる細菌《さいきん》が酸《さん》をつくるのを見《み》る

ミュータンス菌《きん》などの細菌《さいきん》が砂糖《さとう》をえさにして出《だ》す酸《さん》により歯《は》がとけてむし歯《ば》になります

① 綿棒《めんぼう》で歯《し》こうを取《と》る

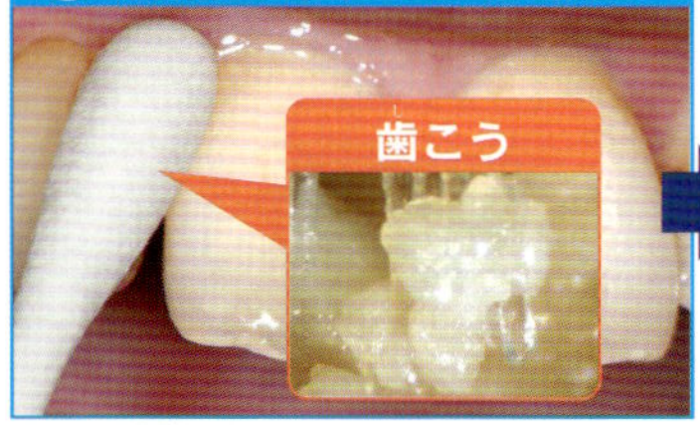
歯こう

歯《は》から綿棒《めんぼう》で取《と》った歯《し》こうの中《なか》には、たくさんの細菌《さいきん》がいます。

② ①の綿棒《めんぼう》を砂糖水《さとうみず》の中《なか》に入《い》れる

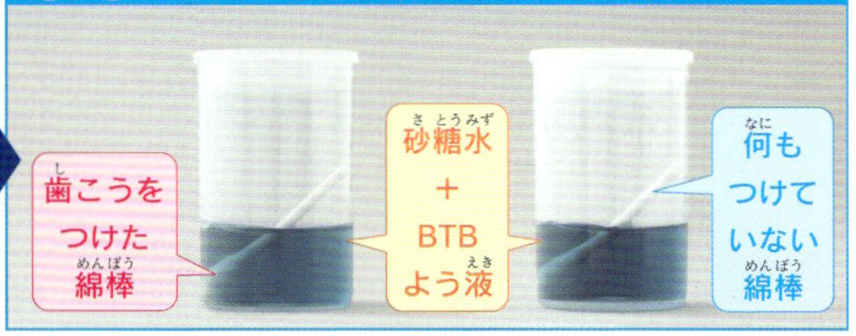
歯《し》こうを
つけた
綿棒《めんぼう》
砂糖水《さとうみず》
＋
BTB
よう液《えき》
何《なに》も
つけて
いない
綿棒《めんぼう》

歯《し》こうをつけた綿棒《めんぼう》と何《なに》もつけていない綿棒《めんぼう》を砂糖水《さとうみず》に入《い》れ、酸《さん》性《せい》・中性《ちゅうせい》・アルカリ性《せい》で色《いろ》が変《か》わる液体《えきたい》（BTBよう液《えき》）を加《くわ》えます。

③ ②を36度程度《どていど》（口《くち》の中《なか》の温度《おんど》）で約《やく》３時間温《じかんあたた》めると……

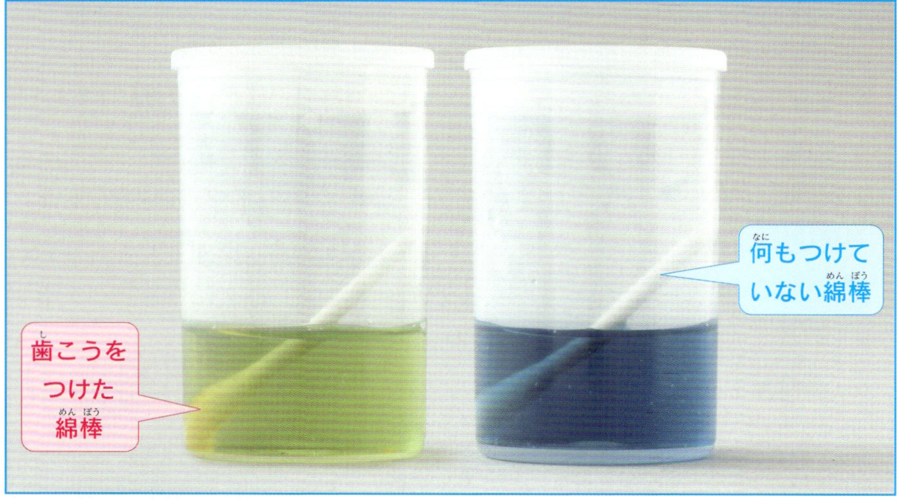
歯《し》こうを
つけた
綿棒《めんぼう》
何《なに》もつけて
いない綿棒《めんぼう》

歯《し》こうの中《なか》にいた細菌《さいきん》が、砂糖《さとう》をえさにして酸《さん》を出《だ》したため、歯《し》こうをつけた綿棒《めんぼう》を入《い》れた砂糖水《さとうみず》が酸性《さんせい》になって、黄色《きいろ》に変《か》わりました。口《くち》の中《なか》でも、歯《は》についた歯《し》こうの中《なか》の細菌《さいきん》が、砂糖《さとう》をえさにして酸《さん》を出《だ》します。

細菌《さいきん》が出《だ》す「酸《さん》」のえいきょう

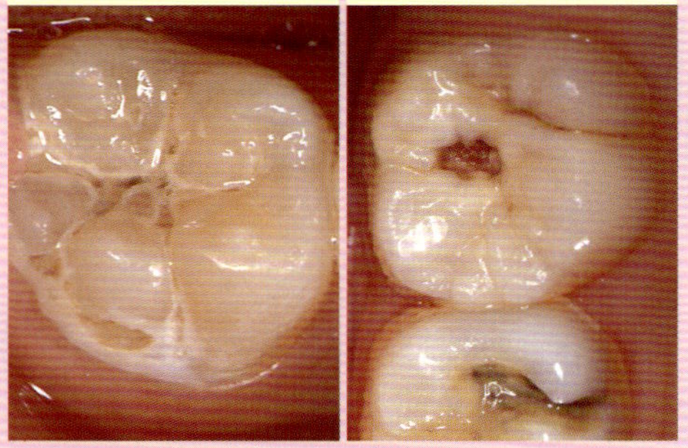
歯《は》の表面《ひょうめん》がとけ始《はじ》めた「むし歯《ば》」
歯《は》がとけて穴《あな》が開《あ》いた「むし歯《ば》」

砂糖《さとう》をえさにして細菌《さいきん》が出《だ》す酸《さん》には、歯《は》をとかす力《ちから》があり、酸《さん》で歯《は》がとけていくと「むし歯《ば》」になります。

口《くち》の中《なか》で酸《さん》が増《ふ》えないようにするには

細菌《さいきん》のすみかである歯《し》こうを歯《は》みがきで落《お》とす

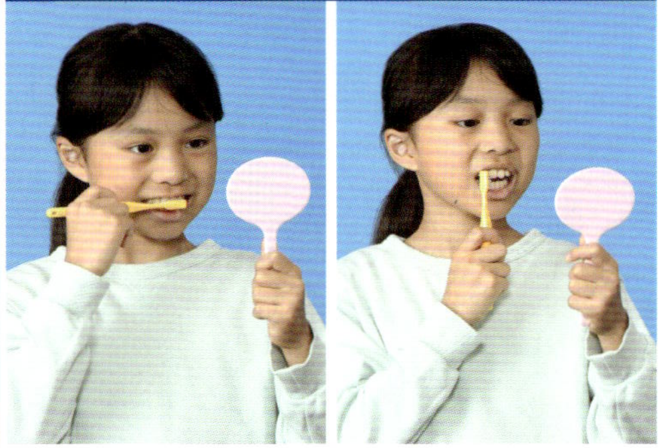

歯《し》こうは歯《は》みがきをしないと歯《は》から取《と》れないので、歯《は》のすみずみまでみがくことが最《もっと》も有効《ゆうこう》な予防法《よぼうほう》になります。

おやつ（砂糖《さとう》が入《はい》ったもの）を食《た》べる時間《じかん》を決《き》める

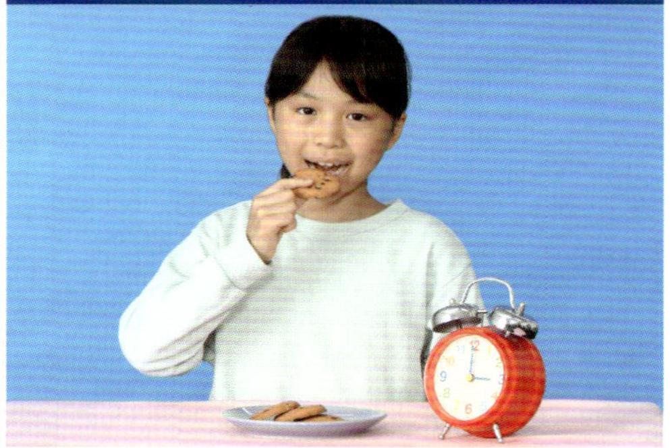

おやつを食《た》べる時間《じかん》を決《き》めることで、酸《さん》を生《う》み出《だ》す細菌《さいきん》のえさとなる砂糖《さとう》が、口《くち》の中《なか》に残《のこ》る時間《じかん》を減《へ》らすことができます。

口《くち》の中《なか》には、多《おお》くの細菌《さいきん》がいますが、ミュータンス菌《きん》などの細菌《さいきん》は、食事《しょくじ》で口《くち》の中《なか》に入《はい》った砂糖《さとう》をえさにして酸《さん》をつくります。

細菌《さいきん》がつくり出《だ》した酸《さん》が、歯《し》こうの中《なか》で増《ふ》えていくと、歯《は》の表面《ひょうめん》がとけていき、「むし歯《ば》」になります。

毎日《まいにち》歯《は》をすみずみまでみがくことや、あまいものを食《た》べるときはだらだらと食《た》べないようにすることで、口《くち》の中《なか》で酸《さん》が増《ふ》えないようにしましょう。

指導 丸森歯科医院 院長 丸森英史 先生

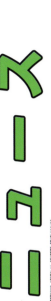

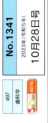

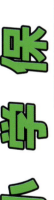

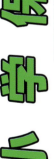

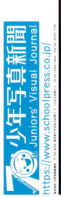

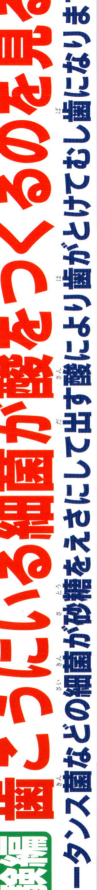

少年写真新聞 Juniors' Visual Journal　2023年10月28日発行 第1341号付録
©少年写真新聞社2023年
株式会社 少年写真新聞社 〒102-8232 東京都千代田区九段南3-9-14 HF九段南ビル
小学保健ニュース

むし歯の最新事情

丸森歯科医院 院長　丸森 英史

むし歯の原因

むし歯の原因となる細菌としてミュータンス菌がよく知られていますが、最近の研究でこの菌以外にも多くの種類の細菌がむし歯の発生に絡んでいることがわかってきました。おのおの、酸をつくって歯を溶かす働きは一緒ですが、むし歯ができる環境になると、それに適した数種類の細菌が増え、むし歯ができやすい状態になるのです。その細菌たちの群れは、歯垢《しこう》と呼ばれるのりのような物質（多糖体と呼ばれます）をつくります。台所の排水溝のヌルヌルに近いものです。のりのような性質であるため、ガサガサした食べ物を食べたり、飲み物を飲んだりしても、歯からは離れずに生存できるのです。このりのり、すなわち歯垢の中で、歯を溶かす酸がつくられるのです。歯垢は歯の面を広く覆うようになりますが、歯にとって最も悪いのが歯垢の厚みが増えることです。唾液はこの酸を中和する働きを持ちますが、歯垢の厚みが増すと、深部まで効果を及ぼすのに時間がかかり、歯が溶ける傾向が維持されるのです。みがき残しが長く放置されると、むし歯につながるわけがここにあります。

この厄介な歯垢をつくり出すのに、最大の貢献をするのが砂糖です。砂糖を細菌が代謝するときに、粘着力の強い多糖体をつくるのです。しかし、私たちが食べるものに、砂糖以外にも多くの糖が含まれた食材があります。ブドウ糖や果糖、乳糖、またでん粉も唾液によって麦芽糖に分解されるので、それも含めて酸の発生につながりますが、酸をつくり出す最大の要因は砂糖です。

果物や野菜などにも砂糖は含まれていますが、わずかな量ですからそれ自体は全く問題はありません。調味料として、甘く加工されると次第にリスクが高まってきます。最近は、多量に安価に製造するために加工度を高めた“超加工食品”が問題視されることが多くなりました。これらは糖分や脂質が増え、健康へのリスクが高まることが指摘されます。炭酸飲料やジュース類はそれらの超加工食品と相性よくつくられ、嗜好性《しこうせい》を刺激して、もっと食べたいという行動を促すと指摘されています。

代用甘味料の現状

世界保健機関（WHO）は砂糖の摂取量を大幅に減らす（１日の総摂取エネルギーの10％以内）ことを推奨していますが、2023年５月に新たな「砂糖ではない甘味料の使用に関するガイドライン※」を発表しました。長く肥満対策やむし歯予防対策のため、代用甘味料が使われてきましたが、現在は、代用甘味料を体重管理の達成または非感染性疾患のリスク低減の手段として使用しないことを勧めています。長期的な効果の確実性が欠如しているためとしています。これは強い勧告ではありませんが、WHOはその提言の中で、砂糖の摂取を減らす努力は、健康的な食事を達成し、維持するという文脈で実施されるべきで、糖を代用甘味料に置き換えるだけでは、食事の全体的な品質が低下したままになるとしています。

むし歯予防のために代用甘味料が有効でも、体の基礎づくりの大切な時期には、栄養バランスのとれた食事を最優先したいものです。

※Use of non-sugar sweeteners: WHO guideline

少年写真新聞 Juniors' Visual Journal　2023年11月８日発行 第1342号付録
©少年写真新聞社2023年
株式会社 少年写真新聞社 〒102-8232 東京都千代田区九段南3-9-14 HF九段南ビル
小学保健ニュース

皮膚を清潔・健康に保つ下着の働き

東京家政大学 家政学部 服飾美術学科
教授　潮田 ひとみ

下着の役割

熱はエネルギーなので、高い方から低い方に移動していきます。人間の体を考えると、真夏の時期を除いて、外気温と体温では体温の方が高いために、裸体であれば体温はどんどん低下します。これを防ぐ役割を果たすのが下着です。

「下着もシャツも着用せず、素肌に直接ダウンジャケットを２枚着れば、真冬の屋外でも暖かく過ごせるか」、この答えは△です。ダウンジャケットを２枚重ねて着るより、もっと着膨れせずに暖かく過ごす方法があります。適切なサイズの下着、シャツやセーターにダウンジャケットを重ねる着方です。

真空状態で繊維の熱伝導率を測定すると、種類とは関係なく水と同程度の熱伝導率となり、空気をたくさん含んだワタの状態で熱伝導率を測定すると、空気と同程度の熱伝導率となります。熱伝導率が大きい物質は温まりやすいが冷めやすいという性質を持ち、水の熱伝導率は空気よりも25倍大きいことがわかっています。寒い時期に体温が下がらないようにするためには、ぬれたままでいないこと、皮膚からできるだけ近いところに動かない空気の層を作ることが重要です。素肌にダウンジャケットを着用すると、ダウンジャケットが含む空気層よりも内側に空気の隙間ができて気流が発生するため、皮膚に近い隙間の空気は温まらずに移動してしまいます。下着やシャツを着ていると、皮膚に近いところに空気の層ができて温まります。

また、冬季でも肌表面からは不感蒸泄《ふかんじょうせつ》といわれる水蒸気が発生し、汗や新陳代謝による角質剝がれがあります。下着は、肌の汚れを吸収・付着させることで、肌を清潔に保ちます。また、このような肌からの汚れがシャツや上着に付着することも防ぎます。さらに、コートやスカートなどに用いられる素材には、糸が太くて硬いものがあり、肌と接触して摩擦が起こることにより、かゆみや痛みが発生します。下着は、このような繊維や外衣による刺激から肌を守る役割も持っています。

下着の選び方

下着の働きを理解したうえで、下着を選ぶポイントは、①吸水性が高いこと、②適性サイズを選ぶこと、③皮膚刺激性が低いことの３点です。肌からは一年中発汗や不感蒸泄があるため、①吸水性が高いことは重要です。吸汗速乾とタグがつけられた新素材のものやセルロース系繊維を選び、汗をかいたらこまめに着替えましょう。②適性サイズを選ぶ理由は、きつ過ぎると空気層を作ることができず、緩過ぎると気流が発生するためです。肌と下着の間の空気の厚さは３mm～５mm程度としましょう。また、伸縮性のあるニット生地を選ぶと動きやすさも確保できます。③セルロース系の長繊維のものは肌あたりが良く、肌とこすれてもチクチクしません。触ったときにごわごわしないもの、肌触りの良いものを選びましょう。

汗を吸った下着を長時間着用すると、体が冷えてしまうだけではなく、細菌が生育しやすい環境となり、かゆみやかぶれの原因となります。また、下着に汚れが付着すると、吸湿性や吸水性も大きく低下します。下着は、こまめに洗濯し、肌を清潔で健康に保ちましょう。

ほけん通信《つうしん》……

学校　　年　　月　　日発行

やけどをしたときの正《ただ》しい冷《ひ》やし方《かた》

指導　日本医科大学 形成外科学教室 主任教授　小川 令 先生

やけどをしたときは、すぐに水道水《すいどうすい》で10分以上《ぶんいじょう》冷《ひ》やして、やけどが皮《ひ》ふの下深《したふか》くまで進行《しんこう》して症状《しょうじょう》を悪化《あっか》させないようにすることが大切《たいせつ》です。

水道水《すいどうすい》を直接《ちょくせつ》かけることが難《むずか》しいところは、水《みず》でぬらしたタオルを当《あ》てて冷《ひ》やしたり、水《みず》をためた容器《ようき》に入《い》れて冷《ひ》やしたりしながら、すばやく手当《てあて》を行《おこな》います。

服《ふく》を着《き》たままやけどをしたときは、無理《むり》に服《ふく》をぬいでやけどの症状《しょうじょう》を悪化《あっか》させないよう、服《ふく》の上《うえ》から水《みず》をかけて冷《ひ》やしましょう。

やけどをしたらすぐに冷《ひ》やそう

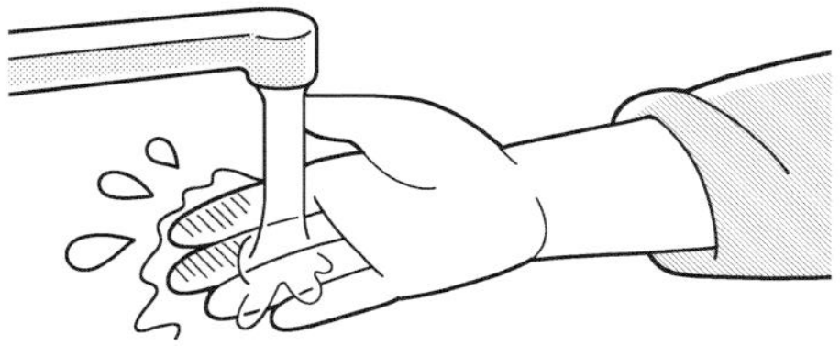

すぐに水道水《すいどうすい》をかけて10分以上《ぶんいじょう》冷《ひ》やし、やけどが深《ふか》くならないようにします。

冷《ひ》やすときに、氷《こおり》や保冷《ほれい》ざいを長時間《ちょうじかん》傷口《きずぐち》に当《あ》てて冷《ひ》やすと症状《しょうじょう》を悪化《あっか》させるため、冷《ひ》やし方《かた》に注意《ちゅうい》をしましょう。

水道水《すいどうすい》をかけづらいところをやけどしたときは

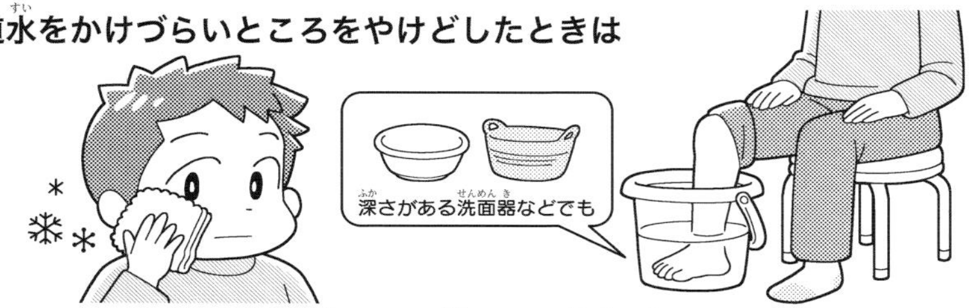
深《ふか》さがある洗面器《せんめんき》などでも

水《みず》でぬらしたタオルをやけどに当《あ》てたり、水《みず》をためた容器《ようき》に入《い》れたりして冷《ひ》やします。

ぬるくなってきたら冷《つめ》たいものと取《と》りかえて、しっかり冷《ひ》やします。

服《ふく》を着《き》たままやけどをしたときは

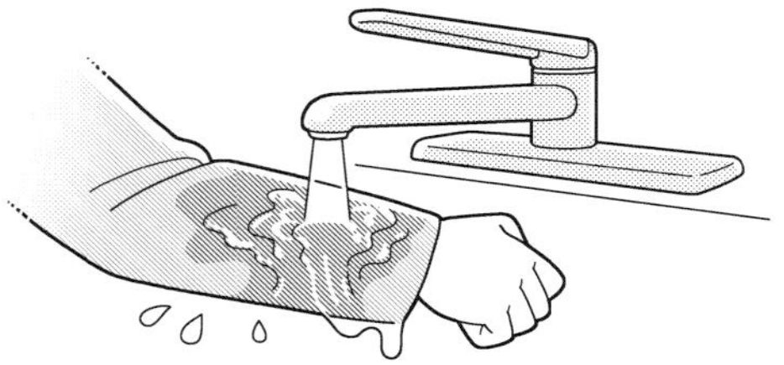

無理《むり》に服《ふく》をぬごうとすると、服《ふく》がやけどを刺激《しげき》して症状《しょうじょう》を悪化《あっか》させてしまうことがあります。

そのため、服《ふく》を着《き》たままやけどをしたときは、必《かなら》ず服《ふく》の上《うえ》から水《みず》をかけて冷《ひ》やすことが大切《たいせつ》です。

水《みず》ぶくれは、できるだけ破《やぶ》かないようにしよう

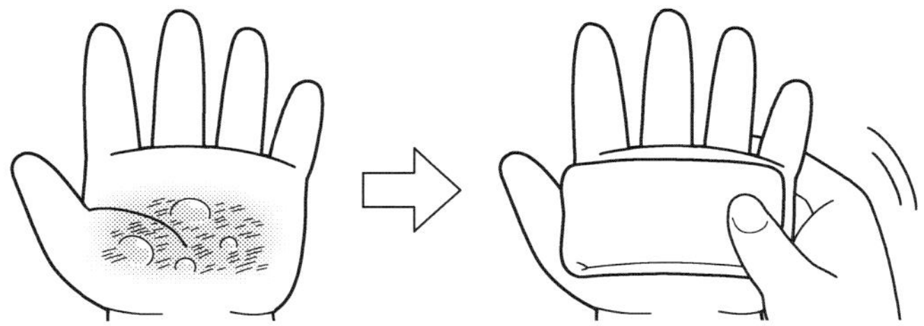

水《みず》ぶくれが破《やぶ》れてしまうと、痛《いた》みが強《つよ》くなったり傷《きず》が治《なお》りにくくなったりします。

水《みず》ぶくれができたときは、清潔《せいけつ》なガーゼやタオルを当《あ》てて、病院《びょういん》へ行《い》きます。

冬《ふゆ》は、心地《ここち》よい温度《おんど》でも起《お》こる「低温《ていおん》やけど」に注意《ちゅうい》

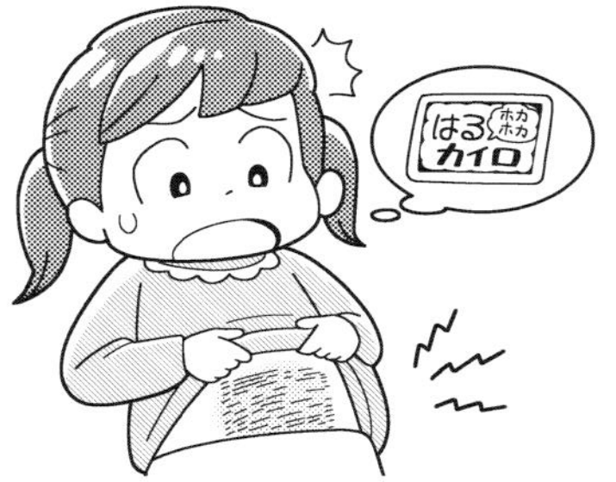
はる
ホカホカ
カイロ

ふれると心地《ここち》よい温度《おんど》のものでも、皮《ひ》ふに長時間《ちょうじかん》当《あ》て続《つづ》けていると、やけどをすることがあります。

低温《ていおん》やけどは、じわじわと皮《ひ》ふの下深《したふか》くに広《ひろ》がっていき、気《き》づいたときには症状《しょうじょう》が重症《じゅうしょう》化《か》している場合《ばあい》が多《おお》いです。

低温《ていおん》やけどを予防《よぼう》するために、暖房器具《だんぼうきぐ》は正《ただ》しく使用《しよう》しましょう。

使《つか》い捨《す》てカイロは、服《ふく》の上《うえ》にはる

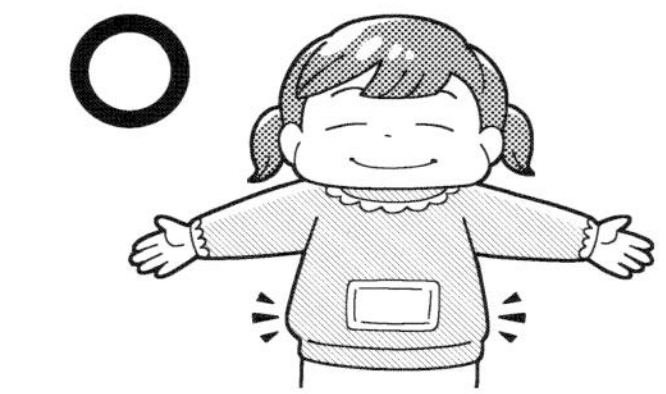

湯《ゆ》たんぽは、ねる前《まえ》に取《と》り出《だ》す

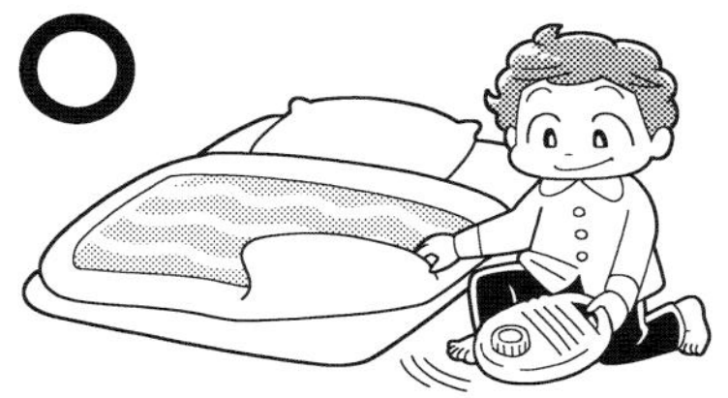

ストーブやヒーターに近《ちか》づき過《す》ぎない

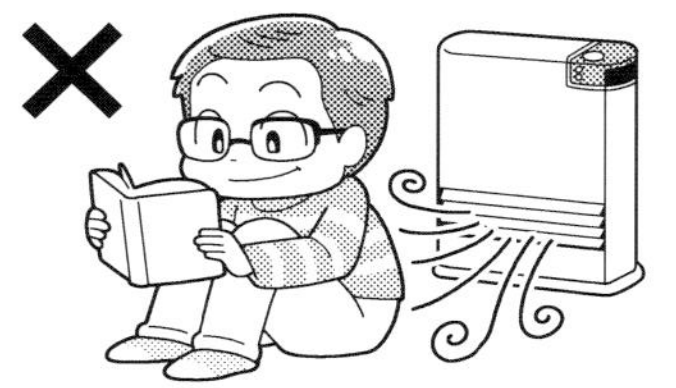

こたつや電気《でんき》カーペットの上《うえ》でねない

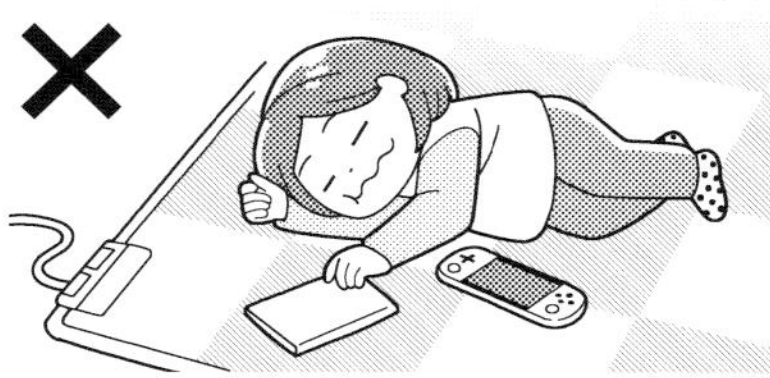

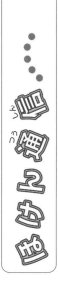

少年写真新聞 Juniors' Visual Journal
https://www.schoolpress.co.jp/

小学保健ニュース

498.07 衛生教育
No.1342-(1)
2023年(令和5年)
11月8日号

肌《はだ》を快《かい》適《てき》にし、清《せい》潔《けつ》を保《たも》つ下《した》着《ぎ》の働《はたら》き

下《した》着《ぎ》は、暖《あたた》かさを保《たも》ったり、体《からだ》から出《で》るあせを吸《きゅう》収《しゅう》したりします

下《した》着《ぎ》の主《おも》な働《はたら》き

暖《あたた》かさを保《たも》つ

重《かさ》ね着《ぎ》をして、体《からだ》と衣《い》服《ふく》の間《あいだ》に空《くう》気《き》の層《そう》を多《おお》くつくると、暖《あたた》かさを保《たも》ち冬《ふゆ》を快《かい》適《てき》に過《す》ごすことができます。

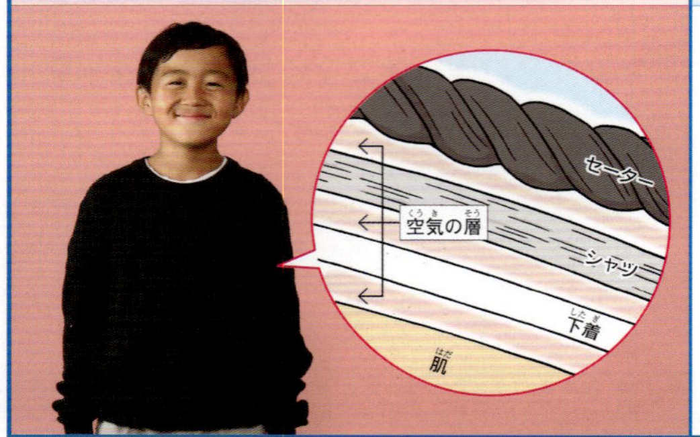
空《くう》気《き》の層《そう》
セーター
シャツ
下《した》着《ぎ》
肌《はだ》

肌《はだ》を清《せい》潔《けつ》に保《たも》つ

下《した》着《ぎ》は、体《からだ》から出《で》るあせを吸《きゅう》収《しゅう》して、肌《はだ》を清《せい》潔《けつ》に保《たも》ちます。

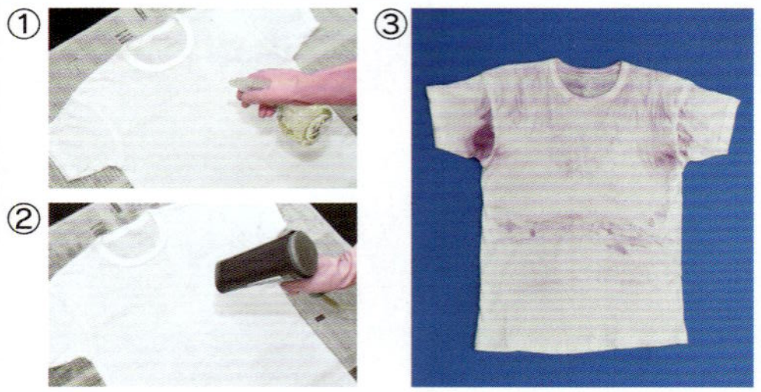
①
②
③

1日《にち》着《き》た下《した》着《ぎ》に、①あせなどに反《はん》応《のう》して色《いろ》が変《か》わる液《えき》体《たい》をかけ、②かわかすと、③下《した》着《ぎ》があせを吸《きゅう》収《しゅう》したことがわかります。

刺《し》激《げき》から肌《はだ》を守《まも》る

かたかったり、ちくちくしたりする素《そ》材《ざい》の刺《し》激《げき》から肌《はだ》を守《まも》り、肌《はだ》あれなどを防《ふせ》ぎます。

下《した》着《ぎ》に多《おお》く使《つか》われる綿《めん》

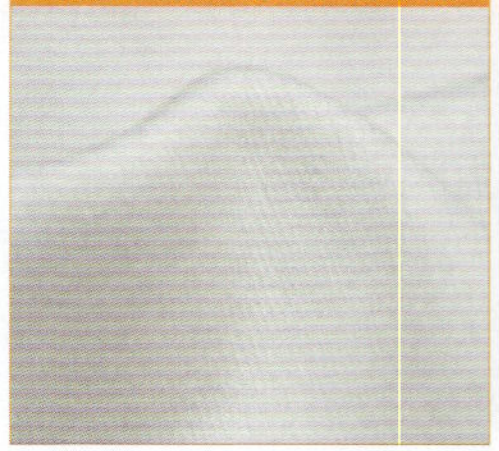

下《した》着《ぎ》には、やわらかく肌《はだ》ざわりのよい布《ぬの》地《じ》が使《つか》われています。

シャツなどの布《ぬの》地《じ》

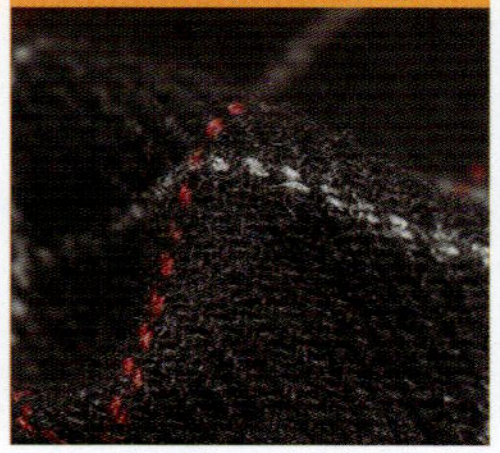

ごわごわしたり、ちくちくしたりすることがあります。

衣《い》服《ふく》のよごれを防《ふせ》ぐ

下《した》着《ぎ》があせを吸《きゅう》収《しゅう》してくれるので、上《うえ》に着《き》る衣《い》服《ふく》のよごれが少《すく》なくなります。

す肌《はだ》に直《ちょく》接《せつ》着《き》たシャツ　下《した》着《ぎ》の上《うえ》に着《き》たシャツ

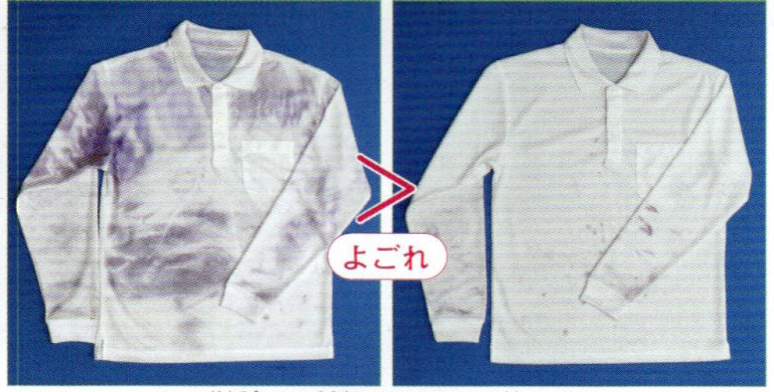
よごれ

あせなどに反《はん》応《のう》する液《えき》体《たい》をかけて、比《くら》べてみました。

下《した》着《ぎ》を選《えら》ぶポイント

あせを吸《きゅう》収《しゅう》する素《そ》材《ざい》

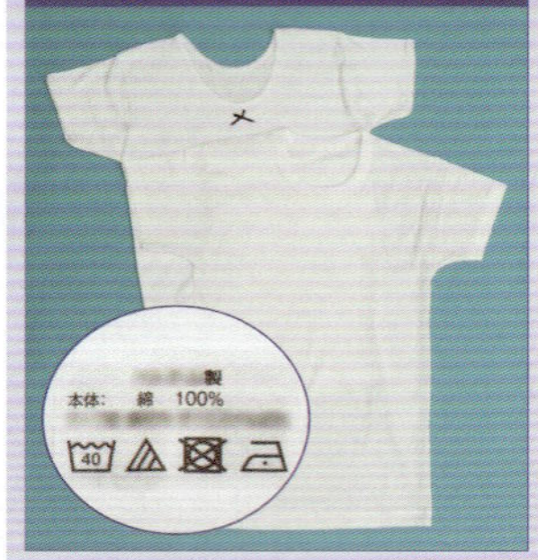
本体: 綿 100%
製

あせをよく吸《きゅう》収《しゅう》する、綿《めん》素《そ》材《ざい》のものなどを選《えら》びましょう。

体《からだ》に合《あ》った大《おお》きさで動《うご》きやすい

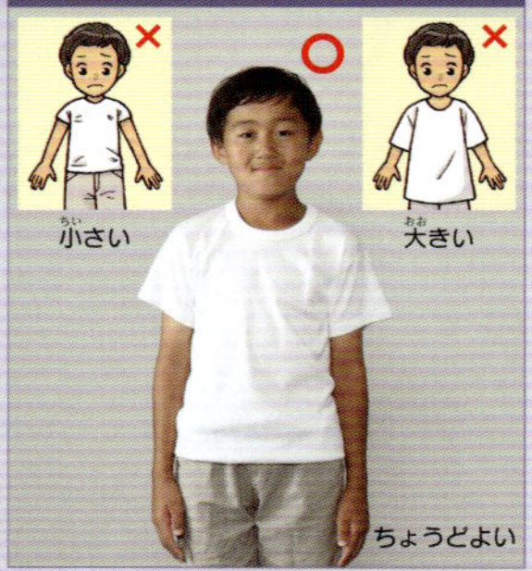
小《ちい》さい
大《おお》きい
ちょうどよい

きつ過《す》ぎたりゆる過《す》ぎたりせず、のび縮《ちぢ》みするものを選《えら》びましょう。

肌《はだ》ざわりがよい

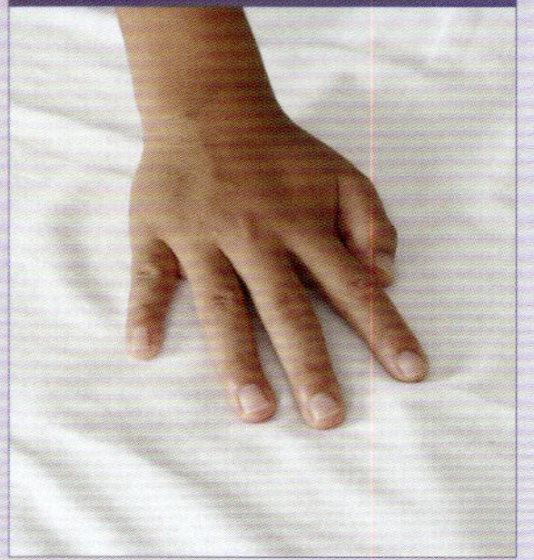

やわらかく肌《はだ》ざわりのよいものを選《えら》ぶと、快《かい》適《てき》に過《す》ごせます。

下《した》着《ぎ》は清《せい》潔《けつ》に

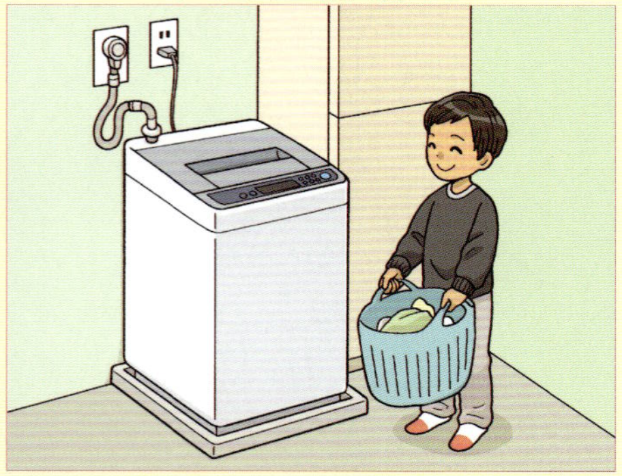

せっかく下《した》着《ぎ》を着《き》ていても、よごれていると、下《した》着《ぎ》の機《き》能《のう》が十《じゅう》分《ぶん》に発《はっ》き《き》されません。こまめに洗《あら》いましょう。

下《した》着《ぎ》は、寒《さむ》いときには暖《あたた》かさを保《たも》ち、暑《あつ》いときや運《うん》動《どう》をするときには、体《からだ》から出《で》るあせを吸《きゅう》収《しゅう》するほか、衣《い》服《ふく》の刺《し》激《げき》から肌《はだ》を守《まも》る効《こう》果《か》もあります。

下《した》着《ぎ》を着《き》ることで、す肌《はだ》に直《ちょく》接《せつ》衣《い》服《ふく》を着《き》るよりも、快《かい》適《てき》・清《せい》潔《けつ》に過《す》ごすことができるのです。

活《かつ》動《どう》の内《ない》容《よう》や気《き》候《こう》に合《あ》わせて、下《した》着《ぎ》を活《かつ》用《よう》し、肌《はだ》の健《けん》康《こう》を保《たも》ちましょう。

指導　東京家政大学 家政学部 服飾美術学科 教授　潮田 ひとみ 先生

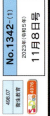

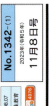

小学保健ニュース　昭和57年1月30日第三種郵便物承認　2023年11月18日発行　第1343号　旬刊　毎月3回（8・18・28日）発行　1か年定価19,140円

少年写真新聞 Juniors' Visual Journal
https://www.schoolpress.co.jp/
株式会社 少年写真新聞社
〒102-8232 東京都千代田区九段南3-9-14 HF九段南ビル TEL 03（3264）2624 FAX 03（5276）7785

小学保健ニュース

493.8
感染症
No.1343
2023年(令和5年)
11月18日号

小学保健ニュース　昭和57年1月30日第三種郵便物承認　2023年11月18日発行　第1343号　旬刊　毎月3回（8・18・28日）発行　1か年定価19,140円
★定期刊行物は終わる期間を予定しない刊行物です。年度が替わりましても、購読中止のお申し出がない場合、引き続きニュースをご送付申し上げます。

ウイルスや細菌《さいきん》に感染《かんせん》する仕組《しく》み

飛《ひ》まつ感染《かんせん》の仕組《しく》みと起《お》こすウイルス

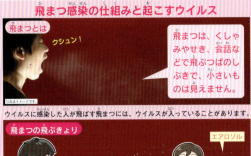

ウイルスに感染《かんせん》した人《ひと》が飛《と》ばす飛《ひ》まつには、ウイルスが入《はい》っていることがあります。

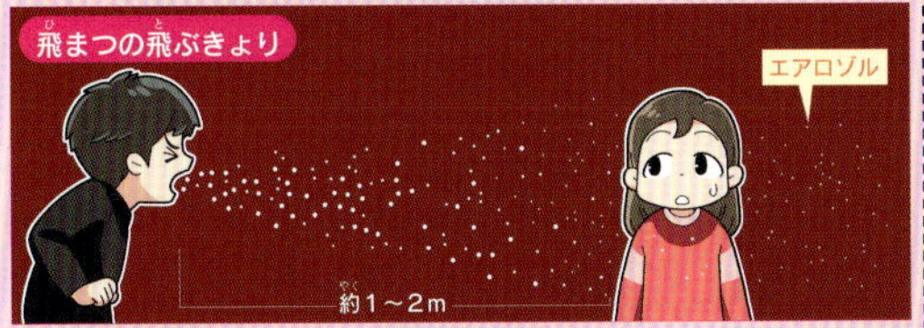

飛《ひ》まつは、目《め》に見《み》えなくても約《やく》1～2メートル飛《と》びます。さらに小《ちい》さくなった「エアロゾル」の場合《ばあい》、2メートル以上飛《いじょうと》び、空気中《くうきちゅう》をただよい続《つづ》ける場合《ばあい》もあります。

インフルエンザウイルス

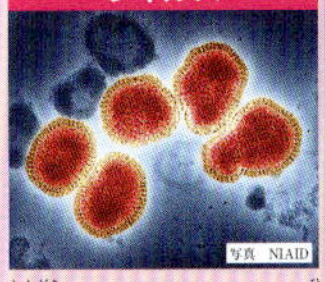

新型《しんがた》コロナウイルス

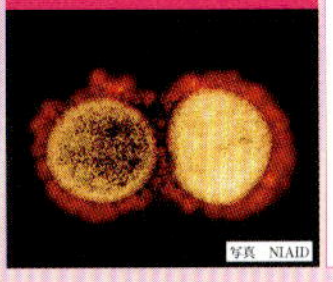

- アデノウイルス
- エンテロウイルス
- RS ウイルス
- マイコプラズマ

など

新型《しんがた》コロナウイルスは、飛《ひ》まつだけではなく、ウイルスをふくんだエアロゾルが鼻《はな》や口《くち》などから入《はい》ることで感染《かんせん》することもあります。

接《せっ》しょく感染《かんせん》の仕組《しく》みと起《お》こすウイルス・細菌《さいきん》

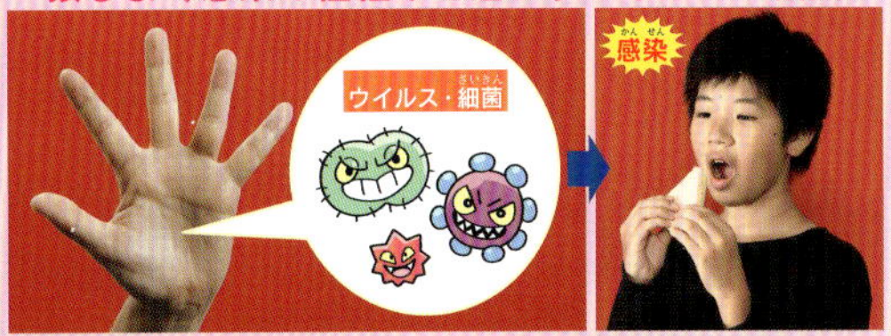

接《せっ》しょく感染《かんせん》は、手《て》についたウイルスや細菌《さいきん》が手《て》から口《くち》などに入《はい》って起《お》こります。

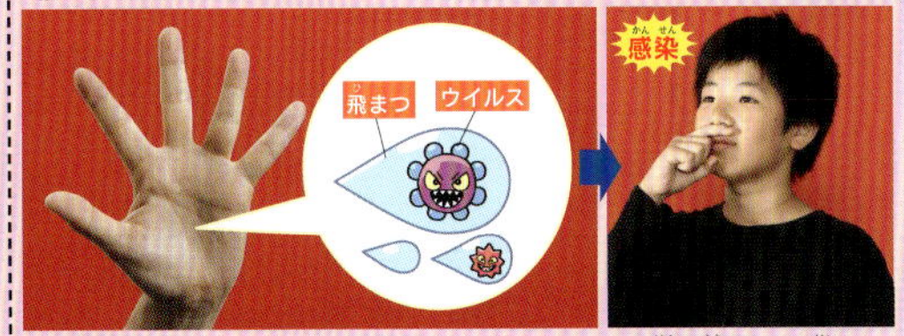

左《ひだり》で挙《あ》げた「ウイルスをふくんだ飛《ひ》まつ」が手《て》につき、それが鼻《はな》や口《くち》などから入《はい》って、感染《かんせん》を起《お》こすこともあります。

ノロウイルス

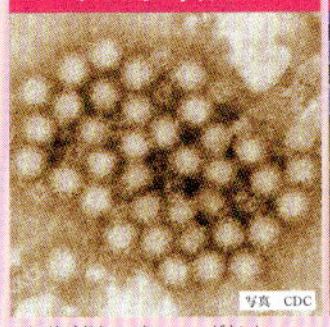

黄色《おうしょく》ブドウ球菌《きゅうきん》

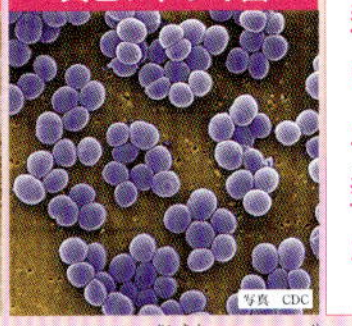

飛《ひ》まつ感染《かんせん》を起《お》こすウイルス（インフルエンザウイルス、新型《しんがた》コロナウイルス）など

食中毒《しょくちゅうどく》を起《お》こす原因《げんいん》となるウイルスや細菌《さいきん》などは、接《せっ》しょく感染《かんせん》でも感染《かんせん》します。

ていこう力《りょく》を高《たか》めよう

「ていこう力《りょく》」とは

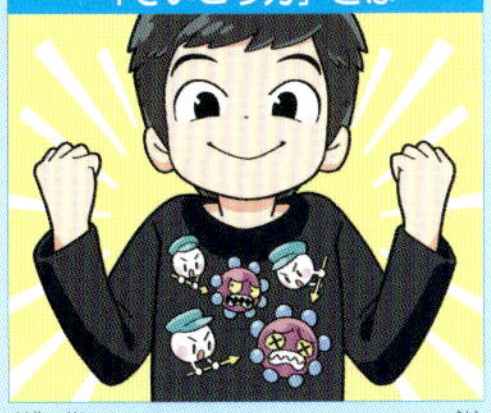

体《からだ》に入《はい》ったウイルスなどをやっつける力《ちから》を「ていこう力《りょく》」といいます。

ていこう力《りょく》を高《たか》めるには

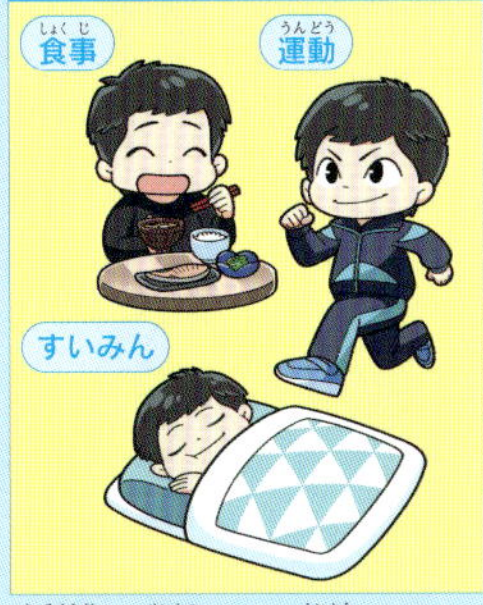

規則正《きそくただ》しい生活《せいかつ》リズムや栄養《えいよう》バランスのよい食事《しょくじ》が、ていこう力《りょく》を高《たか》めます。

飛《ひ》まつ・接《せっ》しょく感染《かんせん》の予防法《よぼうほう》

飛《ひ》まつ感染《かんせん》を予防《よぼう》するには

不織布《ふしょくふ》マスクをつける

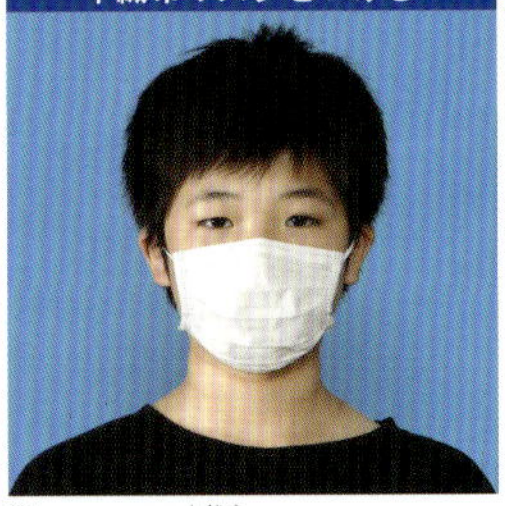

熱《ねつ》やせきなどの症状《しょうじょう》があるときは、ほかの人《ひと》への感染《かんせん》を防《ふせ》ぐためにつけましょう。

こまめにかん気《き》をする

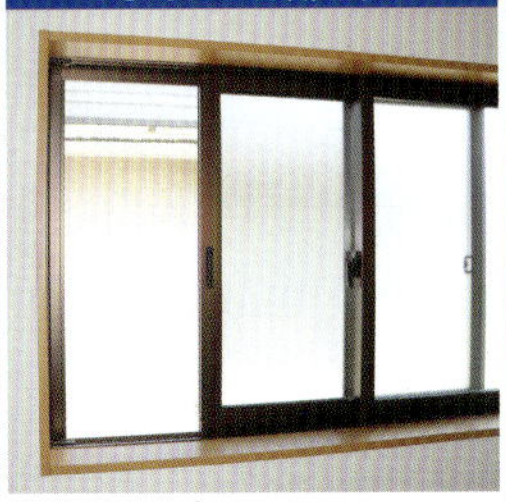

こまめにかん気《き》をすることによって、エアロゾルも外《そと》に出《だ》すことができます。

加《か》しつをする

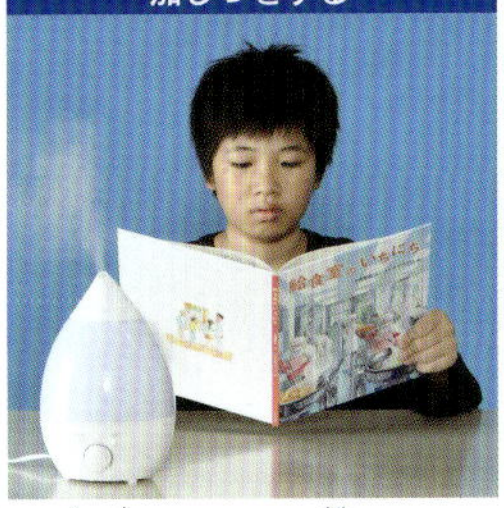

しつ度《ど》を上《あ》げてかんそうを防《ふせ》ぐことで、ウイルスに感染《かんせん》しづらくなります。

人混《ひとご》みに近《ちか》づかない

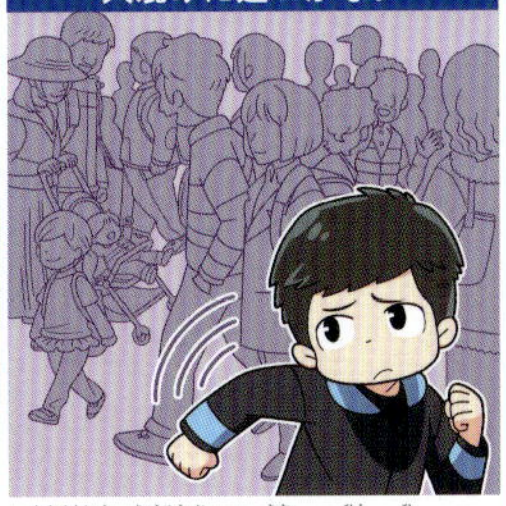

感染症《かんせんしょう》の流行時《りゅうこうじ》は、多《おお》くの人《ひと》の飛《ひ》まつが飛《と》びかう人混《ひとご》みに行《い》くのはさけましょう。

接《せっ》しょく感染《かんせん》を予防《よぼう》するには

石《せっ》けんで手《て》をすみずみまで洗《あら》う

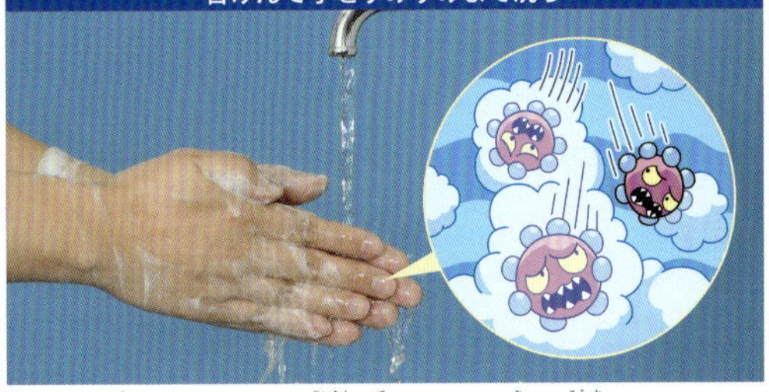

石《せっ》けんは、手《て》についたウイルスや細菌《さいきん》を手《て》からはがして落《お》とす効果《こうか》があります。さっと洗《あら》っただけでは効果《こうか》はないので、手《て》をすみずみまで洗《あら》うことが大切《たいせつ》です。

アルコールで手《て》をすみずみまで消毒《しょうどく》する

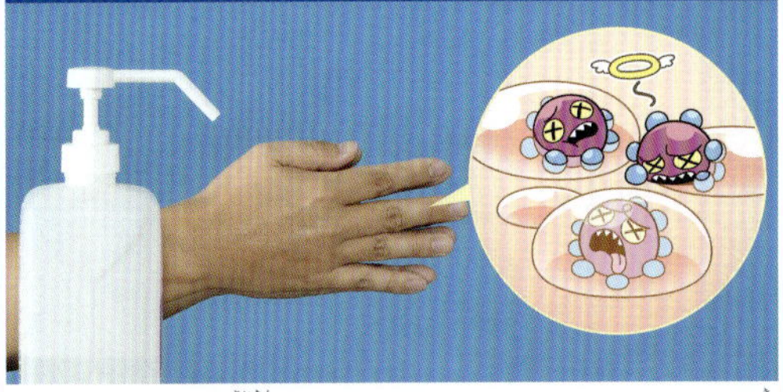

アルコールでウイルスや細菌《さいきん》をやっつけますが、ノロウイルスなど、アルコールが効《き》かないものもいるので、石《せっ》けんを使《つか》った手洗《てあら》いもこまめに行《おこな》いましょう。

飛《ひ》まつ・接《せっ》しょく感染以外《かんせんいがい》にも

- 感染者《かんせんしゃ》の体液《たいえき》（血液《けつえき》など）にふれることによる感染《かんせん》
- 虫《むし》（カ、ダニなど）、鳥《とり》、動物《どうぶつ》などからの感染《かんせん》

など

ほかの人《ひと》の血液《けつえき》や死《し》んだ動物《どうぶつ》を、直接手《ちょくせつて》でさわらないようにしましょう。

ウイルスや細菌《さいきん》は、感染者《かんせんしゃ》が飛《と》ばす飛《ひ》まつ（つばのしぶき）が体内《たいない》に入《はい》ったり、手《て》から口《くち》に入《はい》ったりすることなどで感染《かんせん》します。

さまざまな予防法《よぼうほう》がありますが、感染症《かんせんしょう》の流行状《りゅうこうじょう》きょうや周囲《しゅうい》の状《じょう》きょうなどを見《み》て、自分《じぶん》でできる予防法《よぼうほう》をやってみましょう。

また、ていこう力《りょく》が高《たか》まるような食習慣《しょくしゅうかん》や生活習慣《せいかつしゅうかん》で過《す》ごすことも大切《たいせつ》です。

指導　浜松医療センター 感染症管理特別顧問　矢野邦夫 先生

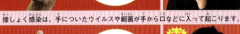

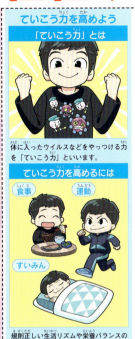

少年写真新聞 Juniors' Visual Journal　2023年11月18日発行 第1343号付録
©少年写真新聞社2023年
株式会社 少年写真新聞社 〒102-8232 東京都千代田区九段南3-9-14 HF九段南ビル
小学保健ニュース
★定期刊行物は終わる期間を予定しない刊行物です。年度が替わりましても、購読中止のお申し出がない場合、引き続きニュースをご送付申し上げます。
★著作権法により、本紙の無断複写・転載は禁じられています。
少年写真新聞社のホームページ
https://www.schoolpress.co.jp/

“ポストコロナ”の感染予防

浜松医療センター
感染症管理特別顧問　矢野 邦夫

中国武漢にて新型コロナウイルス感染症が発生した当初、多くの人々がウイルス性肺炎を合併し、重症化しました。その後、オミクロン株になってから、重症化することは少なくなり、さらに、ワクチンや抗ウイルス薬が実用化されたことによって、現在は新型コロナウイルスに感染しても、重症化することは少なくなりました。そのため、“ポストコロナ”時代となってきましたが、時季や環境に応じて、感染予防が必要です。

せきエチケット

外出時には常にマスクを着用するという「ユニバーサル・マスキング」は必要なく、せきや発熱などの症状がみられる人がマスクを着用する、いわゆる「せきエチケット」を実施します。

換気

新型コロナウイルスだけではなく、インフルエンザウイルスもエアロゾル感染することがあります。そのため、室内の換気はとても大切です。定期的に窓を開けて換気をしますが、窓のない部屋であれば空気清浄機などを用いて、空気中のエアロゾル粒子を除去します。また、サーキュレーターを用いて、室内の空気が窓から外部に流れるようにすることも有用です。

手指消毒・手洗い

環境表面に付着している新型コロナウイルスなどのウイルスに手指が触れて、その手指にウイルスが移動し、そのまま目や鼻などの粘膜に触れることによって感染します。そのような感染経路を遮断するために、手指消毒が有効です。この場合、十分量のアルコールを手指につけて、まんべんなく擦り込みます。ただ、ノロウイルスなどのようなアルコールに抵抗性があるウイルスもいるので、こまめに石けんで手洗いをする習慣をつけることも大切です。

ワクチン接種

ワクチンを接種しても感染することはありますが、ウイルスに対する免疫が強化され、重症化予防には有効です。これは、新型コロナウイルスだけではなく、インフルエンザについても同じです。冬季にはインフルエンザが大流行する可能性がありますので、インフルエンザワクチンを接種して、免疫を獲得しておきましょう。

学校内での感染対策

学校内や通学途中で児童に日常的にマスクを着用させる必要はありません。しかし、かぜの症状がみられる児童には、せきエチケットを遵守してもらいます。発熱がある児童は登校せずに、自宅で待機させます。そのため、何らかの症状がみられるときには、教職員に知らせるように指導することも大切です。

医療施設や高齢者施設を訪問するとき

医療施設や高齢者施設には、高齢者や抵抗力が低下している人々が多数滞在しています。そのような人々が新型コロナウイルスに感染すると、誤嚥性肺炎や脱水などによって重症化することがあります。そのため、医療施設や高齢者施設を訪問する場合は、施設内ではユニバーサル・マスキングを実施することが大切であり、常時マスクを着用して、手指消毒・手洗いをします。

少年写真新聞 Juniors' Visual Journal　2023年11月28日発行 第1344号付録
©少年写真新聞社2023年
株式会社 少年写真新聞社 〒102-8232 東京都千代田区九段南3-9-14 HF九段南ビル
小学保健ニュース
★定期刊行物は終わる期間を予定しない刊行物です。年度が替わりましても、購読中止のお申し出がない場合、引き続きニュースをご送付申し上げます。
★著作権法により、本紙の無断複写・転載は禁じられています。
少年写真新聞社のホームページ
https://www.schoolpress.co.jp/

けんかをしてしまったときの対処法

関西学院大学 文学部 総合心理科学科
教授　有光 興記

子どもたちのけんかと心の発達

子どもたちは、大人から見ると些細《ささい》なことではらが立ってけんかをします。例えば、遊びのルールについてお互いの理解が違っていて、「間違っているのはそっち」と言って譲れないことがあります。大人から見ると単なる遊びでも「勝ちたいから譲れない」といったこともあるでしょう。また、仲良し同士で、遊びのつもりでちょっかいを出して、相手にはすごく嫌がられていることがあります。相手が限界に達して「そんなことをするな！」と言ったことにびっくりして、「別にいいじゃないか！」と言い返してけんかになる。その後に仲直りができればよいのですが、お互いに無視を始め、友だち関係を終わらせてしまうこともあります。相手の立場に立って考えることができれば、そもそもちょっかいは出しませんし、相手が嫌だと言ったらすぐに謝れます。小学生だと、相手の気持ちが想像できず、怒りのコントロール方法もわからずに、自己中心的な言動になることが多いのです。そして、行き過ぎたからかいになったり、いじめになったりして、相手を深く傷つけしまうこともあります。

けんかになってしまったときの対処法

けんかになったときには、まず冷静さを保つ必要があります。深呼吸をしたり、1から10の数字を数えたりして、怒りや興奮をコントロールする必要があります。小学生は、教えてもすぐには身につかないので、何度も教えてあげましょう。先生がその場にいたら、児童の話を聞いてあげることでも落ち着かせることができます。

けんかをしたときには、相手の言い分を最後まで聞くことも大切です。自分の意見を言うまでの「聞くふり」ではなく、相手がどうしてそのような主張をしているのか、理解するために聞いてあげるのです。そして、相手の言っていることを言い換えるなどして、聞いていることを伝えます。相手が、「言い分を聞いてもらえた」と実感したようなら、次は自分の思いを説明します。自分の言い分を伝えたら、謝罪します。明らかに危害を加えたときはもちろん、わざとじゃなくても、些細なことでも、「こんなことになって、ごめん」と言います。双方で謝ることができれば、自分の行動をこれからどう変えるのか、相手ができることを一緒に考えるなど、問題解決に取り組むことができます。小学生だと、こうした対処法をすべて自力で行うのは大変難しいので、先生がやり方を教えながら一緒に考えてあげるとよいでしょう。発達の課題がある児童の場合は、双方の意見を代弁してあげるなど、先生方の支援が必要となります。

子ども同士のけんかは、避けることができません。ただ、けんかは、お互いに意見を交わして仲良くなるきっかけにすることもできます。けんかの対処法は、大人になっても必要となる、友情を傷つけずに衝突を解決する能力なのです。そうした良い人間関係を構築するための重要なスキルを、先生方のご指導で多くの子どもたちが身につけられることを願っています。

新連載 **児童の性被害** ～その早期発見と支援～

第1回 小学生の性被害の特徴

【大阪大学大学院 人間科学研究科 教授／臨床心理士・公認心理師 **野坂 祐子**】

子どもの身近にある性暴力

近年、子どもへの性暴力に対する社会的関心の高まりから、地域や学校で、子どもの性被害を防ぐための取り組みが盛んになっています。その背景には、子ども時代に受けた性被害について開示してくれる成人のサバイバー（被害者）が増えてきたこと、そして、できごとから数十年がたってもなお、心身の不調や対人関係の問題に悩まされているという深刻な影響が広く知られるようになってきたことなどが挙げられます。

子どもへの性暴力は決してまれなできごとではなく、多くの子どもたちが経験しうる身近な危機のひとつです。保健室で、子どもたちの様子をよく見て、気になる子どもの話を聴くなかで、性被害の事実がわかったということもあるでしょう。

性被害というと、体が成熟してきた思春期の女子児童が受けるものといったイメージがあるかもしれません。成人に限れば、男性よりも女性のほうが性被害を受けやすいのは事実です。しかし、性的虐待は幼児にも起きています。また、性犯罪や性的ないじめに遇う男子児童も少なくありません。幼児や男子児童の性被害は、まだまだ潜在化しているものがあるはずです。

子どもへの性暴力とは

性暴力とは、性的な手段や目的による暴力であり、性的な部位（プライベートパーツ）を見たり、触ったりする行為をいいます。直接、性器に触ったり、触らせたりするだけではなく、盗撮や児童ポルノの撮影、自撮り画像の要求、下着盗といった間接的な行為も含みます。どれも加害側からの一方的・強制的なやりとりで、相手の同意を得ていません。

年齢差や立場の違いといった力関係があれば、子どもは行為の意味がわからなかったり、安全に断ることができなかったりするので、たとえ身体的暴力が伴わなくても性暴力です。

つまり、子どもに対して、大人や年長児が性的な接触をすることは、子どもが苦痛を感じたかどうかにかかわらず、性暴力といえます。両者は対等ではなく、子どもは言いなりになるしかないからです。また、発達や成長の途上にある子どもは、十分な知識や判断力、交渉スキルが身についていません。そのため、現在の刑法では13歳未満の子どもは性的な同意を示す能力がないとみなされています。よって、小学生以下の子どもが力関係の下で性行為をされたら、子どもが嫌がっていなくても性被害なのです。

性被害は、長期にわたり心身に悪影響をもたらすトラウマになりやすい体験です。トラウマは、「こころのけが」ともたとえられ、見えない精神的な傷つきが人生にさまざまな困難をもたらします。また、子どもが年齢不相応な性情報にさらされることもトラウマになりえます。例えば、子どもがポルノや家族の性行為を目にする環境で育つことは、性に対する誤った学習につながり、ショックや混乱を引き起こすことなどもあります。

性暴力に伴うグルーミング

子どもへの性暴力は、実際にどのようにして起こるのでしょうか。子どもに性暴力をふるうのは、成人の男性に限りません。子ども同士で起こることもあれば、同性間でも生じます。

加害者は、力ずくで子どもを押さえつけて、無理やり性行為を強要することもありますが、それよりも、一見すると、遊びや世話のような関わりをしながら子どもに近づくほうが一般的です。子どもの身近な人が加害者であることも多く、日常的に子どもに触れている人の場合もあります。子どもは相手に信頼を寄せているため、相手の行動が不適切なものだとは気づきません。たとえ、「おかしい」と感じても断れない立場です。

加害者が見知らぬ人であっても、優しそうな様子で一緒に遊んでくれて、関心を向けてもらえれば、子どもは警戒心を解くものです。会ったことがない相手でも、SNSでメッセージをくれたり、親身になってくれたと感じられたりすれば、子どもにとっては「知らない人」どころか、あっという間に「いい人」で「大切な人」になるのです。

どんな子どもも不安やさみしい気持ちをなぐさめてもらうことを望んでいます。退屈や孤立ではなく、刺激やつながりを求めています。それは子どもにとってあたりまえの欲求であり、人として当然のニーズです。子どもへの性暴力は、こうした子どものニーズを悪用するものです。子どもの信用や好奇心を逆手にとり、無邪気さや知識のなさにつけこんだ犯罪です。

子どものニーズを悪用して、子どもに接近する手段をグルーミング（手なずけ）といいます。遊びながら子どもに触れれば、最初のうちは、子どもも楽しいと感じます。また、世話や指導に乗じてプライベートパーツに触れると、子どもはどこまでが適切な接触かがわからず、戸惑います。子どもが勇気を出して抵抗しても、加害者は「意識しすぎだ」と反論して、子どもを非難するかもしれません。保護者も、お世話になっている人がまさか加害者とは思わないので、ぐずる子どもを叱咤《しった》してしまいがちです。

子どもが性暴力から逃げられないのは、抵抗できない子どものせいではなく、加害者との明らかな力関係と巧妙なグルーミングのためです。子ども間での性暴力も同じです。加害児は不公平なルールや交換条件を示しながら、立場の弱い子どもを言いなりにさせようとします。

性被害の気づきにくさ・打ち明けにくさ

性被害を受けても、本人が「被害」だと気づきにくいのが、子どもへの性暴力の特徴です。まず、子どもが性被害をどんなふうに体験するのか、発達の観点から理解しておきましょう。

幼い子どもは、他者との触れ合いを求め、抱っこや体をくすぐるような遊びを好みます。あらゆることに興味を持ち、性器にも関心を示します。幼児は、性器は排泄《はいせつ》するところとしか認識していません。小学生も、二次性徴が始まる頃までは、体を性的には捉えていません。そのため、性被害を受けた際、何となく恥ずかしく感じて、大人に打ち明けるのを躊躇《ちゅうちょ》しながら、何が身に起きたのかよくわかっておらず、漠然とした不安や混乱をかかえていることがあります。

性被害に恐怖感や不快感を覚える子どももいますが、「嫌ではなかった」「おもしろかった」と感じる子どももいます。男児でも女児でも、性器に触れられれば快感を覚えるものです。そのことに恥や罪悪感をいだくこともあります。

加害者は「秘密だよ」という口止めをするため、子どもは「約束を守らなければ」と思って誰にも言えません。打ち明けたら怒られるかもしれないと思っている子どもがほとんどです。とくに男児は、自分でも被害かどうかがわからないうえ、「信じてもらえないだろう」と思っています。

被害について大人に打ち明けられないのは、あまりに強い恐怖や苦痛によって、できごとの記憶が失われている可能性もあります。思い出すと気分が悪くなったり、眠れなくなったりするので、必死に考えないように回避していることがあるからです。こうしたトラウマ症状をかかえる子どもも、性被害を打ち明けられません。

性被害を受けた子どもに気づいて支援するために、性暴力の特徴や子どもの捉え方を理解しておくことが大切です。次回は、性被害を受けた子どもに見られやすい反応を紹介します。性被害を打ち明けられずにいる子どものサインに気づき、早期の支援につなげましょう。

少年写真新聞 Juniors' Visual Journal
https://www.schoolpress.co.jp/

小学保健ニュース

371.4 教育心理学 4976
No.1344
2023年(令和5年)
11月28日号

心《こころ》の成長《せいちょう》シリーズ③

けんかをしてしまったときの対処法《たいしょほう》

まずは落《お》ち着《つ》いて自分《じぶん》の気持《きも》ちを整理《せいり》し、自分《じぶん》が悪《わる》かったことはあやまりましょう

けんかをしてしまったら

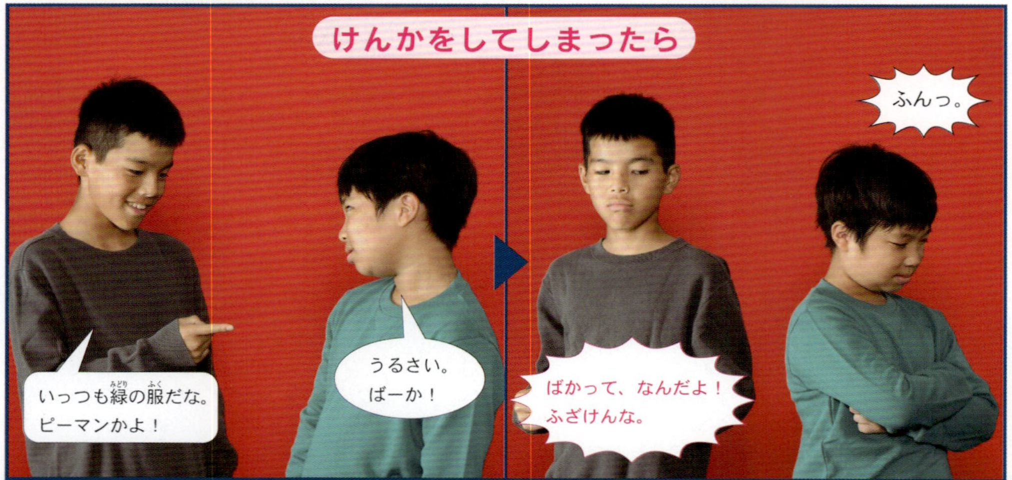

いっつも緑《みどり》の服《ふく》だな。ピーマンかよ！
うるさい。ばーか！
ばかって、なんだよ！ふざけんな。
ふんっ。

まずは落《お》ち着《つ》いて気持《きも》ちを整理《せいり》しよう

そのときの自分《じぶん》の気持《きも》ち
笑《わら》ってくれると思《おも》ったのに、「ばか」と言《い》われてくやしかった。

自分《じぶん》が悪《わる》かった点《てん》
いきなりからかってしまい、相手《あいて》をいやな気《き》持《も》ちにさせた。

これからどうしたいのか
やっぱり仲良《なかよ》くしたい。あやまろう。

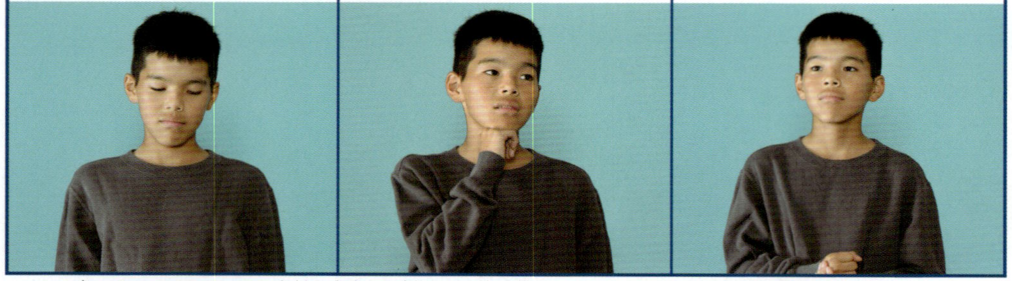

落《お》ち着《つ》いて、そのときの自分《じぶん》の気持《きも》ちや悪《わる》かった点《てん》を考《かんが》えると、これからどうしたいのかが見《み》えてきます。

あやまり方《かた》のこつ

勇気《ゆうき》を出《だ》して、できるだけ早《はや》めに

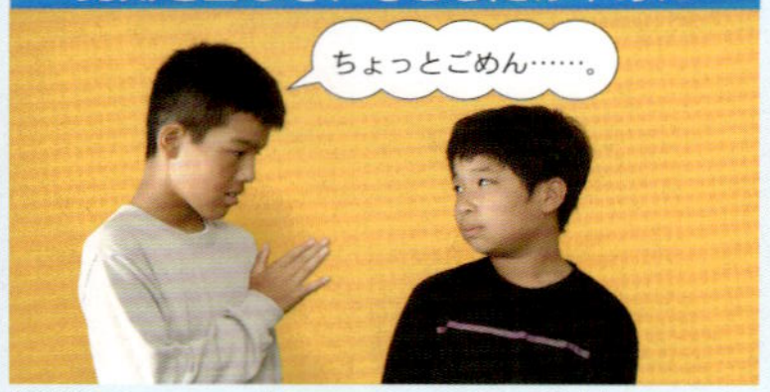

ちょっとごめん……。

仲直《なかなお》りしたいと思《おも》ったら、あまり時間《じかん》がたたないうちに声《こえ》をかけましょう。

「仲直《なかなお》りしたい」と伝《つた》える

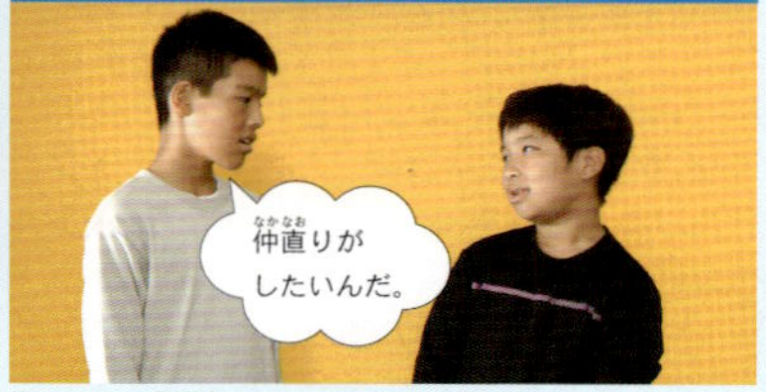

仲直《なかなお》りがしたいんだ。

初《はじ》めに「仲直《なかなお》りしたい」と伝《つた》えることで、相手《あいて》に受《う》け止《と》める心構《こころがま》えができます。

す直《なお》にあやまる

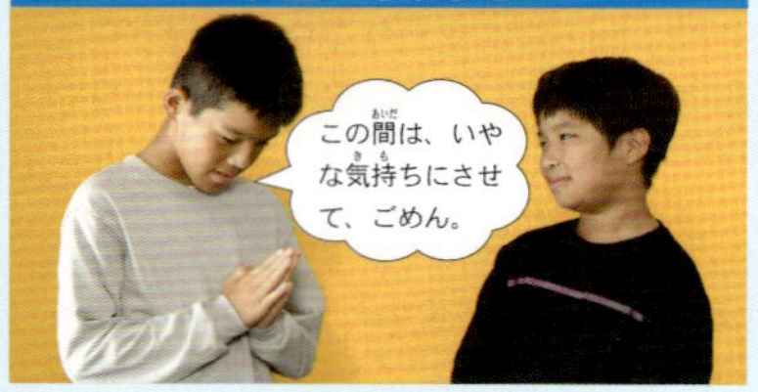

この間《あいだ》は、いやな気《き》持《も》ちにさせて、ごめん。

相手《あいて》を責《せ》めず、自分《じぶん》の意見《いけん》は伝《つた》えて、自分《じぶん》が悪《わる》かったことをす直《なお》にあやまりましょう。

もっと仲良《なかよ》くなるきっかけに

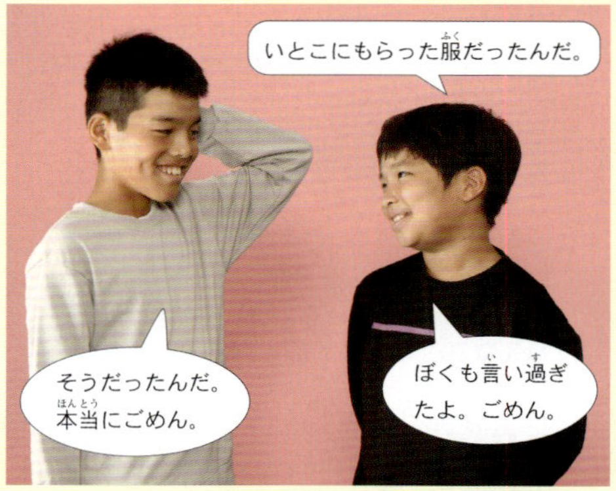

いとこにもらった服《ふく》だったんだ。
そうだったんだ。本当《ほんとう》にごめん。
ぼくも言《い》い過《す》ぎたよ。ごめん。

あやまったあとで、相手《あいて》の気持《きも》ちを聞《き》き、自分《じぶん》の気持《きも》ちも話《はな》すことで、もっと仲良《なかよ》くなれるかもしれません。

気《き》持《も》ちの行《い》きちがいやちょっかいの出《だ》し過《す》ぎなどがきっかけで、友《とも》だちとけんかになってしまうことがあります。落《お》ち着《つ》いてその場《ば》のことを整理《せいり》してみると、かっとなった気《き》持《も》ちの裏側《うらがわ》にある本当《ほんとう》の思《おも》いや、自分《じぶん》が悪《わる》かった点《てん》、今後《こんご》どうしたいのかが見《み》えてきます。「仲直《なかなお》りしたい」と思《おも》ったら、勇気《ゆうき》を出《だ》して、自分《じぶん》が悪《わる》かったことについてあやまると、おたがいに歩《あゆ》み寄《よ》れて、仲直《なかなお》りでき、気分《きぶん》もすっきりします。

指導 関西学院大学 文学部 総合心理科学科 教授 有光興記 先生

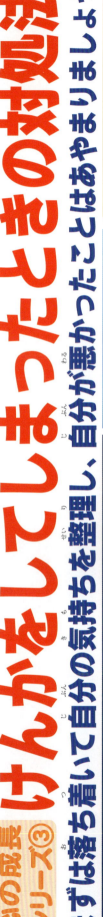

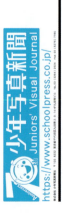

少年写真新聞 Juniors' Visual Journal
https://www.schoolpress.co.jp/

小学保健ニュース

491.13 呼吸器
No.1345
2023年（令和5年）
12月8日号

ウイルスや細菌《さいきん》などを体《からだ》から出《だ》す「線毛《せんもう》」

気管《きかん》の表面《ひょうめん》にある線毛《せんもう》が動《うご》いてねん液《えき》が流《なが》れ、ウイルスや細菌《さいきん》などを体《からだ》の外《そと》に出《だ》します

のどを横《よこ》から見《み》ると

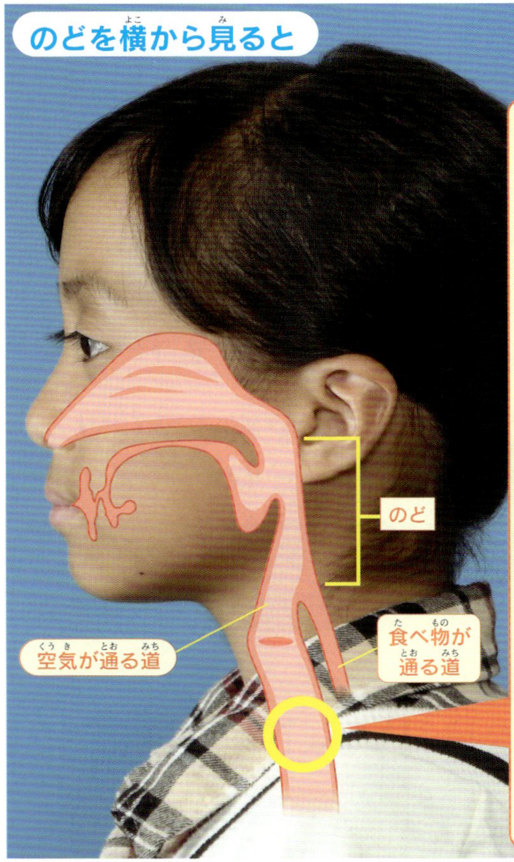

気管《きかん》（のどのおく）にある「線毛《せんもう》」

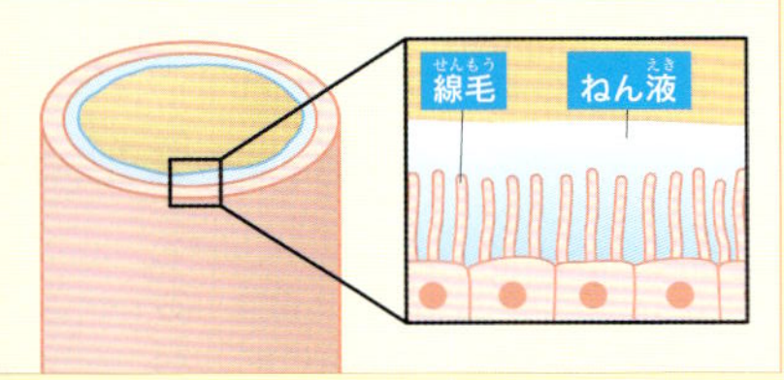

気管《きかん》（のどのおく）の表面《ひょうめん》は、「ねん液《えき》」という液体《えきたい》と細《さい》ぼうから出《で》ている線毛《せんもう》でおおわれています。

電子《でんし》けんび鏡《きょう》で見《み》た線毛《せんもう》

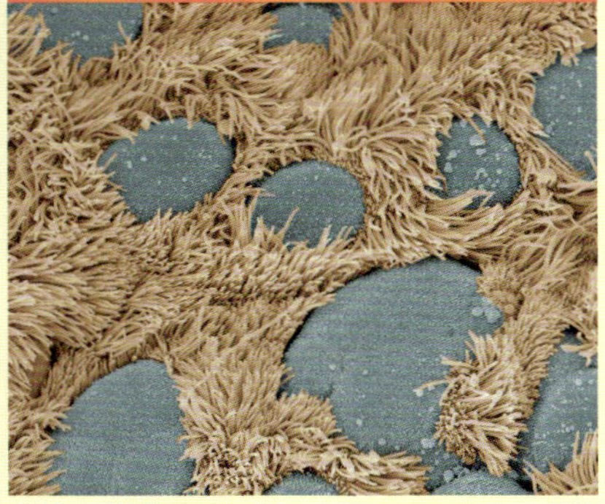

線毛《せんもう》は、直径《ちょっけい》が1000分《ぶん》の１ミリメートルよりも細《ほそ》くて小《ちい》さい「動《うご》く毛《け》」のようなものです。

のどは、食《た》べ物《もの》が通《とお》る道《みち》と空気《くうき》が通《とお》る道《みち》の２つにわかれていて、空気《くうき》が通《とお》る道《みち》のおくにある「気管《きかん》」などに線毛《せんもう》がたくさんあります。

線《せん》毛《もう》の働《はたら》きと弱《じゃく》点《てん》

線毛《せんもう》の働《はたら》き

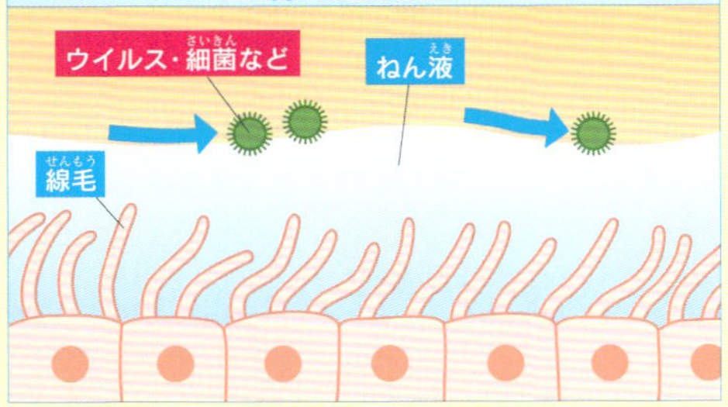

線毛《せんもう》が動《うご》くことでねん液《えき》が流《なが》れて、吸《す》いこんだ空気《くうき》とともに入《はい》ったウイルスや細菌《さいきん》などを、体《からだ》の外《そと》に出《だ》します。

線毛《せんもう》の弱点《じゃくてん》はかんそう

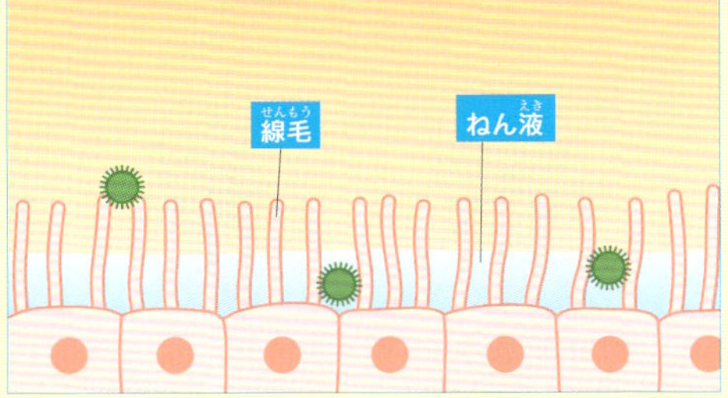

のどのおくがかんそうすると、ねん液《えき》が減《へ》り、線毛《せんもう》の動《うご》きも弱《よわ》まって、ウイルスなどが体《からだ》に入《はい》りやすくなります。

気管《きかん》の表面《ひょうめん》には、「線毛《せんもう》」という動《うご》く毛《け》を持《も》った細《さい》ぼうがたくさんあって、その表面《ひょうめん》は、「ねん液《えき》」という液体《えきたい》におおわれています。

気管《きかん》の中《なか》にかぜやインフルエンザの原因《げんいん》となるウイルスなどが入《はい》ると、線毛《せんもう》が動《うご》いて、ねん液《えき》が流《なが》れ、せきなどで体《からだ》の外《そと》に出《だ》します。

空気《くうき》がかんそうすると、線毛《せんもう》の働《はたら》きが弱《よわ》くなるので、加《か》しつをして線毛《せんもう》がきちんと動《うご》くようにしましょう。

指導　浜松医科大学 内科学第二講座 呼吸器内科 助教　藤澤 朋幸 先生
線毛（マウス）の写真提供　日本電子株式会社 技術顧問　近藤 俊三 先生

のど（線毛《せんもう》）をかんそうから守《まも》るためには

こまめに水分《すいぶん》をとる

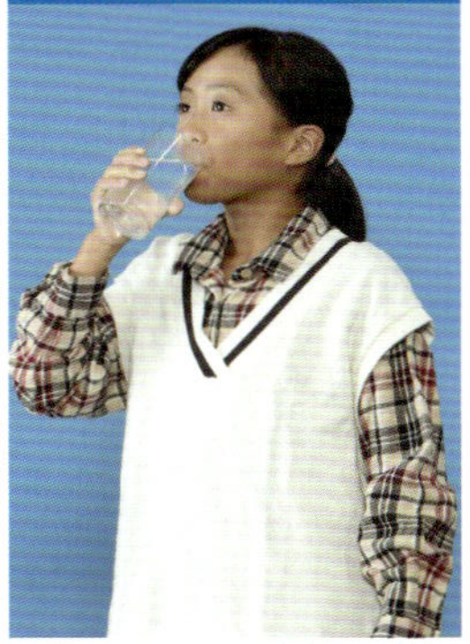

室内《しつない》を加《か》しつする

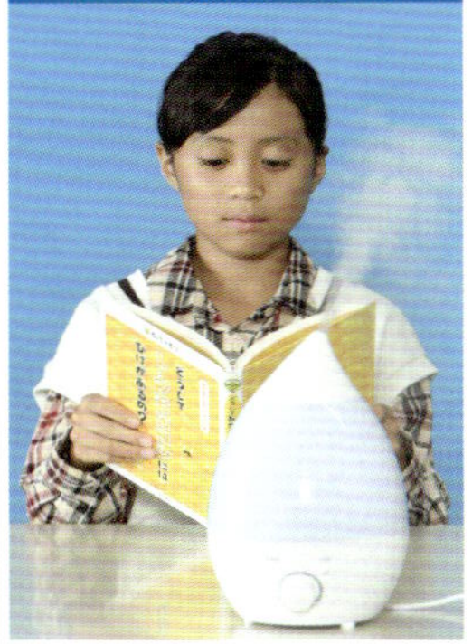

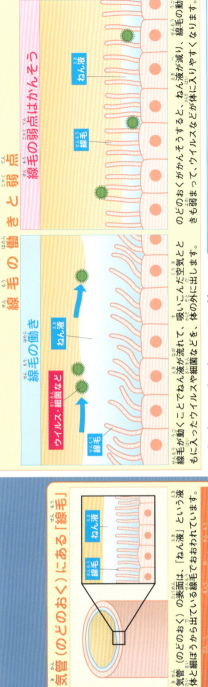

冬場《ふゆば》でもこまめに水分《すいぶん》を補給《ほきゅう》することが大切《たいせつ》です。また、加《か》しつ器《き》などで室内《しつない》のかんそうを防《ふせ》ぎましょう。

少年写真新聞 Juniors' Visual Journal　2023年12月8日発行 第1345号付録　©少年写真新聞社2023年
株式会社 少年写真新聞社 〒102-8232 東京都千代田区九段南3-9-14 HF九段南ビル
小学保健ニュース

線毛運動と粘液線毛輸送系

浜松医科大学 内科学第二講座 呼吸器内科
助教　藤澤 朋幸

気道上皮

ヒトは、呼吸によって空気から必要な酸素を体内に取り込み、不要となった二酸化炭素を体外へ放出します。呼吸に際して、空気は口や鼻から吸い込まれ、吸い込まれた空気は気道（気管や気管支）を通って肺に送り込まれます。そのため、気道や肺は、常に空気にさらされ、空気中にはほこりやちりのほか、ウイルスや細菌などの病原体が多く存在しているため、気道は常に外敵（異物、ウイルス、細菌など）の脅威にさらされています。この気道に侵入してきた外敵に対して、第一線の防御を担うのが「気道上皮」です。気道上皮は、気道の内面を覆う組織で、気道に侵入する病原体と最初に接触して、空気と体内を隔てる物理的バリアとして機能しています。また、気道上皮は粘液で覆われており、この粘液も気道を外敵から守るために重要な働きをしています。

線毛運動と粘液線毛輸送系

気道上皮は、線毛細胞をはじめとする種々の細胞で構成される組織です。気道上皮の主な構成細胞である“線毛細胞”は、たくさんの線毛を有しています。線毛とは、直径0.2～0.3μm、長さ5～7μmの極めて小さな動く毛のような構造物で、1つの線毛細胞は200～300本の線毛を有しています。そして、線毛が相互に共調運動することで気道上皮に粘液の流れをつくり、この粘液の流れとともに、気道に侵入した異物や病原体は、体外に運ばれて排泄《はいせつ》されます。この一連の機構は「粘液線毛輸送系」と呼ばれ、気道に侵入した外敵を体外に排出するための大切な生体防御機能です。

粘液線毛輸送系を正常に維持するためには、適切な「線毛運動」が必要不可欠です。健常な人の場合、線毛は常に15～20Hzで動いて（1秒間に15～20回振動して）おり、隣り合う線毛同士が連動して口側に鞭《むち》を打つように協同運動して一定方向の粘液の流れ（口側に向かう）をつくり出しています。線毛の構造や機能が異常となる原発性線毛機能不全症では、気道内に侵入した病原体の排泄が障害されて、副鼻腔炎、気管支炎、肺炎などを繰り返すことが知られています。

ウイルス性呼吸器感染症と線毛運動

インフルエンザウイルスや新型コロナウイルスなどによるウイルス性呼吸器感染症の防御にとって、線毛運動や粘液線毛輸送系は重要な役割を果たしています。気道内に侵入したインフルエンザウイルスが気道上皮に感染すると、即座に線毛運動が促進することが知られています。これは、侵入したウイルスをいち早く体外に排泄しようとする、ヒトが兼ね備えたウイルスに対する生体防御応答であり、感染の予防や重症化の抑制に寄与しています。

一方、寒冷や乾燥により、線毛運動は減弱することが知られています。線毛運動が弱くなれば、ウイルス排泄が障害され、感染に対する防御能も低下します。そのため、ウイルス感染の予防にとって、過度の寒冷を避けることや、適度な湿度を保って乾燥を防ぐことは、日常生活において重要です。こまめな水分摂取、マスクの着用などで気道の湿潤を保つことは、ウイルス感染の予防に役立ちます。

少年写真新聞 Juniors' Visual Journal　2023年12月18日発行 第1346号付録　©少年写真新聞社2023年
株式会社 少年写真新聞社 〒102-8232 東京都千代田区九段南3-9-14 HF九段南ビル
小学保健ニュース

飲酒の断り方を指導する際のポイント

法政大学 スポーツ健康学部
教授　鬼頭 英明

飲酒と子ども

飲酒は、食事や冠婚葬祭時などの日常生活の中で見かけるありふれた一コマですが、同時に、子どもはしてはいけない行為です。そのため、大人の世界へのあこがれやカッコよさを感じ、飲酒に好奇心を抱く子どもも少なくありません。

「飲酒と健康」の学習機会は、学習指導要領上では、6年生の体育科保健領域で取り上げることになっています。指導する内容は、「健康への急性影響、慢性影響」とともに、子どもが飲んではいけない理由として、「低年齢からの飲酒は特に害が大きいこと」についても取り扱うこととなっています。また、「20歳未満の飲酒が法律で禁止されていること」や、「好奇心や周りの人からの誘いなどがきっかけで飲酒を開始する場合があること」についても、指導内容に挙げられています。

ただ、学習が済んでいない6年生以下の児童は、なぜ飲んではいけないのかを理解できていません。したがって、子どもが飲酒シーンに遭遇したり、誘われたりしたときにどうすればよいのかについては、特別活動の時間などの様々な教育の機会を活用して、指導しておくことが肝要となります。

断り方の指導

飲酒を勧められたときの断り方の指導に当たっては、子どもがいきなりその場面に遭遇しても断り切れないと思われるため、なぜ断らないといけないのかを理解できるようにしたうえで、どのような誘いの場面があり、どのように断るのか、練習を積み重ねることが必要となってきます。

誘われる場面として多いと考えられるのは、食事・団らんや冠婚葬祭時などでの、家族や親せきなどの身近な人からの誘いです。おいしそうに、楽しそうに飲酒する大人が飲酒を勧めることで、子どもにとっての飲酒へのハードルが一気に下がってしまいかねません。ほかにも、子どもが飲酒に誘われる機会は少なくありません。したがって、まずは子どもが、飲酒を断るために活用できる具体的な理由を理解できるようにしておくことが大切です。

子どもが飲酒をしてはいけない理由としては、主に、①ケガや事故の原因になるから、②記憶力が悪くなるから、③脳や骨の発育に悪い影響を与えるから、などが挙げられています。科学的根拠に基づく正しい知識や法律は、断る理由の盾として活用できます。さらに、「（良好な人間関係を保つ視点から）誘った相手の健康に気を使う」、「飲みたくない気持ちを正直に伝える」、「自分や家族の飲みたくない・飲ませたくないという意思を伝える」などの断り方があること、また、場合によっては話題をすり替えたり、その場から立ち去ったりするのも手段の一つであることを、指導するのも大切です。

実践的な児童参加型のロールプレイングは有効な指導法の一つですが、実施に当たっては、すべての児童が体験できるようにすること、台本を作ったうえで、誘い役は教師がすること、演じている児童の断り方について観察者となるほかの児童が良かった点や改善点を挙げるように指導する、などの工夫も必要です。ロールプレイングにより、断るのが難しいと子どもが実感することで、日頃から指導されている「なぜ子どもは飲んではいけないのか」を、改めて理解できるようにしてください。

連載 **児童の性被害** ～その早期発見と支援～

第2回 性被害が子どもに与える影響

【大阪大学大学院 人間科学研究科 教授／臨床心理士・公認心理師 **野坂 祐子**】

性被害のサインに気づこう

性被害を受けた子どもへの支援の難しさのひとつに、性暴力について相談する子どもは限られているということが挙げられます。養護教諭が性被害の支援をしようと保健室で待っていても、多くの子どもは性暴力について打ち明けないまま、学校生活を送っています。自分の身に起きたことが性被害だと認識できなかったり、「大人に話したら、『どうして逃げなかったの！』と怒られるだろう」「親を心配させてしまう」などと考えたりして、誰にも言えずにいることがあるからです。「忘れたい」と思い、できごとについて考えないように必死にまぎらわせていることもあります。

そのため、身近にいる大人が子どもの表情や体調、行動上の変化に気づき、「どうしたの？」「何かあった？」と気にかけていく姿勢が求められます。幼いうちから、「プライベートパーツを見る／見せる、触る／触らせるなどの相手の行動はルール違反」「相手が誰でも、ルールを守れていない人がいたら教えてね」など、性の安全について家庭や学校で共有しておくと、子どもは性暴力に気づき、大人に話しやすくなります。こうした性教育は、性被害を防ぐだけではなく、子どもが被害に遭ったときに、「自分が悪かった」という自責感や「誰にも言えない」といった恥の気持ちをいだかずに、早くケアが受けられるようになるためにも有用です。プライベートパーツの名称を知っていれば、何をされたのか、どこが痛むのかを詳しく説明することができるので、自分の健康を守ることにもつながります。

しかし、こうした教育を受けていなければ「どうしたの？」と尋ねられても、説明できません。たとえ知識があっても、性被害について打ち明けるのは、どの子どもも少なからず躊躇《ちゅうちょ》するものです。そうした態度もまた、性被害を受けた子どもの特徴だといえます。

支援を始めるには、「何かあったのかな？」という養護教諭の気づきが大切です。どんな点に着目したらよいか、性被害のサインとなりうる子どもの反応を知っておきましょう。

小学生に見られやすい反応

もっとも多いのが、腹痛や頭痛、眠れないといった体調不良です。そわそわと落ち着きがなくなり、外出を嫌がるなどの行動上の変化が見られることがあります。イライラして、急に泣き出すなど、情緒不安定になることも多いです。親のそばを離れられなくなったり、ひとりで入浴や着替えができなくなったりする赤ちゃん返り（退行）もよく見られます。

これらの心身の反応は、性被害を受けたときに限らず、何か心配なことがあったときに生じやすい一般的なストレス反応です。この時点では、ストレスの原因はわかりませんが、まずは子どもが不調であることに気づく必要があります。語れない悩みは、しばしば身体面の不調や行動上の変化として表れます。

さらに、性被害を受けたあと、あけすけに性的な話をしたり、自分の性器を触ったり、遊びや描画で性的な表現をしたりすることもあります。性暴力によって混乱した気持ちの表れであったり、触られたときの快感を含む奇妙な感覚を確認しようとしたりするのでしょう。性被害の記憶が頭に浮かんで離れず、性のことばかり考えてしまうという子どももいます。スカートなどの女の子らしい服装を避けて、暑い時季でも長袖とズボンしか着られなかったり、逆に、肌の露出が多い格好をしたりすることもあります。

こうした性的な表現や行動は、通常、一時的に増えても、次第に落ち着いていきます。しかし、恐怖や苦痛を伴う性被害を受けたり、長期にわたって性暴力をふるわれたりしていた場合、性的な行動化も激しくなりがちです。声をかけられても性器いじりがやめられなかったり、暴力的な表現が続いたりします。なかには、ほかの子どもの性器を触ろうとしたり、ポルノなどの性情報に没頭したりする子どももいます。これらは性被害の影響と考えられ、年齢相応の関心による性行動とは異なります。

見逃しやすいトラウマの影響

上記のような子どもの変化は、多少はどの子にも日常的に見られるものなので、性被害のサインとしては捉えにくいかもしれません。「気のせいかも」と受け流したり、「反抗期なのだろう」と決めつけたりせずに、しばらく様子を見ながら、複数の教員と情報共有を図るとよいでしょう。

性的な表現や行動が増えることは、性被害の影響とは理解されにくいかもしれません。性に対する興味や性欲による行動と解釈され、「逸脱行動」と認識されていることが少なくありません。そうした誤解に基づいて対応すると、性暴力で傷ついた子どもに否定的なまなざしを向けてしまうことになりかねません。

また、性被害を受けると、「男性が怖くなる」「性的なことを避けるようになる」と想像する教員が少なくないようですが、実際には、そうした反応ばかりではなく、逆に、「男性にベタベタする」「性的な行動が活発になる」ということもあります。幼いときに性被害を受けることで性的な価値観が混乱したり、他者との距離感がわからなくなったりすると、不安定で危険な性行動が増える傾向があります。

一方、おとなしく、目立たない子どももいます。もともと「NO」を言いにくい子どもが性被害を受ける場合もあれば、性暴力の影響で自信を失い、意見が言えなくなる場合もあります。つらい気持ちを押し隠して笑顔でふるまいながら、相手の表情をうかがっている子どもは、学校では適応的に見えるかもしれません。これもトラウマの影響のひとつです。

身近な大人の反応による影響

性暴力はトラウマになりやすく、性被害を受けた子どもにさまざまな影響を及ぼします。同時に、子どもは性被害のあとの状況や周囲の反応によっても影響を受けます。例えば、性被害を受けたあと、「よく、話してくれたね。あなたは悪くないよ」と言われた子どもは、「どうして逃げなかったの！」と叱られたり、聞き流されたりするよりも回復しやすいといえます。嫌な体験だったことは変わらなくても、話をよく聴いてもらい、自責感が軽減されれば、自信を取り戻しやすくなるからです。

つまり、トラウマの影響は、性暴力そのものだけではなく、周囲の反応によっても変わるものといえます。とくに、親や教職員などの身近な大人の反応は、子どもの回復に大きな影響を与えます。ともすれば、大人の反応が子どもをさらに傷つけてしまうこともあります。

実際、子どものなかには、性被害を受けたことより、「打ち明けるときのほうが怖かった」と感じていた子が少なくありません。話したときに大人の表情が曇ったのを見て、慌てて「何でもない」と話すのをやめる子もいます。

こうした不安がますます子どもの口を重くさせてしまうのです。養護教諭は「いい子」としてふるまい、無理をしている子どもがいないか、意識的に観察してみましょう。周囲から誤解されているような性的な表現や行動について、トラウマのサインかもしれないという視点で捉えなおしてみることも大切です。

少年写真新聞
Juniors' Visual Journal
https://www.schoolpress.co.jp/

小学保健ニュース

498.32
禁酒
No.1346
2023年(令和5年)
12月18日号

お酒《さけ》をすすめられたときの断《ことわ》り方《かた》

どんな場面《ばめん》ですすめられても、理由《りゆう》を伝《つた》えてきっぱりと断《ことわ》ることが大切《たいせつ》です

お酒《さけ》をすすめられる場面《ばめん》の例《れい》

久《ひさ》しぶりに会《あ》った親《しん》せきのおじさんからすすめられる

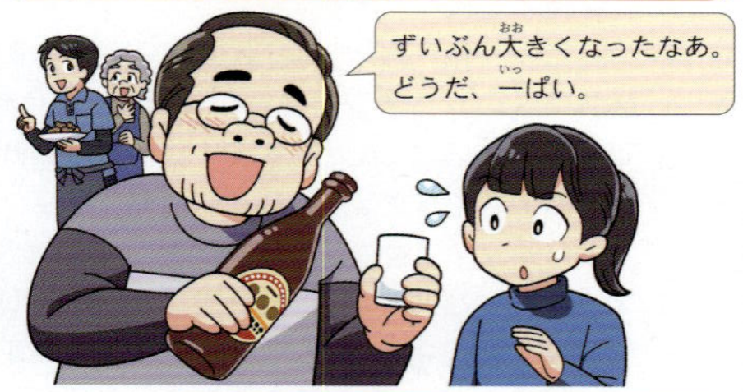
ずいぶん大《おお》きくなったなあ。
どうだ、一《いっ》ぱい。

クラブ活動《かつどう》の先《せん》ぱいからすすめられる

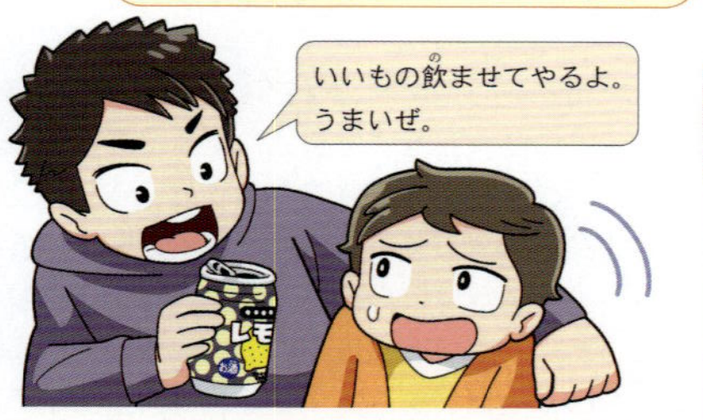
いいもの飲《の》ませてやるよ。
うまいぜ。

友《とも》だちの家《いえ》にいるときに友《とも》だちにさそわれる

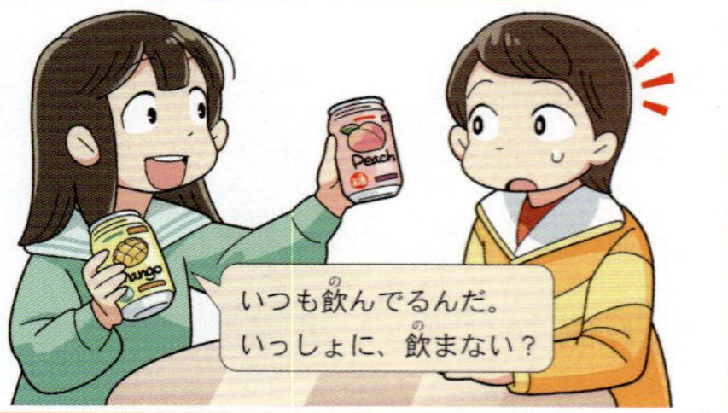
いつも飲《の》んでるんだ。
いっしょに、飲《の》まない？

断《ことわ》るせりふを考《かんが》えて、練習《れんしゅう》しておきましょう

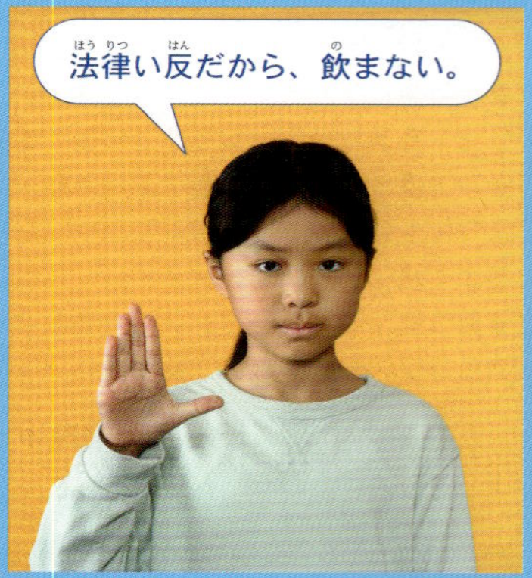
法律《ほうりつ》い反《はん》だから、飲《の》まない。

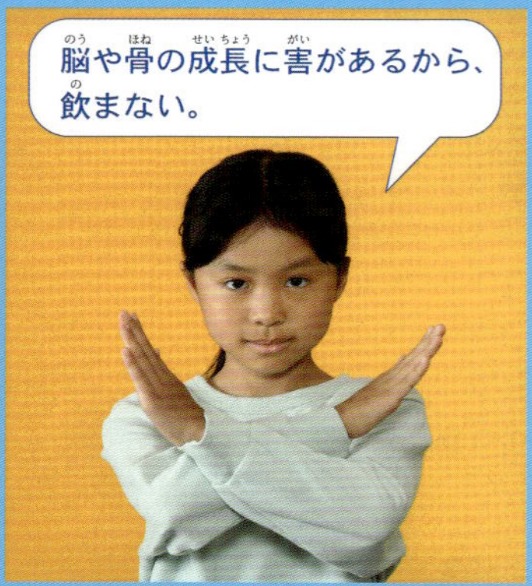
脳《のう》や骨《ほね》の成長《せいちょう》に害《がい》があるから、飲《の》まない。

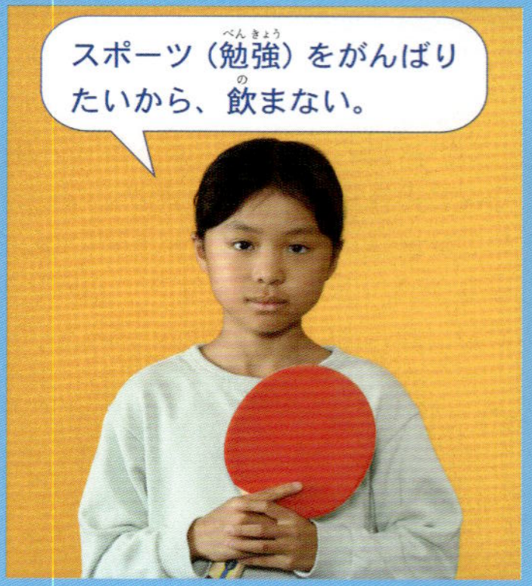
スポーツ（勉強《べんきょう》）をがんばりたいから、飲《の》まない。

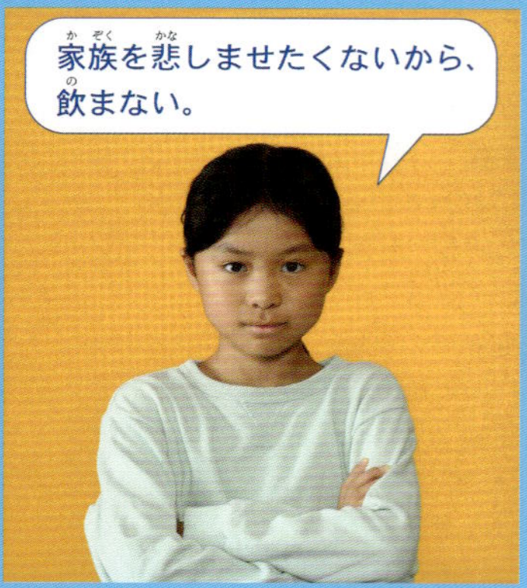
家族《かぞく》を悲《かな》しませたくないから、飲《の》まない。

ポイントは、
・理由《りゆう》を伝《つた》えて
・きっぱりと
断《ことわ》ることです。
でも、うまく言《い》えないときには、何《なに》も言《い》わずにその場《ば》を立《た》ち去《さ》っても構《かま》いません。

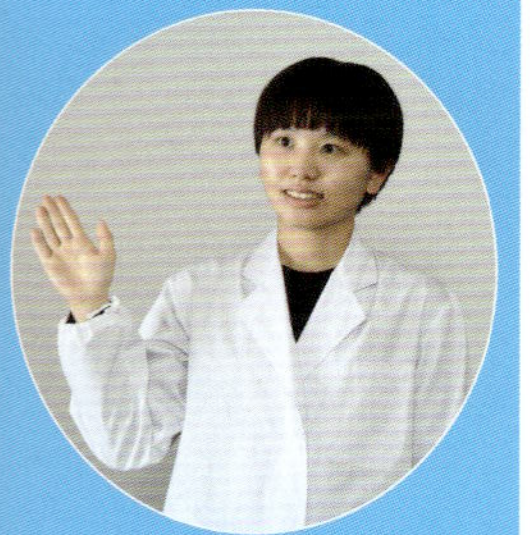

そのほか、自分《じぶん》に合《あ》う断《ことわ》り方《かた》を考《かんが》えておきましょう。

大切《たいせつ》な自分《じぶん》の健康《けんこう》や未来《みらい》を守《まも》るため、好奇心《こうきしん》に負《ま》けない強《つよ》い気持《きも》ちをもつことが大切《たいせつ》です。

子《こ》どもがお酒《さけ》を飲《の》むことの害《がい》

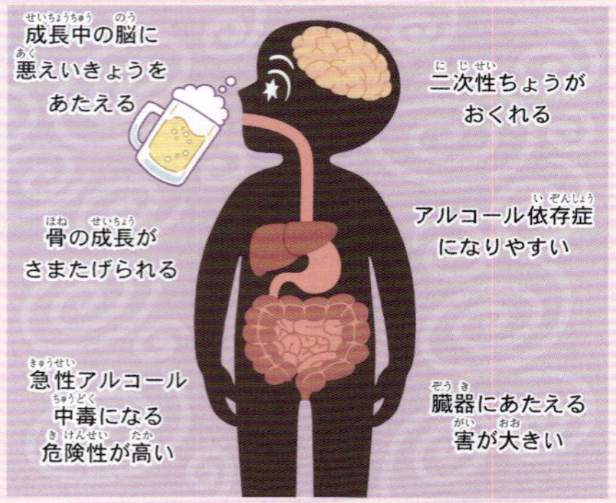
成長中《せいちょうちゅう》の脳《のう》に
悪《あく》えいきょうを
あたえる
二次性《にじせい》ちょうが
おくれる
骨《ほね》の成長《せいちょう》が
さまたげられる
アルコール依存症《いぞんしょう》
になりやすい
急性《きゅうせい》アルコール
中毒《ちゅうどく》になる
危険性《きけんせい》が高《たか》い
臓器《ぞうき》にあたえる
害《がい》が大《おお》きい

子《こ》どもはアルコールを分解《ぶんかい》する力《ちから》が弱《よわ》いため、害《がい》が大《おお》きくなります。

子《こ》どもがお酒《さけ》を飲《の》むことは、成長中《せいちょうちゅう》の心身《しんしん》にあたえる害《がい》が大《おお》きいため、二十歳《にじっさい》未満《みまん》の飲酒《いんしゅ》は、法律《ほうりつ》で禁止《きんし》されています。

年末年始《ねんまつねんし》は、イベントなどで人《ひと》が大勢《おおぜい》集《あつ》まることも多《おお》く、お酒《さけ》をすすめてくる人《ひと》がいるかもしれませんが、自分《じぶん》を守《まも》るために、きっぱりと断《ことわ》ることが大切《たいせつ》です。

いざというとき、落《お》ち着《つ》いて気持《きも》ちを伝《つた》えられるように、ふだんから断《ことわ》り方《かた》を練習《れんしゅう》しておきましょう。

指導　法政大学　スポーツ健康学部　スポーツ健康学科　教授　鬼頭 英明 先生

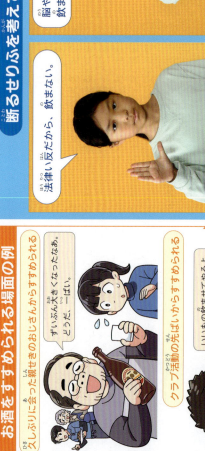

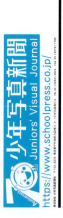

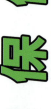

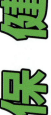

少年写真新聞
Juniors' Visual Journal
https://www.schoolpress.co.jp/

小学保健ニュース

493.8 感染症
No.1347
2024年(令和6年)
1月8日号

海外《かいがい》から入《はい》り、国内《こくない》で流行《りゅうこう》した感染症《かんせんしょう》

海外《かいがい》から新《あら》たな感染症《かんせんしょう》が入《はい》ったら、複数《ふくすう》の情報《じょうほう》を確《たし》かめ、冷静《れいせい》に対応《たいおう》できるようにしましょう

海外《かいがい》から日本《にっぽん》に入《はい》ってきた主《おも》な感染症《かんせんしょう》

新型《しんがた》コロナウイルス感染症《かんせんしょう》

2019年《ねん》12月《がつ》に中国《ちゅうごく》で報《ほう》告《こく》された新《あら》たなコロナウイルスで、世界中《せかいじゅう》に感染《かんせん》が広《ひろ》がり、日本《にっぽん》でも、多《おお》くの人《ひと》が感染《かんせん》し、現在《げんざい》でも流行《りゅうこう》しています。

※2023年10月現在

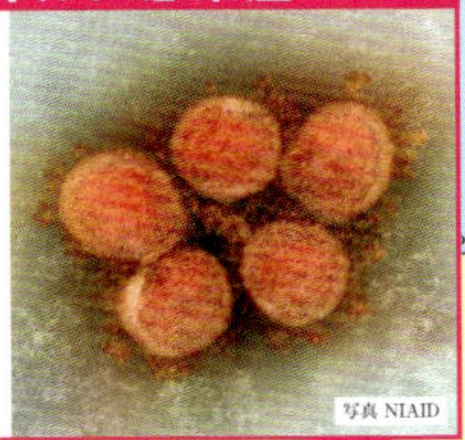
写真 NIAID

スペインかぜ

現在《げんざい》のインフルエンザの初《はじ》めての流行《りゅうこう》といわれており、1918年～1919年《ねん》にかけて世界中《せかいじゅう》で1億人《おくにん》もの死者《ししゃ》が出《で》ました。日本《にっぽん》でも大流行《だいりゅうこう》し、マスクの着用《ちゃくよう》が呼《よ》びかけられました（発生源《はっせいげん》は不明《ふめい》で、スペインで発生《はっせい》したわけではありません）。

新型《しんがた》インフルエンザ（H1N1あ型《がた》）

2009年《ねん》にメキシコやアメリカから世界中《せかいじゅう》に広《ひろ》まったインフルエンザで、日本《にっぽん》でも2000万人以上《まんにんいじょう》もの人《ひと》が感染《かんせん》して病院《びょういん》で治《ち》りょうを受《う》けました。

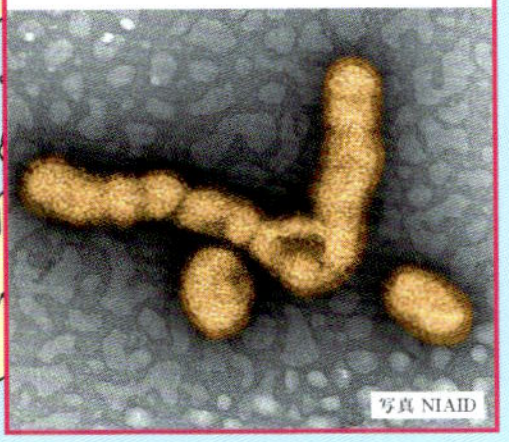
写真 NIAID

デング熱《ねつ》

熱帯地方《ねったいちほう》のカ（ヒトスジシマカなど）にさされることで感染《かんせん》し、高熱《こうねつ》などが出《で》る病《びょう》気《き》で、1942年《ねん》ごろに西日本《にしにほん》で流行《りゅうこう》し、2014年《ねん》に再《ふたた》び日本《にっぽん》の公園《こうえん》の中《なか》でカにさされた人《ひと》が感染《かんせん》したことが報告《ほうこく》されました。

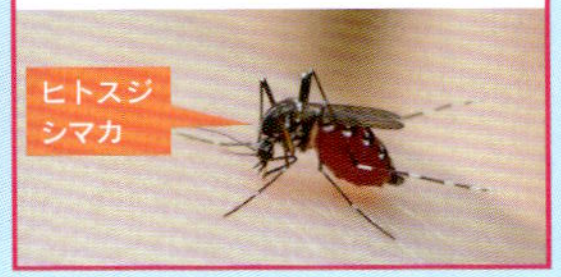

コレラ

インドで発生《はっせい》した感染《かんせん》症《しょう》で、日本《にっぽん》では1800年代《ねんだい》(江戸時代《えどじだい》の後期《こうき》～明治《めいじ》時代《じだい》)に流行《りゅうこう》し、激《はげ》しいげりなどを起《お》こし、多《おお》くの死者《ししゃ》が出《で》て、とてもおそれられました。

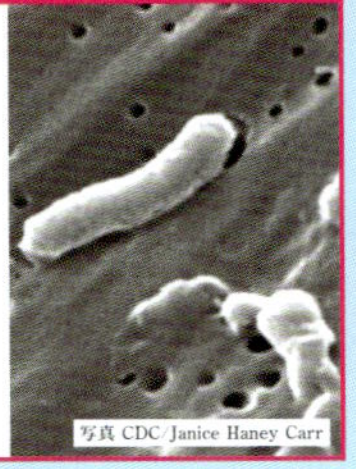
写真 CDC Janice Haney Carr

エイズ（HIV）

エイズは、アフリカに起源《きげん》を持《も》つ感染症《かんせんしょう》で、日本《にっぽん》をふくめた世界中《せかいじゅう》に広《ひろ》まりました。

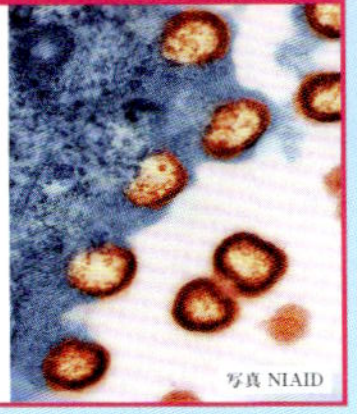
写真 NIAID

今《いま》までの歴史《れきし》の中《なか》で、新《あら》たな感染症《かんせんしょう》が発生《はっせい》し、日本《にっぽん》もふくめた全世界《ぜんせかい》で流行《りゅうこう》が広《ひろ》がりましたが、同時《どうじ》に感染症《かんせんしょう》の予防法《よぼうほう》や治《ち》りょう法《ほう》なども進歩《しんぽ》していきました。

新《あら》たな感染症《かんせんしょう》が流行《りゅうこう》したときは

1つのメディア（情報《じょうほう》）だけで判断《はんだん》しない

一人《ひとり》で判断《はんだん》せずに、おうちの人《ひと》や先生《せんせい》に相談《そうだん》する（話《はなし》を聞《き》く）

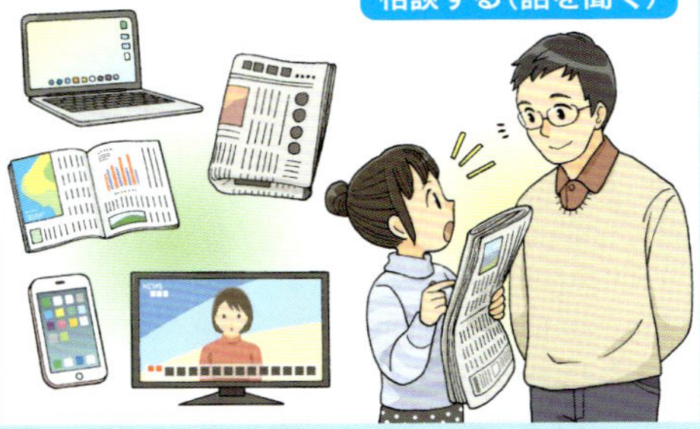

ひとつの情報《じょうほう》だけで判断《はんだん》せずに、おうちの人《ひと》や先生《せんせい》の話《はなし》を聞《き》いて、新《あら》たな感染症《かんせんしょう》の予防《よぼう》や対応《たいおう》をしましょう。

二〇一九年《ねん》に、中国《ちゅうごく》から報告《ほうこく》された新型《しんがた》コロナウイルス感染症《かんせんしょう》は日本《にっぽん》でも流行《りゅうこう》して、生活《せいかつ》が大《おお》きく変化《へんか》しました。海外《かいがい》から入《はい》った感染症《かんせんしょう》が国内《こくない》で流行《りゅうこう》することは今《いま》まで何度《なんど》もあり、現在《げんざい》も、海外《かいがい》との交通手段《こうつうしゅだん》の発達《はったつ》で人《ひと》の往来《おうらい》が活発《かっぱつ》になって、国際化《こくさいか》が進《すす》み、新《あら》たな感染症《かんせんしょう》が入《はい》る可能性《かのうせい》が高《たか》まっています。もし、新《あら》たな感染症《かんせんしょう》が流行《りゅうこう》したら、ひとつの情報《じょうほう》から判断《はんだん》せずに、冷静《れいせい》に対応《たいおう》できるようにすることが大切《たいせつ》です。

指導　長崎大学 熱帯医学研究所 国際保健学分野 教授　山本 太郎 先生

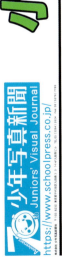

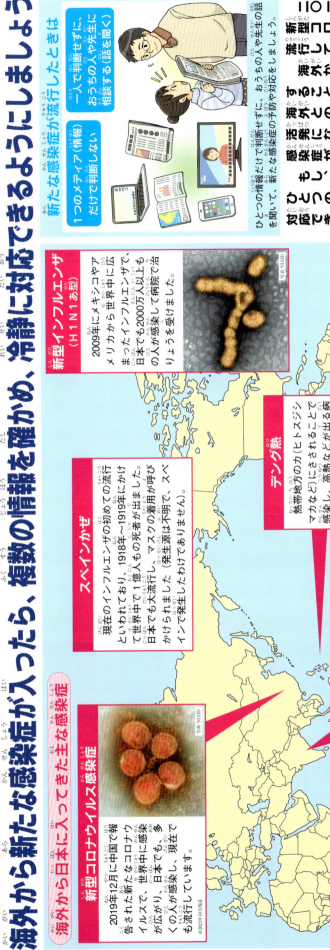

少年写真新聞 Juniors' Visual Journal 2024年1月8日発行 第1347号付録
©少年写真新聞社2024年
株式会社 少年写真新聞社 〒102-8232 東京都千代田区九段南3-9-14 HF九段南ビル
小学保健ニュース

感染症の流行の歴史から学ぶ感染症対策

長崎大学 熱帯医学研究所 国際保健学分野
教授　山本 太郎

感染症の歴史は紀元前から

キリスト紀元の始まる頃、世界には、少なくとも4つの文明化した地域が存在していました。中国、インド、西アジア、そして地中海世界、それぞれの文明で、風土や歴史に応じた「固有の感染症」を有していました。

そして、ユーラシア大陸で、紀元1世紀から2世紀にかけて、交易をするのに十分な動機とそれに見合う安全の確保といった条件が満たされるようになり、東西の交易が本格的に開始されました。何百、何千という人が隊商を組み、中国と地中海界を結ぶ交易路を行き来し始めたのです。「絹の道（シルクロード）」の成立です。

一方で、「絹の道」の成立は、感染症の流行ももたらしました。共和政ローマ（紀元前509年～紀元前29年）では、中国起源のペストなどといった感染症の流行が、少なくとも10回以上ありました。また、2世紀ローマにおいて帝国全域に広がった感染症は、メ

ソポタミアでの軍事行動から帰還した軍隊によってもたらされ、15年以上にわたって地中海世界で流行を続けました。

日本での感染症の始まり

日本に伝存する最古の正史である『日本書紀』には、546年に感染症の流行とみられる記述があります。この感染症は「役病」とも記述され、また、時気（ときのけ）とも呼ばれました。時が不順になると病が起きると古（いにしえ）の人々が考えたからだといわれています。病が流行すると、天体の運行不順によると考え、天に向けて祈祷《きとう》を捧げていました。その習慣は、ヨーロッパ人や中国人と同じ発想で、世界各地でみられ、日本も例外ではなかったのです。

日本での感染症の流行は、仏教とも密接に関係しています。仏教の公伝は複数あり、仏教の公伝について538年説をとるとすれば、546年のこの感染症の流行の数年前になり、仏教とともに大陸からもたらされた可能性が高いといえます。

社会的ワクチン

このように、感染症は人々の移動とともに広がっていきました。1000年以上過ぎた現在でもそれは変わりません。むしろ、当時より格段に進歩した科学技術によって、人々を「より速く」そして「より遠く」へと運び、ある地域の感染症があっという間にパンデミック（世界的流行）になります。そんなときに大切なことは、「正しく恐れる」ことです。正しい情報を複数の情報源から集め、判断していく、その姿勢が大切です。こうした情報は「社会的ワクチン」とも呼ばれます。それ自身が感染症の流行を予防するのに有効で、あたかもワクチンのように働くからです。

もうひとつ大切なこととして、差別と偏見の問題があります。感染症の歴史は差別と偏見に彩られた歴史でしたが、いつの時代であっても差別と偏見が感染症予防に効果的だったことはありません。むしろ、差別や偏見は感染症の流行を後押ししたのです。

少年写真新聞 Juniors' Visual Journal 2024年1月18日発行 第1348号付録
©少年写真新聞社2024年
株式会社 少年写真新聞社 〒102-8232 東京都千代田区九段南3-9-14 HF九段南ビル
小学保健ニュース

栄養バランスについて考えよう

女子栄養大学 栄養クリニック
教授　蒲池 桂子

3つの食品のグループを覚えよう

健康な体をつくり、元気に成長していくためには、子どものときからの食事がとても重要です。食事の材料となる食品には、さまざまな栄養素が含まれています。血液や筋肉をつくるたんぱく質、体温を維持し、力を出すためのエネルギーのもととなる炭水化物や脂質、そして体の疲れを取り、代謝をスムーズに働かせて調子を整えるビタミンやミネラルです。これらの栄養素を主に摂取できる食品をそれぞれ色分けをしたものを、3つの食品のグループといいます。（p.136、図）

「あか」「きいろ」グループの特徴

「あか」グループに含まれる食品には、主にたんぱく質が豊富に含まれます。たんぱく質が足りなくなると、やる気が出ない、貧血になる、髪が抜ける、成長が止まる、ヒトによっては眠れないなどの症状が出ます。実はたんぱく質もエネルギーのもとにもなりますが、たんぱく質の多い食品ばかりを食べていると、腎臓で処理しきれずに、腎臓自体が傷

んでしまう場合もあります。また、味つけに塩や油を多く使った場合などは、高血圧や糖尿病などの生活習慣病を引き起こすことも考えられます。そこで登場するのが「きいろ」グループです。

「きいろ」グループに含まれる食品は炭水化物や脂質が豊富に含まれます。炭水化物が不足すると、体重が増えない、寒い、力が入らないといった症状が出ます。また、炭水化物を多く含む食品をたくさん食べると、体内では脂肪に変えて蓄えられます。

脂質が多く含まれる食品は、不足しても炭水化物で補うことができますが、食べ過ぎると肥満や糖尿病などの生活習慣病になる場合もあるので、食べ過ぎには気をつけましょう。

「みどり」グループは調整役

食べたものは、胃や腸などの消化器官を通って分子レベルにまで細かく分解されます。そして、腸から血管やリンパ管を通って肝臓に送られます。その後、栄養素は必要とされる臓器に運ばれていき、筋肉をつくったり、エネルギーをつくり出したりします。しかし、「あか」「きいろ」グループばかりで「みどり」グループが多く含んでいるビタミンやミネラル分が不足すると、十分に体の筋肉やエネルギーとして使われず、分解途中の物質が体の中で「かす」のようにたまってしまうため、肩こりやイライラなどの症状が現れたり、口内炎やしもやけなどができたりすることもあります。また、食物繊維も多く含まれるのが「みどり」のグループなので、不足すると便秘やにきびになる場合もあります。

バランスよく食べるには

1日にすべてのグループから食品を選んで食べることが大切です。「あか」グループからは、主菜を選びます。「きいろ」グループからは、主食を選びます。そして「みどり」グループからは、副菜を選ぶようにするといつも食卓には、色とりどり3色がそろいます。目からも楽しめる彩りの良い食事となり、体にも大切な栄養素がおのずとそろうので、心も体も満足のいく食事となるのです。

（136ページへつづく）

連載　**児童の性被害 ～その早期発見と支援～**

第3回 性被害を受けた児童への支援

【大阪大学大学院 人間科学研究科 教授／臨床心理士・公認心理師　野坂 祐子】

まずは、養護教諭が落ち着こう

性被害への対応について学んでいても、子どもから被害を打ち明けられたり、「何かあったのかもしれない」と気づいたりしたら、誰でも少なからず動揺するものです。子どもは大人の表情をよく見ており、周囲の雰囲気にも敏感です。まずは養護教諭が一息ついて落ち着きましょう。今、必要なのは、子どもが少しでも安心できるようにすることです。

すでに述べたように、子どもは性被害を受けたという自覚がなかったり、混乱していたりします。そのため、あたりに構わず話し始めたり、落ち着かなかったり、泣き出したりするかもしれません。別の話をしながら、タイミングを見計らっていることもあります。

気になる様子が見られたら「別の部屋でゆっくり聴こうか」などと声をかけて、安全に話が聴ける場所と時間を確保します。性被害は隠すべきできごとではありませんが、うわさが広まって子どもがさらに傷つくような二次被害を防ぐためにプライバシーを守る必要があります。混乱した子どもを落ち着かせるためにも静かな場所に移るほうがよいでしょう。

また、「どこに座る？」「先生はここでいいかな」など、子どもの意向を確認します。性暴力によって境界線を破られた子どもにとって、どんなささいなことでも、無理強いされずに自分の意向を尊重してもらえる体験を重ねることは回復に役立ちます。大きな判断（警察に被害届を出すかどうかなど）ではなく、ちょっとした判断を子どもに委ねるのです。

子どものペースで話を聴く

場の安全性を確認したら、話をゆっくり聴いていきます。せかさずに、子どものペースで進めます。養護教諭のほうが焦って「何かされたの？　ちゃんと話して」などと言うと、子どもは「大変なことなのかも……」と不安になって訴えを取り下げたり、「ちゃんと話せない……」と自信を失ったりしかねません。

子どもは「どう言えばいいんだろう」「こんなことを言って怒られないかな」という不安をいだいています。また、できごとについて順を追って話すのは難しいものです。養護教諭は「上手に話そうとしなくてもいいよ」「ゆっくりで大丈夫」などと安心させる声かけをしながら、子どもが話すのを待ちます。

学校でどこまで聴くのか？

保健室では、原則として、子どもの安全と健康に関するアセスメントと応急手当を行い、具体的な聴き取りやトラウマ治療は学外の専門機関にまかせるほうがよいでしょう。とはいえ、実際に、学校がどこまでやるのかはケースバイケースです。

例えば、子どもの話を聴くなかで、性被害について打ち明けられたとします。まずは「よく話してくれたね、どうもありがとう」など、勇気をもって話してくれたことをねぎらいます。ケガや体調について確認したら、「大切なことだから、担任の先生（あるいは管理職）にも伝えよう」と説明し、外部の専門機関につなぐことが望まれます。性被害の詳しい状況を何度も話させるのは、子どもにとって精神的負担が大きいだけではなく、証言としての正確性も失われるため、できるだけ避けるほうがよいからです。早い段階でワンストップセンターと呼ばれる性暴力の支援機関や児童相談所、警察などに連絡します。

とはいえ、身近な養護教諭だからこそ打ち明けてくれた話を途中で遮るのは、難しかったり、不自然だったりすることもあります。緊急性によって、すぐに外部機関につなぐべきか、しばらく学校で様子を見るのかは異なるでしょう。ごく最近のことであり、妊娠や性感染症の可能性がある、加害者が身近にいて再被害のリスクがあるといった場合は、緊急の対応が求められます。校内での情報共有はもちろん、外部機関との連携が不可欠です。

「誰にも言わないで」と頼まれたら？

養護教諭がひとりでかかえてはいけない、というのはわかっていても、子どもから「誰にも言わないで」と懇願されることがあります。子どもの頼みを断ったら、もう話してくれなくなるのではないか、信用を裏切ってしまうかもしれない……と悩むかもしれません。〈言うか、言わないか〉よりも、どうして子どもがそう思うのかをよく聴きましょう。「恥ずかしい」と感じているなら、性暴力は相手のルール違反であり、「あなたは悪くない」と伝えます。加害者のグルーミングについて説明されて、「自分のせいではない」と納得する子どももいます。性暴力とは何か、性被害がもたらす心身への影響などを説明する心理教育によって、子どもは恥や自責感をやわらげ、安心して話せるようになります。

家庭での性的虐待の場合、外部に知らせることへの抵抗は、より大きくなります。加害者である親やきょうだいの報復を恐れるだけではなく、家族（母親）に守ってもらえないかもしれないという不安や恐怖が募るのでしょう。「そうした気持ちになるのはもっとも」と子どもの気持ちを受けとめつつ、学校には虐待の通告義務があることを説明します。

子どもの安全を守るための対応ですが、養護教諭も葛藤するはずです。児童相談所に保護されて「安心した」という子どもばかりではなく、多くは一層不安になるものだからです。しかし、再被害を防ぎ、家族に介入するには必要な措置です。

校内での性暴力への初期対応

同じ学校の子ども間で性暴力が起きたのなら、被害児とともに加害児への対応も求められます。いじめのように、複数名の子どもが同性や異性の被害児に性暴力をふるうこともあれば、一人が複数の被害児を傷つけていることもあります。学校は「どちらもわが校の児童だから」と、特別な対応をするのは公平性に欠けるように感じることがありますが、性暴力を見過ごすことこそ「公平性に欠ける」対応にほかなりません。被害児が安全に学校に通えて、性被害の影響から回復できるようにすることを最優先すべきです。

そのためには、一時的であれ、加害児との分離や被害児へのつきそいなどが必要になるかもしれません。保護者には〈どちらのお子さんにもケアが必要な事態〉だと説明し、それぞれに対する支援計画を示します。

性暴力に至った経緯の理解や具体的な支援計画なしに、安易な謝罪の場を設けるべきではありません。被害児や家族は「納得いかない」という怒りや不満が高まり、加害児と家族は「もう済んだこと」と誤解して、支援を受ける機会を逃してしまうからです。

校内で性暴力が起きたときは、学校全体の安全を見直す機会にしましょう。専門家を交えた危機対応チームを結成し、被害児へのケアと加害児への教育について検討します。教員もサポートを受ける必要があります。安全な学校づくりは、子どもたちの回復を支え、新たな性暴力の予防にもつながります。

少年写真新聞
Juniors' Visual Journal
https://www.schoolpress.co.jp/

小学保健ニュース

498.5
栄養
4976
No.1348
2024年（令和6年）
1月18日号

体《からだ》を動《うご》かし、成長《せいちょう》させる栄養素《えいようそ》の働《はたら》き

健康《けんこう》で元気《げんき》な体《からだ》をつくるためには、さまざまな食品《しょくひん》をバランスよく食《た》べることが大切《たいせつ》です

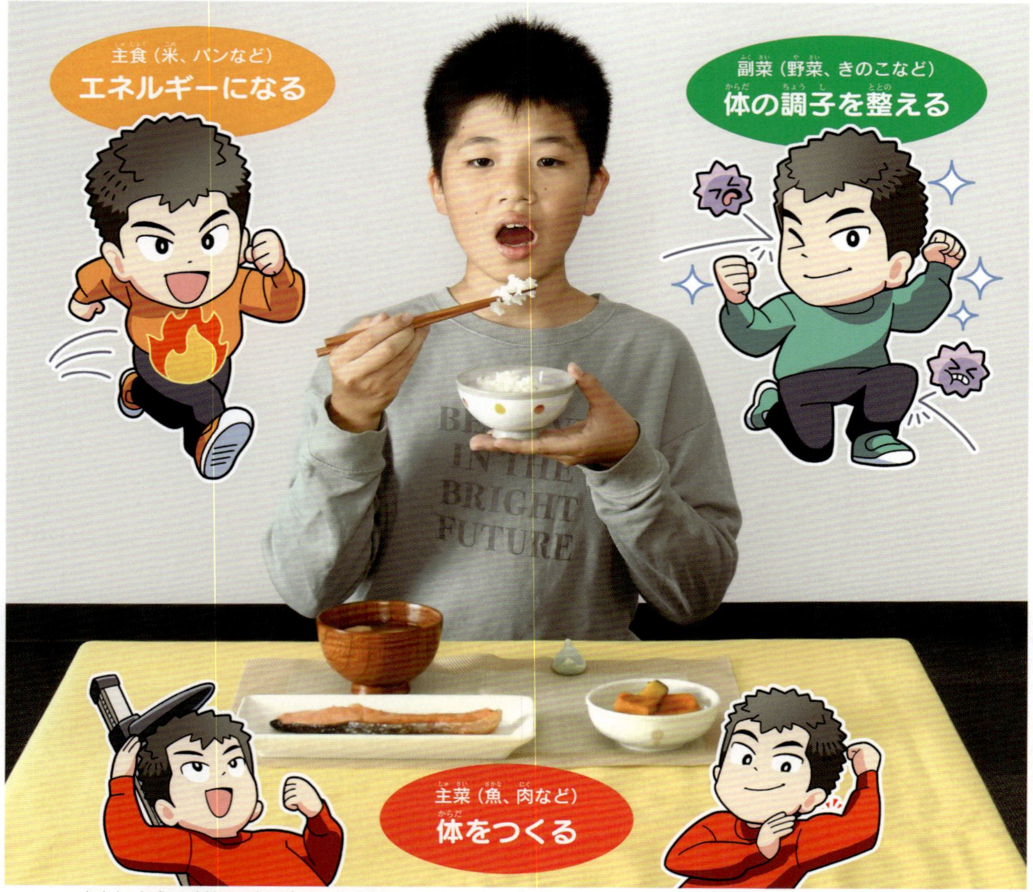
主食（米、パンなど）
エネルギーになる
副菜（野菜、きのこなど）
体の調子を整える
主菜（魚、肉など）
体をつくる

主食《しゅしょく》、主菜《しゅさい》、副菜《ふくさい》を組《く》み合《あ》わせた食事《しょくじ》は、いろいろな食品《しょくひん》を食《た》べることができ、栄養《えいよう》バランスも整《ととの》います。

栄養《えいよう》バランスのかたよった食事《しょくじ》をとっていると

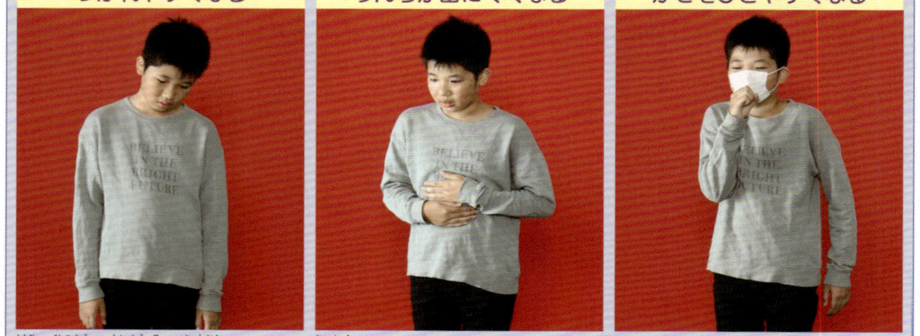
つかれやすくなる
うんちが出《で》にくくなる
かぜをひきやすくなる

体《からだ》に必要《ひつよう》な栄養素《えいようそ》が十分《じゅうぶん》にとれず、体調《たいちょう》をくずしやすくなるので、栄養《えいよう》バランスのよい食事《しょくじ》を心《こころ》がけます。

栄養《えいよう》バランスのよい食事《しょくじ》をとるには

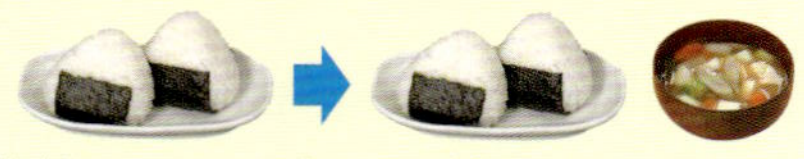

主食《しゅしょく》にみそしるを足《た》すと、野菜《やさい》なども食《た》べることができて、栄養《えいよう》バランスがよくなります。

栄養素《えいようそ》の働《はたら》きによって分《わ》けられる食品《しょくひん》のグループ

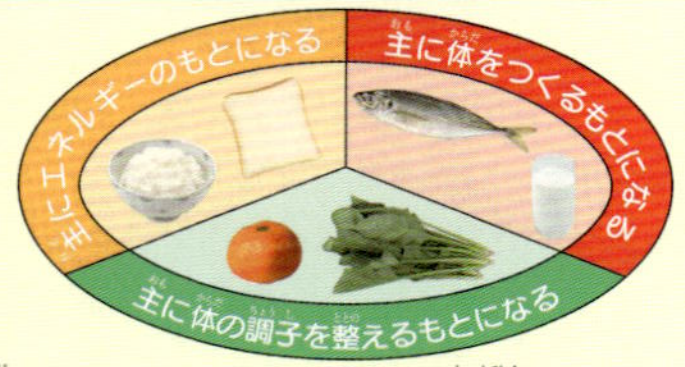
主にエネルギーのもとになる
主に体をつくるもとになる
主に体の調子を整えるもとになる

食事《しょくじ》をとるときは、それぞれの食品《しょくひん》のグループからまんべんなく食《た》べるようにします。

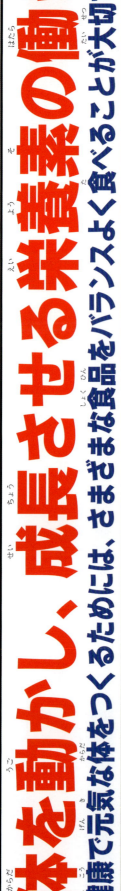

食品《しょくひん》は、大《おお》きく分《わ》けると、エネルギーになる・体《からだ》をつくる・体《からだ》の調子《ちょうし》を整《ととの》えるという三《みっ》つの働《はたら》きをもつ栄養素《えいようそ》をふくみます。食品《しょくひん》のもつ栄養素《えいようそ》の働《はたら》きによって健康《けんこう》を保《たも》ち、体《からだ》を成長《せいちょう》させたり元気《げんき》に活動《かつどう》したりすることができます。

栄養《えいよう》バランスのかたよった食事《しょくじ》になっているときは、三《みっ》つの食品《しょくひん》のグループの中《なか》で足《た》りないグループの食品《しょくひん》を組《く》み合《あ》わせると、栄養《えいよう》バランスがよくなります。

指導　女子栄養大学 栄養クリニック 教授　蒲池 桂子 先生

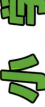

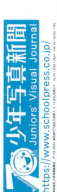

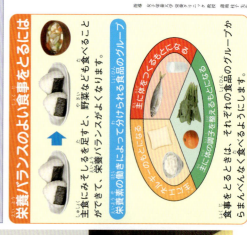

少年写真新聞 Juniors' Visual Journal
https://www.schoolpress.co.jp/

小学保健ニュース

498.3 健康法
No.1349-(1)
2024年(令和6年)
1月28日号

心《こころ》や体《からだ》の健《けん》康《こう》につながる「笑《わら》い」

笑《わら》いは、ストレスを減《へ》らし、病《びょう》気《き》の予《よ》防《ぼう》につながるNK細《さい》ぼうの働《はたら》きを活《かっ》発《ぱつ》にしてくれます

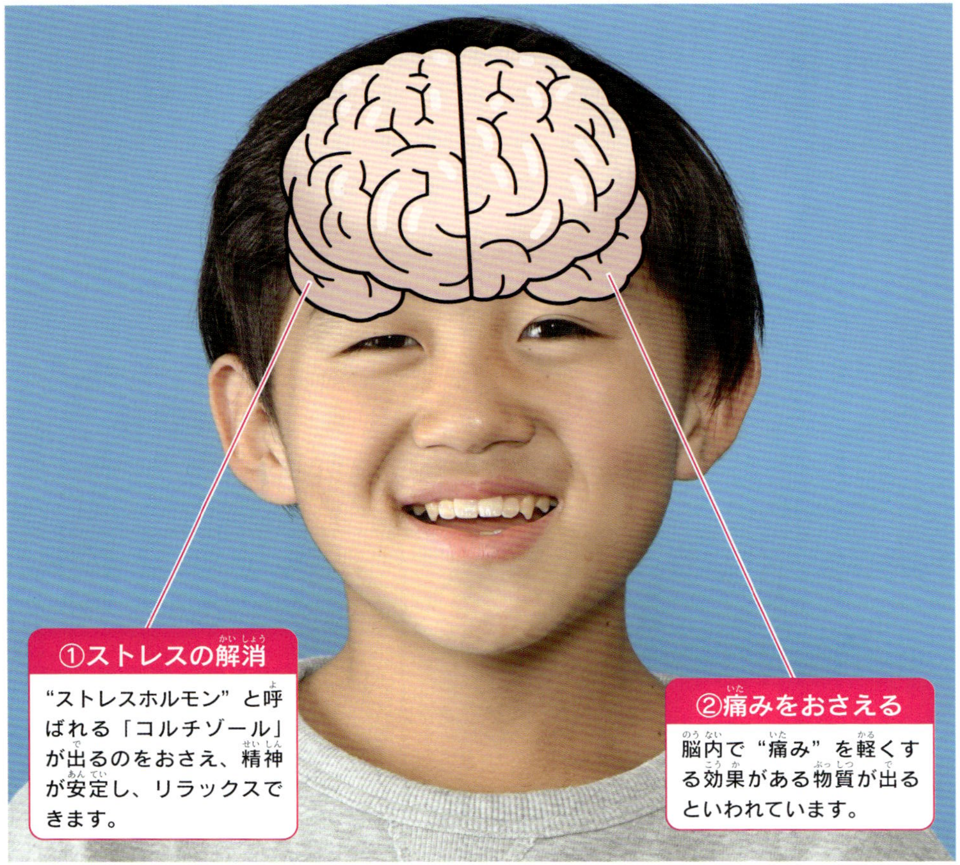
①ストレスの解《かい》消《しょう》
“ストレスホルモン”と呼《よ》ばれる「コルチゾール」が出《で》るのをおさえ、精《せい》神《しん》が安《あん》定《てい》し、リラックスできます。
②痛《いた》みをおさえる
脳《のう》内《ない》で“痛《いた》み”を軽《かる》くする効《こう》果《か》がある物《ぶっ》質《しつ》が出《で》るといわれています。

「笑《わら》う」ことによって、脳《のう》内《ない》でストレスや痛《いた》みの軽《けい》減《げん》につながる物《ぶっ》質《しつ》が出《で》るとともに、脳《のう》内《ない》に送《おく》られるストレスなどにつながる情《じょう》報《ほう》がリセットされて、リラックスすることができます。

NK細《さい》ぼうの働《はたら》きを活《かっ》発《ぱつ》にする「笑《わら》い」

NK細《さい》ぼう

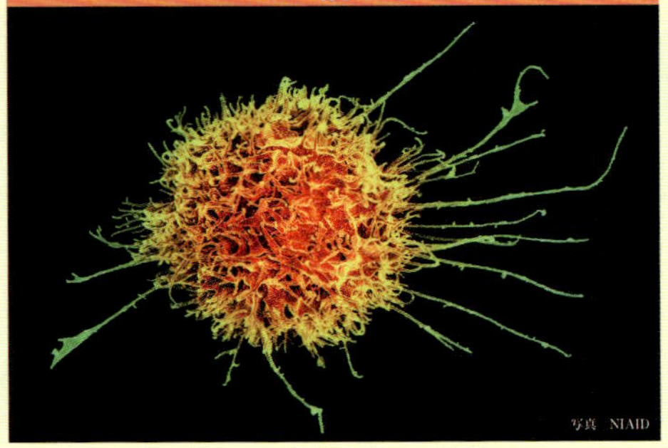
写真 NIAID

NK細《さい》ぼうは、私《わたし》たちの体《たい》内《ない》に入《はい》った細《さい》菌《きん》やウイルスなどをこうげきする「めんえき」細《さい》ぼうのひとつです。

NK細《さい》ぼうの働《はたら》きが活《かっ》発《ぱつ》になると

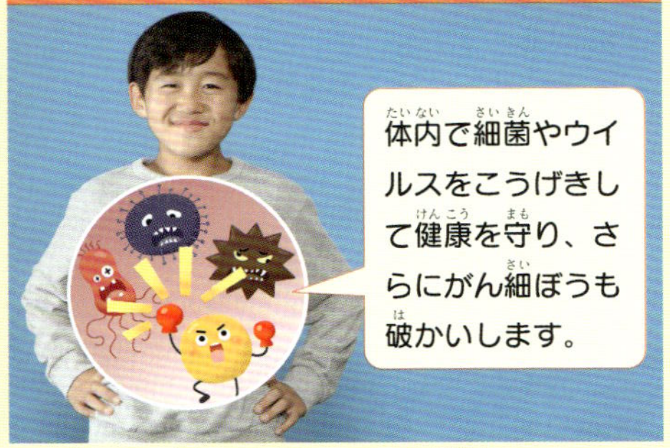
体《たい》内《ない》で細《さい》菌《きん》やウイルスをこうげきして健《けん》康《こう》を守《まも》り、さらにがん細《さい》ぼうも破《は》かいします。

NK細《さい》ぼうの働《はたら》きが活《かっ》発《ぱつ》になると、感《かん》染《せん》症《しょう》やがんなどの病《びょう》気《き》を防《ふせ》ぐ力《ちから》が増《ま》します。

声《こえ》を出《だ》して笑《わら》ってみよう

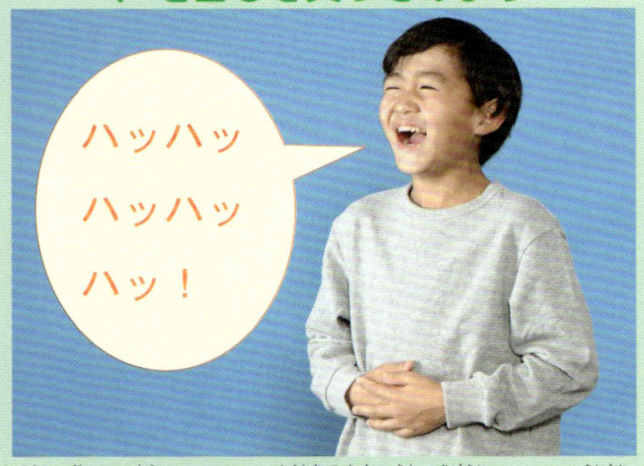
ハッハッ
ハッハッ
ハッ！

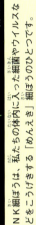

声《こえ》を出《だ》して笑《わら》うことで、腹《ふく》式《しき》呼《こ》吸《きゅう》に近《ちか》い状《じょう》態《たい》になり、体《たい》内《ない》にたまった大《たい》量《りょう》の二《に》酸《さん》化《か》炭《たん》素《そ》を出《だ》すことができます。

笑《わら》うことは心《こころ》や体《からだ》を健《けん》康《こう》にしてくれる効《こう》果《か》があります。

心《こころ》に関《かん》する効《こう》果《か》として、笑《わら》うことで、脳《のう》に送《おく》られてくる情《じょう》報《ほう》をリセットして、ストレスを解《かい》消《しょう》したり、体《からだ》の痛《いた》みを軽《かる》くしたりしてくれます。

体《からだ》に関《かん》する効《こう》果《か》として、笑《わら》うことで、体《からだ》に入《はい》った細《さい》菌《きん》やウイルス、がん細《さい》ぼうなどをこうげきするNK細《さい》ぼうの働《はたら》きを活《かっ》発《ぱつ》にするといわれています。

指導 西田メディカルクリニック理事長 西田元彦先生

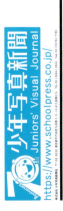

2024年(令和6年)1月28日発行　小学保健ニュース 第1349号付録　株式会社 少年写真新聞社

少年写真新聞 Juniors' Visual Journal
2024年1月28日発行 第1349号付録
©少年写真新聞社2024年
株式会社 少年写真新聞社 〒102-8232 東京都千代田区九段南3-9-14 HF九段南ビル
小学保健ニュース
★定期刊行物は終わる期間を予定しない刊行物です。年度が替わりましても、購読中止のお申し出がない場合、引き続きニュースをご送付申し上げます。
★著作権法により、本紙の無断複写・転載は禁じられています。
少年写真新聞社のホームページ
https://www.schoolpress.co.jp/

笑いがもたらす素敵な効果

西田メディカルクリニック
理事長　西田 元彦

楽しく笑うことによって、免疫細胞のひとつであるNK細胞の働きが活発になり、がん、感染症を予防し、さらに認知症、糖尿病の改善などにも効果があることが証明されつつあります。さらに笑いの健康効果は、周りの人にも伝染させることができます。ミラーニューロンの働きで、笑いのある環境にいれば自然と周囲の人も元気になれるのです。また自然に生じる快の笑いだけではなく、楽しくなくても作り笑いをするだけで、一定の効果があることもわかってきました。笑うことによって、自分の健康だけではなく、周りの人も元気にできます。

作り笑いの効果

ある調査によると、幼児は１日に400回笑い、20歳代は15回、50歳代は7.1回と激減するそうです。笑いの健康効果を手に入れるためには、作り笑いも大切です。「楽しいから笑うのではなく、笑うから楽しい」というジェームズ＆ランゲの言葉にあるように、楽しくなくても笑うことで健康効果が期待できます。笑顔がプレッシャーを和らげる強力な武器であることは、科学的に証明されています。「アウトサイドイン」という言葉が使われますが、アウトサイドとは自分の姿勢や表情のことで、インサイドは感情や気持ちを表しています。背中を伸ばして姿勢を正すと気持ちが引き締まって、笑顔になると心が明るくなり、逆に背中を丸め、悲しい顔でいると、気持ちが落ち込んで元気がなくなります。表情や姿勢といった自分の外観（アウトサイド）の状態が、心や気持ちなどの自分の内側（インサイド）の状態に影響してくるのです。

笑いを広げるミラーニューロン

笑顔の効果は、ミラーニューロンの働きで周りに広げることができます。1996年にマカクザルの実験中に偶然発見された「ミラーニューロン」は、周りの人の行動を“鏡”のようにまねをする神経細胞です。相手の動作を見ているだけで、自分の頭で同じ動作をシミュレーションします。相手の行動の意味、気持ちを理解して共感しようとします。この働きで、素敵な笑顔の人がいると、笑顔が感染して周りの人も元気になります。

デュシェンヌ・スマイル

「口角を上げ目元にシワができる（目と口が同時に笑った笑顔）」を「デュシェンヌ・スマイル」と呼びます。この形をつくるだけで、脳が前向きな状態に変化し、健康・精神面でも効果があるといわれています。この笑顔をつくるだけで、同じ本もより面白く感じ、つらい作業のストレスでも軽くなります。

幼児の笑顔

笑いの健康効果を手に入れるためには、楽しくなくても笑顔が必要です。素敵な笑顔の基本は目と口にあります。その見本は幼児の笑顔です。幼児は楽しいから笑っています。愛想笑いをしていない。そんな素直な笑顔がみんなを元気にします。その笑顔は、目も口もしっかり笑っています。小学生になっても、幼児のような素敵な笑顔を身につけて、自分とそして周りの人も元気にしてほしいと思います。

2024年(令和6年)2月8日発行　小学保健ニュース 第1350号付録　株式会社 少年写真新聞社

少年写真新聞 Juniors' Visual Journal
2024年2月8日発行 第1350号付録
©少年写真新聞社2024年
株式会社 少年写真新聞社 〒102-8232 東京都千代田区九段南3-9-14 HF九段南ビル
小学保健ニュース
★定期刊行物は終わる期間を予定しない刊行物です。年度が替わりましても、購読中止のお申し出がない場合、引き続きニュースをご送付申し上げます。
★著作権法により、本紙の無断複写・転載は禁じられています。
少年写真新聞社のホームページ
https://www.schoolpress.co.jp/

良い姿勢は生涯にわたる財産

聖隷クリストファー大学 国際教育学部
こども教育学科 教授　和久田 佳代

良い座位姿勢を身につける意義

人類は動物であり、長く狩猟採集民であったことから、体は動いていることに適応しています。近年、座りっぱなしは、死亡リスク、がんや心臓疾患の発症リスクを高めることが、次々と証明されています。一方、座位での学習、仕事が増えている現代において、疲れにくい良い座位姿勢を身につけることは、集中力が高まり、学業や仕事の質を高めることにつながります。

良い姿勢の効果と悪い姿勢の悪影響

良い姿勢というと誰を思い浮かべるでしょうか。羽生結弦さんや大谷翔平選手のように、一流のスポーツ選手は、立っているだけでスッとしています。良い姿勢は、美しくかっこいい、疲れにくい、体を動かしやすいなどのメリットがあります。逆に、悪い姿勢は、見栄えが悪いだけにとどまらず、骨の変形や筋肉の偏った使用による肩こり、腰痛などの体の痛みを招きます。また、内臓が圧迫されることから呼吸が浅くなり、消化器系の働きも抑制されることになって、それらは精神面の不調にもつながります。

良い姿勢とは、正しい骨格系の位置を最小限の体幹部の筋系の働きで維持する、必要以上に緊張していない姿勢であり、それが無意識でできるようになると、「身についた」といえます。

背すじをのばす×　骨盤を立てる○

良い姿勢の指導というと、日本では「背すじをのばす」「背中をピン」といわれてきました。しかし、近年は、「背すじは伸ばすな」[1]、「胸を張り、腰を反り、あごを引いて、背筋をピン！ これらの姿勢を続けると、体はガチガチに固まります」[2] など、背すじをのばすことを否定する書籍も多く存在します。それでは、どこを意識すればよいのでしょうか。

良い姿勢をとろうとして、背すじを意識してのばすと、脊柱起立筋群（アウターマッスル）を使うので、しばらくすると疲れて背中を丸めたくなってしまいます。腰椎骨盤直立座位（骨盤を立てた状態）では腰部多裂筋や内腹斜筋（インナーマッスル）を使うので、疲れにくく持続しやすい姿勢といえます。

背すじをピンではなく「骨盤を立て」、「頭がつり下げられている」ように座ることで、立てた骨盤にリラックスした上半身がまっすぐにのる姿勢を保つことができます。

くり返し意識することで身につく

教室での１時間、ずっと児童が座っている授業ではなく、立ったり、座ったりするような授業の中で、１時間に３回（最初と最後と、中間でもう１回）、良い姿勢のためのキーワードを唱えるなどを行い意識させることで、良い姿勢の方が気持ちが良いことを学ぶことができます。児童期に良い姿勢を身につけることができれば、それは生涯にわたる財産となるでしょう。

発達が気になる児童の中には、姿勢を気にするとほかのことに集中できない、ほかのことに集中すると姿勢が崩れる子もいます。そのような場合は、良い姿勢を強要せず、平衡感覚や固有感覚の感覚統合を促す遊びなどを取り入れるとよいでしょう。

引用文献
1）山下久明著『背すじは伸ばすな！』光文社刊、2014年
2）若林理砂著『痛くない体のつくり方』光文社刊、2015年

連載 **児童の性被害** ～その早期発見と支援～

最終回 性被害の予防と安全な学校づくり

【大阪大学大学院 人間科学研究科 教授／臨床心理士・公認心理師　野坂 祐子】

学校危機と3つの予防

子どもへの性暴力は、養護教諭がひとりで対応することではなく、学校全体で取り組むべきものです。すでに述べたように、子どもは〈性被害〉の影響を受けるだけではなく、周囲の〈対応〉に傷つくことが少なくありません。学校の対応次第で、性被害を受けた子どもへの影響は大きく変わります。そのため、性暴力はどこでも起こりうるものだと教員が認識し、学校での支援体制を講じておくことが取り組みの第一歩になります。

実際に性暴力が起こると、被害を受けた子どもへのケアはもちろん、保護者への支援も求められます。性犯罪であれば、ほかの子どもの安全も懸念され、地域全体も混乱します。子ども間の性暴力なら、それぞれの家族に対応しながら、児童相談所などの地域資源と連携して、どちらの子どもにも専門的な介入をしてもらう必要があります。

このように通常の個別対応とは異なるできごとを学校危機（school crisis）といい、危機対応を行わなければなりません。学校危機には、できるだけ未然に防ぐための一次予防、起きてしまったできごとの影響を最小限にする二次予防、そして中長期にわたるケアを続けながら再発防止に努める三次予防があります。

それぞれの段階で何ができるのでしょうか。

一次予防：性暴力の学習と支援体制づくり

どんな危機においても、何より重要なのは教育です。例えば、登下校中の事故を防ぐために、低学年の子どもに〈交通安全のルール〉を教えているでしょう。どんなことに気をつけたらよいかがわかれば、子どもは進んでルールを守ろうとします。危ない行動をとっている子どもがいれば、相手や身近な大人に伝えます。同じように、〈プライベートパーツのルール〉を教えておくと、「相手がルール破りをした」と気づけます。「大人に教えてね」と対処法も伝えておきましょう。

「性の話はちょっと……」と感じる教員もいますが、これは性的な話題ではなく、〈安全〉や〈健康〉の話です。「かえって、子どもを不安にさせるのでは？」という懸念も聞きますが、それなら交通事故や虫歯予防の指導も子どもの不安を高めてしまうのでしょうか。「大人を疑う子どもになるのも……」という声もありますが、疑うのは〈人〉ではなく、ルールに反する〈行動〉です。

性被害について不安がっているのは、子どもよりも、大人のほうなのかもしれません。子どもに教えようとする前に、教員が性暴力について正しく知る必要があるでしょう。

そして、「大人に教えてね」と伝えられた子どもが性被害を打ち明けてくれたときに、落ち着いて子どもの話を聴けるように練習しておきます。すぐに危機対応の体制がとれるように、危機管理マニュアルを見直し、シミュレーション（想定訓練）をしておきます。

二次予防：サインに気づき、ケアをする

安全のルールを学び、日頃から親や教員に困りごとを話せている子どもは、性被害を受けたときにも、大人に打ち明けやすくなります。それでも、恐怖や恥ずかしさがあると、なかなか話せないものです。大人には、子どもが話してくれるのを待つだけではなく、ふだんと異なる様子や不調を性被害のサイン（兆候）として受けとる姿勢が求められます。

保健室ではとくに、体調不良や睡眠不足といった身体面の訴えを聞きやすいでしょう。月経に関する相談から、性器の外傷や妊娠の可能性が発覚することもあります。繰り返しますが、男の子も性被害に遭います。「まさか……」と思わずに、つねに可能性を念頭に置きながら話を聴くことが大切です。

落ち着きのなさやイライラした言動、対人トラブルなどは、教室のなかで表れやすいサインです。ふだんから担任と子どもの情報を共有し、複数の教員で子どもの状態を把握します。一般的なサインを共有しておくと、校内の連携がとりやすくなります。

子どもの話を聴くときは、性被害の詳細を知ろうとするのではなく、緊急性（外傷や妊娠、再被害の可能性など）を把握し、内容に応じて、ワンストップセンターと呼ばれる支援機関や医療機関、警察や児童相談所などに連絡します。それによって、子どもが何度も話をしなければならない負担を減らすことができます。事実を確認しようとするよりも、子どもの気持ちに寄り添い、「よく話してくれたね」「これから一緒に考えていくよ」といった声かけをして安心させるようにします。

連絡を受けた保護者も、ショックを受けて、動揺しているはずです。ここでも安全のルールに基づき、「ルールを破った行動は暴力であり、お子さんは悪くない」と説明します。子どもを守れなかったことに自責感をいだく保護者もおられます。そのときも「親御さんの責任ではない」と伝えたいものです。

教員から子どもへの性暴力も起こります。学校としては、「仲間」である同僚が起こした虐待（犯罪）は、より一層、受けとめるのが難しいものです。熱心に教育にあたっていた一面を知っているからこそ、「信じられない」という気持ちになったり、「何かの間違いではないか」と考えたりします。しかし、そうした否認が態度に表れると、子どもや保護者は「信じてもらえなかった」と傷つきます。

危機事態では、専門家の介入支援によって教員もケアを受けるべきです。学校が安定することが、子どもの回復の土台になります。

三次予防：中長期支援とリスクの見直し

性暴力を受けても、「よく話してくれたね」「あなたは悪くない」と伝えられ、心身のケアが受けられれば、子どもは回復しやすくなります。もちろん、嫌な体験をした事実は変わりませんが、ひとりで苦痛をかかえ続けるのではなく、「自分は悪くない」「自分のつらさをわかってくれる人がいる」と思えることは、回復や成長を支える力になります。

それでも、性暴力は子どもを混乱させ、時間がたつだけで癒えるようなできごとではありません。むしろ、幼いときは何が起きたのかわからなかった体験が思春期になってから不調を引き起こすことも少なくありません。

そのため、中長期的なケアが求められます。保護者も子どもの成長を心配しているので、思春期に起こりうることについての心理教育を行い、「話を聴いて、再度、あなたが悪くないと伝えてほしい」「スクールカウンセラーもいる」といった情報を伝えるとよいでしょう。

“crisis”（危機）という英語は、「分岐点」という意味があります。性暴力を受けた子どもをさらに傷つけることなく、回復に向かう方向へ支えるのが危機対応の目的です。改めて、性暴力のリスクや支援体制を見直しましょう。教員の理解を深めることが、より安全な学校づくりに向かう分岐点となるはずです。

少年写真新聞
Juniors' Visual Journal
https://www.schoolpress.co.jp/
株式会社 少年写真新聞社 〒102-8232 東京都千代田区九段南3-9-14 TEL 03(3264)2624 FAX 03(5276)7785

491.19
体形学
4976
No.1350
2024年（令和6年）
2月8日号

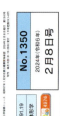

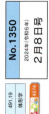

小学保健ニュース

つかれにくく集中《しゅうちゅう》できる「よい姿勢《しせい》」

よい姿勢《しせい》がとれるようになると、見《み》た目《め》に美《うつく》しいうえ、気持《きも》ちも体調《たいちょう》も整《ととの》います

よい姿勢《しせい》

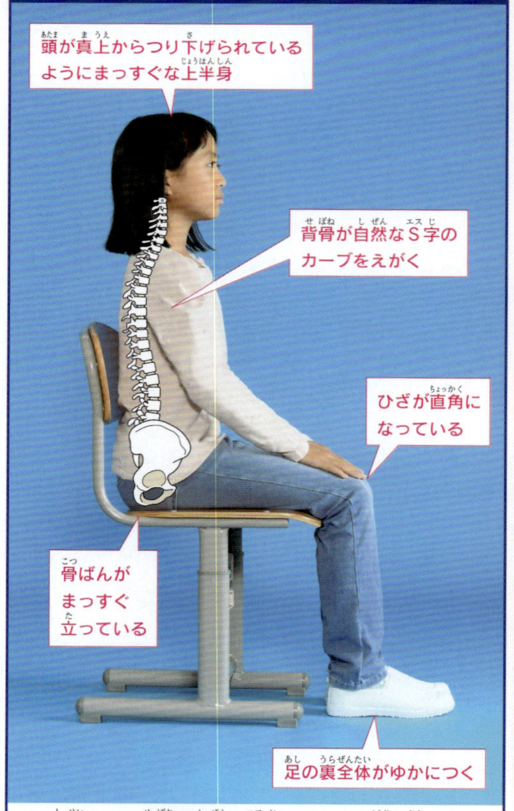

頭《あたま》が真上《まうえ》からつり下《さ》げられているようにまっすぐな上半身《じょうはんしん》
背骨《せぼね》が自然《しぜん》なＳ《エス》字《じ》のカーブをえがく
ひざが直角《ちょっかく》になっている
骨《こつ》ばんがまっすぐ立《た》っている
足《あし》の裏全体《うらぜんたい》がゆかにつく

よい姿勢《しせい》では、背骨《せぼね》が自然《しぜん》なＳ《エス》字《じ》をえがいて体《からだ》を支《ささ》えているので、背骨《せぼね》のほか、筋肉《きんにく》や内臓《ないぞう》などにも余計《よけい》な力《ちから》が入《はい》りません。

悪《わる》い姿勢《しせい》

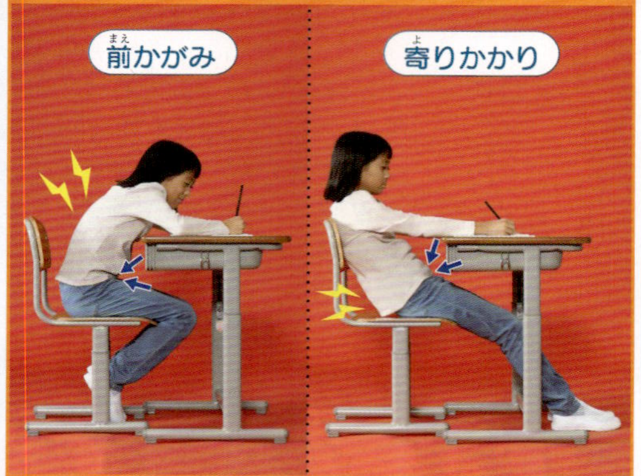

前《まえ》かがみ
寄《よ》りかかり

そのときの体《からだ》の状態《じょうたい》は

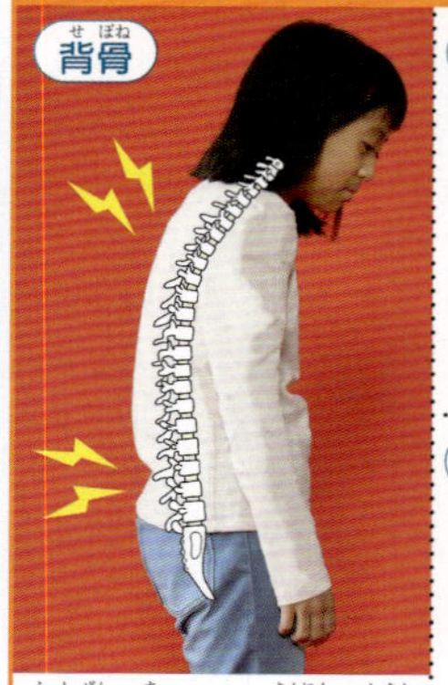

背骨《せぼね》

不自然《ふしぜん》に曲《ま》がるため筋肉《きんにく》に負担《ふたん》がかかり、首《くび》やかた、こしの痛《いた》みにつながります。

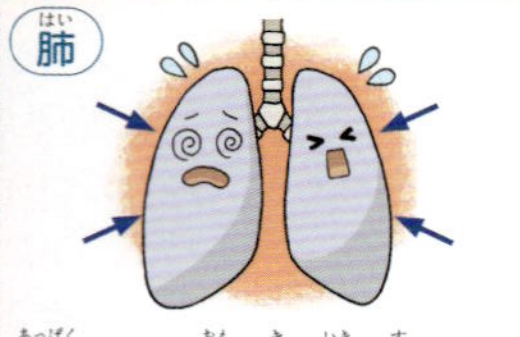

肺《はい》

圧迫《あっぱく》されて、思《おも》い切《き》り息《いき》を吸《す》ったりはいたりしにくくなります。

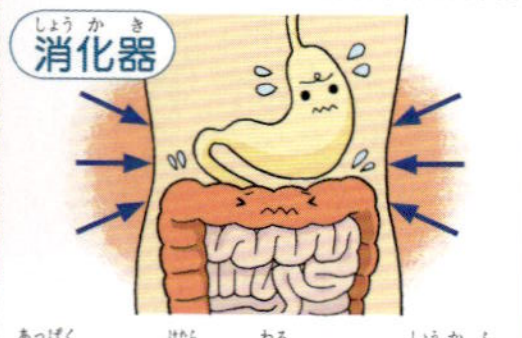

消化器《しょうかき》

圧迫《あっぱく》されて働《はたら》きが悪《わる》くなり、消化不良《しょうかふりょう》や便秘《べんぴ》につながることがあります。

よい姿勢《しせい》をつくるこつ

骨《こつ》ばんを立《た》てる

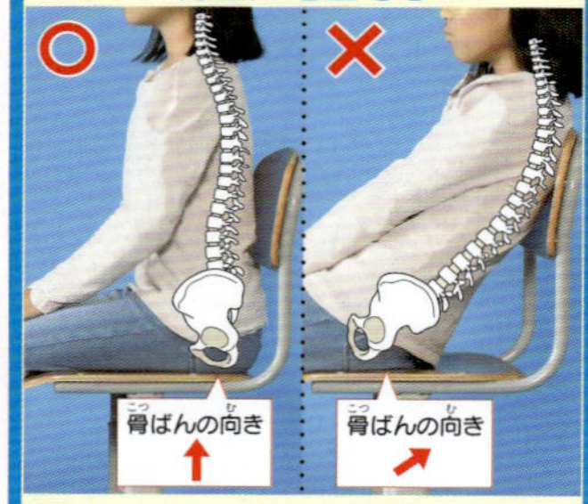

○
×
骨《こつ》ばんの向《む》き
骨《こつ》ばんの向《む》き

深《ふか》くこしかけて、骨《こつ》ばんを立《た》てます。このとき、こしが反《そ》らないように注意《ちゅうい》します。

足《あし》の裏全体《うらぜんたい》をゆかにつける

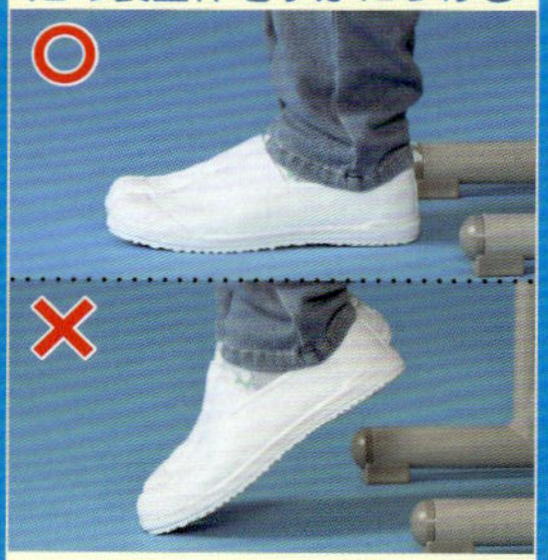

○
×

足《あし》の裏全体《うらぜんたい》をゆかにつけて、体《からだ》を安定《あんてい》させます。

上半身《じょうはんしん》をまっすぐにする

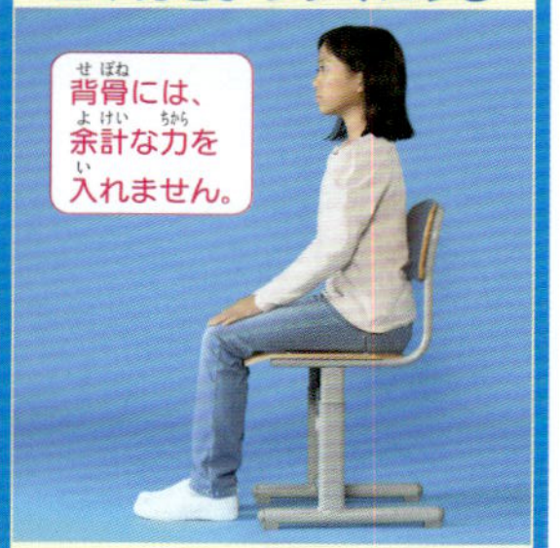

背骨《せぼね》には、余計《よけい》な力《ちから》を入《い》れません。

真上《まうえ》からつり下《さ》げられているイメージで、上半身《じょうはんしん》をまっすぐにします。

学校《がっこう》のいすや机《つくえ》の高《たか》さが合《あ》っていないときは、先生《せんせい》に伝《つた》えて直《なお》してもらいましょう。

くり返《かえ》し意識《いしき》することが大切《たいせつ》

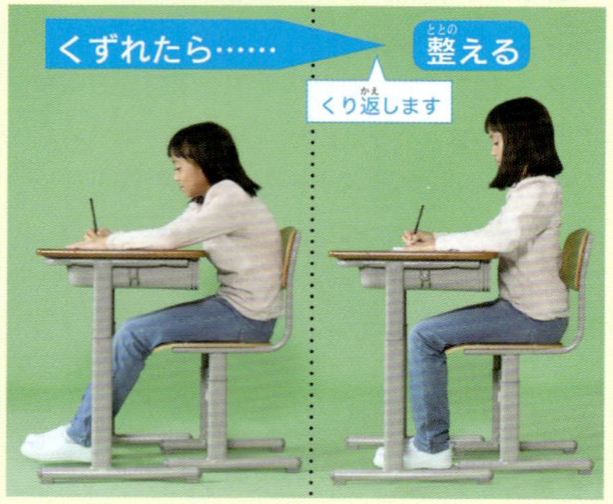

くずれたら……
整《ととの》える
くり返《かえ》します

姿勢《しせい》がくずれたら、また整《ととの》えることをくり返《かえ》していると、自然《しぜん》によい姿勢《しせい》がとれるようになります。

骨《こつ》ばんを立《た》てて、背骨《せぼね》が自然《しぜん》なＳ《エス》字《じ》をえがくような姿勢《しせい》をとると、体《からだ》に余計《よけい》な力《ちから》が入《はい》らないのでつかれにくく、勉強《べんきょう》や会話《かいわ》などに集中《しゅうちゅう》することができます。

前《まえ》かがみや、背《せ》もたれに寄《よ》りかかった悪《わる》い姿勢《しせい》では、背骨《せぼね》が不自然《ふしぜん》に曲《ま》がってしまうため筋肉《きんにく》に負担《ふたん》がかかり、内臓《ないぞう》もおしつぶされて、体《からだ》の不調《ふちょう》を招《まね》きます。

自然《しぜん》によい姿勢《しせい》がとれるようになるまで、意識《いしき》して整《ととの》える習慣《しゅうかん》をつけましょう。

指導　聖隷クリストファー大学 国際教育学部 こども教育学科 教授　和久田 佳代 先生

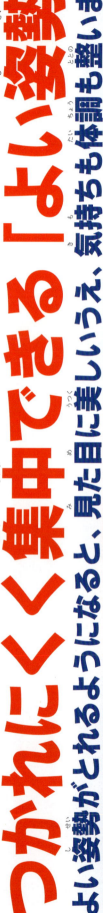

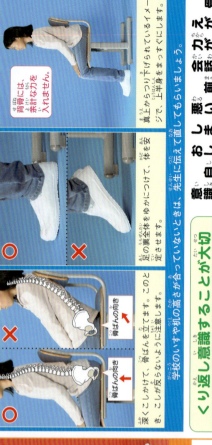

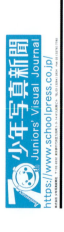

少年写真新聞 Juniors' Visual Journal
https://www.schoolpress.co.jp/

小学保健ニュース

494.35 火傷
No.1351
2024年（令和6年）
2月18日号

やけどをしたときはすぐに冷《ひ》やす

熱《ねつ》が皮《ひ》ふの下《した》深《ふか》くに伝《つた》わってやけどが広《ひろ》がるのを防《ふせ》ぎ、痛《いた》みも軽《かる》くします

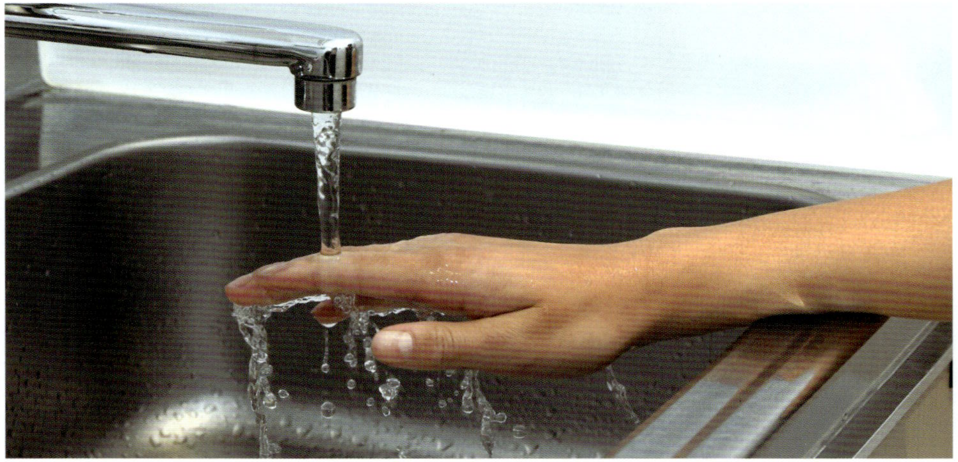

やけどをしたときは、すぐに水道水《すいどうすい》で10分以上《ぶんいじょう》冷《ひ》やして、やけどが皮《ひ》ふの下深《したふか》くに進《すす》んで広《ひろ》がるのを防《ふせ》ぎます。

服《ふく》を着《き》たままやけどをしたときは

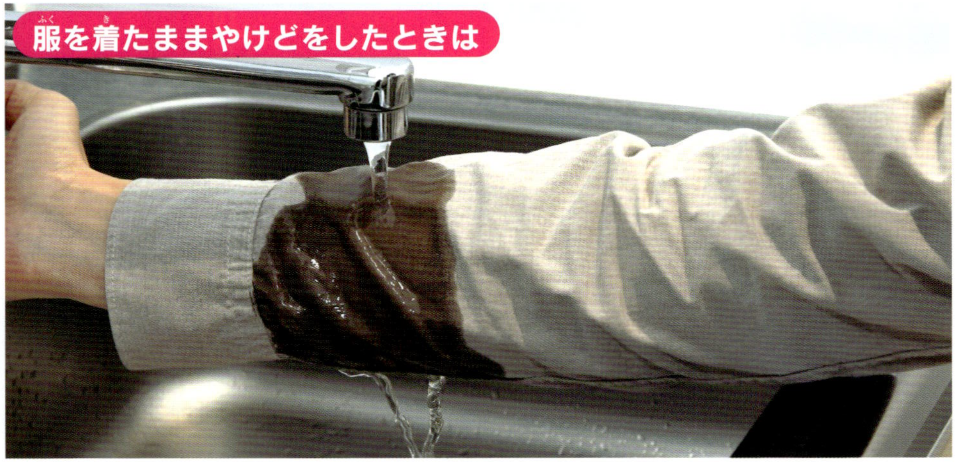

無理《むり》に服《ふく》をぬごうとすると、服《ふく》がやけどを刺激《しげき》して症状《しょうじょう》をひどくしてしまうことがあるので、服《ふく》の上《うえ》から水《みず》をかけて冷《ひ》やします。

水道水《すいどうすい》をかけづらいところにやけどをしたときは

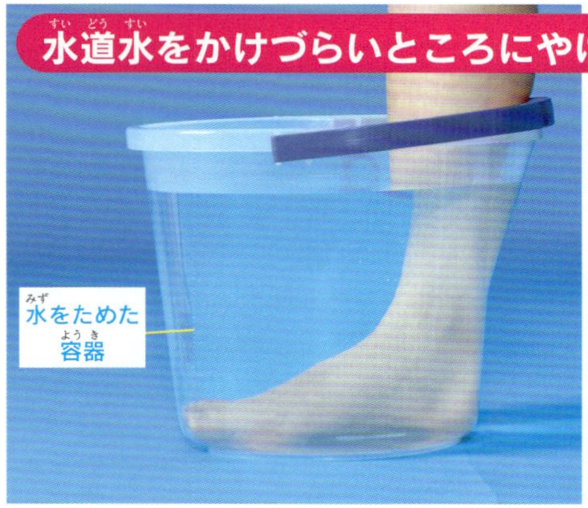

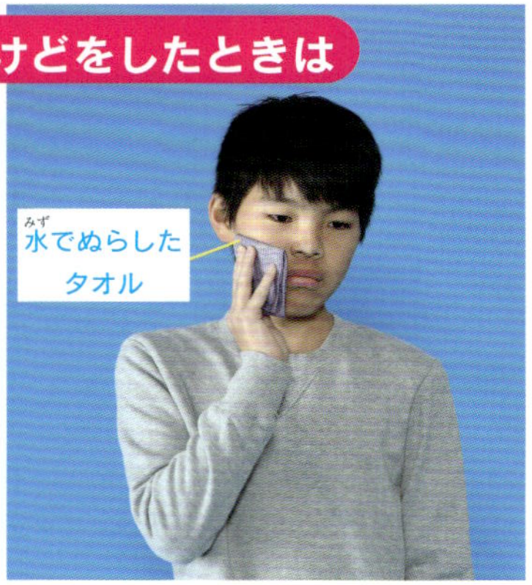

水《みず》をためた容器《ようき》に入《い》れて冷《ひ》やしたり、水《みず》でぬらしたタオルを当《あ》てて冷《ひ》やしたりして、手当《てあて》をします。

水《みず》ぶくれができたときは破《やぶ》れないように注意《ちゅうい》しよう

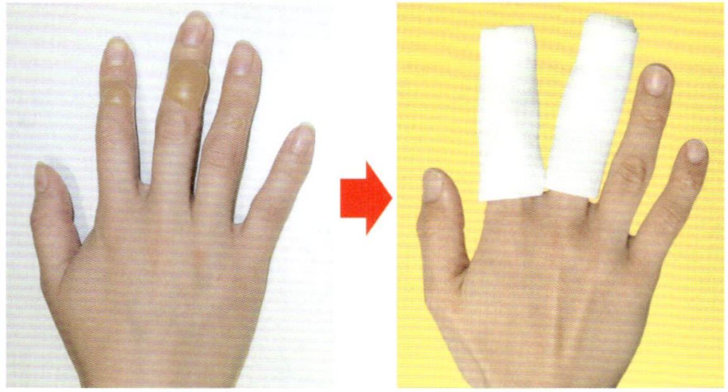

水《みず》ぶくれが破《やぶ》れてしまうと、痛《いた》みが強《つよ》くなったり傷《きず》が治《なお》りにくくなったりするので、清潔《せいけつ》なガーゼやタオルなどを当《あ》てて、病院《びょういん》へ行《い》きます。

やけどをしたときはすぐに水道水《すいどうすい》で十分以上《じっぷんいじょう》冷《ひ》やして、やけどが皮《ひ》ふの下《した》深《ふか》くに進《すす》んで広《ひろ》がるのを防《ふせ》ぎます。

水道水《すいどうすい》をかけるのが難《むずか》しいところは、水《みず》をためた容器《ようき》に入《い》れて冷《ひ》やしたり、水《みず》でぬらした冷《つめ》たいタオルを当《あ》てたりして、すばやく手当《てあて》を行《おこな》います。

水《みず》ぶくれがあるときは、できるだけ水《みず》ぶくれが破《やぶ》れないように、やけどのところを清潔《せいけつ》なガーゼやタオルなどで守《まも》って、病院《びょういん》へ行《い》きましょう。

指導 日本医科大学 形成外科学教室 主任教授 小川令先生

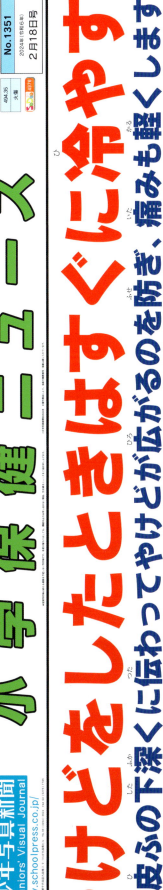

少年写真新聞 Juniors' Visual Journal　2024年2月18日発行 第1351号付録
©少年写真新聞社2024年
株式会社 少年写真新聞社 〒102-8232 東京都千代田区九段南3-9-14 HF九段南ビル
小学保健ニュース
★定期刊行物は終わる期間を予定しない刊行物です。年度が替わりましても、購読中止のお申し出がない場合、引き続きニュースをご送付申し上げます。
★著作権法により、本紙の無断複写・転載は禁じられています。
少年写真新聞社のホームページ
https://www.schoolpress.co.jp/

やけどの応急手当

日本医科大学 形成外科学教室
主任教授　小川 令

やけどの原因と重症度

皆さんはやけどをしてしまったことがありますか。熱いスープを飲んで口の中をやけどした、お湯を沸かしている鍋に触ってしまった、また、炊飯器の水蒸気に触れてしまったなどの経験があるかもしれません。実は海で日焼けして肌が赤くなってしまうのもやけどのひとつです。

やけどは医学の専門用語では「熱傷」といいます。熱による傷、という意味です。

やけどの原因は、火炎、お湯、蒸気、熱い金属、薬品、日光など、たくさんあります。原因によって、熱傷の重症度が変わるのは感覚的にわかると思います。

例えば、お湯が体にかかった場合、お湯が熱くても、皮膚の表面の温度はずっと低いので、熱はすぐに冷めて、一時的なやけどで済みます。しかし、ろうそくの火が服についてしまったときは、炎が燃え続けるので、火が消えるまで熱せられてしまいます。やけどの重症度は、熱いものの「温度」と、皮膚に触れていた「時間」によって決まるのです。

やけどの応急手当の方法

まず、「熱の原因から離れる」ことが大切なのは言うまでもありません。

例えば、熱湯を触って熱ければ、たいてい反射的に手を引っ込めるので、重症になることはあまりありません。しかし、服についた炎はすぐに水をかけたり服を脱いだりしないと、重症になってしまいます。

熱の原因から離れることができたら、次は「冷やす」ことが大切です。皮膚に熱が加わると、一時的でも高温になりますので、冷水をかけてしっかりと冷やすことが大切です。冷やすのは少しで大丈夫かと思われるかもしれませんが、実は少し長めに冷やすことが大切です。

というのは、皮膚の温度が元に戻っても、皮膚の下の血管をしばらく収縮させておくことが大切だからです。氷水に指をつけると、指先が白くなるのを経験したことがあると思います。これは、血管が冷やされて収縮するので、流れる血液が少なくなって白く見えるわけです。その逆で、熱が加わると、血管は拡張し、血流が増え、炎症が起こります。炎症が起こると、赤く腫れ、痛みが出て、回復に時間がかかります。なので、皮膚の温度を元に戻すには1～2分の冷却でよいのですが、血管を長く収縮させて炎症を最小限にするためには、10分以上冷やすのがよいでしょう。

もし、水ぶくれができたり、皮膚の表面の皮がむけた状態になってしまったりした場合、慌てて服を脱ぐと、さらに皮がむけてしまうこともありますので、服の上から冷やすことが大切です。

皮膚の表面が少し赤くなっただけの場合は、自宅で冷やすだけでも、改善する場合が多いです。

しかし、水ぶくれができたり、皮がむけたりした場合は、病院を受診して炎症を抑える塗り薬や飲み薬を処方してもらいましょう。その後は、水ぶくれを破かないように、また破けてしまった場合でも、皮膚の表面をきれいにするために、毎日シャワーで洗って、薬を塗り、傷にくっつかない特殊なガーゼ（非固着性創傷被覆材）による処置が必要になります。

やけどは、とにかく応急手当が大切で、最初は軽症だと思っていても、翌日に水ぶくれができることもあります。予想外に深くまで熱が伝わっていることがありますので、心配なときは迷わず病院を受診してください。

少年写真新聞 Juniors' Visual Journal　2024年2月28日発行 第1352号付録
©少年写真新聞社2024年
株式会社 少年写真新聞社 〒102-8232 東京都千代田区九段南3-9-14 HF九段南ビル
小学保健ニュース
★定期刊行物は終わる期間を予定しない刊行物です。年度が替わりましても、購読中止のお申し出がない場合、引き続きニュースをご送付申し上げます。
★著作権法により、本紙の無断複写・転載は禁じられています。
少年写真新聞社のホームページ
https://www.schoolpress.co.jp/

小学生にわかってほしい HIV/AIDS知識

独立行政法人国立病院機構大阪医療センター
HIV/AIDS 先端医療開発センター
特別顧問　白阪 琢磨

HIVとAIDSの違いを知っていますか？

AIDSは、1981年に米国大都市の若者において初めて報告された病気の名前で、Acquired Immunodeficiency Syndromeの頭文字です。日本語では「後天性免疫不全症候群」が正式名称ですが、エイズとも書かれます。1983年に、この病気の原因（病原体）であるHIV（Human Immunodeficiency Virus：日本語の正式名称は、ヒト免疫不全ウイルス。頭文字からHIVの略称が国内外で一般的に使用され、えいちあいぶいと読みます）というウイルスが発見されました。HIVはCD4分子とケモカインレセプター分子を介して細胞に侵入しますので、これらの分子を細胞表面に出しているCD4陽性Tリンパ球、あるいは単球／マクロファージという細胞に感染します。これらの細胞はヒトの免疫力の担い手なので、HIVによって免疫力が徐々に低下すると、ヒトに共棲《きょうせい》している弱い病原体（日和見病原体）が暴れだしても抑えられず、日和見感染症などが出現します。これがAIDSという病気です。厚生労働省エイズ動向委員会によれば、2022年の国内の新規AIDS患者は252件、新規HIV感染者は632件の報告があり、2010年代半ばから漸減傾向となりましたが、依然として予断を許しません(https://api-net.jfap.or.jp/status/japan/nenpo.html)。

HIV感染症は治療で慢性疾患に／HIV感染の有無を調べるのはHIV検査

HIVの薬を世界で初めて発明したのは、日本人の満屋裕明博士で、米国で1987年に発表されました。その後、多くの薬が開発され、1996年頃からこれらを複数組み合わせる多剤併用療法が始められました。HIVを血液の中に見つけられないくらいにまで抑え込むことができるようになり、治療状況の良い方では、性的接触でのほかの人への感染も防げます。HIV感染症は、糖尿病や高血圧のような慢性疾患と捉えられるのです。現在では、1日1錠で多剤併用療法ができるようになり、2022年には、毎月か隔月に1回ずつの注射剤も登場しました。生涯治療費は1人あたり1～2億円ですが、わが国では健康保険や助成制度が利用できます。

HIV感染の有無は、採血した血液を検査します。保健所などでの検査は、無料・匿名です。検査日時や場所は、厚生労働省科学研究費補助金エイズ対策政策研究事業の研究班ホームページ（https://www.hivkensa.com）をご活用ください。ただし、検査の注意点は、「いつ受けるのがよいか」です。HIVに感染すると血液にHIVに対する反応（HIVの抗体）が1か月ほどで出現し始め、3か月では必ず出ます。とても心配なら1か月でHIV検査を受けてもよいですが、感染していないとはっきりさせるには、3か月後の検査が必要です。

共生の重要性

集団で行うスポーツで大事なことは、チーム全員で闘うことだと思います。感染症は個人個人を襲ってきますが、集団で闘うことが

（136ページへつづく）

新連載 特異な才能を持つ児童の理解と支援

第1回 「特異な才能」をめぐる議論とその背景

【放送大学 学長　岩永 雅也】

「特異な才能」と「ギフテッド」

「ギフテッド」という言葉をしばしば耳にします。「天（神）から与えられた」というのがその原義ですが、一般に「非常に高い才能（者）」を指すとされる英語表現です。そうした高い才能を持つ子どもたちへの教育がギフテッド教育で、かつては、芸術やスポーツなど、具体的な分野での高い能力（タレント）を持っている人という意味の「タレンテッド」も合わせ、「G&T教育」と呼ばれていました。アメリカでは、すでに1950年代から、各州で小中学校への早期入学や飛び級、優秀な児童生徒を集めたサマースクールなど、半ば自然発生的に独自のG&T教育が行われていましたが、1988年に連邦法であるG&T学生教育法が制定されたことにより財政的基盤も整い、多くの州で定型的なG&T教育のシステムが運営されるようになりました。近年は、単にギフテッド教育と表記されるようになり、中国、韓国などのアジアの国々でも積極的に、また、イギリス、フィンランドなどの西欧諸国では、公的・制度的に行われています。

この「ギフテッド」という表現、天与のもの（才能や高い知力など）をあえて明示しない婉曲《えんきょく》な言い方が私たち日本人の感性に合っていることもあって、最近は日本でも報道などで頻繁に使われるようになりました。しかし、そうした上品な表現も、ギフテッドではない人々が「天から何の能力も与えられていない人」となってしまったり、あるいは逆に「誰もが皆ギフテッドじゃないか」と極論されたり、あるいはまた使う人によってギフトの内容が異なっていたりするため、現在、文部科学省などでは極力その語を避け、もっぱら「特異な才能」といった表現を用いています。日本でも、今後、ギフテッドという呼称がさらに広まっていくことも十分考えられますが、今回は「特異な才能」「才能教育」という表現を採ることにします。

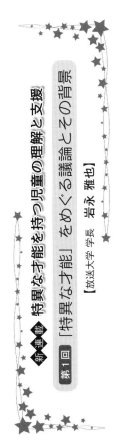

才能教育の諸類型

さて、先ほど海外ではギフテッドに対する教育、つまり才能教育が、広く行われていると書きましたが、それはどのようなものなのか、ここで才能教育のさまざまな類型に簡単に触れておきましょう。

現在各国で行われている才能教育は多様ですが、大まかに見るといくつかの分類基準があることがわかります。まず一つ目は「早修」か「拡充」かという基準です。飛び級や15、16歳で大学に入るような早期（飛び）入学など、標準的学年よりも上位の学年や学校種に早く進み、年かさの子どもたちと同じ学習をする教育的措置が早修です。高校生が大学レベルの科目を学習して単位を取るアドバンスト・プレイスメント（AP）も広義の早修に入りますが、現在アメリカでは、約40の科目に延べ約300万人もの高校生がチャレンジしています。早修には、才能児のストレスや学級不適応を回避して達成水準をさらに高めることができるほか、数年間の経済的負担が軽くなるという利点がある一方で、同年齢の学級集団とのつながりが失われ、学習内容の体系性も損なわれるなどの問題も指摘されています。

一方の「拡充」は、暦年齢のとおりの標準学年に在籍しながら、通常カリキュラムよりも体系的で深化した幅広い内容の学習を行うというものです。特定の科目だけ「特別クラス」等をつくって高度な内容の教育を行う、放課後スクールや休暇中のゼミを提供するといった実践が一般的です。より広く深い学習を行い応用的な能力を豊かに伸ばせることや、学習内容を飛ばさず未習部分が発生しないこと、一部の例外的な児童生徒だけではなく多数の児童生徒に対応できるなどの利点がありますが、才能の認定や特定の教材の開発、専門の教師の確保などにコストと時間がかかり、多くを公的資金に依拠するために公的教育費の増大を招きがちであるという弱点も指摘されています。

二つ目は、「国（社会）中心」か「学習者中心」かという基準です。前者は、児童・生徒の才能を国（社会）のために伸長しそれを活《い》かすという目的により行われる教育で、近年アジア諸国での才能教育に特徴的なものです。一方、後者は児童生徒の多様な学習ニーズに対応するために行われるもので、近年のアメリカや西欧諸国で見られる才能教育のタイプです。日本では「個別最適な教育」の一環として議論されています。

三つ目は、「取り出し型」か「インクルーシブ型」かという基準です。前者は、教育機会の提供方法として、特定分野に特異な才能のある児童生徒を通常学級から取り出して指導・支援を行うもので、後者はそれ以外の者を含めた協働学習の場で指導·支援を行うものです。たとえば、1980年以前のアメリカでは「国（社会）中心」かつ「取り出し型」の実践が多く、それ以降は「学習者中心」で「インクルーシブ型」の実践が増えています。アジア諸国では「国（社会）中心」で「取り出し型」の実践が多く見られます。

日本における才能教育

実は、戦前の日本でも小学校５年から上級学校へ進む制度（五修）や旧制中学４年から旧制高校などへ進む制度（四修）のような早修はありました。また、京都府師範学校附属小学校の「第二教室」や、東京高等師範学校附属中学校の「特別科学教育」などは、拡充的な教育をしていました。しかし、戦後の教育平等化と教育機会均等化の流れの中でそうした制度は全て廃止され、入学と卒業の年齢が厳格に決められている年齢主義のもと、義務教育段階では全ての子どもの年齢と学年が一致する、他に類のない形式平等の学校制度が成立したのです。

その日本でも、1990年代に入る頃から、才能児への教育、あるいは特例措置に関する検討が行われるようになりました。その大きなきっかけの一つが、1991年の中央教育審議会答申「新しい時代に対応する教育の諸制度の改革について」でした。そこで個に応じた教育の一環として提唱された「教育上の例外措置」を受け、ようやく、1998年に千葉大学で「飛び入学」が始まりました。その後、９つの大学が制度を導入し、これまでの四半世紀間に全体で144名（その２／３が千葉大学）の飛び入学者が出ましたが、他の諸国と比較すると非常に少ない数です。そもそも、才能教育への社会的関心は高等教育段階よりもむしろ初等・中等段階で高く、その段階での政策的対応を求める世論も強まっていました。

そうした中、中央教育審議会が2021年に答申「『令和の日本型学校教育』の構築を目指して」を発表しました。答申では、特異な才能のある児童生徒の指導や支援の在り方等についても、個別最適な学びの一環として専門的な検討が必要であることが指摘されました。それを受け、同年６月、文部科学省は「特定分野に特異な才能のある児童生徒に対する学校における指導・支援の在り方等に関する有識者会議」を設置しました。これまで才能教育の問題に特化した有識者会議が設置されたことはなく、その意味でも会議は広く社会の耳目を集めることとなりました。有識者会議の議論については、次回ご紹介することとしましょう。

少年写真新聞
Juniors' Visual Journal
https://www.schoolpress.co.jp/
株式会社 少年写真新聞社 〒102-8232 東京都千代田区九段南3-9-14 TEL 03(3264)2624 FAX 03(5276)7785

小学保健ニュース

493.878
エイズ
No.1352
2024年(令和6年)
2月28日号

傷口《きずぐち》などからHIV《エイチアイブイ》が体内《たいない》に入《はい》って起《お》こるエイズ

HIV《エイチアイブイ》はとても弱《よわ》いウイルスなので、HIV《エイチアイブイ》に感染《かんせん》した人《ひと》やエイズになった人《ひと》から日常生活《にちじょうせいかつ》ではうつりません

HIV《エイチアイブイ》というウイルスに入られた白血球《はっけっきゅう》※

正常《せいじょう》な白血球《はっけっきゅう》

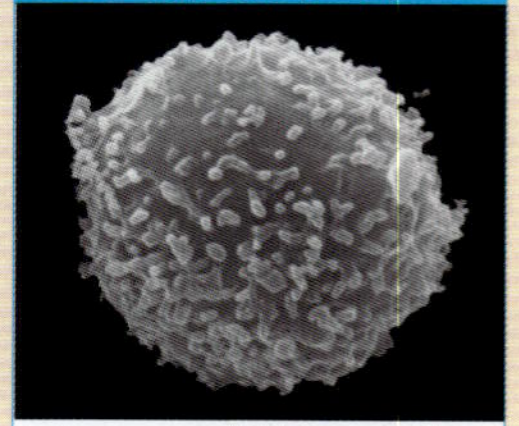

さまざまな病原体《びょうげんたい》から体《からだ》を守《まも》っています。

写真提供 北里大学 医学部 バイオイメージング研究センター 根本 典子 先生

HIV《エイチアイブイ》は、白血球《はっけっきゅう》の中《なか》に入《はい》りこんで増《ふ》えていきます。

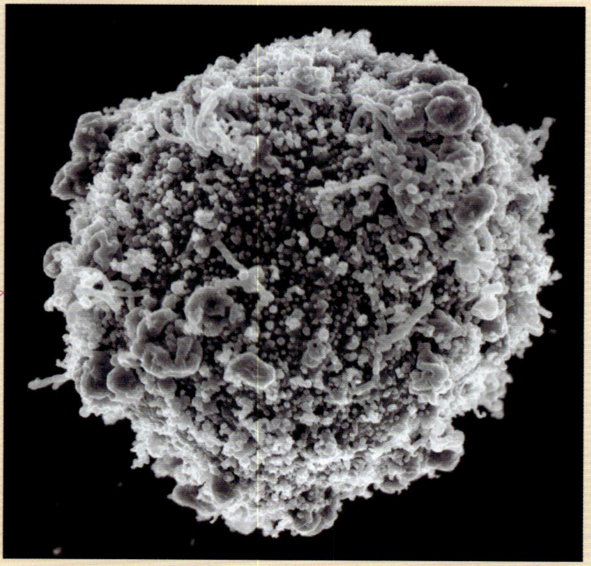

新《あたら》しくできたHIV《エイチアイブイ》が白血球《はっけっきゅう》から飛《と》び出《だ》そうとしています。白血球《はっけっきゅう》はこわれてしまいます。

写真提供 国立感染症研究所

※血液《けつえき》の成分《せいぶん》である白血球《はっけっきゅう》は、数種類《すうしゅるい》に分けられます。HIV《エイチアイブイ》が入《はい》るのは、白血球《はっけっきゅう》の一種《いっしゅ》であるリンパ球《きゅう》などです。

エイズになるまで

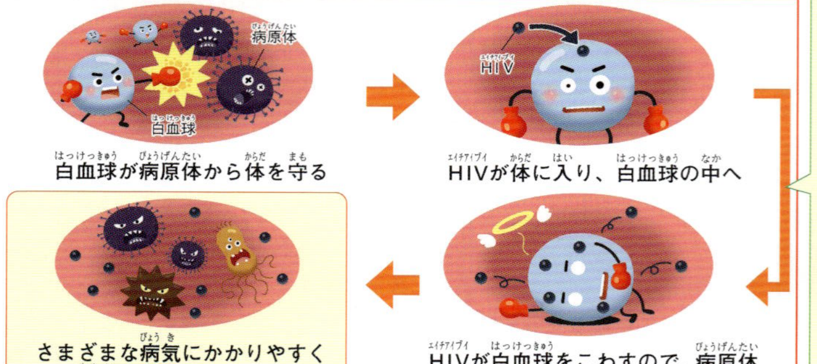
病原体《びょうげんたい》
白血球《はっけっきゅう》
HIV《エイチアイブイ》

白血球《はっけっきゅう》が病原体《びょうげんたい》から体《からだ》を守《まも》る

HIV《エイチアイブイ》が体《からだ》に入《はい》り、白血球《はっけっきゅう》の中《なか》へ

HIV《エイチアイブイ》が白血球《はっけっきゅう》をこわすので、病原体《びょうげんたい》へのていこう力《りょく》が弱《よわ》まる

さまざまな病気《びょうき》にかかりやすくなる病気《びょうき》＝エイズ

早《はや》めの発見《はっけん》が大切《たいせつ》

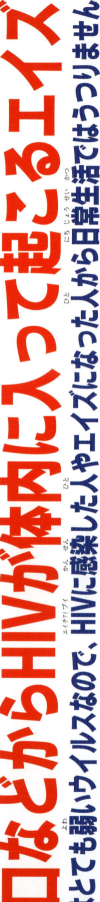

早《はや》めに発見《はっけん》して治《ち》りょうすれば、エイズになるのをおさえることができるようになってきました。

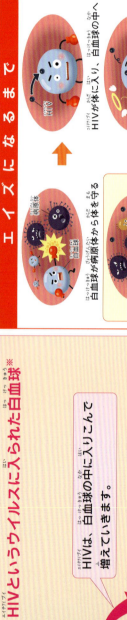

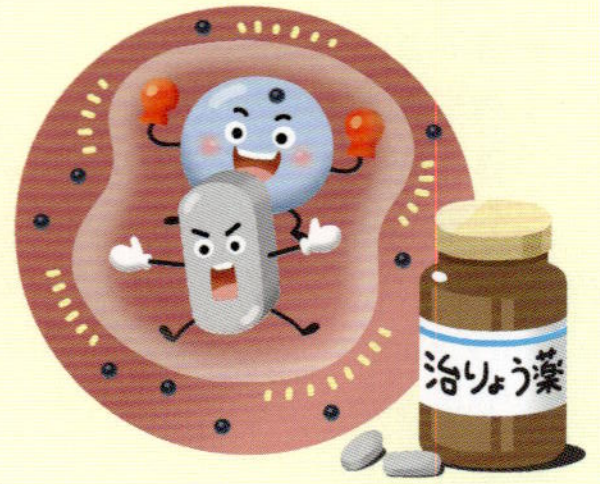
治りょう薬

このようなことではうつりません

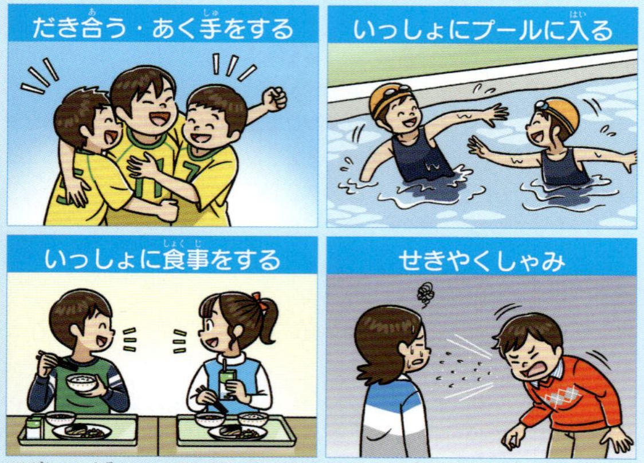
だき合《あ》う・あく手《しゅ》をする
いっしょにプールに入《はい》る
いっしょに食事《しょくじ》をする
せきやくしゃみ

HIV《エイチアイブイ》は、傷《きず》のない皮《ひ》ふからは感染《かんせん》しません。また、だ液《えき》やあせなどでHIV《エイチアイブイ》に感染《かんせん》する可能性《かのうせい》はなく、日常生活《にちじょうせいかつ》ではうつりません。

エイズは、HIV《エイチアイブイ》というウイルスが、体《からだ》を病原体《びょうげんたい》から守《まも》る白血球《はっけっきゅう》をこわすため、ふだんかからない病気《びょうき》にかかりやすくなる病気《びょうき》です。

HIV《エイチアイブイ》は、感染《かんせん》した人《ひと》の血液《けつえき》や精液《せいえき》などにふくまれていて、傷口《きずぐち》などから体内《たいない》に入《はい》ってきますが、感染力《かんせんりょく》はとても弱《よわ》く、だ液《えき》やあせなどからはうつりません。

エイズについて正《ただ》しく知《し》り、感染《かんせん》した人《ひと》の立場《たちば》に立《た》って考《かんが》えて、みんながともに生《い》きていける社会《しゃかい》をつくりましょう。

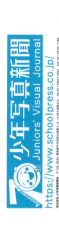

指導 独立行政法人国立病院機構大阪医療センター HIV/AIDS先端医療開発センター 特別顧問 白阪 琢磨 先生

少年写真新聞 Juniors' Visual Journal
https://www.schoolpress.co.jp/
株式会社 少年写真新聞社 〒102-8232 東京都千代田区九段南3-9-14 TEL 03(3264)2624 FAX 03(5276)7785

小学保健ニュース

374.93 健康管理
No.1353-(1)
2024年(令和6年)
3月8日号

体《からだ》の成長《せいちょう》と健康《けんこう》に関《かか》わる自分《じぶん》の体重《たいじゅう》

体《からだ》が肥満《ひまん》になったりやせたりしている場合《ばあい》は、生活習慣《せいかつしゅうかん》を見直《みなお》してみましょう

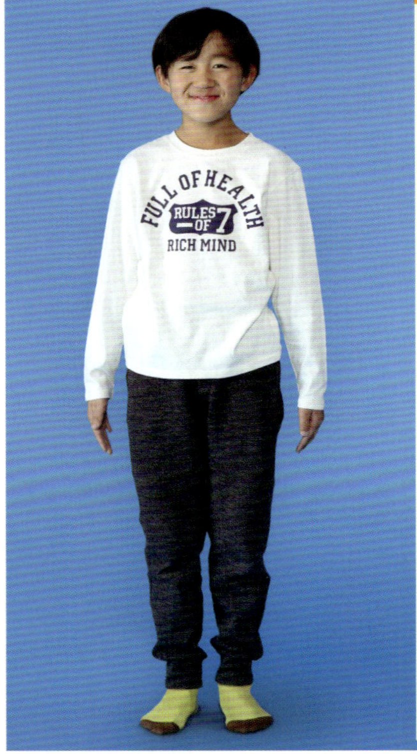

現在《げんざい》12さいのAさん
身長《しんちょう》：150cm、体重《たいじゅう》：40kg

Aさんの身長《しんちょう》・体重《たいじゅう》の成長曲線《せいちょうきょくせん》

横断的標準身長《おうだんてきひょうじゅんしんちょう》・体重曲線《たいじゅうきょくせん》(0-18さい)男子《だんし》
(2000年度乳幼児身体発育調査《ねんどにゅうようじしんたいはついくちょうさ》・学校保健統計調査《がっこうほけんとうけいちょうさ》)

体《からだ》が成長《せいちょう》するスピードは一人《ひと》ひとりちがうので、基準曲線《きじゅんきょくせん》の数《かず》は複数《ふくすう》にわけられています。

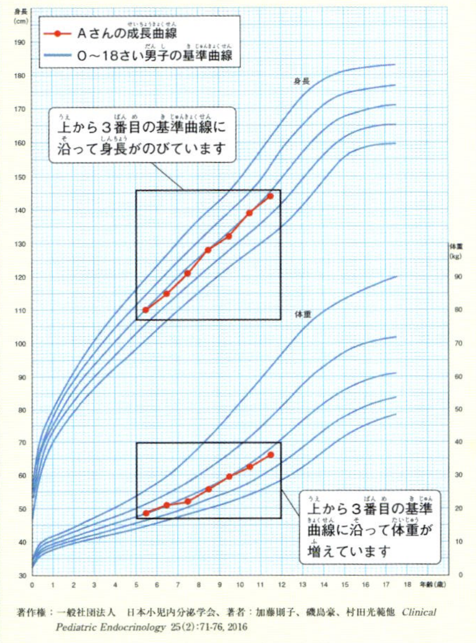
身長(cm)
体重(kg)
年齢(歳)
Aさんの成長曲線《せいちょうきょくせん》
0~18さい男子《だんし》の基準曲線《きじゅんきょくせん》
上《うえ》から3番目《ばんめ》の基準曲線《きじゅんきょくせん》に沿《そ》って身長《しんちょう》がのびています
上《うえ》から3番目《ばんめ》の基準曲線《きじゅんきょくせん》に沿《そ》って体重《たいじゅう》が増《ふ》えています

著作権：一般社団法人 日本小児内分泌学会、著者：加藤則子、磯島豪、村田光範他 *Clinical Pediatric Endocrinology* 25(2):71-76, 2016

身長《しんちょう》の成長曲線《せいちょうきょくせん》と同様《どうよう》に、体重《たいじゅう》の成長曲線《せいちょうきょくせん》は基準曲線《きじゅんきょくせん》に沿《そ》っていて、バランスのよい成長《せいちょう》がみられます。

毎年行《まいとしおこな》う健康診断《けんこうしんだん》の結果《けっか》をもとにえがいた成長曲線《せいちょうきょくせん》から、身長《しんちょう》ののびに対《たい》して体重《たいじゅう》の増《ふ》え方《かた》に問題《もんだい》がないのかを調《しら》べることができます。自分《じぶん》の成長曲線《せいちょうきょくせん》を知《し》りたいときは、保健室《ほけんしつ》の先生《せんせい》に聞《き》いてみましょう。

肥満《ひまん》ややせに注意《ちゅうい》しよう

肥満《ひまん》

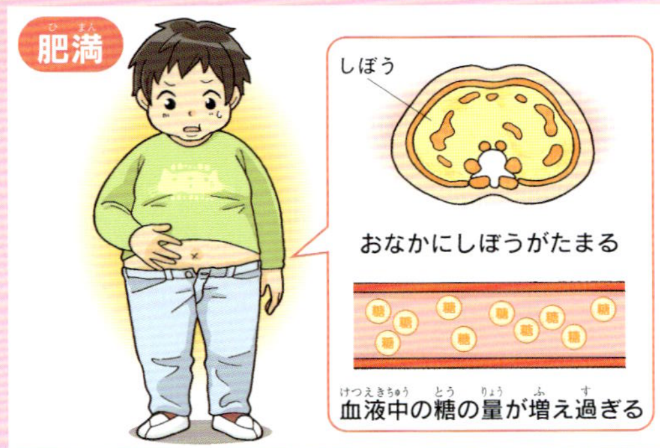
しぼう
おなかにしぼうがたまる
血液中《けつえきちゅう》の糖《とう》の量《りょう》が増《ふ》え過《す》ぎる

油《あぶら》っぽい食事《しょくじ》のとり過《す》ぎや運動不足《うんどうぶそく》などは、肥満症《ひまんしょう》や2型糖尿病《がたとうにょうびょう》などの生活習慣病《せいかつしゅうかんびょう》を引《ひ》き起《お》こしやすくなります。

やせ

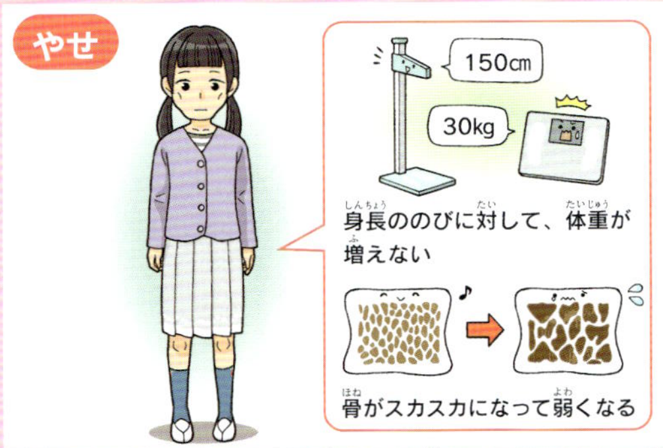
150cm
30kg
身長《しんちょう》ののびに対《たい》して、体重《たいじゅう》が増《ふ》えない
骨《ほね》がスカスカになって弱《よわ》くなる

成長期《せいちょうき》に食事制限《しょくじせいげん》などのダイエットを行《おこな》うと、栄養不足《えいようぶそく》の原因《げんいん》になり、骨《ほね》の成長《せいちょう》をさまたげます。

健康的《けんこうてき》に体《からだ》を成長《せいちょう》させるためには

朝《あさ》・昼《ひる》・夕食《ゆうしょく》をしっかりととる	適度《てきど》に運動《うんどう》をする	十分《じゅうぶん》にすいみんをとる
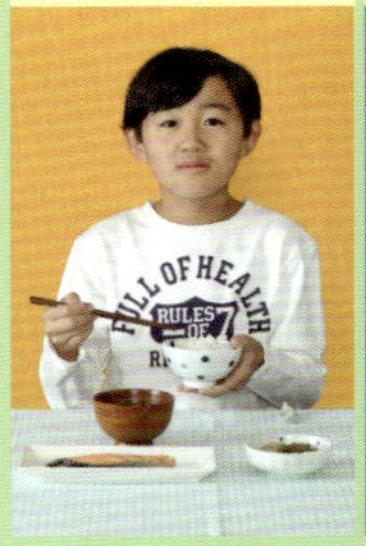	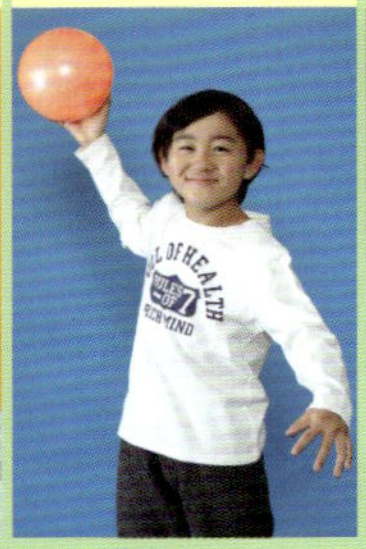	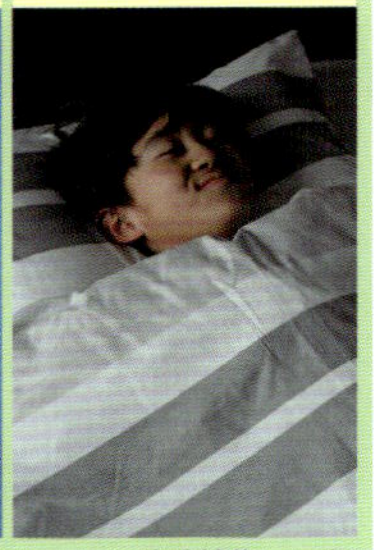

三度《さんど》の食事《しょくじ》や適度《てきど》な運動《うんどう》、十分《じゅうぶん》なすいみんといった規則正《きそくただ》しい生活習慣《せいかつしゅうかん》を身《み》につけることが大切《たいせつ》です。

健康診断《けんこうしんだん》では身体測定《しんたいそくてい》の結果《けっか》をもとに成長曲線《せいちょうきょくせん》をえがき、身長《しんちょう》ののびや体重《たいじゅう》の増《ふ》え方《かた》に問題《もんだい》がないのかを調《しら》べています。

食事《しょくじ》のとり過《す》ぎや運動不足《うんどうぶそく》などによる肥満《ひまん》が生活習慣病《せいかつしゅうかんびょう》の原因《げんいん》となる一方《いっぽう》で、ダイエットなどによるやせも骨《ほね》の成長《せいちょう》をさまたげる原因《げんいん》となり、どちらの場合《ばあい》も体《からだ》に悪《わる》いえいきょうをあたえます。

身長《しんちょう》ののびに対《たい》して、体重《たいじゅう》の増《ふ》え方《かた》に問題《もんだい》があるときは、生活習慣《せいかつしゅうかん》を見直《みなお》して規則正《きそくただ》しい生活習慣《せいかつしゅうかん》を心《こころ》がけます。

指導 十文字学園女子大学 教育人文学部 幼児教育学科 教授 加藤則子先生

少年写真新聞 Juniors' Visual Journal　2024年3月8日発行 第1353号付録
©少年写真新聞社2024年
株式会社 少年写真新聞社 〒102-8232 東京都千代田区九段南3-9-14 HF九段南ビル
小学保健ニュース

学童期の肥満とやせ

十文字学園女子大学 教育人文学部
幼児教育学科 教授　加藤 則子

肥満とやせの背景

小学生の成長は、体重と身長のバランスがとれていることが望ましいですが、身長に対して体重が重過ぎると肥満になり、軽過ぎるとやせになります。

学童期の肥満は遺伝的な要因も大きく、親やきょうだいも肥満していて、家族がみな、通常考えられている適量よりたくさん食べている場合が多いです。事故や病気、転居転校、塾や受験などのストレスといった心理的要因により肥満が起こることもあります。コンビニやファストフード店の普及によって、好きなときに好きなものを食べられるようになって、偏食や摂取カロリーの増加が起こり、さらに夜型の生活リズム、朝食欠食、室内遊びによる昼間の活動の低下によりさらに肥満が悪化します。近年ではスクリーンタイムも増加しており、画面を見ながら食事や間食をすると、過剰摂取につながりやすいです。

学童期のやせの原因は、主に、やせているのが美しいという思い込みからやせ志向になり食事制限をする場合と、精神的な理由による体重減少があります。友だちや家族との関係、家族背景などのストレスによって、十分な食事摂取ができなくなることがあります。

肥満の対応

身長・体重の成長曲線を描き、肥満度を計算するなどして、肥満が急激に進行していたり、肥満が極度であったりする場合は、医療機関の受診の対象となります。学校で支援する日常生活としては、主に食事と運動が挙げられます。食事に気をつける際には、家族の理解や協力も必要ですが、やむを得ない事情等にも留意します。成長期の児童にとって、必要な栄養素がとれることは重要ですので、一日３回のバランスの良い食事と軽いおやつを規則的に食べる、給食のおかわりは控え、おかわりをする場合は野菜や汁物を中心とする、食後すぐに就寝しない、よくかんでゆっくり食べる等の工夫が考えられます。体重を定期的に測ると効果がわかります。肥満の児童には運動も必要ですが、レクリエーションのような楽しい要素があるとよいです。体重のコントロールという目標よりも、体が軽くなって、鬼ごっこが楽しめるようになることなどを目標とすると、モチベーションにつながりやすいです。肥満児のみを対象として指導を行うことは、肥満を指摘される苦痛を伴い効果的でないともいわれます。クラス全体の子どもを対象に、良い生活習慣や食生活について、伝えていくのも良い方法です。

やせの対応

身長・体重の成長曲線を描き、肥満度を計算するなどして、やせが急激に進行していたり、やせが極度であったりする場合は、医療機関の受診の対象となります。女子のやせ願望については、ダイエットの害や、バランスのとれた健全な体形について伝え、やせた体形を美しいとするメディア情報をうのみにしないように支援します。精神的な要因でやせが出現していると思われる場合は、児童の話をよく聴き、傷ついた心に寄り添うように心がけます。家庭との連携が重要になる場合もあります。

少年写真新聞 Juniors' Visual Journal　2024年3月18日発行 第1354号付録
©少年写真新聞社2024年
株式会社 少年写真新聞社 〒102-8232 東京都千代田区九段南3-9-14 HF九段南ビル
小学保健ニュース

免疫細胞が元気になる生活のしかた

大阪府済生会中津病院 小児科／
免疫・アレルギーセンター 部長　清益 功浩

免疫とは

免疫とは、自然環境内に存在して病気を引き起こす細菌やウイルス、かびなどの病原体から、体を守る防御システムです。免疫によって、私たちは病気にならずに過ごすことができます。この防御システムには、主に白血球や補体が関わっている「自然免疫」と、主に抗体というたんぱく質が関わっている「獲得免疫」があります。白血球には、マクロファージや好中球という細胞とリンパ球と呼ばれる細胞があり、それぞれの役割が異なります。

自然免疫では、マクロファージや好中球と呼ばれる白血球が病原体を攻撃して取り込み、排除します。また、補体というたんぱく質は、病原体に付着して破壊したり、免疫細胞による攻撃を高めたりします。さらに、NK細胞と呼ばれる白血球は自己と異なる細胞を排除しますので、ウイルスなどに感染した自己の細胞やがん細胞に対して攻撃します。こうした自然免疫は、基本的に自己と異なるものすべてに反応することが多いです。一方の獲得免疫では、一度侵入した病原体に対し、その一部を目印にして、抗体と呼ばれるたんぱく質が結合し、効率よく病原体を体内から排除することができます。抗体を産生するＢ細胞、この抗体をつくるように指令するＴ細胞などのリンパ球が中心に機能しています。この抗体の値で、その病原体に対する免疫力が評価されています。

免疫力を高めるには

免疫力を高める生活の基本としては、大きく３つあります。

① 十分な栄養と栄養バランスのよい食事をとること

体内で白血球はつくられ、病原体を攻撃しては死んでいきます。骨髄で白血球がつくられるためには、栄養が必要になります。細胞がつくられるには、たんぱく質、脂肪、糖分、ビタミン、鉄、亜鉛などのミネラルなどが必要になりますので、栄養バランスのよい食事をとることが勧められます。

② 十分な休養と睡眠をとること

体調が悪いとき、疲れているときには免疫機能が低下します。睡眠時間が短くなると感染しやすいという報告もあります。休養や睡眠が不足していると、免疫が低下して感染症になり、発熱などの症状によってさらに体調が悪くなり、免疫が低下するという悪循環になってしまいます。そのため、無理をせずに少しでも疲労感があれば早めに休養し、睡眠不足があれば、早めに寝るようにしましょう。

③ ストレスをコントロールすること

ストレスは自律神経の不調につながり、その結果として免疫力が低下します。そのため、ストレス解消を含め、ストレスをコントロールすることが重要になってきます。ストレスは自分が意識していない状態でもかかっていることがあり、体の不調はストレスが原因であることがあります。そのため、自分を見つめ直すことも大切になります。

さらに特定の病原体への免疫力を高めるためには、ワクチンによる予防接種という方法があります。ただし、この場合、ワクチンが開発されていないと予防は難しくなりますので、ワクチン開発は重要なのです。

連載 特異な才能を持つ児童の理解と支援

第2回 有識者会議における審議の展開

【放送大学 学長 岩永 雅也】

特異な才能をめぐる有識者会議

2021年１月の中央教育審議会答申「『令和の日本型学校教育』の構築を目指して～全ての子供たちの可能性を引き出す、個別最適な学びと、協働的な学びの実現～」では、特異な才能のある児童生徒の指導や支援の在り方等についても、個別最適な学びの一環として専門的な検討が必要であることが指摘されました。それを受けて文部科学省は2021年６月、「特定分野に特異な才能のある児童生徒に対する学校における指導・支援の在り方等に関する有識者会議」を設置しました。

筆者も座長として加わった同会議においては、まず、この分野における理論や学術上の整理、各種取り組みの現状、諸外国の動向などに関するヒアリングを行いました。それと併せて、審議の目的についても議論され、「優れた才能を社会に活《い》かすために」という社会目線の目的ではなく、「誰もが才能にふさわしい学びの機会を得られるように」という個人の立場に立った目的を設定したうえで議論することが確認されました。その際、特異な才能ゆえに困難を抱えている子どもたちが少なからず存在するという前提を共有することについても、あらかじめ合意しました。

それとともに、才能と才能児の定義と基準、つまり才能教育の対象をどこに定めるかという問題についても予備的な議論があり、才能は多面的で多様であって、たとえば知能指数（IQ）の値が130以上といった、能力の一側面を示す数値指標だけを基準とするような認定方法は避けるべきだという点では合意が得られました。そうした一面的な認定が、子どもたちの新たなラベル付けにもつながりかねず、危険であるとの懸念もあったからです。ただし、それによって才能の発見・認定のプロセスそのものを全て否定するのではなく、何らかの方法で才能の発見・認定が必要であることは確認されました。議論にあたっては、近年メディア等で頻繁に使われる「ギフテッド」の語も極力用いず、「特異な才能」という表現とすることも確認されました。

また、会議では明示的に議論されなかったものの、筆者は「教育」と「措置」の混同、もしくはそれらの意味に関する誤解は、厳格に排除すべきと考えました。欧米諸国では、個々の児童生徒の達成度を踏まえた初等・中等学校レベルでの早期入学や飛び級（そして落第）が一般的に行われていますが、そうした場合、当該児童生徒に特別なカリキュラムや教材を用意することは、通常ありません。習熟度にふさわしい学年に所属替えの「措置」をするだけです。それは、才能を持つ子どもに特別な指導・支援をする「教育」とは異なると考えるべきです。そのような早期入学や飛び級の措置を可能にするには、現行の学校教育法が定める厳格な年齢主義を制度的に見直す必要がありますが、そのことによるメリットあるいはデメリットの検討も含め、その議論はいまだ十分になされていないと判断されました。そのため、会議では、義務教育段階での早期入学、飛び級等の措置が可能になるような制度改革を、議論の対象とはしませんでした。その点で会議の議論の方向性と、社会やメディアの期待との間に若干の齟齬《そご》があったことは、容易に想像できました。

会議は、以上のような前提に立ちつつ、特異な才能を持つがゆえに通常の学級では不都合な状況にある児童生徒への適切な指導・支援の可能性やそのあり方について、１年余り、十数回にわたり検討を重ねました。

有識者会議での議論と知見

会議においては、まず何よりも才能教育の全体像についての共通理解を図る目的から、本分野に関する学術上の整理や現状の取り組み、諸外国の動向などに関するヒアリングが実施されました。また、学校における個別最適な学びと協働的な学びや、学校内外における探究的な活動の現状についての説明も行われ、学校教育における才能教育の現状も共有しました。

さらに、会議の初期には、特異な才能のある子どもについての現状の把握を目的に、文部科学省のウェブサイトにアンケートフォームを載せて広く呼びかける形で、全国の関係者への調査も実施しました。その自由記述欄への回答から、語学や数学、自然科学、芸術などのさまざまな分野で、能力が突出して高い子ども本人や保護者、学校の教員などから、非同期発達ゆえの悩みや同年齢学級への不適応、それに起因する不登校等の具体的な事例を、980件把握することができました。自由記述欄には、「外国籍の友人から教えてもらうだけでハングルを読み書きし、中国語も聞き取り、スペイン語、フランス語を自学し、英単語は一度聞けば覚える」あるいは、「ひらがな、カタカナは３歳で完全に読んで理解し、漢字もすぐ覚え、100ページくらいの本なら１、２時間で読む」といった言語分野の高い才能の事例、また、数理の分野では、「小学校２年ですでに中学数学を終了、大学の数学も理解」とか「素因数分解が得意で４桁以下なら５秒以内に分解でき、中学２年までに人力でできる全ての素因数分解アルゴリズムを自力で発見」といった事例も報告されていました。さらに、特定の科学的テーマに強い関心を持つ子どもに関して、「生まれつき科学に突出している。４歳で進化論を、８歳で量子力学や相対性理論を理解した」などといった回答もありました。

一方で、特異な才能があるがゆえの「困難」という点についても多くの回答が寄せられました。たとえば、「遅れた授業が常に苦痛で、クラスの雰囲気を壊さないように、わからないふりをしていた」とか、「わかっている内容ばかりでノートをとらずにいたらノート提出ができず、意欲がないと判断された。学校に行きたくなくなった」といった学校での経験、あるいは「才能児の非同期発達、過興奮性などについて理解するように、教員に研修の機会を設けてほしい」などの保護者からの要請もありました。特異な才能のある子どもは、こだわりの強さもあって周囲から浮いてしまいがちで、その結果として孤独感を募らせる、いじめの対象になるなどの状況も見えてきました。

ただ、会議では、そうした状況にある子どもたちを単に上級の学年や学校へ「飛ばした」としても、それだけでは何の解決にもならないという意見も強く出されました。そうした措置をすることによって、異年齢集団の学級になじめないなど、かえって問題が深刻化することも予想されるからです。有識者会議では、学年を飛ばすという単なる例外的な措置ではなく、より本質的で教育的な対応が必要であるという認識で一致しました。

私たちの有識者会議は、2022年９月、上記のような１年余りの議論の整理に提言部分を加えて「審議のまとめ」を公表しました。次回は、その「審議のまとめ」後半の内容と提言部分を紹介し、併せて、学校での学習に適応できない才能ある児童生徒に対して養護教諭や特別支援教諭が果たすことを期待される役割について述べたいと思います。

少年写真新聞
Juniors' Visual Journal
https://www.schoolpress.co.jp/

小学保健ニュース

491.8
免疫学
No.1354
2024年（令和6年）
3月18日号

めんえき細《さい》ぼうが元気《げんき》になる生活《せいかつ》の仕方《しかた》

栄養《えいよう》バランスのよい食事《しょくじ》をとることや、十分《じゅうぶん》なすいみんをとることなどが大切《たいせつ》です

めんえき細《さい》ぼうを元気《げんき》にするポイント

栄養《えいよう》バランスのよい食事《しょくじ》をとる

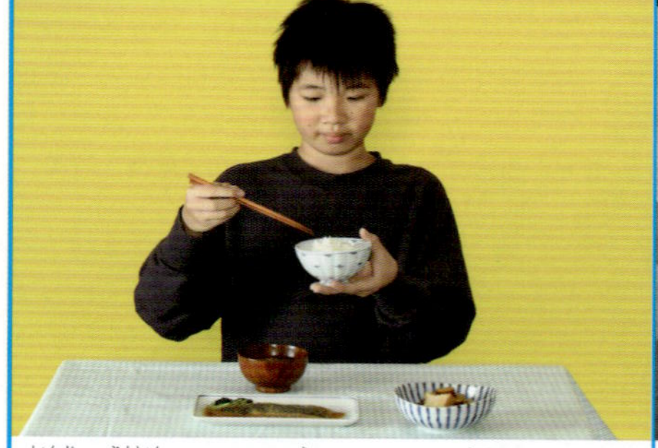

食事《しょくじ》は三食《さんしょく》をしっかり食《た》べ、たんぱく質《しつ》やビタミン、炭水化物《たんすいかぶつ》などの栄養《えいよう》をバランスよくとりましょう。

十分《じゅうぶん》なすいみんをとる

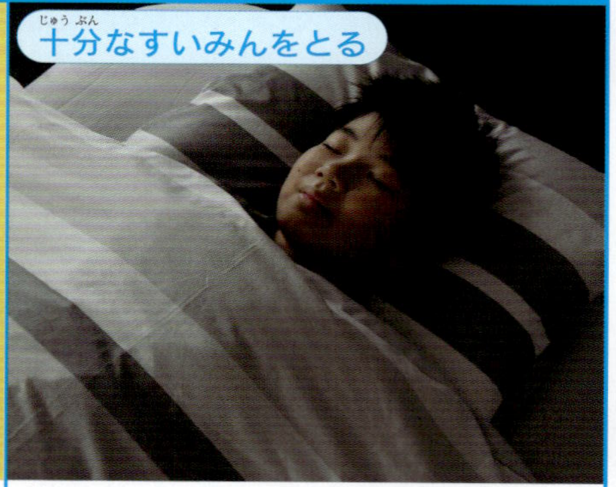

早起《はやお》き早《はや》ねをして十分《じゅうぶん》なすいみんをとり、毎日規則《まいにちきそく》正《ただ》しい生活《せいかつ》をすることが大切《たいせつ》です。

ストレスをためないようにする

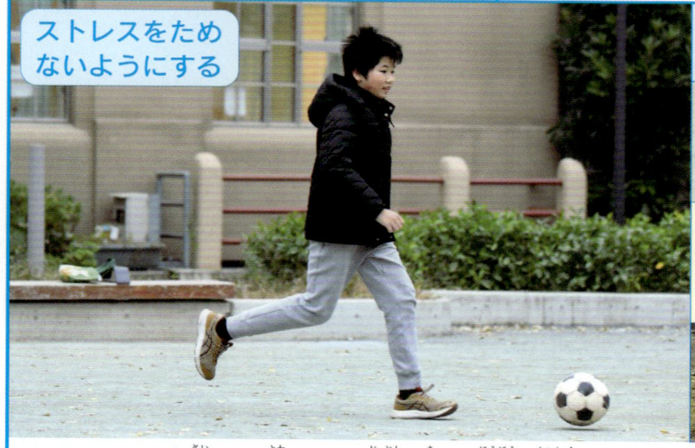

いろいろなストレス解消法《かいしょうほう》

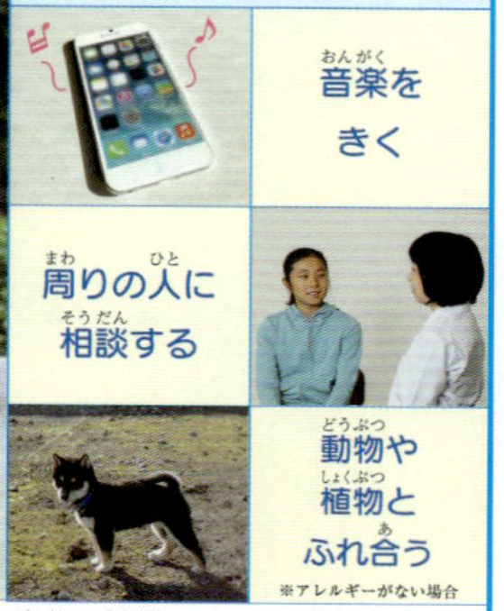

音楽《おんがく》をきく
周《まわ》りの人《ひと》に相談《そうだん》する
動物《どうぶつ》や植物《しょくぶつ》とふれ合う
※アレルギーがない場合

ストレスはめんえき細《さい》ぼうを弱《よわ》めます。自分《じぶん》に合《あ》った方法《ほうほう》で解消《かいしょう》しましょう。適度《てきど》な運動《うんどう》などは、効果的《こうかてき》です。

このごろ元気《げんき》がない〇〇さんの一日《いちにち》

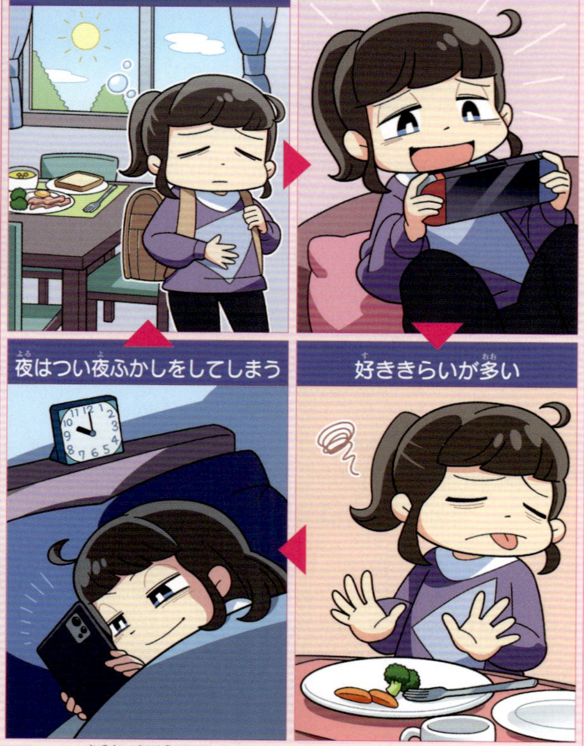

なかなか起《お》きられないので朝食《ちょうしょく》は食《た》べない・便秘《べんぴ》ぎみ
放課後《ほうかご》や休日《きゅうじつ》はゲームに夢中《むちゅう》
好《す》ききらいが多《おお》い
夜《よる》はつい夜《よ》ふかしをしてしまう

すいみん不足《ぶそく》や栄養《えいよう》バランスのかたより、運動不足《うんどうぶそく》などは、めんえき細《さい》ぼうの力《ちから》を弱《よわ》めるので、病気《びょうき》にかかりやすくなってしまいます。

チームで働《はたら》くめんえき細《さい》ぼう

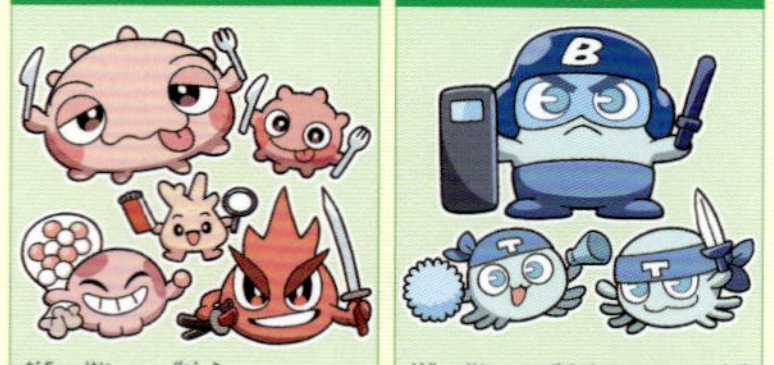

自然《しぜん》めんえきの仲間《なかま》	かくとくめんえきの仲間《なかま》
体《からだ》に入《はい》った病気《びょうき》のもとを、はじめに見《み》つけて、戦《たたか》う。	体《からだ》に入《はい》った病気《びょうき》のもとを覚《おぼ》えて、武器《ぶき》をつくって戦《たたか》う。

めんえき細《さい》ぼうにはさまざまな種類《しゅるい》があり、おたがいに協力《きょうりょく》し合《あ》って病気《びょうき》のもとと戦《たたか》います。

私《わたし》たちの体《からだ》には、病気《びょうき》のもとになる細菌《さいきん》やウイルスが体《からだ》に入《はい》ったとき、それを見《み》つけてやっつけるめんえき細《さい》ぼうが備《そな》わっています。病気《びょうき》から体《からだ》を守《まも》るためには、病気《びょうき》のもとを体《からだ》に入《い》れないだけではなくめんえき細《さい》ぼうがうまく働《はたら》くようにしておくことが大切《たいせつ》です。栄養《えいよう》バランスのよい食事《しょくじ》や十分《じゅうぶん》なすいみんをとり、ストレスをためないことなどによって、めんえき細《さい》ぼうは元気《げんき》になり、よく働《はたら》きます。

指導　大阪府済生会中津病院 小児科／免疫・アレルギーセンター 部長　清水 功浩 先生

けんこうな生活《せいかつ》シリーズ①　頭《あたま》（のう）を元気《げんき》にする朝《あさ》ごはん

朝《あさ》ごはんを食《た》べると……

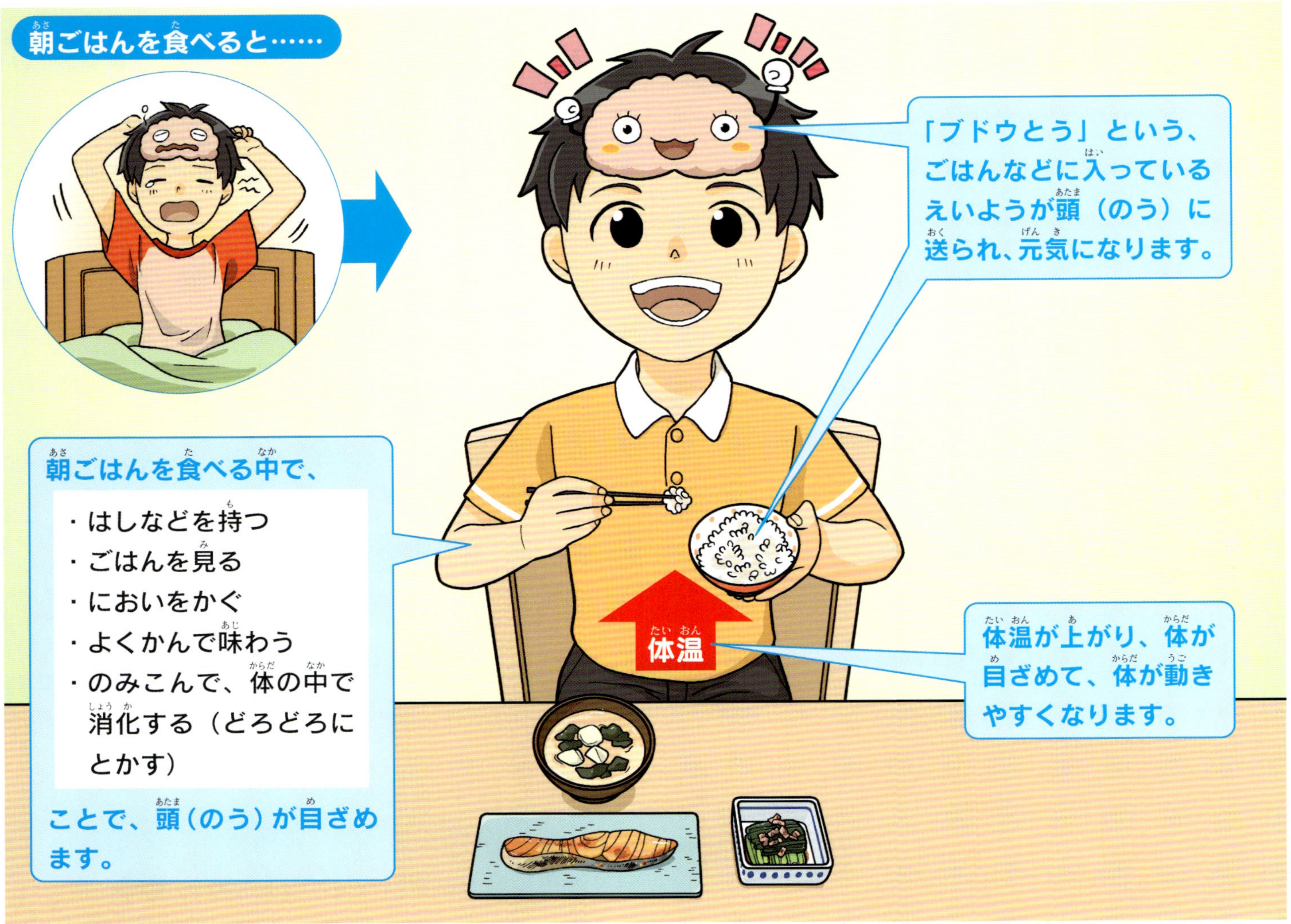
「ブドウとう」という、ごはんなどに入《はい》っているえいようが頭《あたま》（のう）に送《おく》られ、元気《げんき》になります。
体温《たいおん》
体温《たいおん》が上《あ》がり、体《からだ》が目《め》ざめて、体《からだ》が動《うご》きやすくなります。

朝《あさ》ごはんを食《た》べる中《なか》で、

- はしなどを持《も》つ
- ごはんを見《み》る
- においをかぐ
- よくかんで味《あじ》わう
- のみこんで、体《からだ》の中《なか》で消化《しょうか》する（どろどろにとかす）

ことで、頭《あたま》（のう）が目《め》ざめます。

朝《あさ》ごはんを食《た》べると、頭《あたま》（のう）が目《め》ざめて元気《げんき》になり、体《からだ》も目《め》ざめて、動《うご》きやすくなることで、学校《がっこう》で集中《しゅうちゅう》して勉強《べんきょう》や、元気《げんき》に運動《うんどう》をすることができます。

よくかんで食《た》べることが大切《たいせつ》です

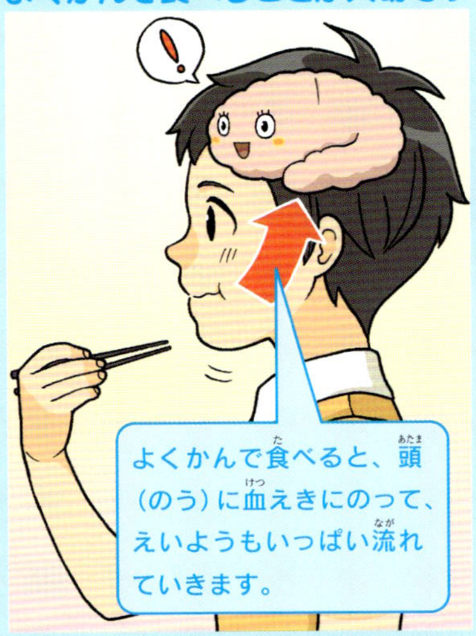
よくかんで食《た》べると、頭《あたま》（のう）に血《けつ》えきにのって、えいようもいっぱい流《なが》れていきます。

よくかんで食《た》べることで、だえきも口《くち》の中《なか》にいっぱい出《で》て、歯《は》をむし歯《ば》などの病気《びょうき》から守《まも》ってくれます。

朝《あさ》ごはんを食《た》べると、体《からだ》の中《なか》で、食《た》べたものを消化《しょうか》して、その中《なか》から、体《からだ》に役立《やくだ》つえいようを取《と》り入《い》れることができます。

そして、体《からだ》の中《なか》に取《と》り入《い》れたえいようによって、頭《あたま》（のう）や体《からだ》が元気《げんき》になって、学校《がっこう》で集中《しゅうちゅう》して勉強《べんきょう》し、体育《たいいく》などのときに、元気《げんき》に運動《うんどう》することができます。

さらに、朝《あさ》ごはんをよくかんで食《た》べると、食《た》べ物《もの》の消化《しょうか》がしやすくなるだけではなく、頭《あたま》（のう）がより元気《げんき》に働《はたら》きます。

指導　女子栄養大学 副学長　香川 靖雄 先生

連載 特異な才能を持つ児童の理解と支援

最終回 「審議のまとめ」と才能教育の今後

【放送大学 学長　岩永 雅也】

才能ある子どもたちへの対応の現状

今回は、前回に引き続き、「特定分野に特異な才能のある児童生徒に対する学校における指導･支援の在り方等に関する有識者会議」による2022年９月の「審議のまとめ」後半部分の紹介から始めたいと思います。有識者会議では、特異な才能を持った子どもたちのために現在行われている国内の取り組みについての詳細な紹介がなされました。また、そうした取り組みをこれからの才能教育に利用していくことが可能か否か、可能だとすると、それをどのような形で普及していくべきかなどについても議論されました。

現在、日本の学校教育の中でも、日常的に実施されている才能伸張を目指した取り組みはあります。会議では、先進的な理数系教育を実施する高等学校などを指定して支援することを通じて将来のイノベーションの創出を担う科学技術人材の育成を図る「スーパーサイエンスハイスクール（SSH）事業」や､「ワールド･ワイド･ラーニング（WWL）コンソーシアム構築支援事業」といった取り組みが紹介されました。また、一人ひとりの能力・適性に応じた教育を進める観点から、特定の分野で特に優れた資質を有する者に早期に大学入学の機会を与え、その才能の一層の伸長を図ることを目指す大学への早期入学、いわゆる「飛び入学」が制度化され、千葉大学をはじめ、いくつかの大学で実施されていることについての情報も共有しました。

一方、低年齢層を対象とする学校外での公的な取り組みとしては、理数分野で、特に意欲や突出した能力を有する全国の小中学生を対象に大学などが特別なプログラムを提供し、その才能を更に伸ばすことを目指す「ジュニアドクター育成塾」や、学校教育では対応しきれない個に応じた学習を通じて将来グローバルに活躍し得る傑出した科学技術人材を育成する「グローバルサイエンスキャンパス」や「科学の甲子園」の開催、そして主に理数系の才能ある中高生を対象とした、数学・物理・情報・地理などの各分野にわたる「国際科学技術コンテスト（オリンピック）」への支援も紹介されました。国際数学オリンピックは、今年７月に千葉で開催されます。

さらに、大学や塾などの民間事業者、地域の施設、NPO法人などにおいても、特異な才能と意欲のある児童生徒に対して興味・関心に応じた取り組みを行ったり、学校になじめない子どもたちの才能を引き出すためのプログラムを提供し、それを教育委員会や学校と連携して実施したりしている事例があることなどが紹介されました。

そうした組織的な取り組み以外に、例えば先に見たアンケートへの回答の中には、学校での個別の教員の効果的な対応やＩＣＴの活用、養護教諭や学校司書、スクールカウンセラーなどの支援や協力により、才能を持つ子どもたちの問題が解消された事例も複数報告されていました。ただ、そうした支援の成否は、それぞれの教育委員会や学校の理解、教員の側の姿勢に不可避的に左右されることも実態として把握することができました。

ここまで見てきたような才能ある子どもたちへの教育機会は、既に存在し、一部の才能ある児童生徒に利用されています。問題は、そうした場が希少な上に地域的に偏在し、経済的な条件によっては利用が困難で、情報へのアクセシビリティにも偏りがあり、教員や社会の側に才能を持つ子どもを見出して理解するための知識や能力、才能評価の手段が不足しているところにあります。有識者会議では、そうした問題の解消、課題の解決が不可欠であると結論づけられました。

２Ｅと呼ばれる子どもたち

会議では、２Ｅについても議論されました。これまで日本における才能ある子どもたちをめぐる議論では、一義的に「才能≒学力」と見なしてしまう傾向がありました。しかし、多くの才能教育先進国では、才能と学力を同一視していません。それどころか、才能教育を特殊教育（日本では特別支援教育）の一環と捉え、その文脈の中で研究そして教育実践が行われています。それは、才能教育を一般の教育とは異なる「特別な教育」という視点から見る姿勢が根底にあるだけではなく、実際に特殊教育の対象となる発達障害の子どもたちの中に、少なからず例外的に高い才能を持った子どもたちがいるという事実によるところが大きいのです。

今日の日本では、発達障害の子どもたちも特別支援教育の対象です。彼らは知的発達に遅れはないものの、学習上困難な点があったり、集団への著しい不適応が見られたりする「低学力」の子どもたちです。発達障害の大きな三類型は「高機能（知的障害を伴わない）自閉症」、「ADHD」、「学習障害（LD）」ですが、その中には、数学、芸術、哲学、言語などの特定の分野に例外的に優れた才能を示す子どもたちも多くいます。彼らは、“twice-exceptional（二重に例外的）”、略して“２Ｅ（ツーイー）”と呼ばれます。

現在、２Ｅの子どもたちの多くは、特別支援学級（学校）に所属しています。そこでは特別支援教育のカリキュラムに沿った指導が行われますが、多くの場合、高い才能に対応した教育は行われていません。また、そうした子どもたちが通常学級に所属している場合、学級・学校への不適応から、不登校や保健室登校のような状態となっている例も多く見られます。２Ｅの子どもたちの持つ才能に対する適切な指導や教材の提供がなされるためには、直接彼らに対応する特別支援教諭や養護教諭が才能教育に関する理解を十分に持つことが求められます。報告書では、今後、負担の少ない動画配信などの方法による効率的な研修の実施を提案しています。

日本型才能教育の起点を目指して

このような議論を重ねたうえで、有識者会議の「審議のまとめ」では、まずこれからの日本型才能教育のあるべき姿を「特異な才能のある児童生徒が正しく評価され、同年齢集団の中で、ＩＣＴも活用し、才能教育を理解する担任、養護教諭、カウンセラーなどの支援を受けつつ、民間教育事業者、NPO、大学などの協力も得て才能を伸長し、安心感、充実感をもって学校生活を送れる教育環境」とし、その実現のため、次の５つの提言をしました（要約）。

① 特異な才能を理解するための周知および研修の促進
② 多様な学習の場や居場所の充実
③ 才能の特性を把握するための方法的支援
④ 学校外の教育機会の情報集約と提供
⑤ 実証研究を通じた実践事例の蓄積

今後はこうした諸課題への具体的な対応、特に学校・学級にいながら子どもたちが享受できる高度な教育機会の提供が鍵になりますが、何よりも、才能と才能教育への国民的合意形成が不可欠です。そのためにも、学校内での取り組み、学校外の機関との連携などについて実証研究を行い、十分なデータを得ることが喫緊の課題だと考えています。

最後になりますが、今後２Ｅの子どもたちと接することが想定される養護教諭の皆さんには、特に心理面でのケアを通して彼らを支援していただけるよう、心より願っています。

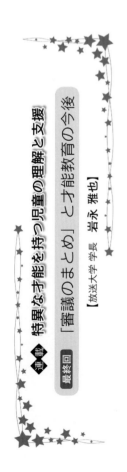

新連載

セクシュアルマイノリティの子どもとその保護者の心理と対応

前編 セクシュアルマイノリティの小学生の理解

【聖泉大学 別科助産専攻 教授　佐保 美奈子】

性の多様性・セクシュアルマイノリティとは

セクシュアリティ（Sexuality）とは性のあり方のことで、単に性器や性腺や性行為のことだけではなく、性に関する意識や行動などを含む幅の広い概念です。狭い捉え方としては、性自認・性同一性や性的指向を表します。

性の多様性について学校や職場、メディアで啓発教育が行われた結果、この言葉を知っている人は増えましたが、深く理解している人は医療者や教師であってもまだ少数です。小学校では、セクシュアルマイノリティの子どもやその保護者と出会うことが想定されます。悩みや傷つきを抱える保護者や児童に、親身に向き合い寄り添う対応が求められています。

性同一性

性同一性とは、人が持つ、ある性別に対するアイデンティティのことをいいます。「性自認の省察の連続体」ともいえ、極めて高次の認知機能だといえます[1)]。性同一性の「同一」を「生物学的性と心理・社会的性とが同一」との意味に誤解している者もあるという指摘がありますが、「identityの同一性とはこのような意味ではなく、自己の単一性、普遍性、連続性という意味において同一」[2)]という意味です。

大多数の人々は、身体的性別と性同一性を有しますが、まれに自身の身体の性別を十分に理解しているものの、自身の性同一性に一致しない人々もいます。そうした著しい性別の不連続性を抱える状態を医学的に、今まで性同一性障害といい、アメリカ精神医学会の作成する『DSM：精神疾患の診断と分類の手引』やWHO：国連世界保健機構の作成する「ICD：国際疾病分類」で診断基準が示されていましたが、2013年に『DSM-5』が出版されて性同一性障害は疾患名、診断基準ともに大幅な改訂がなされ“脱病理化”へと進みました。診断名の日本語訳としては「性別違和」となりました[3)]。

さらに、2019年に30年ぶりに改訂されたICD-11においては精神疾患の分類から外され、性同一性障害に替わって「性別不合」という用語が承認されました。つまり、生まれたときに決められた性別に対する違和感は精神の障害ではないということが、国際的に示されたということです[4)]。

性的指向

性的指向とは、人の恋愛・性愛がどういう対象に向かうのかを示す概念です。主に恋愛・性愛の対象が異性に向かう異性愛（ヘテロセクシュアル）、同性に向かう同性愛（ホモセクシュアル）、男女両方に向かう両性愛（バイセクシュアル）を指します。なお、DSM（アメリカ精神医学会による精神疾患の診断と分類の手引）においては1990年に、ICD（WHOが作成する国際疾病分類）においては1992年以後、「同性愛」を削除しています。

セクシュアルマイノリティ

セクシュアルマイノリティ（性的少数者）とは、性同一性や性的指向が大多数の者とは異なっている状況にある者を表現する言葉です。セクシュアルマイノリティというと、LGBTという言葉を想像する人も多いと思います。LGBTはセクシュアルマイノリティの総称として使われ、代表的なイメージを持っています。LGBTは、「レズビアン（Lesbian：女性同性愛）・ゲイ（Gay：男性同性愛）・バイセクシュアル（Bisexual：両性愛）・トランスジェンダー（Transgender：性自認と身体的な性が一致していない状態）」という4つのセクシュアリティの頭文字から構成されていますが、LGBT以外にもさまざまな性があります。

「LGBTQ+調査2020」[5)]によると、LGBTQ＋層に該当する人は2018年の調査と変わらず8.9%でした。この割合は、日本における左利きの人の割合とほぼ同じです。

トランスジェンダー

出生時に当てがわれた性とは異なる性で生きようとする人たちを総称して「トランスジェンダー」といいます。さまざまな調査がありますが、2019年1～2月に実施された「大阪市民の働き方と暮らしの多様性と共生に関するアンケート」によるとトランスジェンダーは0.7%でした[6)]。トランスジェンダーには、出生時の性別が女性で男性としての性自認を持つトランス男性（またはFTM＝Female To Maleの略）、出生時には男性で女性としての性自認を持つトランス女性（またはMTF=Male To Femaleの略）、それ以外に性自認が男性・女性のいずれか一方のみには当てはまらないXジェンダーの人などがいます。

セクシュアルマイノリティの小学生の心理

人が性別という概念をしっかり理解したり、男女同士で小集団をつくったりするようになるのは、小学校3～4年生頃からです[7)]。FTM当事者はMTF当事者と比較して二次性徴の発現時期が早く、小学校までに性別違和感を自覚している比率が有意に高く、低学年では性別違和感を自覚している者が多いです[8)]。

しかし、小学5～6年生になると、思春期の発来により、FTM当事者では「月経や乳房発育」、MTF当事者では「ひげや変声」という二次性徴に関する悩みが顕著になります。性別違和感を持つ子どもにとっては、二次性徴による身体の変化に伴う焦燥感や絶望感につながり、自殺念慮を持ったり、不登校になったりする背景としても知られています。小学生の頃にMTF当事者の93.5%、FTM当事者の約82%は他者に伝えることができていません[9)]。MTF当事者は「男性は家を継ぐ」「男らしく」というようなジェンダー意識のある環境で、性別違和感を周りに言いだすことは難しく「封じ込める体験」をしていることが知られています。一方で、FTM当事者は「カッコイイ女の子」として周囲から受け入れやすい環境にあり、悩みを言いだしやすい可能性があります[10)]。

また、小学校高学年から中学校時代は、二次性徴、制服、恋愛などに対する悩みが重なる時期であり、「危機の年代」です。約60%が自殺念慮、約30%が自傷・自殺未遂を経験しています[11)]。制服の着用、集団身体測定、水着の着用や着替え、集団入浴を伴う行事も苦痛となります[8)]。

身体的性別という現実を突きつけられるこの時期は、深刻な精神的・心理的苦痛にさいなまれる危険が高いうえに、性に関する話題を口にする恥じらいの気持ちから、周囲が気づかないうちに悩みが深刻化しやすいです。本人の心の準備ができていないうちに性同一性障害ではないかと問い詰めたり、カミングアウトをしきりに促したりしてはいけません。本人の意思と準備状況を尊重するということが最も大切です[7)]。

文献

1）佐々木掌子著『トランスジェンダーの心理学—多様な性同一性の発達メカニズムと形成—』晃洋書房刊、2017年
2）野宮亜紀、針間克己ほか著『性同一性って何？ 増補改訂版』緑風出版刊、2011年
3）南野知恵子編『性同一性障害の医療と法—医療・看護・法律・教育・行政関係者が知っておきたい課題と対応—』メディカ出版刊、p.21、2013年
4）針間克己著『性別違和・性別不合へ—性同一性障害から何が変わったか—』緑風出版刊、2019年
5）電通「LGBTQ+調査2020」
https://www.dentsu.co.jp/news/release/2021/0408-010364.html
（2023年1月18日閲覧）
6）釜野さおりら「大阪市民の働き方と暮らしの多様性と共生にかんするアンケート報告書（単純集計結果）」JSPS 科研費 16H03709「性的指向と性自認の人口学—日本における研究基盤の構築」・「働き方と暮らしの多様性と共生」研究チーム（代表 釜野さおり）編 国立社会保障・人口問題研究所内、2019年
7）西野明樹著『子どもの性同一性障害に向き合う』日東書院本社刊、2018年
8）藤田志保ら「小学生の頃のFTM当事者の「封じ込める」体験とカミングアウトの困難性『GID（性同一性障害）学会雑誌』9（1）：143-147、2016年
9）藤田志保ら「小学生の頃の性同一性障害当事者のカミングアウト」『GID（性同一性障害）学会雑誌』8（1）：33-39、2015年
10）松岡敬典ら「小児科医における性同一性障害の子どもへの対応の実態と意識」『GID（性同一性障害）学会雑誌』9（1）：68-72、2015年

けんこうな生活《せいかつ》シリーズ②

すりきずができたときの手当《てあて》

外《そと》で転《ころ》んでできたすりきず

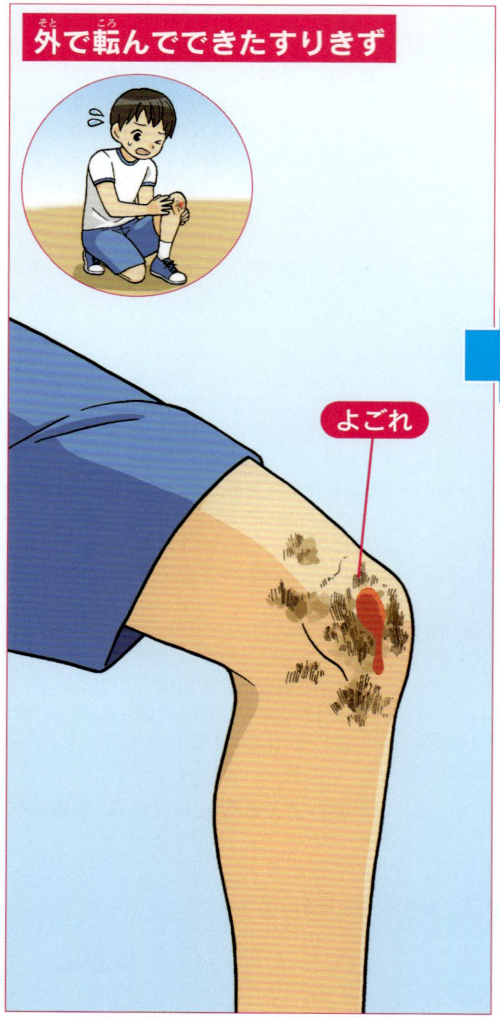

けがのまわりには土《つち》などのよごれがつき、その中《なか》にいるばいきんがきず口《ぐち》に入《はい》ると、けががなおりにくくなります。

①流水《りゅうすい》でよごれを落《お》とす

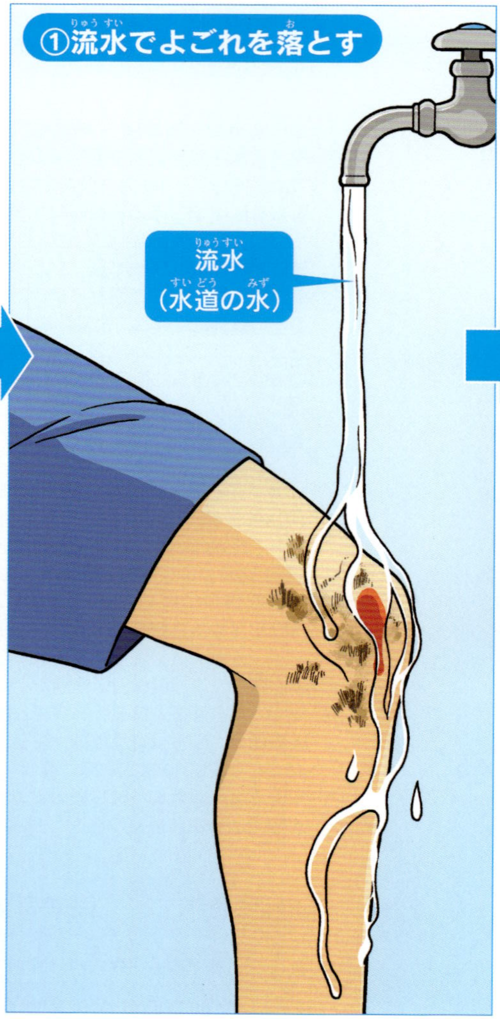

けがをしたところやそのまわりを流水《りゅうすい》であらい、よごれをきれいに落《お》とします。

②きれいなタオルなどでぎゅっと強《つよ》くおさえて血《ち》を止《と》める

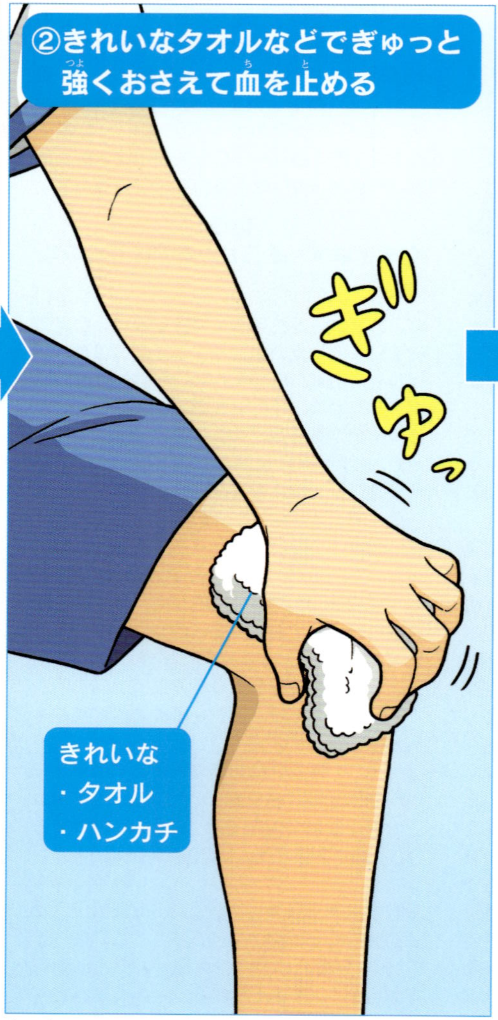

血《ち》が出《で》ているときは、きれいなタオルやハンカチなどできず口《ぐち》を血《ち》が止《と》まるまで強《つよ》くおさえましょう。

③ばんそうこう（ひふくざい）をはる

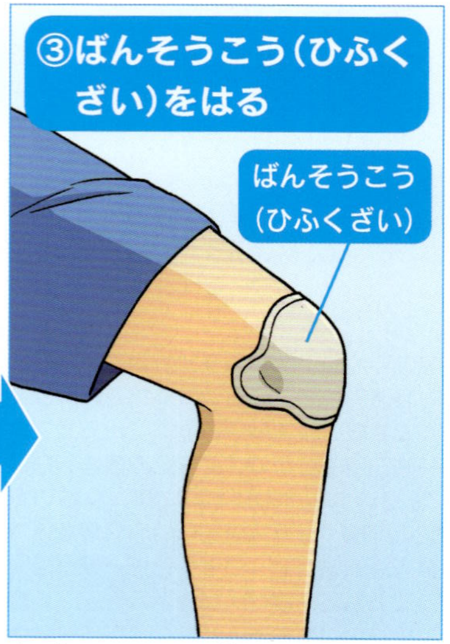

血《ち》が止《と》まったら、きず口《ぐち》がよごれないように、ばんそうこう（ひふくざい）をはりましょう。

すりきずができたときは、まずはきず口《ぐち》やそのまわりを流水《りゅうすい》であらい、よごれとともにばいきんを落《お》とします。

きず口《ぐち》とそのまわりのよごれを落《お》とした後《あと》、血《ち》が出《で》ていたら、血《ち》が止《と》まるまで、きず口《ぐち》をきれいなタオルなどで強《つよ》くおさえます。

きず口《ぐち》のよごれをきれいに落《お》として、血《ち》が止《と》まったら、ばんそうこう（ひふくざい）をはり、きず口《ぐち》がよごれるのをふせぎましょう。

指導　北海道教育大学 養護教育専攻 教授　山田 玲子 先生

けんこうな生活《せいかつ》シリーズ③ 歯《は》をみがくときのポイント

前歯《まえば》のみがき方《かた》

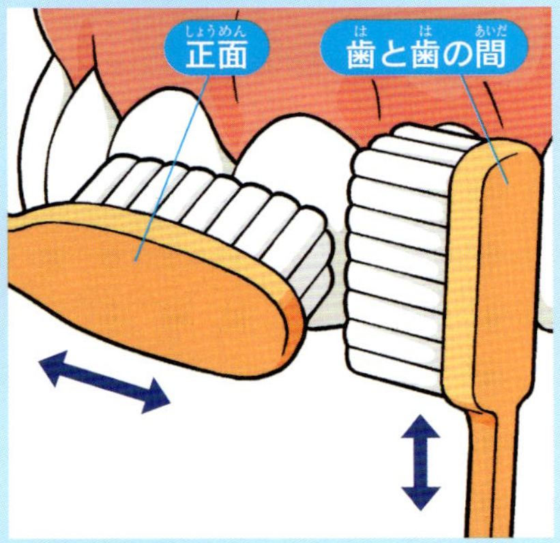

正面《しょうめん》は歯《は》ブラシの毛先全体《けさきぜんたい》を使《つか》い、歯《は》と歯《は》の間《あいだ》は歯《は》ブラシをたてに持《も》ち、毛先《けさき》を当《あ》ててみがきます。

うらがわをみがくときは

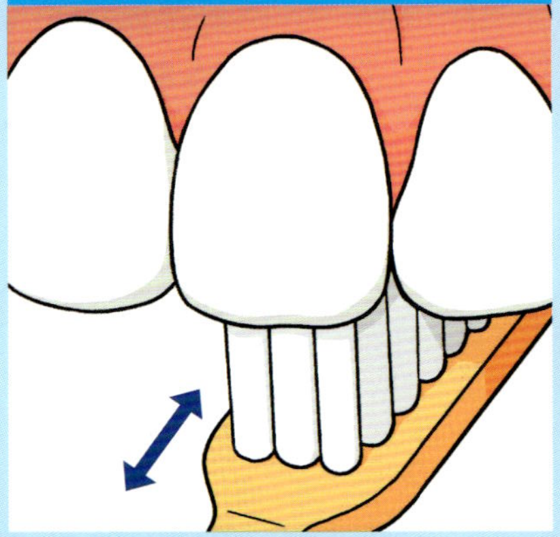

うらがわは、歯《は》ブラシの毛先《けさき》の後《うし》ろがわを当《あ》てて、かき出《だ》すようにみがきます。

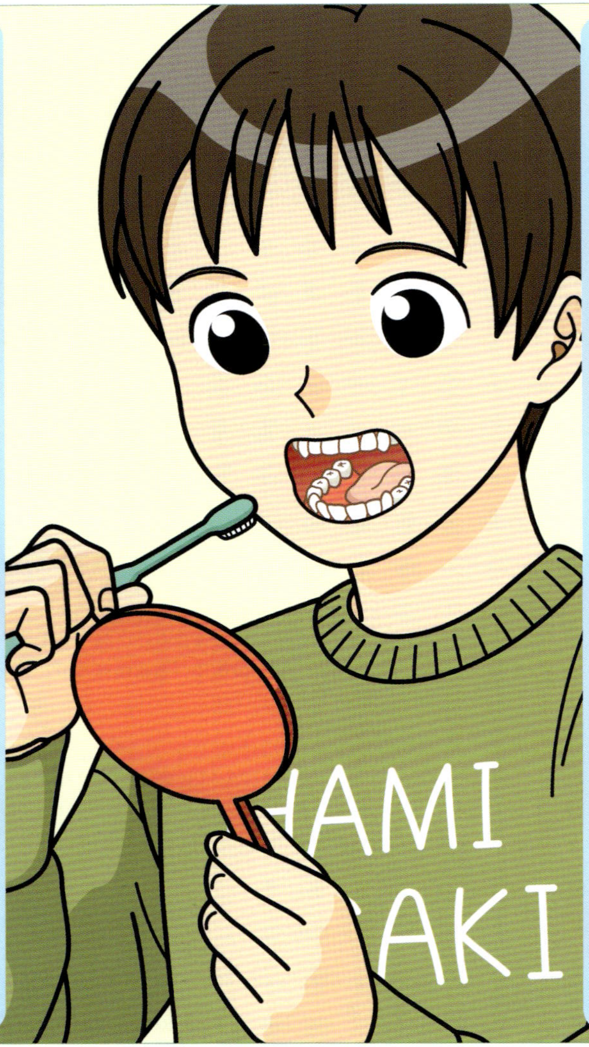

おく歯《ば》のみがき方《かた》

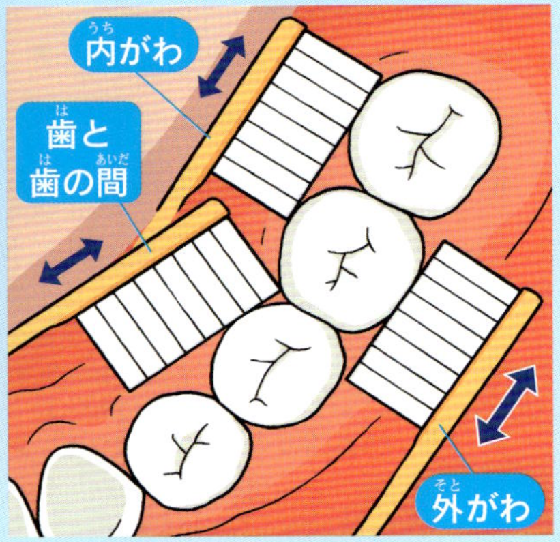

おく歯《ば》は、外《そと》がわと内《うち》がわ、歯《は》と歯《は》の間《あいだ》、かみ合《あ》う面《めん》に分《わ》けてみがきます。

「かみ合《あ》う面《めん》」もわすれずに

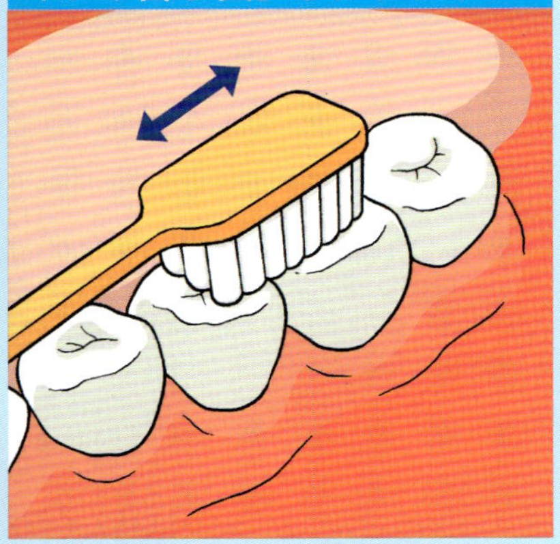

食《た》べ物《もの》をかむときなどに当《あ》たる、歯《は》の「かみ合《あ》う面《めん》」は、でこぼこしているのでしっかりとみがきましょう。

生《は》えたばかりの歯《は》もきちんとみがこう

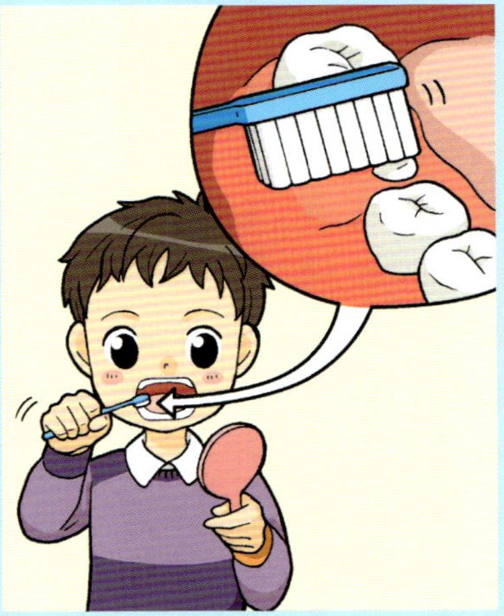

生《は》えたばかりの歯《は》は小《ち》さく、むし歯《ば》になりやすいので、かがみを見《み》ながらていねいにみがきましょう。

歯《は》の形《かたち》や大《おお》きさや歯《は》ならびは人《ひと》によってちがいます。そのため、自分《じぶん》の前歯《まえば》やおく歯《ば》に歯《は》ブラシの毛先《けさき》を当《あ》てて、自分《じぶん》の歯《は》に合《あ》ったみがき方《かた》を見《み》つけることが大切《たいせつ》です。

むし歯《ば》などの歯《は》の病気《びょうき》を起《お》こす細《さい》きんがいる「歯《し》こう」は、歯《は》みがきをしないと、歯《は》から取《と》ることができません。

歯《は》はさまざまな形《かたち》があって、人《ひと》によって形《かたち》がちがうので、かがみを見《み》ながら自分《じぶん》の歯《は》の形《かたち》に合《あ》わせて歯《は》ブラシの毛先《けさき》を当《あ》てて、歯《は》をすみずみまでみがくことが大切《たいせつ》です。

また、生《は》えたばかりの歯《は》は、小《ち》さくて、みがきにくく、むし歯《ば》になりやすいので、注意《ちゅうい》してみがきましょう。

指導　丸森歯科医院 院長　丸森 英史 先生

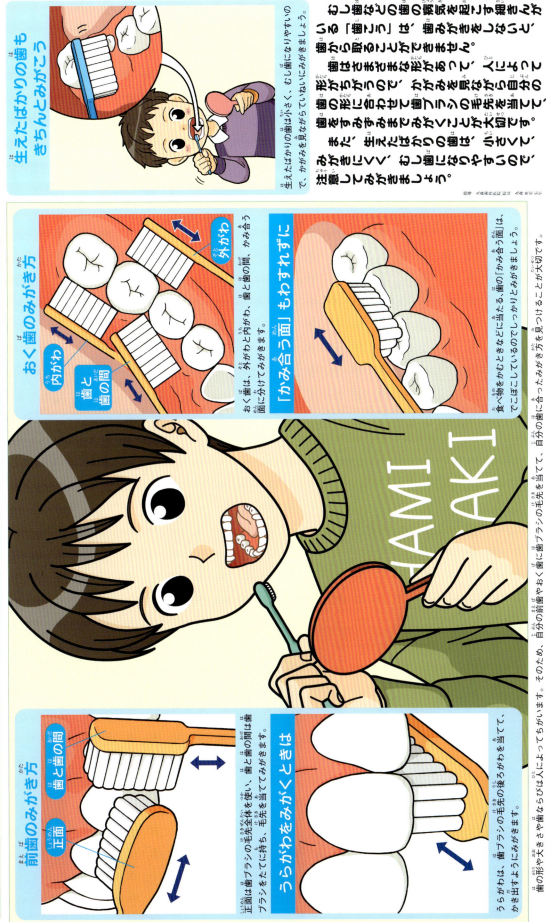

連載
セクシュアルマイノリティの子どもとその保護者の心理と対応

後編 セクシュアルマイノリティの子どもをもつ保護者の心理

【聖泉大学 別科助産専攻 教授　佐保 美奈子】

はじめに

後編では、セクシュアルマイノリティの子ども（セクシュアルマイノリティかもしれないと感じている子ども）をもつ保護者の心理と、その保護者に対して学校ではどのような対応をすることができるのかについて解説します。

保護者の心理

幼少期（小学校低学年まで）

幼少期に子どもの普段の言動から、周りにいる大人たちが、違和感や食い違いへの疑問を抱き始め、「その子は性同一性障害なのかもしれない」と心配することが多くあります[1)]。そんな中で、自分の子どもが「なんとなくそうではないか」とうすうす感じる保護者も、まったく気がつかない保護者もいます。周りの人以外にもテレビやインターネットから得た情報から「私の子どもは性同一性障害なのかもしれない」と思う保護者もいます。近所のママ友や親戚の目を過度に気にして、不安が大きくなる保護者も多いです。しかし、身体的な性とは違う性別向けの洋服やおもちゃや色・髪形を好む、同性の子どもと遊びたがらないなどの行動があるからといって、すぐに「性別違和・性同一性障害」と疑うのは、小学校３～４年生頃までは時期尚早です[1)]。

子どもの言動や、周りの大人の反応に対して、驚き・ショック・混乱・怒り・悲しみ・自信喪失・自己嫌悪など、揺れ動く保護者の気持ちに寄り添うことが大切です。学校の先生の態度や意見でも一喜一憂しやすいので、この時期は、子どもをおおらかに受け止められるように、学校から保護者に伝えましょう。

性・セクシュアリティに関わることは、一般的な育児の悩みとは違って、相談することに抵抗があります。また、一度説明を受けても、何度も同じことを聞いて確かめたいというのも自然な思いです。同じことを相談されても、毎回、同じように丁寧に話を聞くことが大切です。保護者は「しんどくなったら、相談できる人がいる」というだけで心の支えになります。

思春期（小学校中学年）以降の場合

自分の性に関して子どもが苦悩していることに気づいた保護者から「子どもが人を好きになっても傷つくだけ」、「恋愛や結婚ができないのは不幸だ」と涙ながら語られることがあります。しかし、自分が産んだ子どもであっても、子どもは別人格であり、親が最善だと思うことが、子どもにとっては違っている場合も多くあります。

一方で、子どもは親に心配させたくないので、深刻に悩んでいないふりをすることがあります。「お母さんが疲れているみたいなので心配している」、「お父さんとけんかして、泣いていた。だいじょうぶかな？」、「私より母親が心配性、母親の話を聞いてあげて」、「親はまだ早いというけど、セックスのこととか、私はちゃんと聞いておきたい」という子どもの言葉を聞くこともあり、子どもは悩みを通して、急速に成長していることが伝わります。

このような思春期以降のセクシュアルマイノリティの子ども（セクシュアルマイノリティかもしれないと感じている子ども）の保護者に対して、まずは、子どもを受容するサポートができるように促すことが大切です。

保護者が子どもを受容するためにできるサポート

子どもが本音を話しやすい下地づくり

理想的には、保護者が本人にとって言いやすい雰囲気や機会をさりげなくつくっていくことで、そのうち本人が本人なりのタイミングで自ら話を切り出してくれる流れです。

効果的な下地づくりとしては、「女の子（男の子）らしく」といった、性別によって人を判断するような言葉を使わないように心がけることが大切です。また、セクシュアルマイノリティの当事者がテレビ番組や新聞などで取り上げられているときに、そういった当事者に対して肯定的な意見をそれとなく述べてみるのも効果的です。そして、保護者に言いにくい相談事などがあれば、周囲の信頼できる大人に打ち明けられるように日頃から言葉をかけるといった行動も、今後本人がカミングアウトしやすい環境をつくるためのカギとなります[1)]。きょうだいがいる場合は、この話題からのけものにしたり、隠したりせずに「家族の中に秘密をつくらない」という姿勢が大切です。

子どもは保護者というフィルターを通して、社会を見ています。保護者が自分を自然に受け入れて、今まで通りに接してくれていると感じられると、友人や周りの大人もそのように受け入れてくれると感じることができます。

子どもと話し合うきっかけづくり

性別違和や同性愛について、文部科学省や法務省などが子どもにもわかりやすい啓発教材を作成し、ホームページから無料でダウンロードできるようになっています。また、わかりやすく紹介した絵本や書籍も出版されています。さりげなくこのような教材や絵本を話題にすることもよいです。

学校での対応

まずは、保護者や子どもから相談を受けたときに、話をじっくりと聞くことです。そして、子ども本人が今一番困っていることに焦点を当てて、解決策を本人・家族とともに考えます。保護者が同席していると話しにくいことがあるので、子どもだけで話を聞くことも有用です。語り手が感じているように聞き手も感じようと意識を集中させて聞くことがポイントです。特に子どもと接する時間が長い保護者の不安が軽減されるように、同じ質問や話であっても深く受け止めながら聞く姿勢が求められます。保護者に対しては、家庭でのしつけや教育のせいで性別違和や同性愛になることはないと伝えることも大切です。

性の多様性について、学校も家族とともに学んでいることを意識づけることも大切です。前述した性の多様性に関するパンフレットや絵本などの啓発教材を保健室や図書室などに置いておくことは、話しやすい環境を提供することにつながります。

また、本人や保護者が同性愛と性別異和を混同していないかについて確認します。そして、同性愛のケースでは、まず、「同性を好きになる同性愛は精神の異常や病気ではない」ということを知ってもらうことが有用です。性別違和のケースでは、学校生活において様々な配慮を要する場合（制服・髪形・補正下着・水着・呼称の工夫・体育の時間・クラブ活動・トイレや更衣室・宿泊学習での入浴・専門医の受診と性ホルモン補充など）があるので、子どもが何に困っていて、どんな配慮が必要なのかについて確認します。

ときに子どもから「死にたい」、「終わりにしたい」という深刻な相談を受けることもあり、話を聞く養護教諭の先生にとっても大きな心の重荷になることがあります。スクールカウンセラー、学校医、精神科医、臨床心理士などの専門家による支援も不可欠です。子どもの心の葛藤や学校生活での個別の困難感に対応するために、家族・学校・かかりつけ医・専門医療機関と連携しながら、長期的な支援が求められます。

おわりに

子どもは自分の悩みに立ち向かっていく中で、保護者が思っているよりも自分の現実を理解し、自分で乗り越えていくことができます。また、そのことを、保護者自身が徐々に理解していきます。そして、数年前を振り返って「あの頃は一番落ち込んでいてどん底でした」と笑えるようになるでしょう。子どもの成長とともに、保護者もまた成長していくのです。

文献
1）西野明樹著『子どもの性同一性障害に向き合う』日東書院本社刊、2018年

新連載　未来を拓《ひら》く保健室の整理・収納

第１回　整理の基本

【北翔大学 教育文化学部 教育学科 教授　今野 洋子】

はじめに

整理・収納は、養護教諭の皆様が抱いている大きな目的をかなえるためにあります。保健室の整理・収納によって、養護教諭の未来が拓かれ、向き合う子どもの未来が拓かれる、そう言っても過言ではありません。今回の連載の第１回では、「整理の基本」について、第２回では「収納の基本」について、第３回では「書類整理の基本」についてお届けします。養護教諭だからできる、養護教諭にしかできない「保健室の整理・収納」にチャレンジしましょう。

整理・整頓・収納とは何か

まずは、整理・整頓・収納を正しく理解する必要があります。

整理とは、「そのものが必要かどうか」について持ち方から数まで見極めていく、最も重要な作業のことをいいます。整理は、整理・収納の基盤となるものであり、すべてが整理にかかっているといっても言い過ぎではありません。どんな小さなものにも向き合い、要・不要の判断、適正な数、適切な置き場所などの様々な観点から考え、整理したいものです。

整頓は、ものを秩序に従って並べていくことです。整列させる、等間隔に並べる、高さや幅をそろえるなどを指します。

収納とは、必要なものを使うときに使いやすく、使うときのことを考えて「収める＝使ったら戻す」が簡単にできるシステムのことです。そのため、「収める」だけではなく、次に使うときのことも考慮して収納しなければなりません。特に保健室の整理・収納においては、美しく収納することが目的ではありません。ものを整理し、活用しやすくすることが、最も重要です。

迷わず手放すもの

まず、必要な備品に関して、約35年ぶりに改正された令和３年２月３日付の文部科学省より出された「保健室の備品等について（通知）」を確認しましょう。

最初に迷わず手放していいものは、汚れたものです。洗濯を繰り返しても落ちない染みのあるバスタオルや寝具は手放しましょう。衣服をぬらしたり、汚したりして保健室に来室する子ども用の着替えも、汚れが取れていないものであれば、すぐに手放しましょう。

次に、古いものを手放しましょう。使用期限を過ぎた携帯用のカイロや湿布薬などはありませんか。使わないものも手放しましょう。前任の先生が残してくれたけれど、自分は使わないで１年が過ぎたものや、何かに使えると思ってとっておいたけれども使っていない空き缶や空き箱も手放しましょう。いずれまた、空き缶や空き箱は簡単に手に入るはずです。ただ捨てるのではなく、雑巾にしたり、仕切りに使ったりなどで再利用するのは構いませんが、すぐに活用してください。迅速に使うことができないのなら、ごみとして捨てましょう。

さあ、①汚れたもの、②古いもの、③使わないものは、瞬時に手放しましょう。保健室に置いていいものは、今必要なもの、今使うものだけです。

適正数・適正量を考える

しかし、必要だから、あるいは使うからといって、膨大な数量のものを保健室に置いていいわけではありません。コロナ禍でたくさんの消毒薬や石けん類が保健室に入れられ、困ったこともあったと思います。まずは「適正数・適正量」の考え方を覚えましょう。

例えば、保健室で使用するはさみについて考えてみます。必需品の必要最低数は「１」です。しかし、紙を切るはさみ、ガーゼを切るはさみというように用途が異なる場合は、用途に合わせて「１」ずつとなります。さらに、日常使用するはさみとは別に、学年ごとあるいは学級ごとに救急バッグを準備する場合、救急バッグ１つあたり、はさみを「１」ずつ用意することになります。養護教諭が着用する白衣やエプロンの適正数はいかがでしょうか。必需品の必要最低数は「１」と前述しましたが、衣類は替えが必要になるため、必要最低数は「２」と考えます。つまり、保健室に備える養護教諭用の白衣は２着、エプロンであれば２枚あればよいことになります。では、１年間に使用するマスクの適正数はどうでしょうか。不織布のマスクで１日１枚使用するのであれば、１年間の日数分365枚が適正数となりますし、午前と午後で替えるのであれば、１年間の日数分×２回の730枚となります。

１個のものをしまうスペースはわずかなものですが、同じものでも10個のものをしまうスペースとなると大きなスペースになります。たった１つと思わず、真剣にものに向き合って整理していくことが大切です。適切な数量を保つことができると管理が行き届くようになります。さらに、コロナ禍に置かれた膨大な量の消毒薬などの適正数を算出し、そもそも保健室に置かなければいけないものなのかも含め、養護教諭自身が考え、ほかの教員に示す必要もあります。

まとめ（困っていることの解決法）

第１回のまとめとして、よく聞く整理・収納で困っていることと解決のための考え方についてお伝えします。

「たくさんのものがあって、保健室が片づかないので困っています」—本当に保健室に必要なものかを見極めましょう。汚れたもの、古いもの、使っていないものを手放しましょう。適数や適正量にのっとって整理しましょう。使用頻度の少ないものの置き場所を工夫しましょう。

「どれも必要な気がして、捨てていいものかどうかがわかりません」—必要な気がするかどうかではなく、必要かどうかで判断します。前任の養護教諭が置いていたものでも、使っていないのなら手放しましょう。「捨ててもいいかな」と思うのなら手放しましょう。

「収納場所が少ないため、片づきません」—収納スペースに比べて、ものが多いということなので、まず、ものの整理をしましょう。むしろ、少ない収納スペースに合わせてものを整理することで、スッキリした保健室になるはずです。

「いつも探しものをしてしまうので、すぐに見つかるように工夫したいです」—探さずに済むような、自分が管理できる数量にします。探さずに済むような収納は大切ですが、その前に整理しましょう。管理できるようにものを減らし、探しものに時間をとられないようにして、子どもとの時間を持ちましょう。

「来室者が多くて片づきません」—多いのは“来室者”ではなく、“もの”です。毎日１分整理するだけでいいです。毎日１個手放すだけでもいいです。少しずつでも保健室のものを整理して、子どもに向き合うことを大切にしましょう。

おわりに

下の写真は、私の研究室の引き出しの中を写したものです。引き出しの中のものも定期的に見直しを行い、常に整理をしています。ものがたくさんあると探すのに時間がかかるからです。すぐに使えないならないのと同じです。

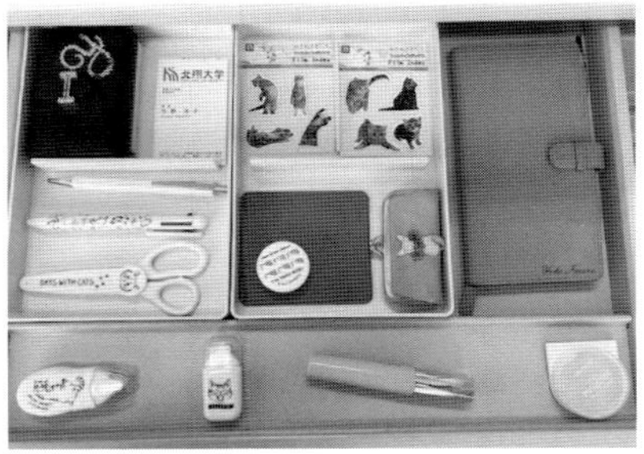

けんこうな生活《せいかつ》シリーズ④ 手《て》をあらうときのポイント

手《て》のすみずみまであらう（石《せっ》けんをあわ立《だ》てる）やり方《かた》

①手《て》に水《みず》と石《せっ》けんをつける

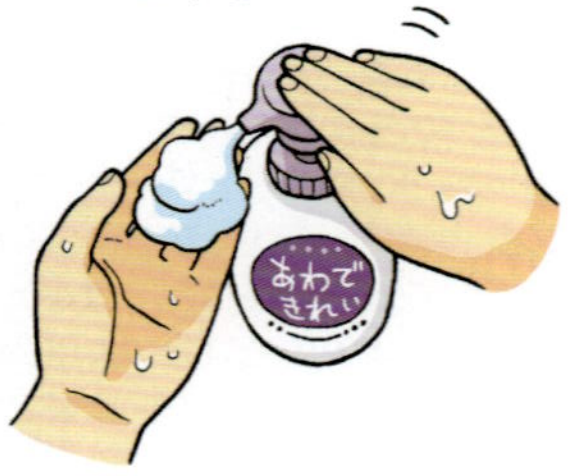
あわできれい

②左右《さゆう》の手《て》のひらをこする

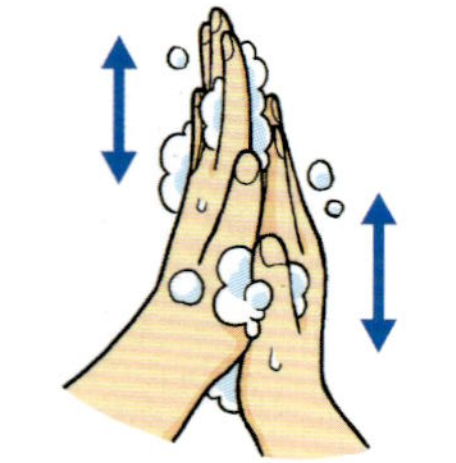

③手《て》のこうをこする

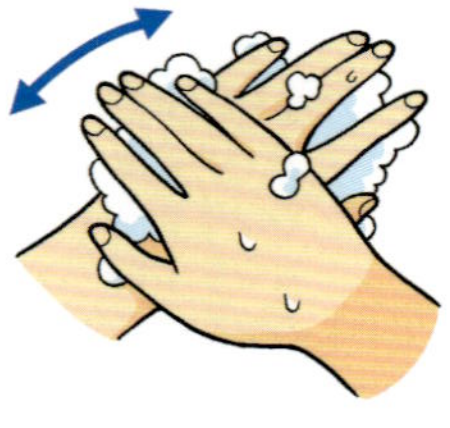

④手《て》のひらで指先《ゆびさき》（つめ）をこする

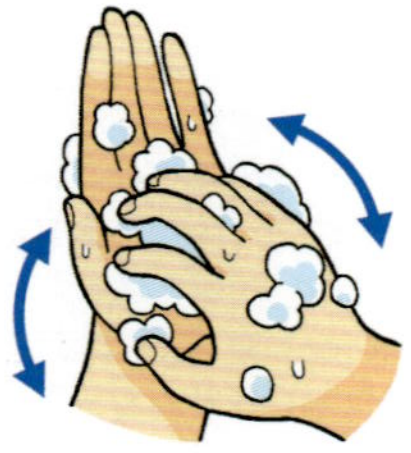

⑤左右《さゆう》の指《ゆび》と指《ゆび》の間《あいだ》をこすり合《あ》わせる

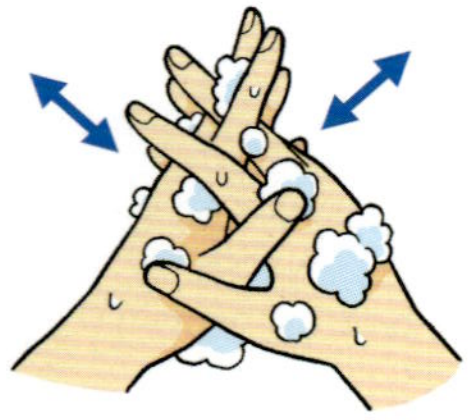

⑥親指《おやゆび》をつかんで回《まわ》す

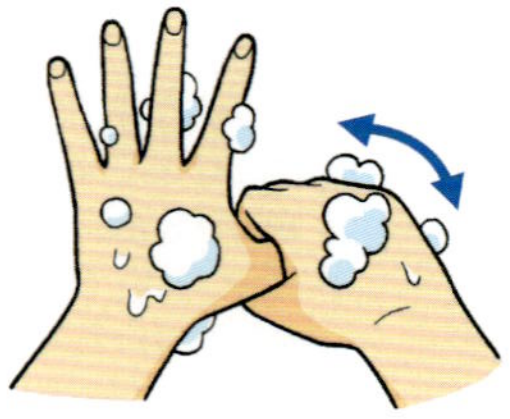

⑦手首《てくび》をつかんで回《まわ》す

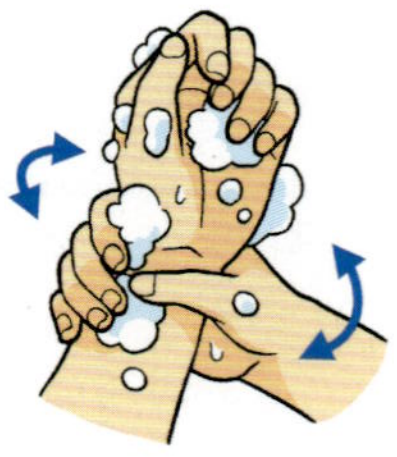

⑧石《せっ》けんをあらい流《なが》す

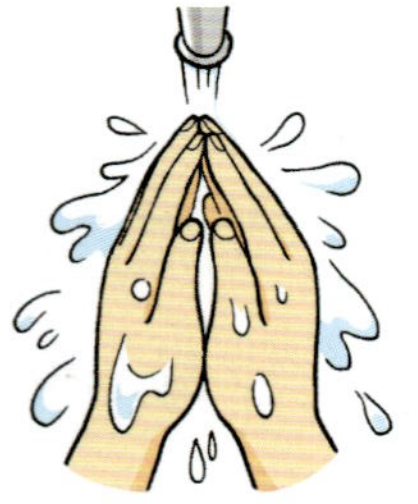

⑨きれいなハンカチ（タオル）でふく

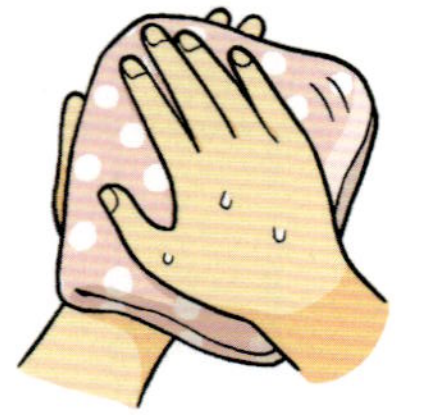

③の手《て》のこうと④の指先《ゆびさき》（つめ）は左右《さゆう》それぞれの手《て》でこすり、⑥の親指《おやゆび》と⑦の手首《てくび》も左右《きゆう》の手《て》で行《おこな》います。

手《て》あらいで手《て》からあらい流《なが》すもの

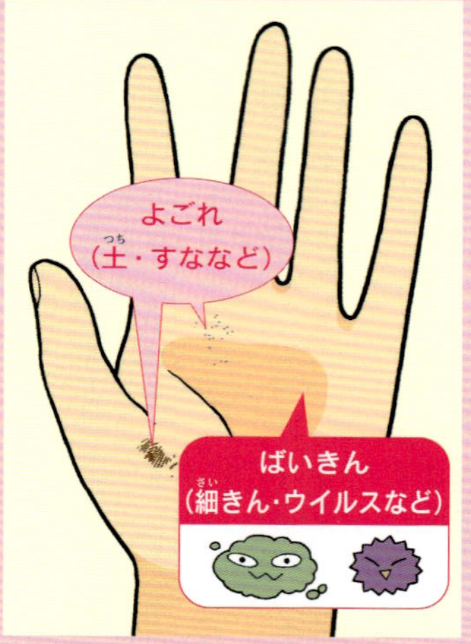
よごれ
（土《つち》・すななど）
ばいきん
（細《さい》きん・ウイルスなど）

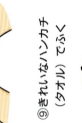

細《さい》きんやウイルスは目《め》には見《み》えないため、よごれていなくてもこまめに手《て》をあらいましょう。

手《て》をあらうことで細《さい》きんやウイルスが体《からだ》の中《なか》に入《はい》るのをふせぎ、病気《びょうき》を予《よ》ぼうします。

しかし、毎日《まいにち》こまめに石《せっ》けんを使《つか》って手《て》のすみずみまであらうことが、習《しゅう》かんになっていないと予《よ》ぼうのこうかはありません。

毎日《まいにち》、食事《しょくじ》をとる前《まえ》やトイレを使《つか》った後《あと》、外《そと》から帰《かえ》った後《あと》などに、石《せっ》けんをあわ立《だ》てて、手《て》のひらと手《て》のこう、指先《ゆびさき》（つめ）、指《ゆび》と指《ゆび》の間《あいだ》、親指《おやゆび》、手首《てくび》をあらうことが大切《たいせつ》です。

指導　愛知教育大学 教育学部 養護教育講座 准教授　岡本陽 先生

こんなときはかならず手《て》をあらおう

食事《しょくじ》の前《まえ》

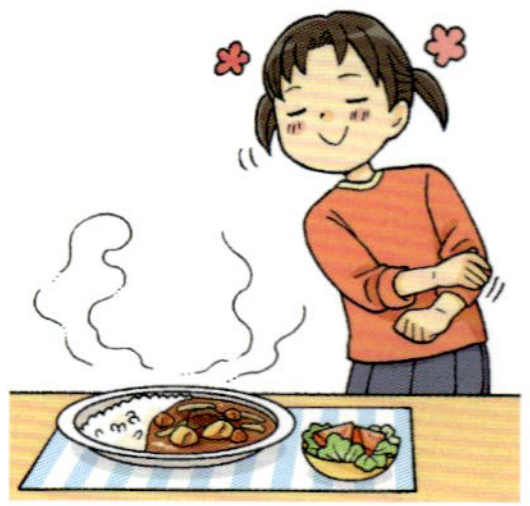

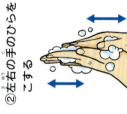

トイレの後《あと》

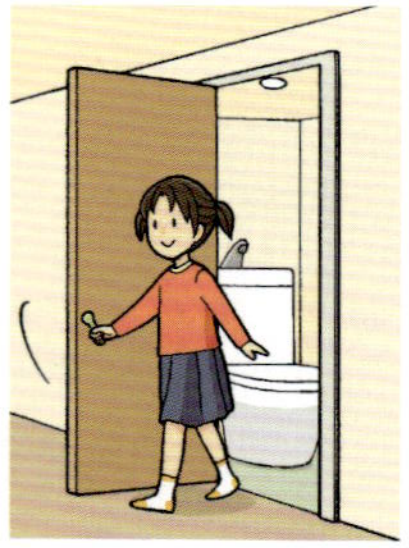

外《そと》から帰《かえ》った後《あと》

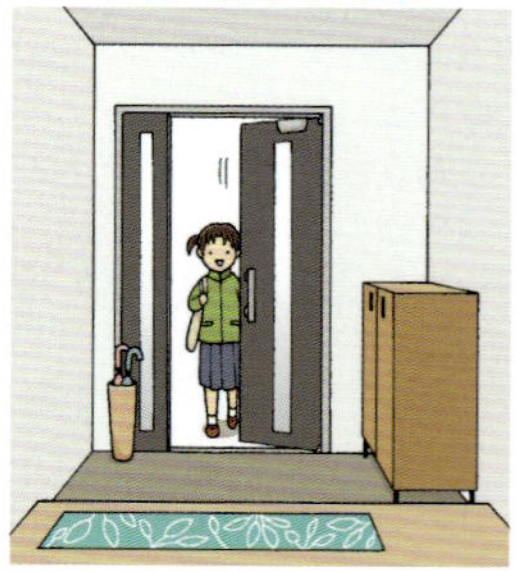

ペットにさわった後《あと》

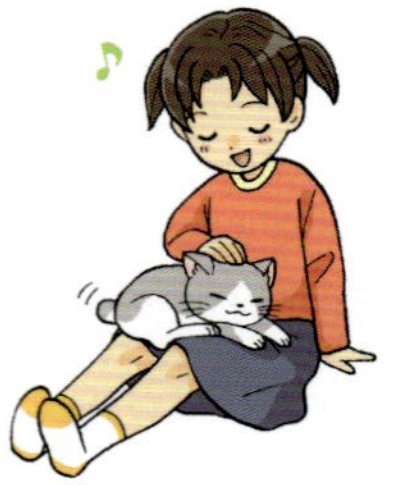

くしゃみを手《て》でおさえたとき

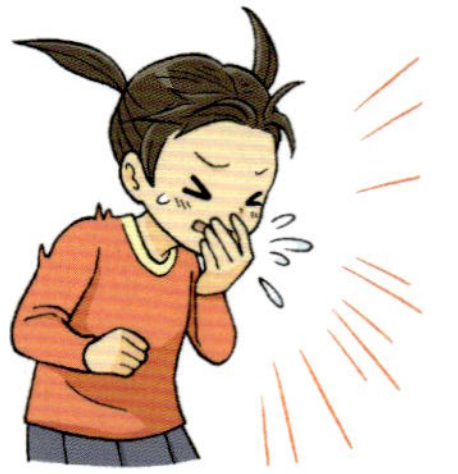

鼻《はな》をかんだ後《あと》

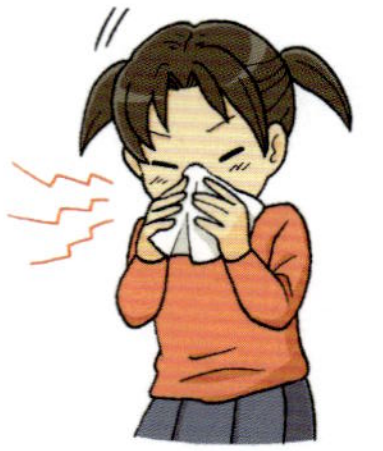

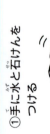

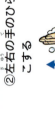

いろいろなものにふれることの多《おお》い外《そと》から帰《かえ》った後《あと》や、手《て》から細《さい》きんやウイルスが口《くち》の中《なか》に入《はい》りやすい食事《しょくじ》の前《まえ》などに、手《て》をあらう必要《ひつよう》があります。

けんこうな生活《せいかつ》シリーズ⑤ 頭《あたま》がいたいときにたしかめること

次《つぎ》のことをたしかめて大人《おとな》につたえよう

「頭《あたま》をぶつけた」「かぜをひいた」などのはっきりとした原《げん》いんがないとき

どこがいたむのか

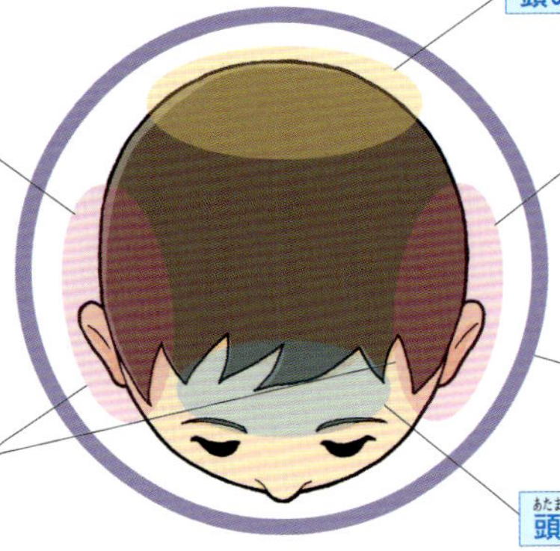

頭《あたま》の後《うし》ろのほう

頭《あたま》のかたがわ

頭《あたま》のかたがわ

頭全体《あたまぜんたい》

頭《あたま》の両《りょう》がわ

頭《あたま》の前《まえ》のほう

いたみの強《つよ》さ

弱《よわ》い　強《つよ》い

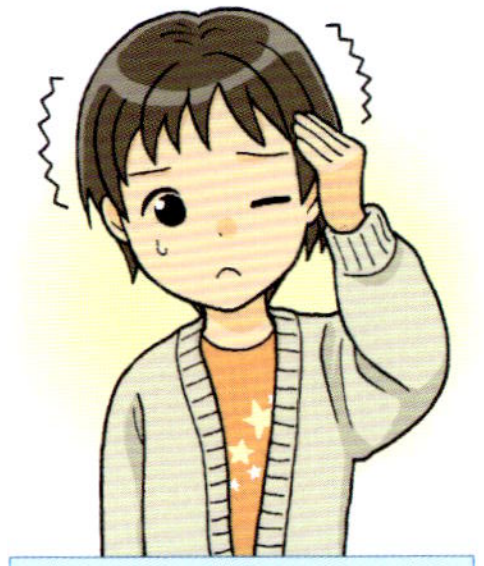

ふつうに生活《せいかつ》ができる

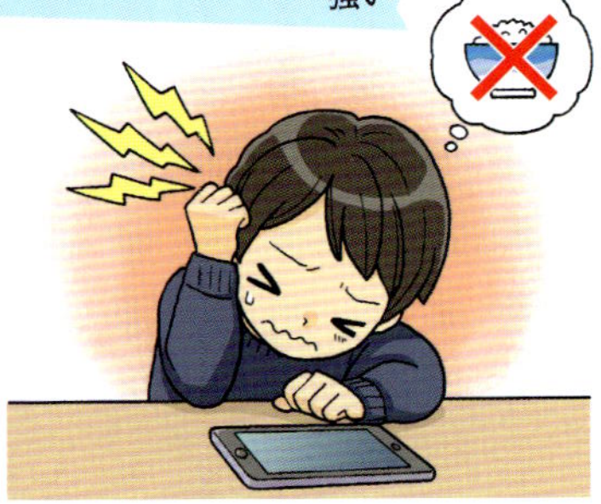

食《しょく》よくがない、テレビやタブレットの画面《がめん》が見《み》られない

いたみがつづいている時間《じかん》

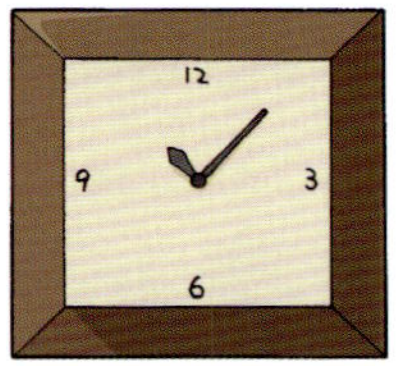

１時間《じかん》い内《ない》

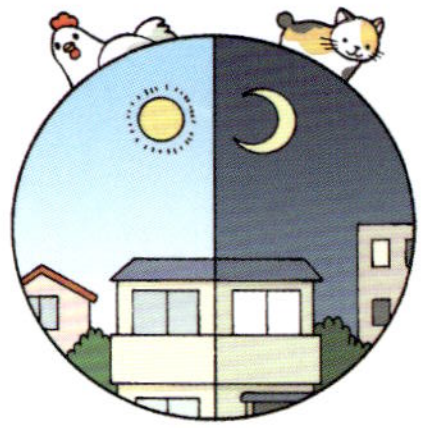

１時間《じかん》～１日《にち》

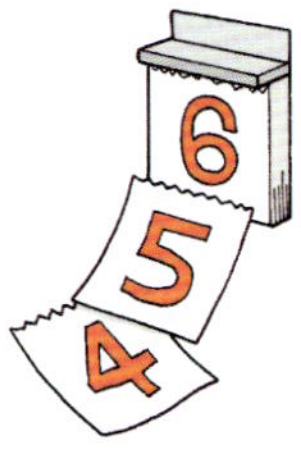

だらだらとずっとつづいている

小学生《しょうがくせい》に多《おお》い頭《ず》つう

原《げん》いんがある頭《ず》つう

頭《あたま》をぶつけた・ぶつかった

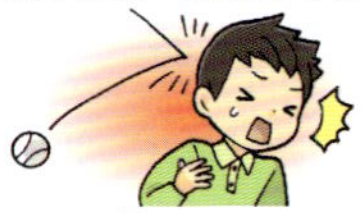

かぜなどの感《かん》せんしょう

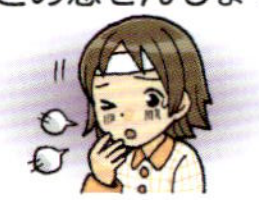

ふくびくうえんなどの病気《びょうき》

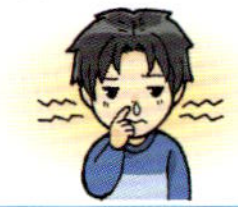

はっきりとした原《げん》いんがない頭《ず》つう

きんちょうがた頭《ず》つう

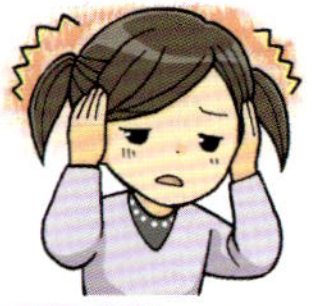

いたみの様子《ようす》 頭全体《あたまぜんたい》がしめつけられるようにいたむ。長《なが》い時間《じかん》つづく。

手当《てあて》 軽《かる》めの運動《うんどう》をしたり、おふろで温《あたた》まったりすると、いたみがおさまることがあります。

へん頭《ず》つう

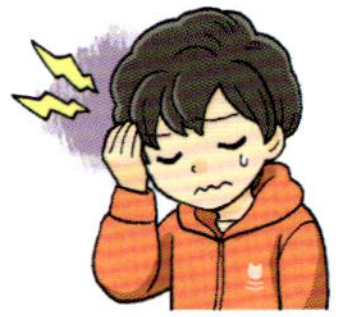

いたみの様子《ようす》 頭《あたま》の前《まえ》やかたがわ（または両《りょう》がわ）が、はげしくいたむ。強《つよ》い光《ひかり》を見《み》たり動《うご》いたりするといたみが強《つよ》くなる。

手当《てあて》 暗《くら》くしずかな場所《ばしょ》で横《よこ》になりましょう。

これまでにないはげしいいたみがあるときや、はく、ふらつくなどの頭《ず》つうい外《がい》のしょうじょうがあるときは、大人《おとな》につたえて、病院《びょういん》へ行《い》きましょう。

頭《ず》つう日記《にっき》をつけよう

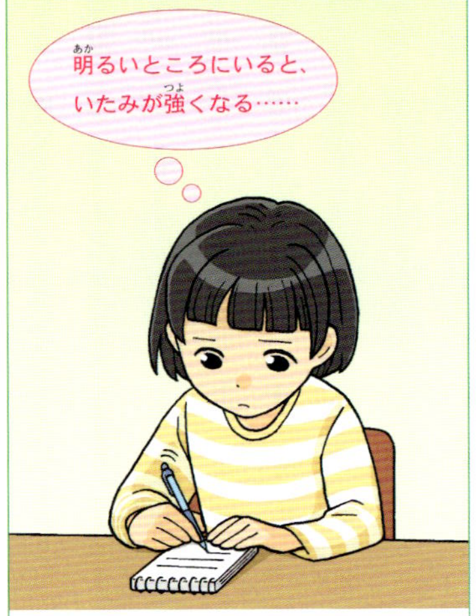

どこが、どのくらい、いつからいたむのか、薬《くすり》を飲《の》んだのかなどを記《き》ろくしておきます。

頭《ず》つうは、どこがどういたむのかによりしゅるいがちがい、手当《てあて》もかわります。「頭《あたま》をぶつけた」「かぜをひいた」などのはっきりとした原《げん》いんがない場合《ばあい》は、そのときのいたみの様子《ようす》を自分《じぶん》でたしかめて、大人《おとな》につたえることが大切《たいせつ》です。

ふだんから、よく頭《あたま》がいたくなる人《ひと》は、どのようにいたむのかを記《き》ろくしておくと、ちりょうするときに役立《やくだ》ちます。

指導　筑波学園病院　小児科　藤田　光江　先生

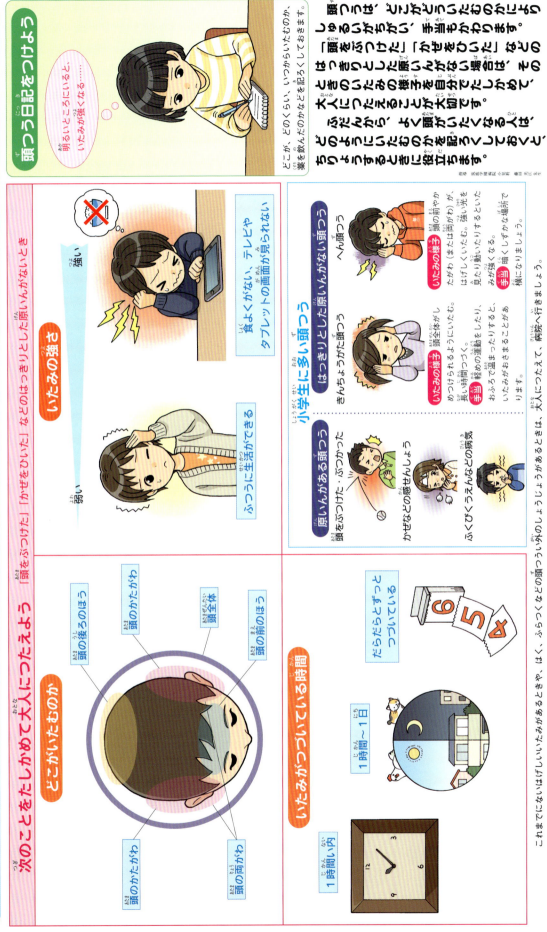

連　載　未来を拓《ひら》く保健室の整理・収納

第２回　収納の基本

【北翔大学 教育文化学部 教育学科 教授　今野 洋子】

収納の前に

今回は収納の基本についてお伝えいたします。整理・収納には、決まった手順があり、同じ手順で整理・収納を行いますが、収納の前に、以下のことをする必要があります。

１．種類別に全部出す

全部出して、大まかに種類別に分けておきます。箱や紙袋やビニール袋を使って仲間分けしておくと散らかりにくく、後の作業が楽です。大きな場所でも、全部出して、箱や袋で分類しながら整理します。

２．空いたスペースを掃除する

ほこりを払って、水拭きしてから、乾拭きをしてきれいにします。

３．出した物を見直す（最も大切なプロセス）

第１回の「整理の基本」を思い出しながら、ばんそうこう１枚でも、このサイズのばんそうこうは必要か、枚数はいくつあればよいのか、この種類のばんそうこうは、本当にここに置くのが正解なのかなど、使うかどうかを吟味しましょう。もちろん、黄ばんだ袋に入ったばんそうこうなどは手放しましょう。

４．小さなグループをつくる

３で厳選した物で、小さなグループづくりをしましょう。例えば、体温計と消毒用のアルコール綿は同じグループにする、包帯とはさみは同じグループにするなど、一緒に並べたりそばに置いたりしたほうが使いやすい物で、小グループをつくります。つくった小さなグループを崩さないようにして、収納します。

収納の基本

前述の「収納の前に」を済ませて、はじめて収納を考えることができます。

収納では、できるだけアクション数を少なくして出し入れできる収納にします。つまり、戻しやすい収納ということです。

例えば、次のことを１アクションと数えます。「扉を開ける」「扉を引き出す」「蓋を開ける」「引き出しを引く」「前にある物を避ける」「しゃがむ」「立つ」「踏み台にのぼる」などです。つまり、しゃがんで、前にあるものを避けて、扉を開けて物を取る場合は、３アクションという数え方になります。

日常の救急処置で使用する物は、１アクションで取り出せるようにすることが大切です。また、グループ（分類）を崩さずに収納する必要があります。仕切りを入れたほうがいい場合は、分類の中の一番大きな物を計測してから仕切ると使い勝手がよくなります。引き出しを仕切る場合は、内側の寸法を計測して、四角い物で仕切るとよいですが、収納する物のサイズを記録しておいて、引き出しの内寸に合わせた用紙を折るか切るかして、使用すると簡単です。

収納する物を購入する場合、採寸と容器選びを丁寧に行って購入します。とりあえず収納グッズを購入することはやめましょう。

セットでの収納

養護教諭の不在時においても、保健室の機能が果たせるような「〇〇セット」は大切で、特にアナフィラキシー対応時セットなどの救急処置に関するセットは、緊急時に対応する教職員にとって心強いものとなります。

感染症対策のための吐物処理に使用する物などは、すでにセットにして収納していると思います。吐物処理に使う物一式をセットにすると、養護教諭だけではなく、ほかの教職員も迅速に正しく使用することができるメリットがあります。

また、熱中症対策として、経口補水液と瞬間冷却材をセットしておくのもよいでしょう。先生方や保護者への各種連絡票・ペン・マーカー・封筒・付箋などをセットしておくと、迅速に連絡できます。

使用頻度を考えての収納

保健室にある物の使用頻度を確認します。ただし、エピペン®やパルスオキシメーターなどのような救急処置に関する物は使用頻度での整理からは除外してください。

まず、保健室の物を、下記のように使用頻度別に７種類に分けます。なお、この分類はハウスキーピング協会監修の『一番わかりやすい整理入門：整理収納アドバイザー公式テキスト』（ハウジングエージェンシー刊）の使用頻度５以下をアレンジして作成したものです。

①**使用頻度１**：毎日使う
②**使用頻度２**：２～３日に１回使う
③**使用頻度３**：１週間に１回使う
④**使用頻度４**：月に１回使う
⑤**使用頻度５**：年に２～３回使う
⑥**使用頻度６**：年に１回使う
⑦**使用頻度７**：ふだんは使わない

例えば、体温計は毎日使用するので、使用頻度１と考えられます。一方、オージオメーターは、年に１回の健康診断のときにしか使用しないので、使用頻度６と考えることができます。また、子どもたちからもらった思い出の詰まった写真や手紙などは、ふだんは使わないものなので、使用頻度７になります。

使用頻度から考えると、使用頻度１の物はよく使う物で、数字が大きくなるにつれて、あまり使用しない物になります。使用頻度１～３の物は手の届きやすいところに収納したほうがよいです。さらに、より手に取りやすい手前に置くなど、使用頻度を考えて置き場所を決めると使いやすいです。

使用頻度４～７の物については、保健室内の保管庫やロッカーなどに入れて収納しておいてもよいでしょう。

定期的な収納の見直し

前項に挙げた使用頻度７の思い出の写真や手紙などは、思い出の詰まった物であっても、現在の保健室に必要かどうかを考え、今は取っておきたい物であれば、机の引き出しに収納せずに、「メモリーボックス」をつくって収納し、保管期限は「気が済むまで保管」としましょう。しかし、収納は無限ではないので、「ここに入るだけ」と上限の数量を決めて、少なくても年に一度は見直す必要があります。どんなによい思い出の物であっても、心に美しい思い出をとどめておき、過去の物は処分してよいと思います。写真データで保存することもできます。

未来の自分を後押し

収納する際、ばんそうこうは切り離しておく、ティッシュの箱の蓋を開けておくなど、ひと手間かけておくとスピーディーに使うことができます。整理収納は「ひと手間かけて、未来の自分を後押しする」ことでもあるのです。

おわりに

下の写真は、学生の演習用に使用している救急セットです。

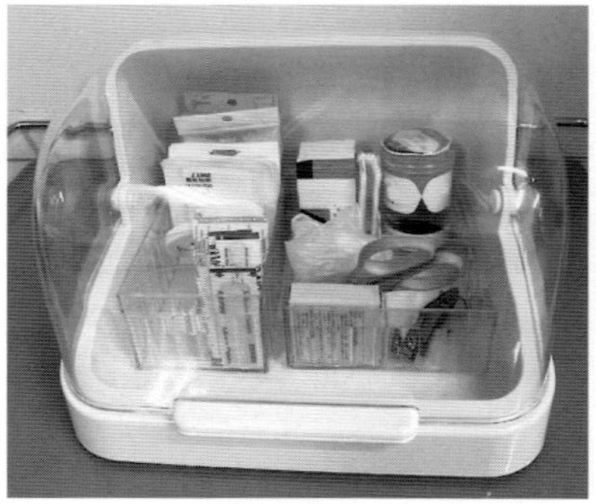

写真　救急セット

前から見てもわかりやすく、蓋を開けると中のものが取り出しやすく、運動会などにも持ち出して使いやすい収納を考えました。収納は「見やすい」「取り出しやすい」「しまいやすい」を心がけることが大切です。

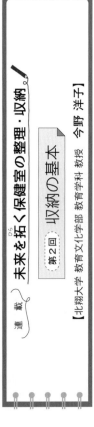

連　載　未来を拓《ひら》く保健室の整理・収納

最終回　書類整理の基本

【北翔大学 教育文化学部 教育学科 教授　今野 洋子】

書類整理の基本は「全捨て（全部捨てる）」

いつも書類を探していませんか？「とっておいたはずなのに、見つからない」、そんな日々を送っていませんか？ 書類整理の基本は「全捨て（全部捨てる）」であり、どう収納するかではなく、何を残すかが重要です。そして、残す書類はファイリングして活用する必要があります。

書類を運用する仕組み

書類整理に欠かせないファイリングとは、「つづる」ことではありません。ファイリングとは、「書類の整理・保管方法」であり、「書類を一定のルールに従い、分類・整理し、保管から保存、廃棄への流れを運用する仕組み」のことをいいます。

まず、書類のサイクルを確認し、保存しなければならないものと、廃棄してよいものを確認しましょう。書類には、「発生⇒活用⇒保管⇒保存⇒廃棄」のサイクルがあります。ここでいう「保管」はよく使う文書を保健室内に置いておくことで、「保存」はあまり使わないけれど、（保存期間に満たないため）廃棄することができない文書を書庫や保管庫などでとっておく状態のことをいいます。

保存の義務がある書類

保存しなければならない書類とは、以下の3つです。

- 証拠能力を必要とする書類に対して、保存の義務が生じるもの
- 保存について法律で定められているもの
- 保存年限があるもの

学校保健関係でいうと、児童生徒や職員の健康診断票や学校医等執務記録簿等の学校備え付け表簿（公簿）です。このような学校備付表簿（公簿）は、学校外に持ち出されないように保存し、安全に配慮して耐火書庫などで保存することが望ましいです。また、廃棄に際しても、規定を守る必要があります。地方公共団体で公文書目録に定められている公文書なども保存する必要があります。

保存期間は、年度末日が過ぎた翌日から数え始めます。例えば、2023年３月15日に発生した５年保存文書は、2024年４月１日から数え始めて５年間保存となります（2023年度の場合：2024年度→2025年度→2026年度→2027年度→2028年度３月31日で保存終了）。

廃棄してよい書類

一方、廃棄してよい書類は、①参考資料、②回覧済みの資料、③内容が重複した書類、④古いマニュアル、⑤下書き、⑥１年以上見ていない書類、⑦３年以上経過した保存義務のない文書です。保健室の中に①～⑦の書類があれば、廃棄しましょう。

簡単な書類整理の方法

穴開け式のバインダーなどに書類をとじ込み、棚などに書類を並べて整理する簿冊式は、とじる金具を開けたり、閉じたりする必要があるため、文書の出し入れが煩雑になります。そのため、保健室では、書類を個別フォルダ（紙挟み）に挟んで立てて、ファイリングボックスに入れる方法をお勧めします。探しやすさ、使いやすさ、捨てやすさ、持ち運びやすさ、整理しやすさにおいて全てを満たす方法です。書類整理の際のタイトルは、必ず、具体的で一目見てわかるものにします。「文書・書類・関係・その１」などのタイトルでは、何の書類かわからなくなってしまいます。

最後に、具体的な書類整理の手順として、『小学保健ニュース』の掲示用写真ニュース（以下紙面）と付録を例にして説明します。

『小学保健ニュース』の書類整理

１．紙面や付録を収納するファイルボックスを用意し、「小学保健ニュース」や「少年写真新聞社」などと書いたラベルを貼ります。

２．「小学保健ニュース」の紙面と付録を手にしたら、封筒は捨て（目的があればすぐに再利用）、付録はラベルを貼ったダブルクリップで留めてファイルボックスに入れます（写真１）。

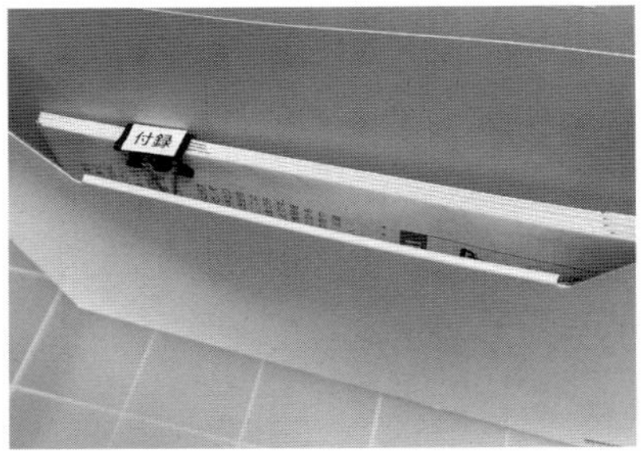

写真１ ダブルクリップで留めた付録

３．「目・鼻・口・のど・耳・歯・足・けが・環境・アレルギー・花粉症・性と生・心の健康・姿勢・感染症・かぜやインフルエンザ・基本的生活習慣・生活習慣病・疾病・がん教育・夏の健康・冬の健康・熱中症・健康診断・衛生・清潔・防災・教職員用」などのタイトルのラベルを作り、その個別フォルダ（紙挟み）に貼ります。ラベルを貼る前に、個別フォルダ（紙挟み）にマスキングテープを貼っておくと、ラベルをはがしやすいので、タイトルの変更に簡単に対応できます。また、同色のマスキングテープを貼っておくことで、書類をもとに戻しやすいというメリットもあります（写真２）。

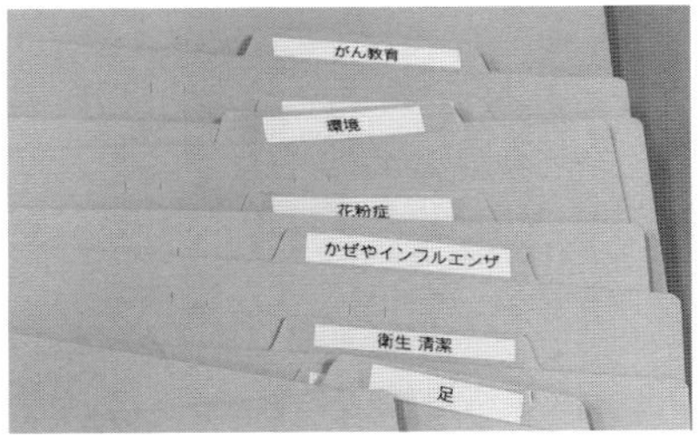

写真２　個別フォルダに貼ったラベル

４．紙面をラベルの内容別に分けて、ラベルを貼った個別フォルダ（紙挟み）に挟みます（写真３）。

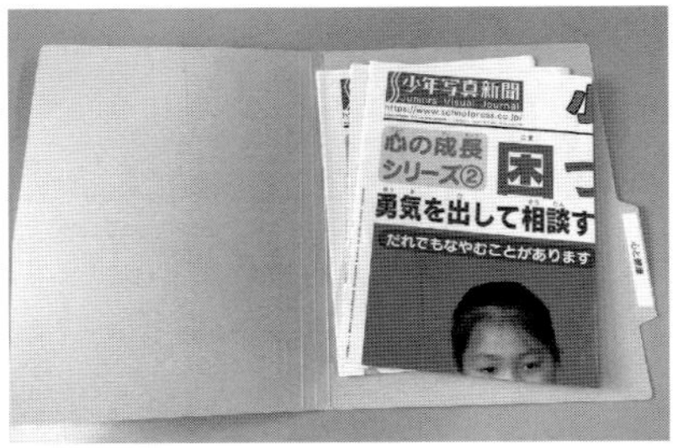

写真３　紙面を紙挟みに挟む

５．紙面（個別フォルダ）と付録を、同じファイルボックスに入れて完成です（写真４）。中に入れる個別フォルダは「アイウエオ順」にしておくと、探しやすいです。

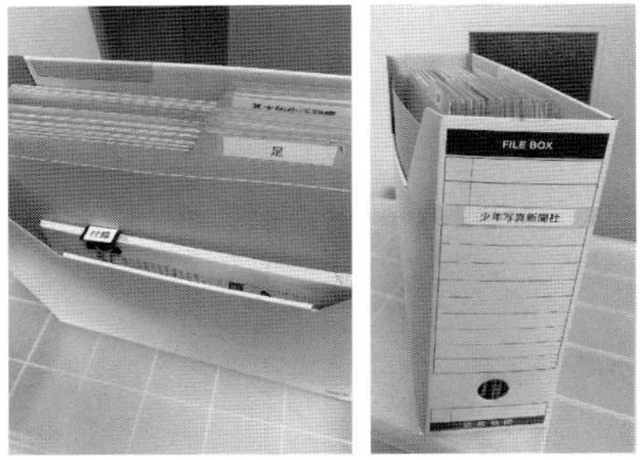

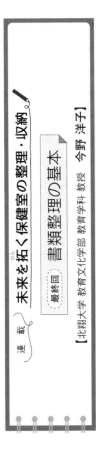

写真４、５　完成した収納ボックス（上・側面から見たもの）

養護教諭の皆様には、「もう書類を探さない人生」を送っていただきたいと思います。

けんこうな生活《せいかつ》シリーズ⑥ おなかがいたいときにやってみること

うんちを出《だ》してみる

うんちをがまんしていても、おなかがいたいと感《かん》じることがあります。

服《ふく》をゆるめて、いたみがやわらぐしせいで横《よこ》になる

いたみが楽《らく》になるしせいの見本《みほん》

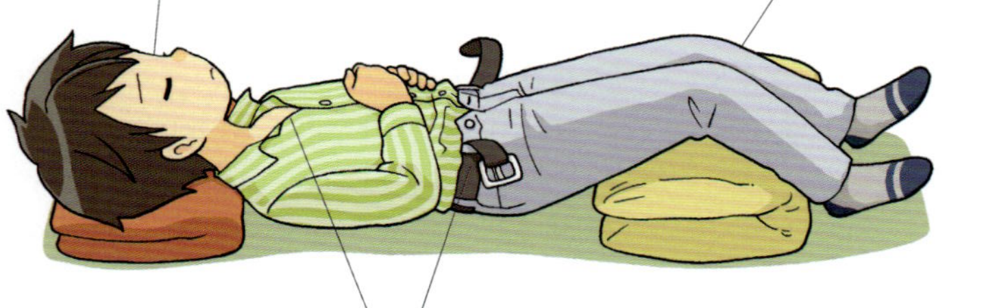
目《め》をつぶってしずかにする
ざぶとんなどをひざの下《した》に入《い》れ、ひざを曲《ま》げる
服《ふく》のボタンやホックをゆるめる

はき気《け》があるとき

大人《おとな》につたえて、はいたものがのどにつまらないように、横向《よこむ》きにねます。

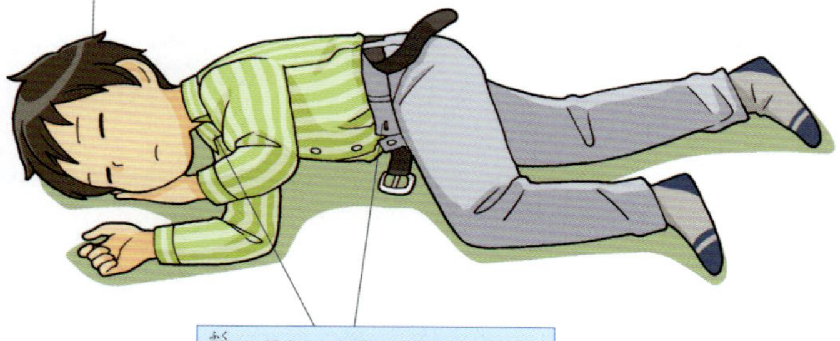
目《め》をつぶってしずかにする
服《ふく》のボタンやホックをゆるめる

小学生《しょうがくせい》に多《おお》いふくつう

べんぴ

3日《か》い上《じょう》うんちが出《で》ていないときなどに起《お》こり、おなかの左下《ひだりした》がいたみます。

急《きゅう》せいいちょうえん

ばいきんがおなかに入《はい》ることなどで起《お》こり、おなか全体《ぜんたい》がいたみます。はくこともあります。

虫《ちゅう》すいえん（もうちょう）

ねつやはき気《け》があり、いたみがおなかの真《ま》ん中《なか》から右下《みぎした》へとかわっていきます。

心《しん》いんせいふくつう

テスト
友《とも》だち
家族《かぞく》

なやみなどのストレスが原《げん》いんで起《お》こり、おなか全体《ぜんたい》がいたみます。

このようにしてもいたみがおさまらないときなどは、大人《おとな》につたえて病院《びょういん》へ行《い》きましょう。

こんなときはすぐに病院《びょういん》へ

いたみがどんどん強《つよ》くなる

おなかを強《つよ》くぶつけた

おなかがかちかちにかたい

はいたものやうんちに血《ち》がまじっている

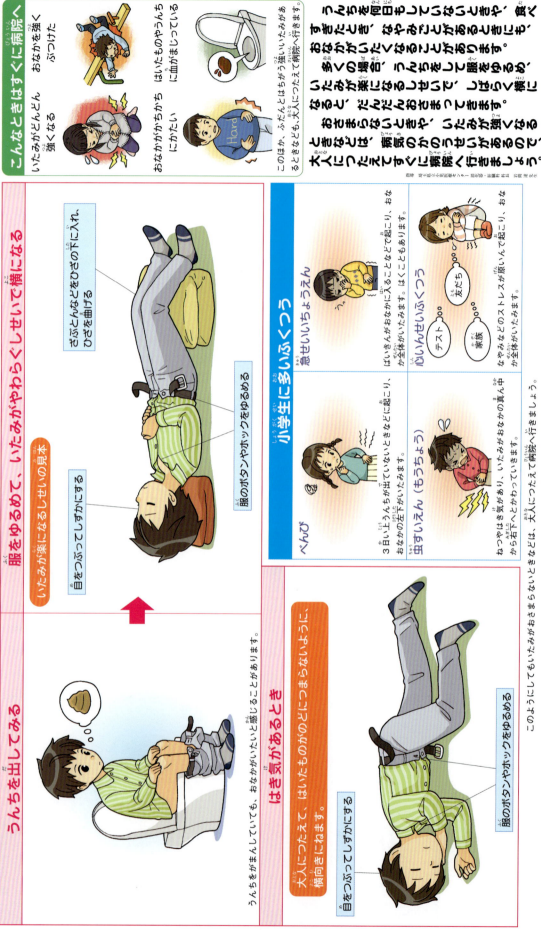

このほか、ふだんとはちがう強《つよ》いいたみがあるときなども、大人《おとな》につたえて病院《びょういん》へ行《い》きます。

うんちを何日《なんにち》もしていないときや、食《た》べすぎたとき、なやみごとがあるときにも、おなかがいたくなることがあります。

多《おお》くの場合《ばあい》、うんちをして服《ふく》をゆるめ、いたみが楽《らく》になるしせいで、しばらく横《よこ》になると、だんだんおさまってきます。

おさまらないときや、いたみが強《つよ》くなるときなどは、病気《びょうき》のかのうせいがあるので、大人《おとな》につたえてすぐに病院《びょういん》へ行《い》きましょう。

指導　埼玉県立小児医療センター　消化器・肝臓科 科長　岩間 達先生

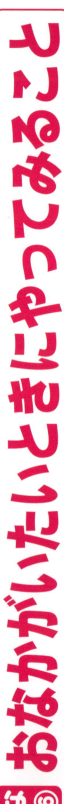

保健室常掲用

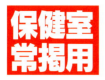

令和４年度

学校保健統計調査

文部科学省学校保健統計調査より

区分	身長（cm）平均値												体重（kg）平均値											
	6歳		7歳		8歳		9歳		10歳		11歳		6歳		7歳		8歳		9歳		10歳		11歳	
	男子	女子	男子	女子	男子	女子	男子	女子	男子	女子	男子	女子	男子	女子	男子	女子	男子	女子	男子	女子	男子	女子	男子	女子
全国	117.0	116.0	122.9	122.0	128.5	128.1	133.9	134.5	139.7	141.4	146.1	147.9	21.8	21.3	24.6	24.0	28.0	27.3	31.5	31.1	35.7	35.5	40.0	40.5
本校																								
北海道	117.3	116.2	123.2	121.9	128.8	128.7	133.7	134.8	140.4	141.9	146.5	148.0	22.3	21.6	25.2	24.0	28.8	28.2	32.4	31.4	36.8	36.6	41.7	41.2
青森	117.9	116.7	123.3	122.8	129.3	129.0	135.0	136.1	140.5	142.5	147.7	149.0	22.6	21.9	25.4	25.0	29.8	28.5	33.9	32.9	37.5	37.5	43.6	41.8
岩手	117.4	116.6	123.6	122.9	129.4	128.7	134.3	134.8	140.4	141.9	147.5	148.5	22.5	22.0	25.8	24.9	29.2	28.3	32.5	32.1	37.2	36.9	42.5	41.8
宮城	117.6	116.3	123.6	122.5	128.7	128.5	134.5	135.1	140.5	141.8	147.5	148.5	22.1	21.4	25.4	24.5	28.4	28.3	33.0	31.7	37.5	37.0	42.8	41.6
秋田	117.7	116.8	123.9	122.6	129.7	129.0	135.2	136.0	140.8	142.8	147.2	149.1	22.4	22.0	26.0	24.7	29.3	28.5	33.4	32.5	37.1	37.0	41.6	42.2
山形	116.9	116.4	123.7	122.5	128.6	128.7	134.8	134.7	140.7	142.1	146.5	148.9	22.0	21.8	25.4	24.6	29.0	27.7	33.1	31.5	37.1	36.7	41.4	42.0
福島	117.4	116.2	122.9	122.0	128.5	128.4	132.9	134.8	139.7	141.2	145.8	148.2	22.8	21.6	24.9	24.3	28.2	28.1	31.7	32.1	36.6	35.7	40.8	41.9
茨城	117.3	116.3	123.1	122.2	129.3	128.2	134.3	135.1	140.0	141.2	146.2	147.9	22.1	21.8	25.0	24.6	29.4	28.1	33.1	31.8	36.9	36.3	41.0	41.7
栃木	116.5	115.7	122.6	121.9	127.8	127.7	133.7	134.2	139.7	141.7	145.8	147.6	21.8	21.4	24.7	24.5	28.3	27.7	32.0	31.4	36.6	36.2	40.5	40.9
群馬	117.0	115.7	123.3	121.7	128.1	127.9	134.2	134.6	139.2	141.1	146.0	148.0	22.0	21.5	25.2	24.3	28.1	27.6	32.4	31.7	36.0	35.8	40.3	41.2
埼玉	116.9	116.1	123.3	122.0	129.4	128.4	133.6	134.8	140.0	141.5	146.6	147.7	21.8	21.3	24.8	24.1	28.4	27.8	31.1	31.5	35.2	35.5	40.1	40.3
千葉	116.9	116.3	123.1	122.5	128.5	128.4	134.4	134.7	140.1	141.7	146.6	148.5	21.8	21.7	25.0	24.2	28.0	27.7	31.6	31.0	35.9	34.9	40.0	40.7
東京	117.3	116.3	123.4	122.6	128.7	129.0	134.7	135.1	140.6	142.1	146.7	148.7	21.7	21.3	24.6	24.1	28.0	27.3	32.0	30.8	36.4	35.4	40.2	40.7
神奈川	117.4	116.2	122.6	121.8	128.7	128.1	133.6	135.2	139.2	141.8	146.1	148.1	21.8	21.0	24.2	23.7	28.3	26.9	30.5	31.5	35.3	35.4	39.5	41.1
新潟	117.5	116.4	123.5	122.3	128.9	129.1	134.8	134.9	140.4	142.2	146.7	149.0	21.8	21.5	25.0	23.9	28.4	27.6	32.5	31.3	36.4	36.0	40.2	41.1
富山	116.9	116.4	123.0	122.0	128.7	128.6	134.3	135.1	140.1	141.7	147.0	148.2	21.8	21.5	24.7	24.1	28.1	27.7	32.0	31.2	36.3	35.6	40.8	41.1
石川	118.0	115.9	123.2	122.2	128.6	128.1	134.2	135.2	139.7	141.3	146.4	148.2	22.0	21.2	24.7	24.1	27.9	27.2	31.5	31.5	35.1	35.2	39.9	40.7
福井	116.9	116.2	122.6	122.6	128.8	128.1	134.1	134.3	140.0	141.7	146.3	147.8	21.8	21.3	24.5	24.4	28.2	27.3	31.6	30.7	36.1	35.8	40.2	39.8
山梨	117.2	115.5	122.5	121.6	128.3	128.5	134.1	134.4	139.8	141.0	146.1	147.7	22.2	21.3	24.8	24.2	27.9	27.9	32.1	31.0	36.1	35.8	40.8	40.7
長野	116.7	115.4	123.3	122.0	128.2	128.2	133.9	134.6	139.1	140.9	145.9	147.3	21.8	20.9	24.6	23.9	27.8	27.3	31.5	31.2	35.9	34.9	40.0	40.1
岐阜	117.1	115.9	123.1	121.6	128.7	127.5	133.6	134.2	139.1	140.9	146.1	147.4	21.7	21.0	24.7	23.6	28.1	26.9	31.6	30.5	35.4	34.7	40.3	39.9
静岡	116.1	115.9	122.6	121.3	128.4	127.9	133.5	134.1	138.8	141.3	145.8	147.5	21.2	20.9	24.2	23.6	27.5	27.0	31.1	30.6	34.8	34.9	40.3	39.5
愛知	116.7	116.0	122.8	121.4	128.3	127.4	133.3	134.1	140.4	140.5	145.7	147.5	21.6	21.1	24.5	23.5	27.6	26.6	31.0	30.2	35.8	34.6	39.3	39.7
三重	116.7	115.8	122.5	121.8	128.2	127.8	133.5	134.4	139.3	140.8	145.6	147.7	21.5	21.0	24.2	23.9	27.5	27.3	31.4	31.0	34.8	34.8	39.6	40.5
滋賀	116.8	115.8	123.0	122.4	128.5	128.0	133.8	134.6	139.5	141.8	146.3	148.2	21.5	21.0	24.4	24.1	27.8	26.9	31.1	30.9	34.8	35.3	39.9	40.4
京都	116.8	115.5	122.7	121.8	128.4	128.1	134.0	134.1	139.1	142.0	145.8	147.8	21.3	20.9	24.3	23.8	27.6	27.2	31.4	30.6	35.0	35.6	39.4	40.3
大阪	117.2	116.1	122.8	122.1	128.5	128.1	134.0	133.9	139.6	141.2	145.8	147.3	21.8	21.2	24.3	23.8	27.6	27.0	31.1	30.7	35.0	35.4	39.1	39.2
兵庫	117.6	116.1	123.1	121.9	128.7	127.4	133.7	134.7	139.2	141.0	145.8	148.0	22.1	21.2	24.7	23.8	27.9	26.5	30.6	30.7	35.3	34.9	39.0	39.9
奈良	117.1	116.2	122.5	121.8	128.3	127.8	134.1	134.3	139.4	140.8	146.2	147.8	21.8	21.3	24.5	23.9	27.7	27.1	31.5	30.8	35.2	35.1	39.5	40.6
和歌山	117.0	115.5	122.9	122.3	128.7	127.4	133.9	133.9	139.8	141.2	145.9	147.7	21.7	21.1	24.3	23.9	27.8	27.0	31.5	30.8	35.9	34.9	39.6	40.4
鳥取	116.5	115.6	123.0	122.1	128.4	128.1	133.9	134.1	139.2	141.5	145.8	147.9	21.6	21.0	24.7	24.2	27.4	27.3	31.4	31.0	35.4	35.5	40.0	40.7
島根	116.4	116.0	122.1	121.5	127.5	127.6	133.3	134.6	139.2	140.8	145.3	146.7	21.7	21.6	24.1	23.8	27.2	27.1	30.7	31.4	35.1	36.0	39.4	39.6
岡山	116.6	115.2	122.7	122.1	128.5	127.7	133.6	133.4	139.2	140.8	146.3	146.9	21.9	21.1	24.6	24.1	27.9	27.0	31.4	30.2	36.0	34.7	40.1	39.7
広島	115.5	115.1	121.9	121.2	127.3	127.5	133.4	133.3	138.7	140.3	144.6	147.1	21.2	20.8	24.4	23.8	27.5	27.4	31.3	30.8	35.6	35.0	38.7	40.4
山口	115.9	115.8	121.7	120.7	127.9	127.4	133.2	133.3	138.2	140.2	145.4	146.6	21.3	21.1	23.8	23.3	27.4	27.2	30.9	30.2	34.8	34.6	39.7	39.5
徳島	116.9	115.8	122.5	121.1	128.5	128.1	133.6	134.5	139.2	141.8	145.5	147.9	21.8	21.4	24.4	23.6	28.8	27.7	31.7	31.8	35.4	36.8	40.1	41.2
香川	117.2	115.6	122.4	121.8	128.3	127.7	133.2	134.4	138.8	140.3	145.1	147.6	22.0	21.3	24.4	24.1	28.2	27.0	31.2	31.1	34.4	35.0	39.3	40.0
愛媛	116.1	115.4	121.9	121.4	128.0	127.8	133.7	134.3	139.2	140.2	146.1	147.0	21.3	21.0	24.1	23.7	27.6	27.1	31.6	31.3	35.5	34.7	40.0	39.9
高知	116.3	115.8	122.4	121.6	127.9	128.0	133.0	134.1	138.3	141.4	145.2	146.6	21.4	21.2	24.4	24.0	27.6	27.5	31.1	31.5	34.4	35.6	39.0	40.0
福岡	116.8	116.0	122.7	121.7	128.4	127.5	133.9	134.5	138.8	141.8	146.6	147.8	21.9	21.3	24.7	24.0	28.0	26.9	31.6	31.2	35.3	35.9	40.1	41.1
佐賀	116.9	115.8	122.2	121.7	128.2	127.5	133.5	134.0	139.5	140.7	145.3	147.2	21.8	21.3	24.3	23.8	27.9	27.0	31.3	30.9	35.1	35.2	39.2	40.4
長崎	116.5	116.2	122.4	121.6	128.4	127.8	133.8	134.8	139.1	140.8	145.5	148.1	21.6	21.4	24.3	23.7	27.9	27.0	31.1	31.2	35.2	35.1	39.8	40.9
熊本	116.5	115.9	123.0	121.7	128.7	128.2	134.0	134.3	138.8	141.7	145.4	147.5	22.0	21.6	25.0	24.2	28.5	27.8	32.1	31.4	35.1	36.2	40.3	40.7
大分	116.6	116.0	123.0	121.7	127.8	127.5	134.3	133.7	139.2	141.0	145.7	147.3	21.8	21.4	25.0	23.9	27.8	27.6	32.0	31.0	35.7	35.7	40.4	40.2
宮崎	116.3	115.9	122.8	122.1	127.8	127.6	133.8	133.9	139.5	141.1	145.4	147.7	21.7	21.7	25.1	24.3	28.2	27.6	32.4	31.4	36.1	36.0	40.5	40.8
鹿児島	116.8	115.2	122.0	121.2	127.3	127.3	133.4	134.1	138.8	140.2	145.0	147.1	22.0	21.0	24.3	23.9	27.1	27.0	31.1	30.4	35.1	34.2	39.3	39.7
沖縄	116.2	115.9	122.4	121.5	127.0	127.1	133.3	134.4	139.1	141.5	145.1	147.5	21.7	21.4	24.8	24.2	27.5	27.1	32.0	31.9	36.3	36.5	40.2	40.9

小学保健ニュース　昭和57年１月30日第三種郵便物承認　2024年１月28日発行　第1349号－(2)

新連載 学童期の便秘

第1回 学童期の児童に便秘が起こるメカニズム

【順天堂大学 医学部 小児科学講座 先任准教授　工藤 孝広】

はじめに

便秘とは、排便回数や便量が減ることで、便が硬くなったり、排便しにくくなったり、排便の間隔が空いてしまう状態になることです。さらに、腹部膨満、腹痛、便漏れなどを伴う場合には「便秘症」といい、治療が必要となります。

排便のメカニズム

正常な排便を行うには、食事内容のバランス、水分摂取、腸管ぜん動、排便の姿勢、いきみ方、消化管の生理機能、大脳機能、肛門括約筋群の協調運動などといったさまざまな要因が関与しています。特に排便の仕組みは非常に複雑です。中枢神経（脳）、末梢《まっしょう》神経（自律神経、知覚神経、運動神経など）、直腸に便が来たときに起こる直腸肛門弛緩《しかん》反射、大腸～直腸のぜん動運動、骨盤底筋群などの協調運動が絶妙に連動することで排便します。骨盤底筋群とは、骨盤の下側に位置する直腸などの周りにある多数の筋肉群のことで、膀《ぼう》胱《こう》や直腸から尿や便が漏れないように尿道や肛門をしっかりと締める役割を担います。自律神経や反射によってこれらの筋肉が弛緩することで、排便できることになります。

朝起きて朝食をとると起立反射や胃結腸反射によって大腸が刺激を受け、便が直腸に運ばれます。便が直腸に到着すると直腸が伸びることから直腸粘膜が刺激されて便意を感じます。その後、トイレで排便できる準備や環境が整うと、脳からの抑制がとれて、直腸肛門角が直線に近くなり、肛門が開き、腹圧を上昇させて、最後に直腸が収縮する、という反射や運動がうまく連動していくことで排便が完成します。ですので、これらの機能に不具合を来すと便秘になってしまいます。

便秘の原因

下図に便秘につながる2つの悪循環を示します。

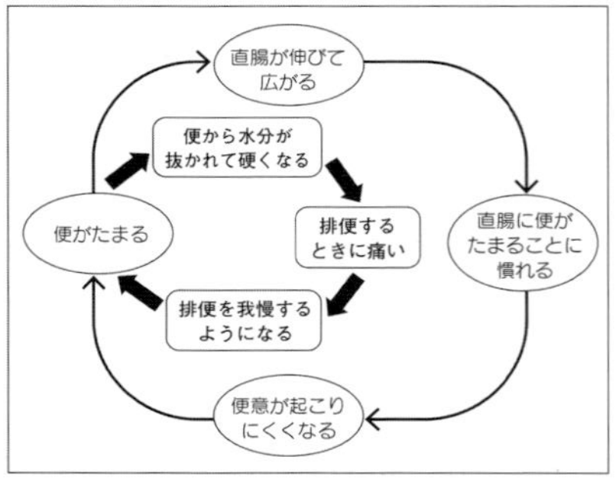

図　便秘につながる2つの悪循環

便が直腸にたまることで、直腸が広がってしまい、便がたまることに慣れ（感覚の鈍化）、便意が起こりにくくなり、さらに便がたまる、という1つ目（→）の悪循環があります。また、便がたまることで、便から水分が吸収されて便が硬くなり、排便時に痛みを伴うようになります。すると排便を我慢するようになるため、さらに便をためてしまいます。これが2つ目（➡）の悪循環です。どちらの場合であっても、どこかで悪循環を断ち切らないと便秘症状が改善することはありません。

これらの悪循環が続いてしまうと、よい排便習慣が身につかないまま成長してしまい、学童期まで便秘が悪化した状態が持続し、それが本人にとって日常となってしまいます。その結果、便がうまく出せない、ときに漏れてしまう、便意をあまり感じない、などの症状を来します。

便秘の種類

便秘にはいくつかの種類があります。①便が大腸を通過する時間が長い、②排便の協調運動に不具合を来している、③その混合、になります。この3種類を解説します。

①の「便が大腸を通過する時間が長いタイプ」の場合、便が直腸まで到達するまでの時間が長いため、排便の間隔が空いてしまいます。また、長時間大腸にあるため、便性は硬くなりますが、定期的に排便がみられるため、便塞栓（便が直腸に詰まって肛門を塞いでしまうこと）はなく、腹部膨満や排便時の肛門痛などもありません。

②の「排便の協調運動に不具合があるタイプ」は、便が直腸まで到達する時間は問題ありませんので、直腸に便がたまることになります。便がたまって便塊となり、やがて直腸に詰まってしまう便塞栓という状態になります。便塊形成や便塞栓になると、大きな便の塊になりますので、排便時には腹痛や、肛門痛、出血を伴うことになります。

③の「混合タイプ」は、便が直腸まで到達する時間も長く、直腸に到達してからも直腸に便がたまってしまうことで、便秘の悪循環を呈している場合は、この混合タイプになっていることが多いです。

下の表に示したのは小児における排便を我慢する要因です。これらの要因があると便秘の悪循環を来しやすくなります。

排便のときの痛み、肛門裂傷、肛門周囲の炎症、痔《じ》
不適切なトイレットトレーニング
環境の変化（転居、新学期、旅行など）
ストレス（家族、学校など）
意識的
精神発達遅滞
情緒障害
性的虐待

表　小児における排便を我慢する要因

便塞栓がさらに悪化すると、便塊の上にたまっていた泥状の便が便塊の脇を通って下りてくることもあります。この場合は、便塊によって肛門が広がってしまっているため、最初は便が何回も漏れ、ひどい下痢と認識されてしまうこともあります。この状態は便失禁、遺糞症《いふんしょう》と呼びます。遺糞症は便秘の最重症であることを示しています。

便秘を来す可能性のある病気

病気によって便秘になってしまう可能性のあるものもいくつかあります。

ヒルシュスプルング病は、直腸から大腸にかけて神経細胞が欠如することで大腸から直腸のぜん動が起こらずに、腸閉塞を起こす病気です。最初の症状としての便秘や腹部膨満があります。

脊髄髄膜瘤《せきずいずいまくりゅう》は、生まれる前の体のかたちが形成される時期にみられる異常で、背中の皮膚の一部が、ひどい場合では皮膚だけではなく皮下組織、椎骨の後方部分、脊髄神経までが閉じられずに開いたままとなってしまいます。そして、直腸や膀胱まで神経が通じずに便秘や排尿障害を呈します。

過敏性腸症候群でも、腸管ぜん動の不具合によって腹痛と下痢、便秘の症状がみられます。発達遅滞がある場合も、便秘の悪循環に陥りやすく、抜けにくいと考えられます。

最後に

今回は、便秘について、排便のメカニズムと、その中で便秘が起こり、悪化につながる悪循環について解説しました。食事を摂取してからさまざまな過程を経て排便に至りますが、その過程で不具合を来すと便秘になります。さらに便秘は、悪循環を来しやすく、便秘の状態が長引きます。便秘のメカニズムを知ることで、悪循環のどこかを打開し、便秘を克服していくことができるのです。

第2回（8月28日号掲載）では、医療現場でどのように便秘を診断するのか、その基準について、「Rome Ⅳ診断基準」をもとに解説していきます。

連載 学童期の便秘

第2回 便秘の診断：Rome IV診断基準から

【順天堂大学 医学部 小児科学講座 先任准教授 工藤 孝広】

はじめに

便秘症とは排便回数や便量が減り、便が硬くなり排便しにくくなることで、腹部膨満、腹痛、便漏れなどの症状を伴うことで治療が必要な状態をいいます。今回は、医療現場での対応として、世界共通の便秘症の診断基準とその周辺の情報について紹介します。

小児便秘の疫学

小児の便秘はどのくらいの頻度なのでしょうか。海外では18歳以下の小児のうち１～30%の頻度で便秘があると報告されています。本邦では小学生の５～10%が週２回以下の排便回数であると報告されています。しかし、これらの報告では排便回数によって便秘が定義されているため、治療が必要となるほどの便秘症よりも高い数値になっていると思われます。

便秘の診断基準

小児の機能性消化管疾患には世界共通の診断基準があり、「Rome IV診断基準」と呼んでいます。この診断基準では、機能性便秘のほかに過敏性腸症候群や機能性ディスペプシアといった、消化管の蠕動《ぜんどう》障害に起因した消化管障害が定義されています。成人版、乳幼児期版、小児・青年期版のそれぞれに各疾患の診断基準が設定されています。

小学生も含まれる４歳以上を対象とした小児・青年期の機能性便秘のRome IV診断基準を右上の表１に示します。

直近１か月間にわたり週１回以上、以下の２項目以上があり、過敏性腸症候群の基準を満たさないこと

1. 発達年齢が少なくとも４歳以上の小児でトイレでの排便が週２回以下である
2. 少なくとも週１回の便失禁がある
3. 便をがまんする姿勢または過度の自発的便貯留の既往がある
4. 痛みを伴う、あるいは硬い排便の既往がある
5. 直腸に大きな便塊の存在がある
6. トイレが詰まるくらい大きな便の既往がある

適切な評価の後に、症状がほかの疾患では説明できないこと

表１　小児・青年期の機能性便秘のRome IV診断基準

排便回数が１週間に２回以下であり、硬便や便塊、便失禁などを伴うことが１か月以上の期間で繰り返す場合に診断されます。また、後述する腸閉塞やヒルシュスプルング病のような腸管の病気を否定しておく必要があります。

また、参考として、４歳未満を対象とした乳幼児期の機能性便秘の診断基準を右上の表２に示します。乳幼児期に便秘となり、トイレットトレーニングが完了しないまま成長してしまった小児に遭遇した場合に、役立つ情報だと思います。

小児・青年期と同様に、排便回数が１週間に２回以下であり、硬便や便塊、便失禁などを伴うことが１か月以上の期間で繰り返す場合に診断されます。トイレットトレーニングが終了した後である場合は、少なくとも週１回の便失禁があることも追加されます。

４歳までの乳幼児において、直近１か月間にわたり以下の２項目以上があること

1. １週間あたりの排便回数が２回以下である
2. 過度な便貯留の既往がある
3. 痛みを伴う、あるいは硬い排便の既往がある便をがまんする姿勢または過度の自発的便貯留の既往がある
4. 大きな便塊を排便した既往がある
5. 直腸に大きな便塊の存在がある

トイレットトレーニング済みの子どもでは、以下の追加基準を使用することができる

6. トイレットトレーニング習得後に少なくとも週１回の失禁がある
7. トイレが詰まるくらい大きな便の既往がある

表２　乳幼児期の機能性便秘のRome IV診断基準

なお、本邦でも「小児慢性機能性便秘症診療ガイドライン」（日本小児栄養消化器肝臓学会・日本小児消化管機能研究会 編集、診断と治療社刊）が2013年に発刊されていますが、この中でも慢性機能性便秘症の診断はRome基準に則して記載されています。

機能性便秘と診断するためには、診断基準に当てはまる症状を認めることとともに「基礎疾患」と呼ばれる腸管の病気を否定する必要があります。便秘を引き起こす基礎疾患は多岐にわたります。内科的疾患として代謝異常症や神経系疾患、腹筋の異常や薬剤性による腸管の病気などがあり、外科系疾患として腸閉塞やヒルシュスプルング病、直腸肛門奇形、脊髄神経系疾患などが挙げられます。

これらの基礎疾患が存在する可能性のある症状のことを「レッドフラッグサイン」といい、これらを認める場合には便秘の基礎疾患を考え、さらに精密検査が必要となります。右上の表３に基礎疾患を示唆する徴候（レッドフラッグサイン）を示しました。これらの徴候がひとつ以上みられた場合には、基礎疾患を念頭に置いて、病院を受診することをお勧めします。

- 胎便排泄《はいせつ》遅延（生後24時間以降）の既往
- 成長障害・体重減少
- 繰り返す嘔吐《おうと》
- 血便
- 下痢
- 腹部膨満
- 腹部腫瘤
- 肛門の形態・位置異常
- 直腸肛門指診の異常
- 脊髄疾患を示唆する神経所見と仙骨部皮膚所見

表３　基礎疾患を示唆する徴候（レッドフラッグサイン）

脳腸相関について

機能性便秘を含めた機能性消化管疾患は、脳腸相関が深く関わっていることがわかっています。脳腸相関とは、脳と腸管が自律神経でつながっていることから、心理的ストレスを感じた場合などには、ストレスを原因として腸管粘膜の透過性が亢進《こうしん》したり、腸管の知覚過敏による痛みが出たり、腸管に微細な炎症を起こしたり、腸管平滑筋の収縮変化が起こったりします。その結果、腸管の蠕動運動に不具合が起きたり、腸内環境の乱れが生じたりすることで、機能性便秘などの機能性消化管疾患を発症すると考えられています。そのため、食事内容や整腸剤などによって腸内環境を整えることで腸管蠕動の不具合を是正して症状を緩和できる可能性があります。

おわりに

今回は、医療現場での小児の機能性便秘の診断について記載しました。まずは排便回数が１週間に２回以下になっていないか、排便回数を確認します。次に基礎疾患がないかどうかを確認し、ない場合は「機能性便秘」と診断されます。なお、機能性便秘を含めた機能性消化管疾患は脳腸相関が深く関連していますので、その児童に対して、心理的ストレスがあるかどうかを確認しておく必要もあります。

連載 学童期の便秘

最終回 便秘の治療・対応・予防

【順天堂大学 医学部 小児科学講座 先任准教授　工藤 孝広】

はじめに

便秘とは、硬便で排便しにくく、排便の間隔が空いてしまう状態です。さらに、腹部膨満、腹痛、便漏れなどの症状を伴う場合には便秘症といい、治療が必要となります。今回は、便秘の治療や対応、予防について学校などでできること（生活指導）を中心に解説します。

便秘の治療

便秘症と診断がついても、検査などによって基礎疾患を認めた場合には、おのおのの病気に合わせた治療を行います。基礎疾患のない慢性便秘症を「機能性便秘症」といい、まず生活指導として、高繊維食（豆類、海藻など）の摂取、適度な運動などの指導を行います。便による直腸の塞栓がある場合には、浣腸《かんちょう》などを行って便塊を除去し、その後から維持療法の治療を開始します。患者さんによって状態が違うため、硬便を呈する方には便を軟らかくする薬、腸管全体の蠕動《ぜんどう》が弱い方には腸蠕動改善薬、腸内環境を整えるために整腸剤などを選択します。下の表に便秘症に使用する治療薬一覧を示します。

薬剤の種類	製品（商品）名
大腸刺激性下剤	センノシド、ピコスルファートなど
浸透圧性下剤	酸化マグネシウム、ラクツロース、麦芽糖、ポリエチレングリコール（モビコール®）など
漢方薬	大黄甘草湯、桂枝加芍薬大黄湯、防風通聖散など
その他（成人のみの治療薬）	胆汁酸トランスポーター阻害剤（グーフィス®）、グアニル酸シクラーゼC受容体作用薬（リンゼス®）、クロライドチャネル活性化薬（アミティーザ®）など
座薬	テレミンソフト®、新レシカルボン®
浣腸	グリセリン浣腸

表　便秘症の治療薬一覧

第１回（６月28日号）にも掲載した便秘につながる２つの悪循環（図）を断ち切ることと、便秘ではない状態を長期間維持することが治療として最も重要であるため、治療には数か月から数年かかります。

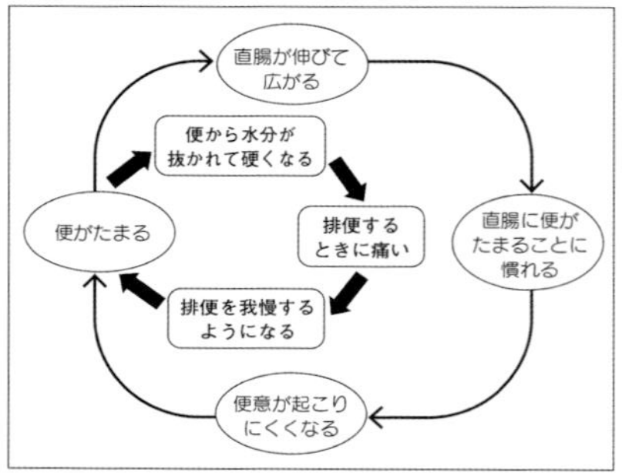

図　便秘につながる２つの悪循環

便秘の対応

便秘の訴えに対して基本的なケアは排便を促すような生活習慣を身につけることです。運動や散歩のように体を動かすことだけでも腸管運動を刺激することができますので、積極的に運動させてください。特に学童期では学校でトイレに行くことを嫌がる可能性がありますので、トイレに誘うことも排便を促すことになります。また、水分を多く摂取させることで便を少し軟らかくすることができます。逆に水分が不足すると便が硬くなってしまいますので、水分補給は便秘の改善にもつながります。おなかに「の」の字ようにマッサージを行うことで大腸に直接刺激が加わって、排便を促すことができます。

食事を摂取した後には胃結腸反射によって便意を感じることが多くあります。しかし、そのタイミングでトイレに行く時間がないと、排便をせずに我慢してしまうことになります。そして、排便を我慢することで左の図で示した「便秘の悪循環」に陥ってしまい、便秘が慢性化するため、食後にトイレに行く時間をきちんと設けることが大切になります。特に、子どもは学校の中で排便することを我慢する傾向があるため、学校で便意を感じたら、我慢せずにトイレに行くように指導します。

過剰な水分不足にならないように水分を摂取することに加えて、食物繊維の多い食材を用いた食事を摂取させることも大切です。食物繊維の多い食材として、植物性食品である海藻類、豆類、野菜類、きのこ類、果実類などがあり、ヨーグルトなどに含まれるプロバイオティクスについても、便秘に対して一定の効果があるといわれています。一方で、動物性食品である魚介類、卵類、肉類には食物繊維があまり含まれず、便秘を悪化させやすいと考えられています。さらに、食事摂取量の確認や過剰な間食がないかどうかについて確認することも重要になります。

便秘の児童に対して、学校生活の中で、教職員・養護教諭ができる対応として、自宅以外でのトイレの使用ができない子どものためにも、安心して校内のトイレを使用できる環境をつくることを心がけてください。また、保護者と先生が確認しておくこととしては、排便がコントロールできているかどうかを確認するため、自宅や学校での排便の有無を確認してください。定期的な排便が確立されていない排便コントロール不良な段階でのトイレットトレーニングは避けるようにします。保健室での対応としては、便秘による腹痛が出現した場合には、まずトイレで排便を促してください。定期的な排便ができていない場合には、治療薬が必要かもしれませんので、病院への受診も検討してください。

便秘の予防

便秘の予防として、前述の「便秘の対応」と重なる部分がありますが、生活習慣に対する指導が大切です。特に規則正しい生活や高繊維食の食事・適度な運動・水分摂取は、便秘の予防に非常に重要です。

学童期では、遊ぶことに夢中になってしまい、トイレに行くことを忘れたり、嫌がったり、我慢したりしていることがあります。そこで排便を我慢してしまうと慢性の便秘症になってしまう可能性があるので、積極的に排便を促して、便をためないようにします。

体を動かすことで腸管運動を促して排便を誘発することができますので、散歩などの軽いものでも構わないので、積極的に運動させる習慣をつけさせましょう。また、水分を多く摂取させることで、便性が少し緩くなることがあります。水分が不足すると便が硬くなってしまいますので、便秘の予防という点からも、熱中症予防の時期以外でもこまめな水分補給を促しましょう。食事を摂取した後に、胃結腸反射によって便意を感じることが多くあります。しかし、トイレに行く時間がないと排便せずに我慢して便秘になるという悪循環に陥ってしまうため、給食などの後に、トイレに行く時間をつくる工夫をすることも大切です。

食物繊維の多い食材（植物性食品である海藻類、豆類、野菜類、きのこ類、果実類）、ヨーグルトなどのプロバイオティクスの含まれている食材は腸内環境を整える作用があるため、食育などで、積極的に摂取するように指導しましょう。一方で、食物繊維は動物性食品である魚介類、卵類、肉類にはあまり含まれません。肉類を好きな子どもが多いと思いますが、肉類を食べる場合には、野菜などの食物繊維の多い食材と一緒に摂取するように指導してください。

おわりに

学童期の便秘症は、硬い便を排出するときの痛みによって、排便を我慢してしまう「便秘の悪循環」が病態の根底にあります。治療薬や生活習慣の改善から、便秘の治療、対応、予防を促すことができます。特に生活習慣の改善や学校のトイレでも排便を促すことで、便秘を予防することが可能だと考えられますので、積極的な指導をお願いいたします。

新連載 小学生にみられる頭痛とその対処法

第1回 小学生にみられる頭痛の種類

【広島市立広島市民病院 小児科 部長　桒原 健太郎】

はじめに

今回から3回にわたり、小学生にみられる頭痛とその対処法についてお話しします。第1回は、小学生にみられる頭痛の種類についてです。

一次性頭痛と二次性頭痛

『国際頭痛分類 第3版』には、300種類以上の頭痛が記載されていますが、頭痛のタイプには大きく、はっきりとした原因や疾患が見当たらない「頭痛そのものが病気」の一次性頭痛と、ほかの疾患が原因となり起こる二次性頭痛の2つがあります。一次性頭痛には片頭痛、緊張型頭痛などがあり、二次性頭痛の多くはかぜなどの感染に伴う頭痛ですが、頭部外傷後の頭痛など、生命の危険がある頭痛もあるため注意が必要です。

片頭痛

小学生にも片頭痛があるの？ と思われるかもしれませんが、日本人小児の学校基盤の調査[文献1]によると、片頭痛の有病率は小学生で3.5%（男児4.0%、女児2.9%）です。成人では、片頭痛の有病率は女性が男性の3倍以上ですが、思春期前の小児では男児の方が多く、女児では初経の前後から片頭痛が増えてきます。片頭痛は通常、前頭や側頭の片側がずきずきと（拍動性）激しく痛み（中等度以上）、軽い運動で増悪し、嘔気《おうき》や嘔吐、光過敏や音過敏を伴いますが、小児では頭の両側がずっと（持続性）痛いこともあり、頭痛の持続時間は、成人（4～72時間）より短い場合がある（2～72時間）とされます。また、自分で表現するのが難しい年少児の光過敏、音過敏は、暗くて静かな部屋を好む行動から推測します。片頭痛の前に、視野の中央部にキラキラと輝く点（閃輝暗点《せんきあんてん》）やジグザクがみえるなどの前兆がある場合もあります。また、片頭痛は、一度寝ると起きたときには頭痛が軽快することが多いことが知られています。

緊張型頭痛

日本人小児の学校基盤調査では、緊張型頭痛の有病率は小学生で5.4%（男児4.6%、女児6.1%）です。緊張型頭痛の有病率は片頭痛よりも多いのですが、頭痛は片頭痛より激しくない（軽度～中等度）ことが多く、嘔気や嘔吐がないため、生活への影響が片頭痛より少ないとされています。緊張型頭痛は通常、頭の両側が押さえつけられ締めつけられるように痛み（非拍動性）、軽い運動で増悪せず、嘔気や嘔吐を伴うことがなく、光過敏や音過敏はないか、あっても一方のみで、30分から7日間持続します。緊張型頭痛では、片頭痛と違い、食欲が落ちることはあっても食事ができ、頭痛があるときにテレビをみたりゲームができたりする場合が多いようです。緊張型頭痛でも慢性化すると生活への影響が大きくなるので、注意が必要です。

起立性調節障害（Orthostatic Dysregulation：OD）に伴う頭痛

小学校高学年になると、思春期の急激な成長と内分泌的変化により、起立に伴う循環動態の変動を自律神経が代償する機構が破綻し、「起立性調節障害（OD）」が起きることがあります。ODは思春期（10～16歳）に好発し、有病率は、軽症も含めると小学生5%、中学生10%で、男女比は1：1.5～2と報告されています。ODには表のような身体症状があり、頭痛は約50%に合併します。ODは身体疾患ですが、心理社会的因子が関与する場合も多く、無気力、思考力・記憶力の低下、慢性疲労、イライラなどを伴う場合もあります。これらの症状は頭痛を含め、午前中調子が悪く午後から夕方に回復する（日内変動）、季節の変わり目や天候（気圧）の変化で増悪改善する（季節変動）、学校行事などのイベントに影響されるのが特徴です。ODの半数以上が長期欠席となり、長期欠席の3～4割がODと診断されるため、頭痛のある長期欠席ではODがないか注意が必要です。

1	立ちくらみ、あるいはめまいを起こしやすい
2	立っていると気持ちが悪くなる、ひどくなると倒れる
3	入浴時あるいは嫌なことを見聞きすると気持ちが悪くなる
4	少し動くと動悸《どうき》あるいは息切れがする
5	朝なかなか起きられず午前中調子が悪い
6	顔色が青白い
7	食欲不振
8	臍疝痛《さいせんつう》をときどき訴える
9	倦怠《けんたい》あるいは疲れやすい
10	頭痛
11	乗り物に酔いやすい

表　起立性調節障害（OD）の身体症状

出典：日本小児心身医学会編「小児起立性調節障害診断・治療ガイドライン」「小児心身医学会ガイドライン集 改訂第2版」南江堂刊、2015年

神経発達症（発達障害）に伴う頭痛

注意欠陥多動性障害や自閉症スペクトラムなどの神経発達症の小児では、片頭痛や緊張型頭痛が多いという報告があります。また、診断はなくても発達特性がある小児は、心理社会的ストレスに弱いため、「心身症としての頭痛」を起こしやすいと考えられます。小学校入学後は、勉強で評価されたり、時間割通りにほかの児童と一緒に行動したりする生活が始まります。また、同級生をはじめ、学校内での人間関係が複雑になっていきます。神経発達症や発達特性がある児童では、そうではない児童では何でもないことを負担と感じるものです。神経発達症には、感覚過敏や認知の偏りがあるので、児童が訴える「頭痛」がどのような状態で、どのように困っているのかを注意深く確認します。片頭痛や緊張型頭痛などの診断があれば、頭痛自体に対応をすると同時に、児童の困っている状態を改善する方法を保護者とともに考えていく必要があります。

慢性連日性頭痛（Chronic daily headache：CDH）

1か月に15日以上、3か月以上持続する頭痛を「慢性連日性頭痛（CDH）」と診断します。基準を満たせば、片頭痛や緊張型頭痛などの一次性頭痛もそのほかの頭痛もCDHとなりますが、多いのは慢性緊張型頭痛です。CDHの有病率は1～4.5%で女児に多く、学校関連の生活への影響が大きく、不安障害や適応障害などの精神疾患が多く共存しています。通常の頭痛よりも注意深い配慮が必要で、治療を行ううえで学校、家庭、医療機関の連携が重要です。

薬剤の使用過多による頭痛（薬物乱用頭痛、Medication-overuse headache：MOH）

児童では少ないのですが、頭痛に対して鎮痛薬を乱用（薬により1か月に10日以上、または15日以上を3か月以上）すると、頭痛が1か月に15日以上起こるようになり、乱用を中止すると（通常は）消失する、「薬剤の使用過多による頭痛（MOH）」があります。2つ以上の鎮痛作用成分を含む市販の鎮痛薬の方がMOHになりやすいので、頭痛の診断を受けずに市販薬を内服していて頭痛回数が増えてきた場合は、医療機関の受診を勧めてください。

おわりに

頭痛の種類により緊急の対応が必要な場合や対処が異なる場合もあるため、小学生にみられる頭痛の種類を知っておきたいものです。

参考文献
1.「頭痛の診療ガイドライン」作成委員会編集、日本神経学会・日本頭痛学会・日本神経治療学会監修『頭痛の診療ガイドライン2021』医学書院、2021年
2. 日本頭痛学会・国際頭痛分類委員会翻訳『国際頭痛分類第3版』医学書院、2018年
3. 藤田光江監修、荒木清・桑原健太郎編集『小児・思春期の頭痛の診かた 改訂2版』南山堂、2022年

連載 小学生にみられる頭痛とその対処法

第2回 頭痛と子どもの生活

【広島市立広島市民病院 小児科 部長　桑原 健太郎】

はじめに

「小学生にみられる頭痛とその対処法」の第２回のテーマは、「頭痛と子どもの生活」です。頭痛は子どもの生活にどのような影響があるのでしょうか？　また、頭痛のある子どもと、ない子どもの生活にはどのような違いがあるのでしょうか？　筆者が2011年に行った「東京都多摩市小中学生における頭痛実態調査」（小学校18校6972名、中学校９校2906名）をもとにお話しします。

頭痛の有病率

この調査では、頭痛を「片頭痛」、「緊張型頭痛」、それらに分類されない「その他の頭痛」の３つに分けています。さらに片頭痛は「慢性片頭痛（月15回以上、3か月以上）」と「その他の片頭痛」、緊張型頭痛は「稀発《きはつ》反復性（年間12日未満）」「頻発反復性（年間12日以上180日未満）」「慢性（年間180日以上）」に分けています。各学期に１回、合計３回の調査を行ったところ、小学生では約３割の子どもが何らかの頭痛があると回答しました。それぞれの頭痛の各学期別の有病率、頭痛なしの割合を表１に示します。有病率調査では、調査の地域や時期、調査方法による差が出ます。この調査の片頭痛の有病率は、『頭痛の診療ガイドライン2021』で報告された有病率（小学生で片頭痛3.5%、緊張型頭痛5.4%）より高い結果でした。

	小学生			中学生		
	1学期	2学期	3学期	1学期	2学期	3学期
片頭痛	9.7%	9.9%	8.7%	20.7%	20.2%	18.6%
慢性片頭痛	—	—	0.5%	—	—	2.0%
その他の片頭痛	—	—	8.1%	—	—	16.6%
緊張型頭痛	4.3%	5.7%	4.8%	9.9%	9.2%	9.0%
稀発反復性緊張型頭痛	1.5%	1.6%	2.0%	3.0%	2.5%	2.4%
頻発反復性緊張型頭痛	2.5%	3.5%	2.6%	5.5%	5.6%	5.8%
慢性緊張型頭痛	0.3%	0.6%	0.3%	1.3%	1.1%	0.8%
その他の頭痛	12.6%	15.1%	12.2%	21.1%	19.5%	16.9%
頭痛なし	73.5%	69.3%	74.3%	48.3%	51.2%	55.5%

表１　頭痛の種類と有病率

学校生活への影響

頭痛の学校生活への影響を表２に示します。頭痛がある子どもは、ない子どもと比べて年間30日以上の欠席が多く、特に慢性緊張型頭痛では多くみられました。文部科学省の調査では、「何らかの心理的、情緒的、身体的あるいは社会的要因・背景により、登校しないあるいはしたくともできない状況にあるために年間30日以上欠席した者のうち、病気や経済的理由による者を除いたもの」を不登校と定義していますが、頭痛は病気として診断されていないことも多く、頭痛と不登校との関連は強いと考えられます。実際、今回の調査では頭痛のある子どもの欠席の理由として「頭痛」が多いことも示されました。

「最近１週間、毎日いつも楽しく過ごせたか？」「学校は楽しいか？」という質問に「はい」と答えた子どもは、「頭痛なし」に対し「頭痛あり」で少なく、片頭痛は緊張型頭痛より、慢性緊張型頭痛は片頭痛よりも少ない結果でした。一般に、片頭痛は嘔気《おうき》や嘔吐を伴い頭痛が激しいため、緊張型頭痛より生活支障度が高いとされますが、慢性緊張型頭痛では学校生活への影響が片頭痛より大きいことが示されました。頭痛のある子どもが学校生活を楽しく過ごすためには、頭痛の管理（頭痛の予防と頭痛発作時の対応）が重要です。

	年間欠席日数が30日以上	欠席理由が頭痛	最近１週間いつも楽しく過ごせた	学校は楽しい	勉強が好き	体調不良（身体的な理由）で勉強ができない	気になる事・心配事（心理的な理由）で勉強ができない
片頭痛	1.6%	55.8%	48.0%	54.8%	21.1%	5.3	3.9
緊張型頭痛	2.0%	38.0%	52.4%	61.9%	23.6%	4.7	3.6
稀発反復性緊張型頭痛	0%	29.8%	65.2%	68.9%	25.0%	4.2	3.0
頻発反復性緊張型頭痛	2.8%	38.0%	47.1%	61.2%	24.7%	4.8	3.7
慢性緊張型頭痛	4.2%	66.7%	40.0%	42.5%	12.5%	5.9	5.1
その他の頭痛	0.9%	31.2%	52.4%	58.9%	23.6%	4.4	3.6
頭痛なし	0.4%	−	67.2%	72.6%	37.9%	2.7	2.1

表２　頭痛の種類と学校生活への影響

次に「勉強」についてですが、「勉強が好き？」という質問に「好き」と答えた子どもは、「頭痛なし」に対し「頭痛あり」で少なく、片頭痛は緊張型頭痛より、慢性緊張型頭痛は片頭痛よりも少ない結果でした。また、「体調不良により（身体的な理由で）勉強ができないか？」、「気になる事・心配事により（心理的な理由で）勉強ができないか？」を10段階評価で１～10に点数化し（１は問題なくできる、10は全くできない）、平均スコアを出しました。「頭痛なし」と比べると、身体的理由では片頭痛と慢性緊張型頭痛、心理的理由では慢性緊張型頭痛の平均スコアが高いという結果でした。頭痛が身体的、心理的に勉強にも影響していることが示され、勉強するにもまずは頭痛の管理からといえるでしょう。

子どもの頭痛と生活習慣

また、この調査では子どもの頭痛のありなしと生活習慣についても調べています（表３）。

この調査はコロナ禍前に行ったものですが、１日のゲーム時間、DVDやテレビの視聴時間は、頭痛のありなしと関連がありました。頭痛のある子どもでは、これらの時間は短い方がよいと考えられます。コロナ禍以降ではこれらの時間が増えているため、特に頭痛のある子どもでは指導が必要です。また塾を含めた習い事も、週４～７日ある子どもでは頭痛のあるなしと関連がありました。「早寝、早起き、朝ご飯」は、子どもの生活習慣に重要ですが、頭痛が多い子どもの生活指導では家庭での様子の情報も必要になります。調査項目によっては、それが頭痛の原因か結果かは明らかでないものもありますが、いずれも生活習慣の重要性を示しており、これらの結果を頭痛のある子どもの生活指導に役立てることができます。

		頭痛あり	頭痛なし
１日のゲーム時間が１時間以上		23.5%	19.3%
１日のDVDやテレビの視聴	2時間以上	38.4%	29.6%
	0～1時間	29.3%	35.0%
塾を含めた習い事が週４～７日間		23.7%	18.7%
平日の睡眠時間	7時間以下	6.4%	3.1%
	8時間程度	35.5%	22.6%
	10時間程度	16.9%	30.8%
毎朝必ず朝ご飯を食べる		89.1%	94.4%

表３　頭痛の有無と生活習慣

おわりに

頭痛は子どもの学校生活に大きく影響しています。片頭痛だけではなく、慢性緊張型頭痛も生活支障度が高いことが明らかになりました。子どもの生活習慣は、頭痛のあるなしで違いがみられ、頭痛を予防し生活支障度を下げるためには生活習慣の見直しが必要です。

参考文献
1.「頭痛の診療ガイドライン」作成委員会編集、日本神経学会・日本頭痛学会・日本神経治療学会監修『頭痛の診療ガイドライン2021』医学書院、2021年
2. 日本頭痛学会・国際頭痛分類委員会翻訳『国際頭痛分類第３版』医学書院、2018年
3. 藤田光江監修、荒木清・桑原健太郎編集『小児・思春期の頭痛の診かた 改訂第２版』南山堂、2022年
4. 桑原健太郎「東京都多摩市小中学生における頭痛実態調査」（2011年度調査）『東京都医師会学校医会会誌』37：69-76, 2014年、東京都医師会学校医会

連載　小学生にみられる頭痛とその対処法

最終回　保健室での対応・予防

【広島市立広島市民病院 小児科 部長　桒原 健太郎】

はじめに

「小学生にみられる頭痛とその対処法」の最終回のテーマは、「頭痛の対応と予防」です。特に学校（保健室）で行う小学生の頭痛の対応についてお話しします。

緊急性の高い、危険な頭痛への対応

小学生にみられる頭痛には、いろいろな種類があり、種類によっては緊急の対応が必要な危険な頭痛があります。危険な頭痛には、1．最悪（こんな頭痛は初めて）、2．増悪（どんどん頭痛がひどくなる）、3．突発（これまでに頭痛はなかった）の特徴があり（図1、文献1）、頭痛の原因疾患（くも膜下出血など）がある二次性頭痛を疑う必要があります。特に分単位で頭痛が増悪する場合は、バイタルサイン（呼吸、血圧、脈拍）の異常、頭痛以外の神経兆候（意識障害、嘔吐《おうと》、運動失調、不全片麻痺《まひ》など）がないかを確認し、それらを認める場合は、迷わず救急車を要請し、医療機関へ子どもを救急搬送してください。

1.「これまでで最悪」（最悪）
　こんな頭痛は初めて
2.「増悪している」（増悪）
　どんどん頭痛がひどくなる
3.「突発発症」（突発）
　これまでに頭痛はなかった

出典：BASUGI Ayako, IKUSAKA Masatomi, MIKASA Grant, KIM Shinho. "Usefulness of Three Simple Questions to Detect Red Flag Headaches in Outpatient Settings" *Japanese Journal of Headache*, 33(1):30-33, 2006

図1　危険な頭痛

頻度の多い頭痛への対応

一方、緊急性は高くないが頻度が多く、子どもの生活に悪影響を与える頭痛もあります。

片頭痛の場合は、頭痛発作時には静かな暗い部屋で安静にし、急性期治療薬（痛み止めや吐き気止め、トリプタン）をタイミングよく内服させ、部屋の温度を下げて頭部や体を冷やす対応をします。片頭痛を予防するには、睡眠時間を確保するなどの生活習慣の改善と、明るい窓際の席に座らせない、暖房の風が直接当たる場所を避けるなどの配慮が有効です。また、片頭痛発作時に運動をして体を動かすと頭痛が増悪するので、運動をやめて休ませる必要があります。教員間で対応が異なることがないように、あらかじめ学校内で子どもの片頭痛の情報を共有しておきましょう。

慢性連日性頭痛の場合は、片頭痛の場合と比べて心理社会的背景（学校内でのトラブル、家庭や生活習慣の問題）があることが多いので、学級担任、養護教諭、スクールカウンセラーが協力して情報収集をし、心理社会的背景を把握して環境調整をします。また、慢性連日性頭痛には、発達障害（神経発達症）や精神疾患（うつ病や適応障害など）、不登校を伴う場合もあります。気になる子どもは学校で対応するだけではなく、医療機関への受診・相談を勧めましょう。

保健室の利用、急性期治療薬の内服

コロナ禍では、強い頭痛で安静や休息が必要な場合でも、保健室の利用が制限される時期がありました。頭痛は自覚症状で、子ども本人の訴えだけではわかりにくいために、発熱などの他覚できる症状がないと適切な対応ができない場合がありますが、特に片頭痛では、頭痛の初期にタイミングよく急性期治療薬を内服して休息できれば、頭痛が短時間で軽快して教室に戻れる場合もあります。片頭痛の診断があり、急性期治療薬が決まっている場合は、薬剤を学校に持参してもらい保健室で預かるなど、タイミングよく内服できる環境をつくることが重要です。小学生に用いられる頭痛の急性期治療薬には、痛み止めとしてはアセトアミノフェンやイブプロフェン、吐き気止めとしてはドンペリドンがあります。また片頭痛では、これらの薬の効果が乏しい場合、年齢や体重を考慮してトリプタンが処方されることもあります。鎮痛剤やトリプタン（市販の鎮痛剤を含む）は、飲み過ぎると「薬剤の使用過多による頭痛（薬物乱用頭痛）」を起こし、もともとある頭痛が悪化する可能性もあります。薬剤の内服回数が月10回以上と、多い場合には注意が必要です。

児童生徒の頭痛診療における連携

小学生の頭痛は、一日の中でも長い時間を過ごす学校での対応が重要です。学級担任、養護教諭、スクールカウンセラーなどが学校内での役割を分担して情報を共有することで、頭痛のある子どもの生活の質を上げていきましょう。学校での対応が難しい場合は、かかりつけ医や学校医に、子どもの頭痛の診断と適切な対応について相談しましょう。相談後に、必要に応じて「頭痛専門外来」や「子どもの心の外来」など、専門の医療機関へ紹介されることもあります。学校と医療機関が連携することで、家庭だけではできなかった、小学生の頭痛への総合的アプローチをすることができます（図2）。

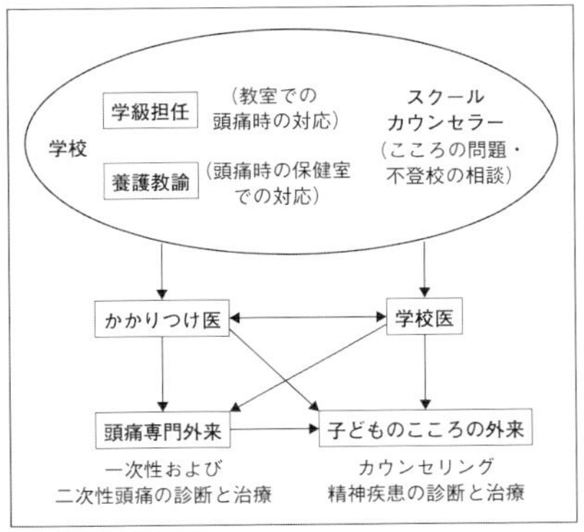

出典：藤田光江著「学童・生徒の頭痛の知識（養護教員用頭痛冊子2013年版）」日本頭痛協会（https://www.zutuu-kyoukai.jp/養護教諭と教師向け資料）

図2　児童生徒の頭痛診療における連携

おわりに

3回にわたり、「小学生にみられる頭痛とその対処法」のお話をしてきました。頭痛は比較的よく経験する身近な症状ですが、頭痛疾患として小学生の時期に始まり、学校生活をはじめ、子どもの生活に悪影響を与える場合があります。頭痛の軽減・予防には、共通して規則正しい生活を送ることや、メディア接触時間を短くするなどの生活指導が必要です。「小学生にみられる頭痛」についてよく知り、適切に対応することで、頭痛のある子どもの学校生活を含めた生活全般を改善しましょう。

参考文献
1. BASUGI Ayako, IKUSAKA Masatomi, MIKASA Grant, KIM Shinho. "Usefulness of Three Simple Questions to Detect Red Flag Headaches in Outpatient Settings" *Japanese Journal of Headache*, 33(1):30-33, 2006
2. 藤田光江著「学童・生徒の頭痛の知識（養護教員用頭痛冊子2013年版）」日本頭痛協会（https://www.zutsuu-kyoukai.jp/養護教諭と教師向け資料）、2013年
3.「頭痛の診療ガイドライン」作成委員会編集、日本神経学会・日本頭痛学会・日本神経治療学会監修『頭痛の診療ガイドライン2021』医学書院、2021年
4. 藤田光江監修、荒木清・桑原健太郎編集『小児・思春期の頭痛の診かた 改訂2版』南山堂、2022年

新連載 DCD（発達性協調運動障害）の子どもたち

第1回 DCD（Developmental Coordination Disorder：発達性協調運動障害）とは？

武庫川女子大学 教育研究所／大学院臨床教育学研究科／
子ども発達科学研究センター 教授 中井 昭夫

はじめに ～協調（Coordination）とは～

「運動」「体育・スポーツ」などで、そして、日常生活で、「運動音痴」「不器用」などと言われる状態は一般的に「身体」のことと思われがちです。一方、「運動神経が悪い」という言葉もありますが、実は、身体の動きをコントロールしているのは「協調（運動）」と呼ばれる「脳」の機能なのです。「協調」とは、視知覚、触覚、固有覚などの様々な感覚入力を統合し、運動企図や運動計画に基づき、身体各部の動きの速さ、強さ、タイミング、正確さ、姿勢やバランスのコントロールなど、様々な要素を適切にコーディネートし、また、その出力である運動の結果のフィードバックに基づき修正を行っていくという一連の「脳機能」です。

協調には、走る、投げる、ジャンプするなどの「粗大運動」、細かい手先の作業や文字を書くなどの「微細運動・書字」、ボールをキャッチする、ラケットやバットで打つなどの「目と手の協応」、良い姿勢にしてそれを保つ「姿勢制御・姿勢保持」などがあります。

このように、協調はいわゆる体育やスポーツに限らず、衣類の着脱におけるボタン・ファスナー・ホック・スナップ、靴ひも結び、食事における咀嚼《そしゃく》・嚥下《えんげ》から、箸やナイフ・フォークなどカトラリーの使用、塗り絵・描画や書字、はさみや定規・コンパスなどの文具・道具の使用、リコーダー・鍵盤などの楽器操作、折り紙・ブロック・パズル・ビーズやゲーム機などの手先を使う遊び、遊具・自転車・縄跳びやダンスなどの身体全体を使った、バランスやタイミングなどを必要とする遊び、また、ものを落とさない、人やものにぶつからない、姿勢良く椅子に座るなど、子どもたちの様々な日常生活、学校生活のほとんどの動作に関与しています。

DCD（Developmental Coordination Disorder：発達性協調運動障害）とは？

この協調という脳機能の発達の極端な問題が、DSM-5[*1]（2013）におけるDCDに該当します。一方、ICD-10[*2]（1992）では、DCDの同義語として「運動機能の特異的発達障害（Specific Developmental Disorder of Motor Function：SDDMF）」という用語が使われてきましたが、ICD-11[*3]（2018）からDevelopmental Motor Coordination Disorder（DMCD）と名称が変更されました。

DCDの出現頻度は、DSM-5-TR[*4]（2022）では、5～11歳の5～8％とされています。また、ICD-11では、DMCDの頻度は5～11歳の約5～6％であるが、最大で10％の子どもが、学業および社会的機能に影響を及ぼす運動能力の障害を有している可能性があるとしています。私たちの検討でも、日本人の子どもの約5.1％がDCDという結果でした。このように、後述の各神経発達障害の併存はあるにせよ、DSM-5-TRにおけるDCDの頻度は、注意欠如·多動性障害（AD/HD）の頻度である約7.2％とほぼ同等、自閉症スペクトラム障害（ASD）の約1～2％という頻度よりはるかに多い、子どもによく見られる神経発達障害のひとつであり、決して珍しい状態ではありません。しかし、日本では子育て・保育・教育現場はもとより、医療・療育、福祉・行政分野でもその認知度はまだまだ低い状況が続いています。ちなみに男女比はDSM-5-TR、ICD-11ともに、2：1から7：1とされています。

DCDの原因について

国際推奨[*5]によれば、「DCDは運動制御・運動学習を担う脳のシステムの発達の問題」であるとされています。また、DSM-5-TRでは、DCDの基礎となる神経発達過程の障害は、「視覚-運動知覚」および「空間的メンタライジング」の両方を含む「視覚-運動技能」に、また、要求される動作の複雑さが増すにつれ、迅速な運動調整を行う能力に影響を与える「小脳機能障害」も関与している可能性があるとされています。また、DCDの危険因子として、早産・低出生体重児、男児、母体の妊娠中の喫煙、周産期のステロイド投与などが報告されています。

DCDのサブタイプについて

DCDのサブタイプに関して、ICD-11では、主に粗大運動機能、主に微細運動機能、または両方の側面に影響を及ぼすと記載されています。私たちの日本人における検討でも、クラスター解析から協調得意群・苦手群、微細運動得意群・苦手群の4つのサブグループがあることが示唆されました。これらは臨床的にもわかりやすいサブタイプ分類です。ただ、「協調」とは、感覚入力から運動出力までの一連の「脳機能」であることから、協調を構成する要素や脳科学研究の成果からのサブタイプが提唱されています。すなわち、①筋の緊張、②感覚の統合、③ボディスキーム（身体図式）・ボディイメージ（身体像）、④運動の内部モデル（運動計画・運動イメージ・運動学習を含む）、⑤粗大運動のスキル、⑥微細運動のスキル、⑦書字のスキル、⑧模倣・ミラーニューロン・システム（MNS）、⑨タイミングやリズムの同調、⑩脳神経を巻き込むもののいずれか、あるいはこれら複数の組み合わせによるもの、さらに、ほかの神経発達障害との併存状況などが想定されます。そして、これらのサブタイプはそれぞれ病因・病態が異なる可能性があり、治療・介入、教育やサポートのためにも今後さらに詳細な検討が必要です。

DCDとほかの神経発達障害との関係

DCDは、AD/HDの約50％、限局性学習障害（SLD）の約50％、特異的言語障害の約30％に併存します。また、DSM-IV-TRではDCDと広汎性発達障害（PDD）との併存が認められていませんでしたが、DSM-5からはASDとの診断併記が認められ、その併存率は約80％と非常に高いことが報告されています。

私たちの日本人における検討でも、協調を苦手とする子どもは不注意や多動・衝動性を示しやすい傾向を認めました。また、DCDとASDとの関連について、日本人高機能PDD男児での検討では、PDDの約40％に極端な「不器用さ」を認めました。さらに詳細に検討すると、粗大運動·微細運動とコミュニケーションとの間に相関を認め、協調と社会コミュニケーションとが関連することが示されました。このように、協調の発達の問題はAD/HDにおけるいわゆるトリプル・パスウェイ（Triple pathway）と呼ばれる3つの脳機能である実行機能、報酬系、時間処理、ASDにおける社会コミュニケーションの発達と相互に密接に関連していることが示唆されます。

参考文献・書籍など
中井昭夫編著、若林秀明・春田大志著『イラストでわかるDCDの子どものサポートガイド～不器用さのある子の「できた！」が増える134のヒントと45の知識～』合同出版、2022

＊1 American Psychiatric Association（アメリカ精神医学会）「DSM-5（精神疾患の分類と診断の手引）（第5版）」Amer Psychiatric Pub Inc., 2013
＊2 WHO「ICD-10（疾病及び関連保健問題の国際統計分類）（第10版）」World Health Organization, 1992
＊3 WHO「ICD-11（疾病及び関連保健問題の国際統計分類）（第11版）」World Health Organization, 2018
＊4 American Psychiatric Association（アメリカ精神医学会）「DSM-5-TR（精神疾患の分類と診断の手引）（第5版、新訂版）」Amer Psychiatric Pub Inc., 2022
＊5 Blank R, Barnett AL, Cairney J, Green D, Kirby A, Polatajko H, Rosenblum S, Smits-Engelsman B, Sugden D, Wilson P, Vinçon S. "International Clinical Practice Recommendations on the Definition, Diagnosis, Assessment, Intervention, and Psychosocial Aspects of Developmental Coordination Disorder" *Developmental Medicine and Child Neurology*. 61(3)：242-285, 2019

連載 DCD（発達性協調運動障害）の子どもたち

第2回 DCDの子どもの学校生活における困難と二次障害について

武庫川女子大学 教育研究所／大学院臨床教育学研究科／
子ども発達科学研究センター 教授 中井 昭夫

DCDの子どもが学校生活で直面する困難について

「協調」とは、様々な感覚入力をまとめあげ、運動企図や運動計画に基づき、身体各部の動きの速さ、強さ、タイミング、正確さ、姿勢やバランスのコントロールなど、様々な要素を適切にコーディネートし、また、その出力である運動の結果のフィードバックに基づき修正を行っていく一連の「脳機能」です。したがって、意識するか、意識しないかは別として、ほぼすべての動作、身体の動きに関係します。

学校生活では、就学前に比べ、この「協調」という脳機能を必要とする場面は格段に増えます。体育はもちろんですが、書字、文具・道具の使用、理科の実験、図工・技術・家庭科・音楽などの授業に関すること以外にも、きちんと姿勢よく椅子に座る、決められた時間で着替えを済ませる、給食の配膳など、より様々な「協調」が求められます。ある研究では、小学校の授業や活動などの30～60％が手先の巧緻性、微細運動が関与するとされていますが、これらに、いわゆる体育などの粗大運動や目と手の協応、姿勢制御・姿勢保持を加えると、「協調」は子どもたちの日常、学校生活のほとんどの動作に関与しています。

DCDの子どもたちは、例えば、書字にしても、字が乱雑、マス目や行からはみ出す、筆圧が強すぎる・弱すぎる、また、はさみ・コンパス・定規などの文具がうまく使えない、音楽ではリコーダー・鍵盤などの楽器操作が苦手、図画工作では彫刻刀・のこぎり・金づちなどの道具がうまく使えない、理科ではメスシリンダーで液体を正確に測ることや試験管からフラスコに移すことができない、ダンスでもリズム感がない・動きがぎこちない、その他、生活全般でも、よく物を落とす・こぼす、物や人にぶつかる、姿勢がすぐに崩れてしまうなど、定型発達の子どもであれば、それほど意識しなくとも、またはそれほど多くの、また長い期間の練習を必要としなくともできてしまうことに困難を抱えています。

DCDと学習との関係

一般的に、DCDは競走、鉄棒や器械体操、球技などの粗大運動や目と手の協応を必要とする体育、書字や微細運動の必要な教科に影響しやすいのですが、学習そのものへの影響は少なく、運動が苦手であれば、勉強で頑張れというような指導や慰めが行われがちです。しかし、DCDは様々な学習にも影響することがわかっており、中でも、算数についてはDCDの子どもの88％もが困難さを抱えていることが報告されています。

算数（数学）は、位取り、数学記号や図形の認識などの視空間認知能力を必要とする教科なのですが、DCDの約半数に視空間認知能力の低下が認められ、特に、手先の巧緻性と視覚－運動時間的統合能力の低さとの関連が報告されています。視空間認知能力は、書字、読字、地図を読むなどの様々な学習においても重要な脳機能です。例えば書字においては、書くスペースやマスや行の中で、どこからスタートして、どのようにペンを運ぶか、また、それぞれの文字や部首の大きさを調整し、バランスよく収められるかなどの視覚－運動時間的統合能力が必要です。KABC-Ⅱ（Kaufman Assessment Battery for Children Second Edition）*を用いた私たちの検討では、協調は同時処理、知識、読み書き、算数と関連し、特に手先の巧緻性は、算数、知識、書字と、バランスは書字、算数と関連が強いことが報告されています。

一方、書字の不器用さが安易に「書字障害」として扱われている子どもも少なからず存在し、注意が必要です。DCDの書字の特徴としては、筆圧が強すぎる・弱すぎる、その両者が混在しているなどがあります。DCDによる書字の乱雑さ、稚拙さ、読みにくさは、もちろん併存はあるとしても、限局性学習障害（SLD）の一つである「書字表出の障害」ときちんと区別して対応する必要があります。また、紙を一方の手で押さえ、もう一方の手で、消しゴムで誤ったところだけを消すなどの行為では、手先の細かい力の調整、左右の手の協調が必要ですが、これらに関してもDCDのある子どもでは困難を生じ、消しゴムで消すときにノートやプリントが破けてしまうことなどが起こってしまうのです。

DCDの二次障害について

協調の発達は、子どもの認知、社会性、情緒の発達、さらに学習とも密接に関係しています。協調の発達の問題であるDCDの子どもたちは、身体活動の苦手感や参加機会の減少、自尊感情や自己肯定感の低下、怠学、いじめ、不登校などの情緒的・行動的問題につながることが知られています。私たちの検討でも、5歳児において、すでに協調の困難さと日常生活の困難さの間に強い相関を認めましたが、就学後は様々なより高度な協調が必要とされるため、小学2年生ではこれらの関連は強くなるだけでなく、「情緒」にも影響することがわかりました。さらに学年が上がって、5年生では、協調は、男児は「行為」「多動・不注意」「情緒」などの行動面、「友人関係」といったQOLとの関連が、女児では「微細運動・書字」が行動特性、自尊感情、QOLを妨げる要因であることが明らかになりました。そして、このような就学前からの協調の問題は、就学後の学力や学校不適応に長期にわたり影響すること、微細運動の問題は友人関係、情緒・行動の問題のみならず、学業に、また、粗大運動の問題は友人関係、情緒の問題につながることも報告しています。ICD-11においても、DCDの子どもは、破壊的な行動の問題、不安、およびうつ病を併発するリスクが高い可能性があること、身体的および社会的能力における自己効力感および能力のレベルを低く報告する傾向があり、定型発達の子どもと比較して、体重過多・肥満になるリスクが高くなることが記載されています。また、注意欠如・多動性障害（AD/HD）との併存はDCD、AD/HDそれぞれ単独の場合より、心理社会的予後が悪くなることも知られています。

大人になったDCDの子どもたち

DSM-5では、50～70％の子どもで協調の問題は青年期以降も持続するとされています。すなわち、DCDの頻度は子どもの約5～8％とされていますので、単純計算でも、約2.5～5.6％と、かなりの頻度で大人でもDCDが存在していることになります。大人では、ひげそりや化粧などの整容、料理や家事、自動車運転、タイピングや書字、細かい手作業、姿勢保持などそのライフステージ特有の協調の課題が存在します。これらが困難な状況が続くと、社会参加、職業選択、自尊感情の低下などにも影響します。その結果、二次障害として、うつ病や不安障害などの精神障害、肥満から糖尿病、高血圧などの生活習慣病、さらに脳卒中や狭心症・心筋梗塞などの心血管障害などのリスクとなることが報告されています。すなわち、小児期のDCDは生命予後にもつながることから、より早期の気づきと適切な特別支援教育、合理的配慮が必要となるのです。

参考文献・書籍など
中井昭夫編著、若林秀明・春田大志著『イラストでわかるDCDの子どものサポートガイド～不器用さのある子の「できた！」が増える134のヒントと45の知識～』合同出版、2022

＊日本語版KABC-Ⅱ制作委員会「個別式心理教育アセスメントバッテリー『日本版KABC-Ⅱ』」丸善出版株式会社、2013

連載 DCD（発達性協調運動障害）の子どもたち

最終回 DCDの子どもの理解とサポートについて

武庫川女子大学 教育研究所／大学院臨床教育学研究科／
子ども発達科学研究センター 教授　中井 昭夫

脳科学からDCDの子どもの困難を理解する

DCDは、国際推奨[*1]において「運動制御・運動学習を担う脳のシステムの発達の問題」とされていますが、近年の脳機能画像研究により、DCDにおける脳神経システムの問題が明らかになりつつあります。脳の運動学習システムには、①教師なし学習（自己組織化）、②強化学習（報酬学習）、③教師あり学習（誤差学習）の3つがあり、これらがお互いに関係しながら運動学習が進んでいくと考えられています。このうち「教師あり学習」によって獲得されるものが運動の「内部モデル」です。「内部モデル」とは、外部の物の仕組みや入出力関係を脳内でシミュレーションする脳神経機構です。DCDでは、内部モデルの形成障害により、運動学習に時間がかかる、また、やっと形成しても、適切な場面での利用が困難で学習の般化・転移などいわゆる応用が難しい（利用障害）、さらに、せっかく練習しても忘れやすい（学習の消去現象）ということが起こってしまうため、運動学習の困難さにつながってしまいます。

また、動作や運動を行う際には、まず他者の動作・運動を観察・模倣しますが、この脳内神経基盤が「ミラーニューロン・システム（MNS）」です。いわゆる反復練習による記憶と結果による学習が「教師なし学習」なのですが、DCDでは、そもそも、観察・模倣を担うMNSを含めて運動学習に課題があります。結果、成功体験（内的報酬・達成感）や他者から褒められるという経験（外的報酬・社会的報酬）が減少し、「強化学習（報酬学習）」に関わる脳神経システムの機能低下が生じるという悪循環に陥りやすいのです。

これら脳科学研究の知見を踏まえれば、DCDの教育・療育には、「教師なし学習（自己組織化）」モデルに基づいた、従来の精神論・根性論的なひたすらの反復練習ではなく、MNSの弱さを支援するために、模倣しやすいような工夫をすることや、内部モデルの形成と定着を促すために、「スモールステップ」や「手助けフェーディング」などの「エラーレス・ラーニング」アプローチを行う必要があります。そして、成功体験を積み重ねることで、達成感や褒められるという報酬系による強化学習を促進していくという、脳科学的な理解に基づいた教育や支援（Brain-based Education/Intervention）が求められます。

DCDへの介入について

DCDの介入には、トップダウン的な「活動指向型・参加指向型アプローチ（課題指向型アプローチ）」と、ボトムアップ的な「身体機能指向型（障害指向型）アプローチ」があり、国際推奨ではCognitive Orientation to Daily Occupational Performance（CO-OP）などの「活動指向型・参加指向型アプローチ」が有効とされています。

一方、書字や文具・楽器操作などの微細運動への介入を行う際も、姿勢制御や姿勢保持など、体幹や上肢から肩にかけての安定性が必要であり、トップダウンとボトムアップアプローチを適切に組み合わせて行うことが重要です。

DCDの薬物療法について

AD/HDの約50％とされるDCD併存例、いわゆるDAMP（Deficits in Attention, Motor control and Perception）症候群では保険診療の範囲でAD/HD治療薬による薬物療法が可能です。Methylphenidate（コンサータ®）に関してはすでにエビデンスもあり、Atomoxetine（ストラテラ®など）やGuanfacine（インチュニブ®）に関しては臨床研究において協調への効果が報告されています。

DCDへの合理的配慮

DCDは、厚生労働省の発達障害に関するホームページでも記載がなく、文部科学省の『障害のある子供の教育支援の手引』でもASDやAD/HDの併存状態として記載されるにとどまり、DCDに特化した合理的配慮の具体的な記載もほとんどありません。もし、保育士や教師がDCDの子どもの学びにくさやつまずきを感じても、その子どもがDCDであるという認識や理解につながらず、また、DCDと認知できたとしても、具体的な指導の工夫についてはわからない状態です。これらの状況を受け、筆者らは、DCDに関する基本的な知識とともに、教育現場でDCDの子どもが直面しやすい困難場面における具体的な指導の工夫やヒントをわかりやすいイラストを交えて示した書籍[*2]を出版しました。本書を通じて保育士・教師はもちろん、家族や指導者、医療・療育関係者、さらに、これから保育士や教師を目指す養成課程の学生や教員などにDCDに関する理解や認知が広まり、適切な支援につながるよう願っています。

教育現場で行える合理的配慮の例として、学童期では、机や椅子の高さや距離などが子どもに合っているかをチェックするだけでも、手先の巧緻性／微細運動・書字などが向上する場合があります。筆圧が弱すぎる子どもには軟らかい、濃い芯の鉛筆、強すぎる子どもには硬い芯の鉛筆を、また、鉛筆の持ち方が不安定な子どもには三角形の鉛筆や鉛筆ホルダー、滑り止めのついた下敷きの使用を考慮します。その他、滑り止めのついた定規や描きやすいコンパス、リコーダーの穴の周りに貼るシリコン製シール、青年期以降で書字が乱雑、遅いようなケースではキーボード、音声入力やデジタルカメラとOCRソフトの使用など、様々な便利グッズや代替手段・支援技術の利用も重要です。

DCDに対する多職種・多施設によるリエゾン（連携）・トランジション（移行）支援

2005年、文部科学省中央教育審議会の「特別支援教育を推進するための制度の在り方について（答申）」において、「学校内外の人材の活用と関係機関との連携協力」として、学校内の人材はもとより医師、看護師、理学療法士、作業療法士、言語聴覚士等の外部専門家の総合的な活用を図る必要性が示されています。2017年の「発達障害を含む障害のある幼児児童生徒に対する教育支援体制整備ガイドライン」でも、「支援に当たっては、教育、医療、保健、福祉、労働等の外部の専門家の導入や、これらの専門家との緊密な連携が求められます。」と記載されています。しかし、2022年の「通常の学級に在籍する特別な教育的支援を必要とする児童生徒に関する調査」において、「専門家（特別支援学校、巡回相談員、福祉・保健等の関係機関、医師、スクールカウンセラー（SC）、作業療法士（OT）など）に学校として、意見を聞いているか」という設問に対し、「聞いていない」とした割合は小中学校で73.5％、高等学校で79.8％と非常に高く、なかなか進んでいないのが現状です。

かつてASDやAD/HD、SLDがそうであったように、まずはDCDの名称や障害特性が保育・教育現場で周知、理解されることが、DCDの子どもたちの適切な教育支援につながる第一歩であり、この連載が少しでもそれに寄与できれば幸いです。そして、保育・教育、医療・療育、福祉など多職種・多施設によるリエゾン（連携）支援、保・幼・小から中・高・大学、さらに就労へと切れ目ないトランジション（移行）支援、そしてそのための制度化が欠かせないと考えています。

参考文献・書籍など
＊1　Blank R, Barnett AL, Cairney J, Green D, Kirby A, Polatajko H, Rosenblum S, Smits-Engelsman B, Sugden D, Wilson P, Vinçon S. "International Clinical Practice Recommendations on the Definition, Diagnosis, Assessment, Intervention, and Psychosocial Aspects of Developmental Coordination Disorder" *Developmental Medicine and Child Neurology*, 61 (3) : 242-285, 2019
＊2　中井昭夫編著、若林秀明・春田大志著『イラストでわかるDCDの子どものサポートガイド～不器用さのある子の「できた！」が増える134のヒントと45の知識～』合同出版、2022

新連載 **小学生のネットいじめの現状と対応**

前編 小学生のネットいじめの現状

【華頂短期大学 総合文化学科 准教授　堀出 雅人】

はじめに
―増加傾向にあるネットいじめ―

小学生とネットいじめについて、前後編に分けて解説します。前編となる本稿では、小学生の間で起こるネットいじめの特徴を整理します。後編では、学校での未然防止の取り組みや早期発見に向けた対応を検討します。

まず、文部科学省「児童生徒の問題行動・不登校等生徒指導上の諸課題に関する調査結果」の小学校の「いじめの様態」（複数回答可）によると、認知されたいじめのうち「パソコンや携帯電話等で、ひぼう・中傷や嫌なことをされる。」が令和元年5,608件（認知件数に対する割合1.2%）、令和２年7,407件（同1.8%）、令和3年9,454件（同1.9%）となり、ネットいじめの「件数」、「割合」とも近年増加傾向にあります。また、学校が児童に貸し出す１人１台端末によるいじめの実態に迫る報道も出てきました（読売新聞「学習端末、いじめ47件」2022年６月６日朝刊など）。

では、その特徴について整理します。（１）保護者が児童に与えるプライベート端末を用いて起こるいじめ、（２）１人１台端末を用いたいじめ、（３）プライベート端末と１人１台端末を用いて行われるいじめに分け、以下、それぞれのいじめ加害の方法と代表的な事例を見ていきます。

プライベート端末を用いたいじめ

スマートフォンやタブレットＰＣなどのプライベート端末の使用を開始する時期の低年齢化が指摘され、これまで高校生や中学生の間で起こっていたSNSによるいじめが小学生の間でも起こるようになりました。

その代表的なものがグループチャットで起こるいじめです。代表的なアプリはLINEでしょう。ちなみにLINEは青少年保護の観点から利用推奨年齢を12歳以上としています。そのため小学生の使用には保護者の十分なサポートが必要です。具体的な加害の方法として、グループチャット内で１人を一斉に攻撃したり、そのメンバーの発言を無視したりするケースです。さらに、グループから特定のメンバーのみを強制退会させたり、グループに入ることを拒むメンバーを執拗《しつよう》に招待したりする、参加や退会の機能を悪用した嫌がらせも起こっています。特定の児童を除いたグループを立ち上げ、その児童の悪口を言い合い盛り上がるといった陰湿な方法もみられます。「グループ外し」などのSNSによるいじめの初期からみられた行為が、今も繰り返されています。

SNSのほかに、オンラインゲーム内で行われる嫌がらせが挙げられます。例えば、３人のクラスの友だちが下校後にオンラインゲームで遊ぶとき、そのうちの２人がSNSなどでこっそりと示し合わせ、ゲーム内でも う１人を一方的に攻撃するといった事例です。「ウケねらい」かもしれませんが、攻撃された側からすれば、「一緒に楽しくゲームする約束がなんで自分だけ……」と戸惑い、嫌な気持ちになります。

１人１台端末を用いたいじめ

次に１人１台端末で起こるいじめの特徴的な事例を３つに分けて見ていきます。

まず１つ目は、不正なログインやなりすまし行為です。いじめの重大事態を受け、端末や学習用のアプリを立ち上げる際のパスワードの設定や、その指導のあり方が大きく問われました。今日、パスワードの重要性と管理の大切さを各学校は児童に指導しています。しかし、教室での児童間の距離が近い場合、隣の席の児童のパスワードが見えてしまうことがあり、端末の持ち主が席を離れた隙などに、加害児童はいたずら感覚で持ち主になりすましてログインするといったトラブルが起こります。さらに、いたずらがエスカレートすると、アプリや共有フォルダに保存するデータを勝手に書き換えたり、削除したりするといった行為へ展開します。被害児童にとって大切な学習の記録が失われてしまいます。また、アプリ内で他人になりすまして、不快なコメントを投稿する事例もみられます。これらは被害児童の学ぶ権利を脅かしかねない行為です。

多くのケースは、各児童の投稿経過を教師用の端末画面で随時確認できるため、教師が問題投稿を察知し、状況に応じて指導を行うことは可能です。しかし、教室で児童の様子と画面の投稿をチェックしながらの授業運営ですので、軽微な事象の見落としは起こり得ます。そのため、授業記録の保存と振り返りは大切です。また、授業中のこうした問題投稿などは学校が契約するクラウドサービスのサーバー上に記録され、いじめの証拠ともなるため、学校にはその管理責任も問われることでしょう。

２つ目は共同編集機能を用いたいじめです。特に教師用の管理画面で児童の行動が確認できない場合は、要注意です。例えば、クイズや解答の作成、出題ができる機能をもつアプリがあります。授業内容を楽しみながら復習でき学びを豊かにできるツールです。しかし、特定の児童を誹謗《ひぼう》中傷するクイズを作成し、出題するといったトラブルが起こります。ほかにも、共同編集できる文章作成アプリや表計算アプリなどで一部の仲間と編集権限を共有し、特定の児童の悪口を書き込むといった事例もあるようです。第三者からの通報や共同編集に携わった児童が教師に訴えない限り、いじめ被害の発見が遅れます。

３つ目は盗撮です。これは教師も被害に遭う可能性があります。端末のカメラ機能は理科の実験や体育の実技などを撮影し、その画像や動画を共有したり、復習用に役立てたりできる有効なツールです。しかし、特定の児童に対して隠し撮りをして、その画像をタッチペンなどで加工し、アプリに投稿し、クラスメイトに晒《さら》すといった事例も起こっています。

プライベート端末と
１人１台端末の両方を用いたいじめ

最後に２つの端末を使用するいじめについて取り上げます。１人１台端末で使うアプリやサービスの中には、IDとパスワードさえ正確に記憶しておけば、児童は帰宅後にプライベート端末からそのアプリやサービスにアクセスできるものもあります。１人１台端末に保存した画像や動画などをプライベート端末に共有し、そこからSNSで仲間や不特定多数の者へ拡散させることも可能です。クラウドサービスを悪用した事例といえます。

おわりに
―ネットいじめの未然予防、早期発見に向けて―

ここまで小学生のネットいじめの特徴をまとめました。「プライベート端末で問題を起こしたら親に取り上げられる」、「１人１台端末がなければ授業に参加できないから先生は取り上げないだろう」という児童の「計算」も働いてか、１人１台端末によるいじめは今後拡大するかもしれません。しかし、AIやロボットとの共生社会を担う児童の将来を考えると、義務教育段階からデジタルリテラシーを育むことは非常に重要です。以前は、ネットやSNSはいじめの温床となるため、「危ないから使わせない」指導もみられましたが、これからは、「使いながら危機を回避する方法を学ぶ」ことが必要です。

そのため、１人１台端末の活用を進めつつ、いじめの未然予防、早期発見に向け、校内の情報共有、研修会の開催などといった、学校による組織的な対応が求められます。次回は、その具体策として学習規律の確立、教員間の意思疎通などを中心に検討します。

連載 小学生のネットいじめの現状と対応

後編 ネットいじめの予防と早期発見に向けて

【華頂短期大学 総合文化学科 准教授　堀出 雅人】

ネットいじめを防ぐために

前編（9月28日号掲載）では、児童の間で起こるネットいじめの特徴についてスマートフォンやタブレットPC、ゲーム機といった保護者などから与えられるプライベート端末、また学校から渡される学習用端末で起こる事例を取り上げました。さらに、これら2つの端末を使い分けた複合的ないじめも起こり得るとも指摘しました。

後編ではネットいじめの予防、あるいは早期発見に向けた対応として、特にこの付録を読まれる可能性が高い養護教諭の先生方の視点に立って、教員個人としてできる3つの取り組みと、学校組織としての取り組みについて解説します。

児童が夢中になっていることを把握する

教師個人としての取り組みの1つ目は、オンラインゲームなどといった、児童がネットで夢中になっていることを把握することです。筆者らが過去に行った調査では、小学校の低学年から中学年にかけてはオンラインゲームでのトラブルが多く、高学年ではSNSのトラブルがみられ始めます（原清治編『ネットいじめの現在』ミネルヴァ書房、2021年など）。オンラインゲームはプレイが持続するように作り込まれているので、先生も夢中になってしまうかもしれません（大人のネット依存も問題となっています）。児童がよく話題にしているゲーム名などを「○○○とは」（○○○はゲーム名）とインターネットの検索エンジンにかけると、内容などを解説するサイトが出てきます。それらの記事を読むだけでも児童との話題が広がるでしょう。実際に、私自身の経験で恐縮ですが、フィールドワーク先や講演先でオンラインゲームやSNSのことを質問すると喜んで話をしてくれる児童に出会います。「そのゲームの名前を知らないからどんなものか教えてほしい」などと、先生から聞いてみるのもひとつの手かもしれません。

このようにして、教師が児童のネット文化に興味関心をもっていると示すことで「うちの先生、あのアプリのこと詳しそう」、「バレそうだからいたずらできないな」と誰かを傷つけるような行為を児童が自制するようになるかもしれません。

気持ちを聞ける環境づくり

2つ目は友達関係などでしんどくなったときに保健室を利用してもいいんだよと、保健室通信や掲示板などで児童やその保護者などにメッセージを送り続けることです。葛藤やすれ違いなどの学級での様々な交流を通して児童は社会性を育んでいきます。ただ、今日、リアルとネットとでコミュニケーションが二重化する中で友達とのやりとりが複雑化し、困難さを感じる児童もいるでしょう。

子どもたちは、友達との関係から生じるイライラを発散するためにSNSを使いますが、送信前に「こんなのが送られてきたら嫌だな」と自分事として相手の気持ちを考え、SNSへの投稿をやめられるようにトレーニングすることが必要で、保護者や先生方にはそのサポートも求められるでしょう。

サポートのひとつとして担任の先生や養護教諭の先生などに話を聞いてもらえる環境づくりが挙げられます。特に、担任の先生以外にも保健室で話を聞いてくれる、あるいは廊下などで何気なく声かけをしてくれる養護教諭の先生の存在は児童にとって大きなものだと考えます。そこから児童の悩みや本音を把握し、場合によってはいじめの早期発見につなげることができるでしょう。

専門機関とのつながりをもつ

3つ目は、ネットいじめを防ぐために専門機関とのつながりをもつことです。文部科学省「いじめ問題への的確な対応に向けた警察との連携等の徹底について(通知)」（2023年2月7日）では、警察に相談又は通報すべきいじめの具体的な19の事例が挙げられ、およそ8つはインターネットに関わるものでした。刑法では犯罪行為ともなる深刻ないじめ行為から被害児童の心身を守る手段のひとつとして、警察など専門機関との連携協力はさらに重要となるでしょう。地域の警察や法務局などの行政機関、あるいはNPOなどの様々な団体がネットいじめを防ぐための啓発活動を行っているので、学校での活用をお勧めします。専門機関と連携することで、いろいろな大人がいじめ問題に真剣に取り組んでいると子どもたちにメッセージを発信する機会にもなります。

同時に先生個人も各機関の担当者とつながることで、それらの機関を児童や保護者に紹介する際に「先生が知っている担当者もいる」と安心感を与えることもできるでしょう（石川結貴著『スマホ危機　親子の克服術』文藝春秋、2021年など）。

学校組織としての取り組み
～学習用端末の使用を中心に～

「いじめ防止対策推進法」が施行されて10年が経過しますが、いじめの重大事案への調査が長期間実施されなかったことなど、同法やそれに基づく国の各ガイドラインが遵守されていない実態が一部の学校でみられます。各学校は改めてその基本方針に基づいて校内のいじめ対策にあたる組織を中心にいじめの予防、早期発見、被害児童に寄り添った対応を全教職員が一致して臨むことを確認する必要があります。改訂された『生徒指導提要』（文部科学省、2022年）によると「学校いじめ対策組織」の構成メンバーに養護教諭が加えられています。いじめ問題に対する学校の組織的な取り組みについて養護教諭が期待されることはなんでしょうか。文部科学省「現代的健康課題を抱える子供たちへの支援～養護教諭の役割を中心として～」（2017年）を参考にすると、いじめ防止対策に取り組む教師間の連携の窓口としてコーディネーター的役割を果たすことが挙げられます。

例えば、誰でも安心して相談できるような保健室の運営を進めながら、可能であれば校内を見回る時間をつくってみてください。その中で、学習用端末を使う授業の様子を観察することがあれば、教師の指示に従わずにほかの児童と異なる操作を行っている児童がいるかどうかに注目してください。実際に、今まで私が授業を見学してきた中で、こっそりと端末を撮影モードにして勝手に撮影するなどのいたずら行為がみられました。

誰もが安心して学習用端末を使った学びが進められるように、授業のルールや決まりを先生と児童とでつくり、それを守る学習規律を大切にする態度を育てていく必要があります。しかし、なかなか学習規律を守れない児童の思いに寄り添い、話を聞き、理解に努めることも大切です。

また、同じ学年団であっても学級担任によって学習用端末の使い方に大きく差が出てくる場合もあります。児童はこうした差異に敏感で、「隣のクラスはアプリの使用を許されている」などとの声が挙がりかねません。場合によっては学年団として学習用端末の使用のルールや決まりをある程度統一する必要もあるでしょう。

このような学習用端末の使用に関することなどに対して、教職員の日々の十分なコミュニケーションが大切ですが、授業や校務などで忙しい中、教職員の間で「報告・連絡・相談」は機能しているのでしょうか。情報共有の停滞がいじめの初期対応への遅れにつながります。そこで養護教諭の先生方がコーディネーターとして、教師と児童、教師と教師、あるいは教師と管理職など対面でのコミュニケーションがより円滑により充実するように橋渡し役となることで、いじめの予防、早期発見につながることが期待されます。

新連載 学校で育む子どものレジリエンス

第1回 レジリエンスとは

【弘前大学 教育学部 養護教諭養成課程 准教授　原 郁水】

はじめに

「レジリエンス」という言葉を知っていますか？　雑誌やテレビで特集されることや、非認知能力のひとつとして取り上げられることもあり、見聞きしたことがあるという方も多いのではないでしょうか。レジリエンスは“resilience”という英単語をカタカナ表記にしたものです。「反発力、弾力性、回復力」と訳され、もともとはばねやゴムのように外から力がかけられた状態から元に戻ることを表します。リジリアンス、リジリエンス、レジリアンスと表記されることもありますが、ここではレジリエンスに統一します。レジリエンスには様々な定義がありますが、それはレジリエンス研究の変遷によるものです。

レジリエンス研究の変遷

レジリエンスに関する初期の研究にEmmy & Wernerによるカウアイ島（ハワイ）での30年以上にわたる追跡研究があります[1]。

研究の対象は1955年に出生した約700名の子どもで、その中でも注目されたのは高いリスクを持つ子ども約200名です。ここでいうリスクとは、家庭の極度の貧困や保護者が精神疾患を持っていること、妊娠中の合併症、両親の家庭内での不和などを指します。

追跡調査の結果、このハイリスクな子どものうち、２／３程度は10歳までに学習や行動上の問題を起こし、18歳までに非行やメンタルヘルス上の問題を呈しました。しかし、１／３程度の人は問題を起こさずに、健康的に成長発達を遂げていることがわかりました。当時リスクが与える悪影響や子どもの脆弱性《ぜいじゃくせい》に注目した研究が多くなされていたため、リスクがあっても、その困難から回復し、適応して生きるという現象の発見はメンタルヘルスや教育の領域に大きな影響を与えたといわれています。

レジリエンスに関わる要因

レジリエンスの発見から、リスクや困難がある場合における、回復や適応をもたらす要因の解明に研究の焦点が当てられるようになりました。

下の表は欧米の様々なレジリエンスに関する研究から、レジリエンスを構成する要因についてまとめたものです。様々な要因がレジリエンスに関わるものとして挙げられています。

	構成要因	特　　性
環境要因	子どもの周囲から提供される要因	安定した家庭環境・親子関係、両親の夫婦間協和、家庭内での組織化や規則、家庭外での情緒的サポート、安定した学校環境・学業の成功、教育・福祉・医療保障の利用可能性、宗教的（道徳的）な組織
個人内要因	子どもの個人要因	年齢、性、共感性、セルフ・エフィカシー（自己効力感）、ローカス・オブ・コントロール（統制の所在）、自律性、自己制御、信仰、道徳性、好ましい気質
	子どもによって獲得される要因	コンピテンス（要求に対応できる能力）、問題解決能力、ソーシャル・スキル、衝動のコントロール、知的スキル、根気強さ、ユーモア

（小花和，2004[2]より一部抜粋）

表　レジリエンスの構成要因

レジリエンスの定義

先行研究[3)4)]などを踏まえて筆者が考える、レジリエンスのイメージとして、まず、いつもどおり生活していた子どもが何らかの困難に出会うと、適応度（困難に対して適応する力）が、多くの場合いったん落ち込みます。ここでいう困難とは、先ほど示された大きなリスクだけではなく、日常生活の中の些細《ささい》な困りごとや落ち込みの原因になることも含んでいます。落ち込んだ後で、３つのパターンに分かれます。まず、適応度が時間の経過とともに回復し、さらに元の状態よりも適応度が高くなるパターンです。２つ目は、以前と同程度に適応度が回復するパターンです。この２つが適応度が落ち込んでも回復するレジリエンスの過程です。３つめは回復できず、落ち込み続けているような過程です。

しかし、このような困難から回復までの過程のことをレジリエンスと呼ぶのか、最後に回復した結果をレジリエンスと呼ぶのか、これらの経過の違いをもたらす要因（能力や特性など）をレジリエンスと呼ぶのかが、研究者によって曖昧で、レジリエンスに関するひとつの明確な定義は今のところありません。このことがレジリエンスの理解を難しいものにしています。ただ、どの定義にも共通して、「逆境」「困難」と「適応」という内容が含まれていることが指摘されています[4)]。

我が国では、「逆境」や「困難」について、一生に一度の大きな出来事というよりは、「日常的な困りごと」を指す場合が多く、特に学校教育の領域では、レジリエンスを「特性」や「能力」ととらえることが多いと思われます。それには、子どもたちが、その成長発達の過程で大小様々な困難や逆境に出会うことが予想されるので、それでも適応して生き抜いてほしい、落ち込んでも回復する力を身につけてほしいという先生方の願いが含まれているように感じます。筆者自身も、自分の研究の中では、レジリエンスを「困難や逆境に出会っても落ち込まない、あるいは回復を導く能力や心理的特性」ととらえています。そこで、これ以降は、この定義に沿ってレジリエンスとして論を進めます。

レジリエンスは高められるのか

教育学の研究者として現在最も注目しているテーマが、レジリエンスは教育や働きかけによって高められるのかどうかという点です。現在の段階でわかっているのは、レジリエンスはいくつかの要因からできており、その要因にはある程度高められるものと、なかなか高めにくい（変えにくい）ものがあるということです。

さらに、左下の表のようなレジリエンスの要因をすべて持っている人間はいません。人によって持っているレジリエンスの要因は異なるし、またどのような要因がレジリエンスとして働くかどうかは人によって異なります。全く持っていないレジリエンスを高めることは難しいので、大事なことは一人ひとりが今持っているレジリエンスに気づき、生かせるように、うまく機能するようにすることです。そして、今すぐ生かせなくても、回復に寄与するかどうかについて、長期的な目線を持つ必要があります。

おわりに

最後に養護教諭とレジリエンスに触れます。前述したとおり、レジリエンスの初めの研究はリスクがある子どもに注目した縦断研究でした。養護教諭は学校の中でも日常的な困難などと出会った子どもに接しやすい立場であるといえるでしょう。養護教諭が子どもに対して行っている普段の支援やサポートは、リスクの高い子どもにとってのレジリエンスの源として重要な役割を果たしていることがあります。

次回からは、これまでの研究から、どのようなことがレジリエンスの向上に寄与するのか、現在わかっている内容について紹介する予定です。

1）Werner, E. E., & Smith, R. S. *Overcoming the odds: High risk children from birth to adulthood.* New York: Cornell University Press, 1992
2）小花和 Wright 尚子著『幼児期のレジリエンス』ナカニシヤ出版刊、2004年
3）小塩真司「質問紙によるレジリエンスの測定―妥当性の観点から―」『臨床精神医学』41(2)：151-156、2012年
4）Fletcher, D. & Sarkar, M. Psychological resilience. *European Psychologist*, 18(1)：12-23, 2013

2023年10月28日発行　少年写真新聞社
小学保健ニュース No.1341付録　少年写真新聞社

連載 学校で育む子どものレジリエンス

第2回 教育で子どものレジリエンスを高めることはできるのか

【弘前大学 教育学部 養護教諭養成課程 准教授　原 郁水】

レジリエンスを高めることを目的とした取り組み

前回（10月28日号掲載）は、レジリエンスとはどういうものかということやその歴史についてお伝えしました。今回は、レジリエンスを高めるという点から、これまで行われた研究や取り組みについて紹介していきます。学校でレジリエンスを高める方法には、大きく分けると教育によるものと環境整備によるものがありますが、今回は教育について取り上げます。ここでいう教育とは、レジリエンスを高めることを目的とした授業や取り組み、実践、介入のことを指します。

レジリエンスを高める教育に意味はあるのか

欧米では我が国よりも早くレジリエンスに注目が集まっていたため、レジリエンスを高めることを目的とした様々な介入が数多く行われていましたが、こういった介入に成果があるかどうかには議論がありました。J. J. Liu、N. Einら（2019）はこれを明らかにすべく、メタ分析を実施しました[1]。メタ分析とは分析の分析です。つまり、あるひとつの研究課題について分析している論文を集め、それらを統合して分析を行いました。彼らは、教育的なものだけではなく、様々なレジリエンスを促進する介入について研究した論文を検索し、10,495件の研究を集めました。その中から、重複したものやレビュー論文、人を対象にしていないもの、質的データのみの研究などを除き、268件の研究に含まれていた1,584の独立したサンプル（調査対象者の集団）をメタ分析の対象にしました。ただ、子どもよりも成人を対象とした介入の方が数が多いことや、方法として、心理教育（例えばレジリエンスに関する知識の伝達）やエビデンスに基づいた実践（例えば認知行動療法）、マインドフルネス（例えば瞑想《めいそう》）に関するものが多いこと、実践の場としては教育よりも職業の場の方が多いことがわかりました。

さらにメタ分析では、レジリエンスを高めることを目的とした介入の効果量を算出しています。今回用いられたのは“Hedgeのg”と呼ばれる統計学で用いられる指標のひとつで、gの値が0.41以上なら介入には有意な効果があるということになります。程度としては中程度の効果が1.15以上、強い効果が2.70以上です。今回集められた1,584のサンプルを総合した介入の効果量はg＝0.48でした。有意な効果があるといえますが、強い効果とはいえないものです。また、それぞれのサンプルについての効果量は、g＝－2.12から11.81まであったと報告されています。個別に見ると、全体のうち244サンプルは効果量がほとんどゼロで、696サンプルでは有意とはいえない効果（0.41以下）、536サンプルが中程度未満（0.41から1.15）、74サンプルでは中程度以上（1.15から2.70）、34サンプルが2.70以上の高い効果を報告していました。年齢で見ると成人＞子ども・若者＞高齢者の順に効果が強く、また男性よりも女性の方が効果は強くなっていました。

介入の方法については6つの方法に分類し、最も効果が強かったのが、社会的支援（例えば支援ネットワークの構築、他者とのつながり）、次いで、前述したマインドフルネス、エビデンスに基づいた実践、心理教育、代替療法（例えば音楽療法、ペット療法）、身体活動（例えばスポーツ）と続きました。この研究から、レジリエンスに対する介入はある程度の効果があることが示されましたが、介入の効果は研究ごとにばらつきが多いことや、この分析は年齢別の分析ではないことから、どういった実践が子どもに対して効果を発揮するのかは、さらなる検討が待たれます。

日本の学校における授業では

前述したように、どのような実践が子どもに対してレジリエンスの効果を発揮するのかに関しては、まだ検討段階ですが、現在、日本においてレジリエンスを高めることを目的とした授業実践がなされています。筆者もこれまでにレジリエンスを高めることを目的とした様々な授業実践を実施してきました。はじめは理想のレジリエンスの状態があると考え、レジリエンスを高めるということに主眼を置いてきましたが、実践を通して、高めるだけではなく、子どもがそれぞれ持っているレジリエンスに「気づく」ということが必要だと考えるようになりました。それは、レジリエンスの定義が曖昧であること、レジリエンスの中には変えられるものと変えられないものがあること、個人によって持っているレジリエンスが異なり、状況によっても働くレジリエンスが異なると考えられることなどが理由です。

これに関連して、平野（2017）は、個人のレジリエンスへのアプローチを、「発掘と増幅」という軸と「個人と他者」という軸で分類しています[2]。「増幅」は、知識やスキルを教授することによって子どもたちがレジリエンスを高めるような働きかけや、他者との交流でレジリエンスが発現するような働きかけのことで、「発掘」は個人の自己の内省や他者からの反応によって、その人が個人内で持っている資質としてのレジリエンスや環境面でのレジリエンスへの気づきを促すような働きかけのことを指します。何らかの教育的実践によってレジリエンスを高めたいというときは、この両面が重要であるといえます。

そして、授業内容についても様々な授業がなされています。下の表はレジリエンスを高めることを目的とした授業のうち、比較的多く行われており、学術的な研究においても検討が行われているものを筆者が分類したものです[3][4][5]。

表で挙げた授業内容を単独で実施することも、組み合わせて実施することもできますが、内容や方法は子どもたちの課題や困り感、発達段階などの実態を考慮する必要があります。

次回（1月28日号）は、具体的な内容の一例を紹介します。

1）Liu, J. J., Ein, N., Gervasio, J., Battaion, M., Reed, M., & Vickers, K. .“Comprehensive meta-analysis of resilience interventions.” *Clinical psychology review*, 82:101919, 2020.
2）平野真理著「自分らしいレジリエンスに気づくワーク　潜在的な回復力を引き出す心理学のアプローチ」金子書房刊　2023年
3）原郁水・都築繁幸「小学5年生のレジリエンスを高める授業の効果」『教科開発学論集』4:33-45、2016年
4）岸田佳子・石本雄真「レジリエンスについて考える授業の実践」『鳥取大学附属中学校研究紀要』54:137-142、2023年
5）小林朋子・渡辺弥生「ソーシャルスキル・トレーニングが中学生のレジリエンスに与える影響について」『教育心理学研究』65(2):295-304、2017年

分　類	特　　徴
自己理解	自分の性格や好きなこと、強みについてなど、内省や話し合いによって自分自身についての理解を深める
問題解決	けんかの場面や学業での失敗場面などの困難場面を想定し、対処方法を考える、過去の失敗場面から自分の強みに気づく
感情	感情理解、感情表現、感情認識、感情識別、感情のコントロールなど感情に関する内容を扱う
コミュニケーション	ソーシャルスキル・トレーニング、アサーション・トレーニングなど、コミュニケーションに関する内容を扱う
認知行動療法	事例などを用いて認知のゆがみに気づき、修正する
心理教育	レジリエンスカーブなど、レジリエンスそのものの知識について教える

表　日本におけるレジリエンス教育の内容の分類

連載 学校で育む子どものレジリエンス

最終回 授業や学校環境とレジリエンス

【弘前大学 教育学部 養護教諭養成課程 准教授　原 郁水】

今回は、「授業でレジリエンスを高める」ことについて、その具体的な内容を紹介した後に、学校環境とレジリエンスについて紹介していきます。

レジリエンスを高める授業

レジリエンスを高めることを目的としたさまざまな授業実践をまとめると「自己理解」、「問題解決」、「感情」、「コミュニケーション」、「認知行動療法」、「心理教育」などの内容があるとお伝えしました。この中でどの内容を選ぶかは子どもたちの成長段階や課題などの実態によって変わります。その中でも比較的実施しやすい内容として自己理解と問題解決があります。

まず自己理解について紹介します。自分はどんなものが好きで、どんな性格で、強みは何かを知っておくことは、困難に直面した際に回復の一助になります。例えばあるワークでは、自分の外側にある強み（レジリエンス）を知ろうと題して、①あると元気になるモノ②いると元気になる場所、③会うと元気になる人、④すると元気になる行動について尋ねます。困難に直面したり落ち込んだりしているときには、自分の良いところや元気になるきっかけを忘れてしまうことがあります。そのため、元気なうちに一度考えてみることで、自分の良い点や強みに気づいておくということが重要になります。

次に問題解決では、あらかじめ子どもに起こりうる問題について、子ども自身が解決する方法を一度考えてみるということを行います。右上の図１は筆者が研修会などで紹介している問題解決のワークです。このワークでは問題が起こった友だちを想定して、解決のためのアドバイスをするという活動を行っています。

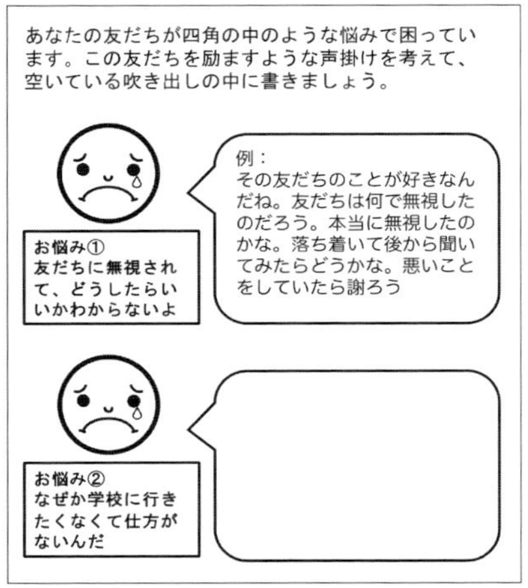
あなたの友だちが四角の中のような悩みで困っています。この友だちを励ますような声掛けを考えて、空いている吹き出しの中に書きましょう。
お悩み①
友だちに無視されて、どうしたらいいかわからないよ
例：
その友だちのことが好きなんだね。友だちは何で無視したのだろう。本当に無視したのかな。落ち着いて後から聞いてみたらどうかな。悪いことをしていたら謝ろう
お悩み②
なぜか学校に行きたくなくて仕方がないんだ

図１　問題解決のワークの一部（高学年向け）

ポイントとしては、①問題の原因は何かを考えること、②対応策を考えること、③解決しない原因もあるのでその場合はやり過ごす方法や気分転換を考えること、④自分に問題の原因がある場合でも、そのことで自分を責め続けず、そのときにできることを考えることです。何か問題が起こった場合に自分を責め続けたり、問題そのものを考え過ぎたりすると、ネガティブな感情や考えがずっと消えずに浮かび続けてしまうことがあります。これを「ネガティブな反芻《はんすう》」と呼びますが、このネガティブな反芻がうつ病や不安症状などの原因となることがあるのがわかっています。そのため、問題の原因を突き止め、解決を図ることだけではなく、気分転換をしたり、多少元気が出るまでやり過ごしたりすることも大事な方法になります。このようにあらかじめ起こりうる問題について考えることは、実際に問題が起こったときの予防接種的な役割を果たします。

レジリエンスと学校環境

ここからはレジリエンスを涵養《かんよう》する学校環境について述べていきます。レジリエンスは、環境によっても影響を受けることがわかっています。ここでいう環境には様々な面がありますが、これをまとめたものが図２のレジリエンスホイールモデル[1]です。このモデルは、Hendersonら（2003）が欧米で行われた様々な長期的研究をまとめて作成しました。ホイールとは車のタイヤについている部品の一部であり、このホイールを転がすことによってレジリエンスが育まれていくと考えます。

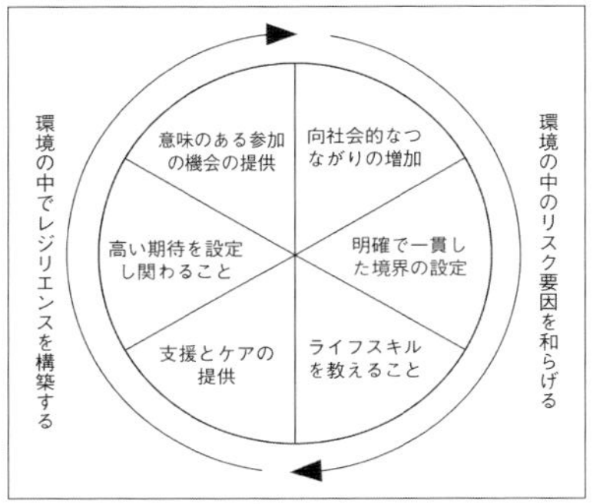
環境の中でレジリエンスを構築する
環境の中のリスク要因を和らげる
意味のある参加の機会の提供
向社会的なつながりの増加
明確で一貫した境界の設定
ライフスキルを教えること
支援とケアの提供
高い期待を設定し関わること

図２　レジリエンスホイール
Hendersonら（2003）より筆者が訳出

それぞれを見ると、①向社会的なつながりの増加は、子どもたちが少なくとも一人の思いやりのある大人と良い絆《きずな》で結ばれていることを指します。②明確で一貫した境界の設定では、学校の方針を策定し、一貫して期待される行動を明確にすることを指します。校則や学校の決まりごとが暗黙の了解ではなく、明確になっていて、みんなが守ることができることが重要です。③ライフスキルを教えることは、社会的スキルやアサーティブネス、問題解決スキルなどを学校で教えるような環境であることです。④支援とケアの提供は、子どもたちが学校でケアされ、サポートされていると感じていることを指します。特にこの支援とケアの提供は、子どもが実際に困難に直面した際に重要になります。⑤高い期待を設定し関わることは、児童自身や先生方が成功すると信じて関わっていることを指します。⑥意味のある参加の機会の提供は、係活動や委員会活動などといった他者のための活動や、児童自身が打ち込みたいことに打ち込めることです。このように学びの機会の提供という面も含めた広い意味での環境面が重要になっています。このモデルは欧米の研究が基になっているため、筆者は日本においても当てはまるのかを現在研究しています。まだ結論は出ていませんが、最近行った調査ではこれらの要因のいくつかとレジリエンスには関連が見られることわかりました。

養護教諭の先生方にはこれらの要因すべてにおいて関わっていただきたいのですが、特に職務と関わりが深いのが①向社会的なつながりの増加と④支援とケアの提供です。向社会的なつながりの増加では、一人でも信頼できる大人と絆を結んでいることがポイントになります。小学校の場合、その大人は学級担任であることが多いですが、担任の先生とうまく関われない子どももいます。そういった子どもたちと信頼関係を築く大人になる可能性があるのが養護教諭です。もし養護教諭の目からそんな子どもを見つけたら、ぜひ声をかけてあげてください。

また、保健室には心身ともにサポートが必要な子どもが来ることが多く、そこで支援やケアを提供することも養護教諭の役割として重要になります。このような環境整備の仕事は普段からあまりその重要性を意識せずに実施されているかもしれませんが、レジリエンスの面から見るととても重要な役割を果たしています。これらの面から学校環境を見てみると新しい発見があるかもしれません。

1）Henderson, N., Milstein, M. M. *Resiliency in Schools: Maiking it happen for students and educators.* Corwin Press inc. 2003.

新連載 ホルモンの働きと整え方

前編 ホルモンとは

【東洋大学 生命科学部 生命科学科・神経機能制御研究室 教授　金子(大谷) 律子】

児童の成長や反抗期、あるいは思春期以降の女児の月経周期など、子どもの心身の健康を考えるうえで、内分泌系の働きについて知っておくことは大切です。

ホルモンは、「恒常性の維持（ホメオスタシス）」に働いていると学んだ方も多いと思いますが、身体の生理的状態を一定に保つだけではなく、思春期などの変化をもたらすのもホルモンの大事な役目です。そこで、前編では、「内分泌系やホルモンとは何か」を中心に、後編では、「気になる児童の様子と関係するホルモン」を中心にご紹介します。

内分泌系は心身調節の３大システムのひとつ

私たちは、暑ければ日陰に移動したり、汗をかいて体温を下げたりします。感染が起きれば、抗体をつくって防御します。このように私たちは、環境や体の変化に対して意識的あるいは無意識的に様々な反応をしますが、これらの反応は、心身調節の３大システムである「神経系」、「免疫系」、「内分泌系」を介して起こります。

神経系は、よく知られているように、「情報の伝達～処理～指令」を素早く行うシステムです。ニューロン（神経細胞）からニューロンへの情報伝達は、神経伝達物質が担います。

免疫系は、顆粒球《かりゅうきゅう》、リンパ球、食細胞などの免疫系の細胞が生体防御を行うシステムです。感染などの情報伝達は、様々なサイトカイン（インターフェロンやケモカインなど）が担います。

そして内分泌系は、神経系よりはゆっくりと体や環境の情報を体のほかの部位に伝え、血圧・体液・代謝などの調節や成長・思春期発来などの体のステージの変化にも働く「縁の下の力持ち」のようなシステムです。内分泌系の情報伝達を担うのが、「ホルモン」です。

神経系、免疫系、内分泌系の３つのシステムは、全身に広がるネットワーク（神経網、リンパ管網、血管網）と情報伝達分子を使いながら、心身の機能（健康）を維持する働きをします。３つのシステムは独立して働くのではなく、互いに影響し合っています。例えば、「ストレスが続くと、風邪をひきやすい（神経系が免疫系に影響）」、「産後はうつになることがある（内分泌系が神経系に影響）」という具合です。つまり、**心身の状態は、神経系、免疫系、内分泌系の３つの系のそれぞれの働きと相互作用によって、微妙に調節されています。**

ホルモンとは何か？

①分泌される場所と標的細胞

前述したように、ホルモンは内分泌系の情報伝達分子です。従来、「ホルモンは内分泌腺の細胞から分泌され、血液中を流れて、目的とする細胞（標的細胞）に作用する」といわれてきました。内分泌腺とは、松果体、（脳）下垂体、甲状腺、副甲状腺、すい臓のランゲルハンス島、副腎、生殖腺（卵巣、精巣）などのことです。しかし現在では、ホルモンは内分泌腺だけではなく、様々な器官が分泌することが知られています。例えば、腸（何種類もの消化管ホルモン）も、腎臓（造血作用を持つエリスロポエチンや血圧調節に働くレニンなど）も、心臓（体液や血圧の調整に関わる心房性ナトリウム利尿ペプチド）も、ホルモンを分泌します。さらに、ホルモンは、血中を流れて標的細胞に向かうことが多いのですが(図１のA)、血液中だけではなく、組織液を流れて近くの標的細胞に作用する場合（傍分泌、図１のB）や、分泌細胞自身に作用する場合（自己分泌、図１のC）もあります。そのため現在では、**「ホルモンは内分泌腺のほか、全身の様々な部位でつくられ、血液や組織液を流れて標的細胞に作用する生体内情報物質」**と理解されています（日本内分泌学会）。

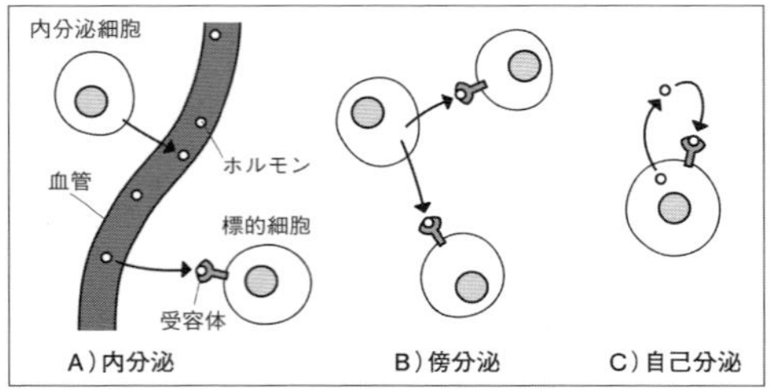

内分泌細胞
血管
ホルモン
標的細胞
受容体
A）内分泌
B）傍分泌
C）自己分泌

図１　分泌と標的細胞への結合パターン

ホルモンは、そのホルモンにぴったり合う（特異的な）受容体に結合することによって、標的細胞への作用を開始します（図１）。

②種類と作用メカニズム

現在、100種類以上のホルモンあるいはホルモン様物質が見つかっています。たくさん種類がありますので、まずは脂溶性ホルモンか水溶性ホルモンかに分けて考えてみましょう。例えば、アトピーのときに皮膚に塗る副腎皮質ホルモン（リンデロン軟膏《なんこう》など）は、脂溶性ホルモンです。一方、血糖値を下げるためのインスリンは注射をするのが一般的ですが、こちらは、水溶性ホルモンです。脂溶性ホルモンには、主に、副腎皮質ホルモン、女性ホルモン、男性ホルモンなどのステロイドホルモンが含まれます。一方、水溶性ホルモンには、それ以外のほとんどのホルモンが分類されます。例えば、インスリン、成長ホルモンなどが含まれます。

脂溶性か水溶性かによって、ホルモンの作用メカニズムが異なります。脂溶性ホルモンは、脂質でできている細胞膜（脂質二重膜）を通過できます。そのため標的細胞のホルモン受容体は、細胞の中で待ち構えていればOKです（図２）*。他方、水溶性ホルモンはアミノ酸がつながったペプチドなどでできているため、細胞膜を通過できません。そのため、これらのホルモン受容体は細胞膜上にグローブのように突き出ていて、流れてきたホルモンをキャッチします（図２）。

*脂溶性ホルモンの受容体が細胞膜上に存在する例外もあります。

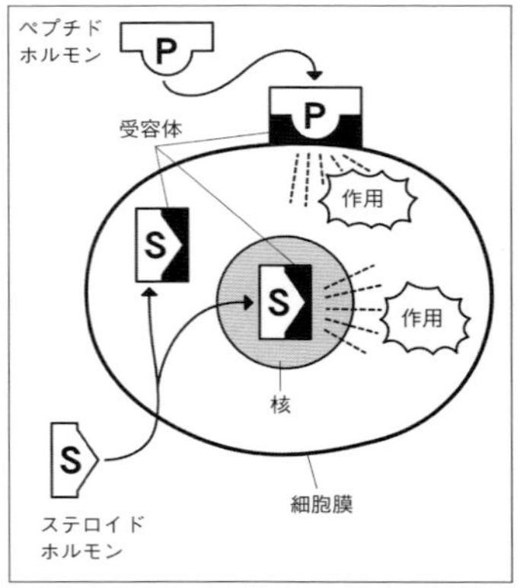

ペプチドホルモン
P
受容体
作用
S
核
細胞膜
ステロイドホルモン

図２　ホルモンの作用メカニズム

③ホルモンの分泌調節機構

ホルモンの分泌量・血中濃度は、ホルモンごとの調節機構によってコントロールされています。血中濃度が高くあるいは低くなった場合、それぞれ負や正のフィードバック機構によって分泌量が減少あるいは増加したり、階層性調節機構により、上位の分泌促進ホルモンや分泌抑制ホルモンによって、下位ホルモンの分泌量がコントロールされたりする場合があります（例：甲状腺ホルモン刺激ホルモン放出ホルモン➡甲状腺刺激ホルモン➡甲状腺ホルモン）。かと思うと、インスリンと血糖値の関係のように、調節対象物質の血中濃度によって、ホルモンの分泌量が直接調節される場合もあります。また、主に神経系を介して、分泌量が調節されているホルモンもあります（例：赤ちゃんがおっぱいを吸う感覚刺激➡オキシトシンの分泌）。

このように個々のホルモンの分泌量はその都度最適になるように調節され、私たちの健康を維持しています。したがって調節が乱れると、体調の変化や病気の症状が現れることなどがあるのです。

次回は、具体的なホルモンを挙げながら、ホルモンの働きと健康への影響について、特に気になる児童の様子とそれに関連したホルモンについて解説します。

連載 ホルモンの働きと整え方

後編 児童の大切なホルモンと睡眠や感情の不安定さとの関係

【東洋大学 生命科学部 生命科学科・神経機能制御研究室 教授　金子（大谷）律子】

小学生の間に、子どもたちの心身は著しく成長しますが、この過程には「ホルモン」が大きく関わっています。後編では、小学生に特に関係が深いホルモンについて紹介するとともに、睡眠不足やイライラなど、子どもの気になる様子とホルモンの関係について解説します。

成長ホルモン

小学生の体の成長に貢献するホルモンの代表は、この時期に分泌が高く維持されている「成長ホルモン」です（図１）。思春期発来時期は、個人差がありますが、思春期に成長ホルモン分泌はさらに高まります。成長ホルモンは、（脳）下垂体から分泌され、子どもの骨や筋肉の形成を促します。また、脳などのほかの組織の成長も促します。図１の通り、成長ホルモンは生涯を通じて分泌され、タンパク質合成や代謝などの全身の身体機能を調節しますが、小学生のような成長期の子どもでは、身長を伸ばす働きが特に目立ちます。成長ホルモンやIGF-1＊1は、骨の先端近くに位置する「軟骨成長板」の細胞増殖（細胞分裂）を増やして骨を伸長させ、背を伸ばします＊2。

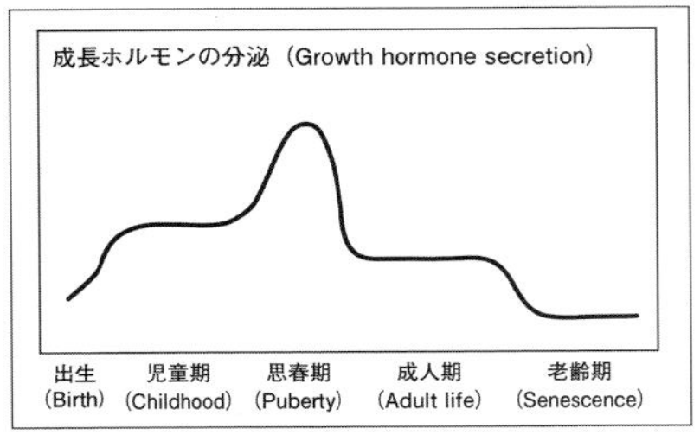
成長ホルモンの分泌（Growth hormone secretion）
出生 (Birth)
児童期 (Childhood)
思春期 (Puberty)
成人期 (Adult life)
老齢期 (Senescence)

出典：B.M. Koeppen & B.A. Stanton : *Berne & Levy Physiology* (6th Edition), Copyright ©2008 by Mosby, an imprint of Elsevier Inc. All rights reserved

図１　一生の間での成長ホルモン分泌量の変化

性ホルモン（男性ホルモンと女性ホルモン）

個人差は大きいですが、中～高学年の児童の中には「性ホルモン（性ステロイドホルモン）」の分泌が始まる児童が出てきます。性ホルモンには、成長ホルモンの分泌を促す作用があるため、思春期のはじめには男女ともに身長が伸びます。

性ホルモンの分泌には、以下のようなホルモンが主に関係します（図２）。性ホルモンが性腺から分泌されるには、まず脳から性腺（卵巣や精巣）を活発にするホルモン（性腺刺激ホルモン放出ホルモン：GnRH）が分泌され、次にGnRHによって下垂体から性腺刺激ホルモン（黄体形成ホルモンと卵胞刺激ホルモン：LHとFSH）が分泌されます。LHやFSHは、男児の場合は精巣での精子の形成や男性ホルモン（代表はテストステロン）の分泌を、女児の場合は卵巣での卵胞＊3の成長・排卵や女性ホルモン（代表はエストラジオール）と黄体ホルモン（プロゲステロン）の分

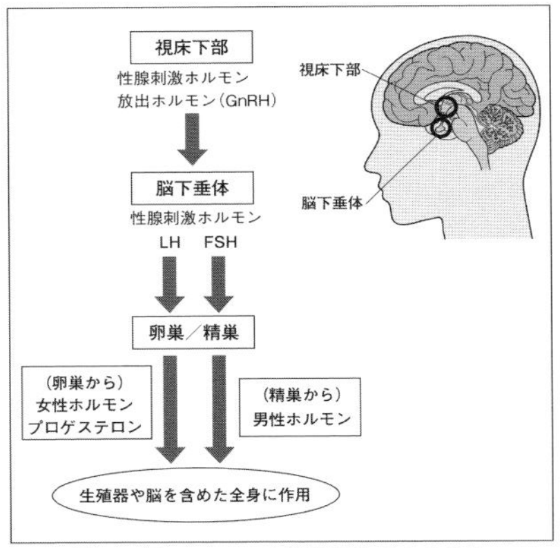
視床下部
性腺刺激ホルモン放出ホルモン（GnRH）
脳下垂体
性腺刺激ホルモン
LH　FSH
卵巣／精巣
（卵巣から）女性ホルモン プロゲステロン
（精巣から）男性ホルモン
生殖器や脳を含めた全身に作用
視床下部
脳下垂体

図２　性ホルモンの分泌調節の主な流れ

泌を促します。男性ホルモンは骨格や筋肉をがっしりさせ、二次性徴を引き起こします。女性ホルモンやプロゲステロンは、妊娠に備えた子宮の変化を起こし（月経の開始）、体つき（乳房の発達など）を女性らしくします（二次性徴）。性ホルモンは、体だけではなく脳にも作用します（後述）。

知っておきたい関連事項

睡眠の重要性

成長ホルモンの分泌は、様々な因子によって調節されています。例えば松果体から分泌されるホルモンであるメラトニンは、成長ホルモン分泌阻害因子を抑えることによって、成長ホルモンの分泌を促進します。さらにメラトニンは「睡眠ホルモン」とも呼ばれ、睡眠を促します。十分に深い眠りは、成長ホルモンの分泌を高めますので、「メラトニン➡眠り➡成長ホルモン分泌➡成長」の関係が成り立っています。まさに諺《ことわざ》「寝る子は（成長ホルモンがよく出て）育つ」の通りです。

メラトニンの産生・分泌には日周リズムがあり、朝に低く、夜に高くなります。このメラトニンの日周リズムは、自律神経などの日内変動の維持にも役立っています。メラトニンの産生・分泌は光によって抑制されるため、夜遅くにスマホやPC、テレビを見るなどして夜更かしをすると（ブルーライトは特に抑制効果が強い）、メラトニンの分泌は抑えられ、日周リズムが狂ってしまいます。それにより、睡眠不良や成長ホルモンの分泌低下による成長不良、代謝不良（肥満など）、自律神経系などの不調につながります。

さらにメラトニンには性腺刺激ホルモンの分泌を抑える働きがある、と報告されています。つまり、夜更かしは性ホルモン分泌にも影響を与えるようです（夜更かし➡メラトニン分泌低下➡GnRHの分泌増加➡性腺の発達と性ホルモンの分泌増加）。

児童の健やかな成長には、「朝に光を浴び、夜は暗くして、メラトニン分泌の日周リズムの維持と成長ホルモン分泌を促す」ような規則的な生活が大切です。

成長と情動

メラトニンの分泌量は、成長するにつれて減少します。また思春期が始まるころからメラトニンの日周リズムに変化が起こり、メラトニンの分泌量が増加する時間が遅くなると報告されています。そのため、眠くなるのが遅くなり、慢性的な睡眠不足に陥りやすくなります。成長してくるとイライラしたり不機嫌になったりするのは、ひとつには、メラトニンの量的・時間的なずれによる慢性的な睡眠不足が原因ではないかといわれています。

さらに思春期には、上述のように性ホルモンの分泌が高まり、脳の活動に影響を与えます。特に、情動（怒り、嫌悪、恐れ、愛着など）に関係している「扁桃体《へんとうたい》」と呼ばれる脳部位には性ホルモンの受容体が存在し、性ホルモンの影響を受けます。扁桃体からの情報は、大脳の前頭前野に送られ、意思決定に影響を与えます。このように、性ホルモンによって活動が変化する脳部位が存在するため、性ホルモンが急速に増加する思春期には、子どもは精神的にも不安定になったり感情的に反応しやすくなったりすると考えられます。

思春期や思春期に差しかかる時期は、ホルモンバランスが変わり、生理的に感情が不安定になりやすい時期です。友人関係や家族関係、あるいは体の不調などのほかの原因がないかについても気を配りつつ、イライラも成長の一つの過程と、大らかに見守ることも必要でしょう。

小学生の成長には、甲状腺ホルモン、カルシトニンや活性型ビタミンＤ（カルシトリオール）など、ほかにも様々なホルモンが関係します。たくさんのホルモンが縁の下の力持ちのように日々体内で働いて、神経系や免疫系とともに、子どもの健康や成長を守っています（前編）。一つのホルモンの乱れは、ほかのホルモンにも、神経系や免疫系にも影響します。ですから、規則正しい生活やバランスのとれた栄養摂取を心がけ、子どもが健やかに成長できるようにホルモンの環境を整えましょう。

注釈
＊１：肝臓や軟骨成長板など体の色々な部位で作られるインスリン様成長因子-Ⅰ（別名ソマトメジンＣ）。
＊２：成長ホルモンやIGF-1は、体だけではなく、脳を含めた様々な細胞に作用し、心身の成長に必要。
＊３：卵巣の中にある、卵母細胞と卵母細胞を取り囲む細胞から成る構造。

新連載　小学生の糖尿病

第1回　糖尿病とは

【東京女子医科大学 医学部 内科学講座 糖尿病・代謝内科学分野 准教授　三浦 順之助】

栄養素について

私たちが摂取している栄養素は、炭水化物、たんぱく質、脂質と大きく３つに分けることができ、これらを三大栄養素といいます。炭水化物は、エネルギー源となる糖質とエネルギー源にならない食物繊維に分けられます。この糖質をうまく処理できない病態が「糖尿病」です。糖質（炭水化物）を摂取すると、体内で酸や消化酵素などにより多糖類から単糖類のブドウ糖に分解され、小腸上皮細胞で吸収されて栄養素として使用されます。

ブドウ糖の利用

血中のブドウ糖が組織に取り込まれてエネルギー源となるには、「インスリン」というホルモンが必要です。このホルモンは膵島《すいとう》（ランゲルハンス島）のβ細胞から分泌され、脂肪組織や筋肉などの標的臓器で、ブドウ糖の取り込みを促すように作用します。糖尿病は、このインスリンの作用不足に起因する慢性の高血糖状態を主徴とする代謝症候群[1]のことをいいます。病名は「糖尿病」ですが、病態は高血糖であり、高血糖時に糖が尿に排泄《はいせつ》された状態を観察して糖尿病と名づけられたものです。

高血糖では何が起こるか

随時の血糖値は140㎎/dL未満にとどまっていますが、糖尿病を発症すると、この範囲を大きく超えた高血糖状態が発生します。糖尿病は症候群である、と説明しましたが、それは高血糖状態に起因する様々な疾患が体内に発症するためです。長期間の高血糖状態では、①酸化ストレスの発生、②AGE（advanced glycation end products）などの老化たんぱくが生体内で生成され、臓器障害や動脈硬化症を引き起こすことが知られています。

糖尿病の三大合併症として神経障害、網膜症、腎症があります。これらは細小血管障害といわれ、主に細い血管に起因する障害です。ほかにも、心筋梗塞、脳梗塞、閉塞性動脈硬化症、足壊疽《あしえそ》などの大血管障害を併発する確率が高くなります。また、高血糖状態では免疫能が低下することも知られており、呼吸器感染症、尿路感染症、皮膚感染症などによるトラブルも増加します。新型コロナウイルス感染の高リスク群として、糖尿病が挙げられていたことも記憶に新しいことです。このような余病は、罹病期間《りびょうきかん》が長くなると可能性が高くなる傾向にあります。特に小学生からの糖尿病では、将来的に罹病期間が長期に及ぶことが多く、予後にも影響するため、初期からの対応が重要になると考えられます。

糖尿病の病型

糖尿病の病型分類は、①１型糖尿病、②２型糖尿病、③その他の特定の機序、疾患によるもの、④妊娠糖尿病の４つがあります（表）[1]。小学生では④はありませんので１型、２型糖尿病が主な病型です。数は少ないですが、その他の特定の機序、疾患の分類中、遺伝因子に起因する疾患の一部が該当します。

１型糖尿病は、いわゆる小児糖尿病といわれてきた病型です。インスリン依存型ともいわれており、発症すると膵臓からの内因性インスリン分泌が急激に枯渇していくため、生涯にわたりインスリン療法を継続する必要があります。発症機序は、自己免疫性と特発性に分かれますが、ウイルスが発症に起因していることも報告されています。

インスリンは、1921年カナダのトロント大学の医師Banting氏と医学生Best氏により発見されました[2]。それまでは、１型糖尿病を発症すると、飢餓療法といい、食事を極度に制限して血糖値の上昇を抑える治療が行われていました。飢餓療法では、極少の食事と水分で命をつなぎ、痩せ細って多くの尊い命が奪われていました。しかし、1922年に製剤化されたインスリンが患児に投与されると、見違えるように元気になったことが報告されています。１型糖尿病患児は、学校においてもインスリン治療を継続する必要がありますので、適切なサポートが必要になります。１型糖尿病における“インスリン作用不足”は、分泌不全・枯渇によるものとなります。

◇１型（β細胞の破壊、通常は絶対的インスリン欠乏に至る）
　A. 自己免疫性　B. 特発性
◇２型（インスリン分泌低下を主体とするものとインスリン抵抗性が主体でそれにインスリンの相対的不足を伴うものなどがある）
◇その他の特定の機序、疾患によるもの
　A. 遺伝因子として遺伝子異常が同定されたもの
　　（1）膵β細胞機能にかかわる遺伝子異常
　　（2）インスリン作用の伝達機構にかかわる遺伝子異常
　B. 他の疾患、条件に伴うもの
　　（1）膵外分泌疾患　（2）内分泌疾患
　　（3）肝疾患　（4）薬剤や化学物質による
　　（5）感染症　（6）免疫機序によるまれな病態
　　（7）その他の遺伝的症候群で糖尿病を伴うことの多いもの
◇妊娠糖尿病

出典：日本糖尿病学会編・著『糖尿病治療ガイド2022-2023』p14-18、2022年、文光堂刊

表　糖尿病の病型分類

２型糖尿病は、日本人の糖尿病の95％を占めるといわれており、一般的に糖尿病、というと２型糖尿病を意味しています。２型糖尿病はインスリン非依存型ともいわれており、内因性インスリン分泌が低下している人から、分泌の多い人まで幅広い病態があります。小児でも２型糖尿病は増加傾向にあります。肥満患児も多く、肥満者の多くは高インスリン血症になっておりますので、必ずしもインスリン治療が必要ではありません。最近では２型糖尿病の治療薬がたくさん出てきており、小児科領域でも内服薬による治療が行われています。２型糖尿病における“インスリン作用不足”は、インスリン分泌不全の場合もありますが、先ほど示したインスリン標的臓器によるインスリン作用不足によるものもあり、両者が混在していると考えられます。その病因のバランスは患児により異なります。

若くして発症する遺伝子異常による糖尿病の代表的なものとして、若年発症成人型糖尿病MODY（Maturity Onset Diabetes of the Young）があります。これまでに原因遺伝子が14報告されており、さらにまだ原因遺伝子がわからないものもあります。若年で発症すること、一部は１型や２型糖尿病の病態と似ていることから、１型や２型糖尿病として治療されている場合もあります。ほかの遺伝性疾患に糖尿病が併発することもあります。

近年の動向

１型糖尿病は、世界的には増加傾向といわれています。増加の理由は、出生早期からのミルクの摂取状況の変化や、生後の急激な成長、感染症罹患率の減少（衛生状態の改善）などの生活様式の変化が影響していると推測されています。2019年末から始まったSARS-CoV-２ウイルスのパンデミックの前後で、１型糖尿病発症率を比較した研究も多くなされていますが、現時点では増加・非増加両方の結果が報告されています。日本では15歳未満の発症率は年10万人当たり１～２人程度であり、世界でも発症率の少ない国の一つです。日本人の発症率の直近の経緯は、もう少し統計データを待たないとわかりません。

２型糖尿病の患児には、家族歴、多くは両親、片親に糖尿病があることが多いです。食育行動により経過が変わることが多いため、学校給食などの摂食状況のみならず、家庭内での食生活についても注意が必要になります。

治療継続の重要性

１型糖尿病は、インスリン注射を欠かすことができないため、学校では特に昼食前のインスリン注射が重要となります。インスリン注射をより行いやすくするための環境づくりが大切です。２型糖尿病では、過体重～肥満患児が多いですが、小学生の場合は食事制限をあまり強くせず、運動も取り入れた血糖コントロール、間食をし過ぎないなど継続可能な生活指導が大切になります。病型や治療法についても考慮しながら、子どもたちの糖尿病治療をサポートしていくことが重要です。

引用文献
1）日本糖尿病学会編・著『糖尿病治療ガイド2022-2023』p14-18、文光堂刊、2022年
2）マイケル・ブリス著、堀田饒訳『インスリンの発見』朝日新聞出版刊、1993年

連載 小学生の糖尿病

第2回 1型糖尿病とは

【東京女子医科大学 内科学講座 糖尿病・代謝内科学分野 准教授 三浦 順之助】

1型糖尿病の病態

1型糖尿病は、いわゆる小児糖尿病といわれてきた病型です。インスリン依存型糖尿病ともいわれており、膵臓《すいぞう》からの内因性インスリン分泌が急激に枯渇するため、生涯にわたりインスリン注射を継続する必要があります。この疾患は、遺伝的要因のうえに、ウイルス感染、食事性因子、自己免疫機序、ストレスなどが加わり発症すると考えられています。病状の進行速度に応じて劇症型、急性発症、緩徐進行型の3つのサブタイプに分類されます。日本人では、急性発症1型糖尿病の約20%が劇症型と報告されており[1]、緩徐進行型は年齢とともに増加傾向になります。小児では、多くが急性発症型です。

1型糖尿病の発症率

年間の10万人当たりの発症率をみると、フィンランド52.2人、スウェーデン44.1人、ノルウェー33.6人と、世界的には北欧の国々での発症率が高いとされています[2]。日本の小児慢性特定疾患治療研究事業でのデータでは、2005～2010年の15歳未満の1型糖尿病発症率は、2.25人/10万人年であり[3]、韓国や中国なども含めてアジアでは発症率が低く、成人の発症率は小児期よりもさらに低値となります。発症率の低さもあり、国内では1型糖尿病についての理解が進まない一因ともなっています。

1型糖尿病の症状・診断

口渇、多飲、多尿を「高血糖症状」といいます。これは、高血糖に伴い血漿浸透圧が上昇して口渇感が起こり、飲水量が増えて、結果的に多尿になるという経過です。また、高血糖が継続すると体重が減ってきます。子どもの1型糖尿病は、多くが急性発症ですので、これらの症状が比較的急激に出てきます。一般的に、急性発症1型糖尿病は、症状出現後3か月以内にケトーシスあるいはケトアシドーシスに至ります。インスリン不足になると糖質が栄養素として有効に使われなくなり、脂肪が分解されてケトン体が生成されます（ケトーシスの状態）。ケトン体の生成が多量になると、体内のpHが酸性に傾き、ケトアシドーシスという状態になります。ケトーシスやケトアシドーシスは、強い倦怠感《けんたいかん》、嘔気《おうき》、嘔吐、腹痛などの症状が出現し、放置すると昏睡《こんすい》に至ることがあります。典型例のひとつに、感冒罹患後《りかんご》、感冒様症状はよくなったが、倦怠感が徐々に増し体重が減ってきた、などのケースがあります。急性発症の中でも、劇症型は、高血糖症状出現から1週間ほどでケトアシドーシスに陥るほど急速に進む病態であり、腹痛などの消化器症状を訴える場合も多いので、胃腸炎と間違えられることもあります。どちらの場合も診断後すぐにインスリンの投与を開始する必要があります。

一方、緩徐進行型では3か月以上、典型的には6か月以上インスリン治療が必要にならず、ゆっくりとインスリン分泌が低下します。学童では、学校検尿で尿糖陽性で発見されることがあります。学校検尿で尿糖陽性を指摘された場合は、時機を逸せず適切な対応をしていただければ、病状が進行し過ぎずに治療を開始することができます。

身近な方法で高血糖を見つけるには、上記の症状に加えて、尿や呼気のにおいを確認する方法も考えられます。糖分の多い尿はブドウ糖の甘いにおいがします。また、ケトーシスでは、呼気にアセトン臭と呼ばれる、腐敗寸前の果物が出すようなにおいがすることがあります。児童のだるさの原因のひとつには高血糖もあることを、頭に留めておいていただきたいと思います。

1型糖尿病の治療

インスリン注射が基本です。現在、インスリン製剤は注射剤しかありませんので、注射器で皮下注射を行うか、インスリンポンプで持続皮下インスリン注入療法を行うことになります。自分の膵臓から分泌される残存インスリン量にもよりますが、典型的には、毎日各食前に（超）速効型を、眠る前などに持効型溶解インスリンを、計4回以上注射することが必要になります。インスリンポンプ療法は、携帯用ポンプからインスリンを自動的に皮下に注入する方法で、チューブの先を皮下に入れて行うポンプと、ポンプ自体を皮膚につけてリモコン操作でインスリン注入を行うパッチポンプがあります。現行のシステムでは、食前に注入操作を行う必要があります。両種のインスリンポンプの画像を図に示します。

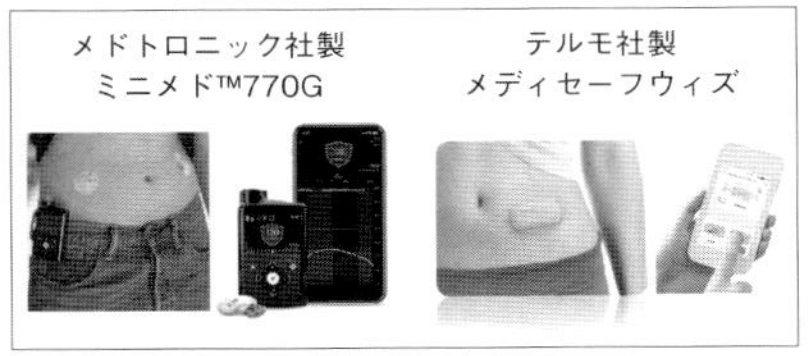
メドトロニック社製
ミニメド™770G
テルモ社製
メディセーフウィズ

図　持続皮下インスリン注入ポンプ

治療における問題点

問題点は、大きく分けて高血糖と低血糖です。学校生活における高血糖は、特に昼食後や、インスリンの打ち忘れ、打ち遅れなどの際に起こります。低血糖は、食事量や運動量に対してインスリン量が相対的に多かったときに起こります。そのため、体育や部活動のある日、また雨天の日、晴天の日などの各運動量を想定してインスリン量を調整します。しかし、想定通りにいかないことも多く、血糖値の変動幅が大きいと、体調が悪くなることもあります。高血糖時は高血糖症状が出ますし、ケトン体が出た場合は倦怠感を訴えることもあります。一方、低血糖症状は、ふるえ、寡黙、冷汗、さらに低くなると意識混濁や昏睡になることもあります。そのため、患児がどのような状況かということを想定しなければなりません。調子が悪いのは低血糖のときの方が多いですが、実際は血糖値を確認してから対応する必要があります。

学校生活において

学校生活では、昼食前の血糖測定とインスリン注射（注入）が問題となります。昼食前のインスリン注射は保健室で行うように指導されている学校が多いようです。安全に、清潔にという管理側の考えは理解できますが、患児側は必ずしもそうではありません。特に保健室まで距離がある場合は、保健室に行って注射をして戻ってくる作業は好ましくない場合があります。例えば、昼食前に血糖値がやや低めだと早く食べ始めたいところですが、インスリン注射後に保健室から戻って食事を食べ始めると、低血糖になります。食べているのに低血糖になるのは、とてもつらいことです。教室で食前に注射して、食べるということが最も望ましいことです。患児によっては、教室では打ちたくないという場合もあるので、臨機応変な対応が必要です。インスリンポンプの場合は、ボタンを押すだけなので、教室での対応が可能です。最近は持続血糖モニタリング（CGM）を使用している患児も多いので、血糖値を知ることは比較的容易になっています。主治医、保護者からの情報とともに、患児の置かれた状況を把握したうえで、最良の方法を考えていただくことが大切と考えます。

引用文献
1）Imagawa A, Hanafusa T, Uchigata Y et.al.,"Fulminant type 1 diabetes: A nationwide survey in Japan" *Diabetes Care* 26(8): 2345-2352, 2003
2）IDF Diabetes Atlas 10th edition 2021
3）Onda Y, Sugihara S, Ogata T et.al, "Incidence and prevalence of childhood-onset Type 1 diabetes in Japan: the T1D study" *Diabetic Medicine* 34(7): 909-915, 2017

連載 小学生の糖尿病

最終回 2型糖尿病とは

【東京女子医科大学 内科学講座 糖尿病・代謝内科学分野 准教授　三浦 順之助】

2型糖尿病の病態

一般に「糖尿病」というと2型糖尿病を指します。いわゆる大人の糖尿病です。一口に糖尿病といっても、病態にはかなりの幅があります。インスリン分泌低下を主体とするものと、インスリン抵抗性（インスリンの効果が低下する状態）が主体である病態です。病態はこのように2つに大別できますが、どちらか1つのみの要因ではなく、双方の要因が常に影響し合って発症・進展増悪するものと考えられています。小児2型糖尿病で、成人と異なるのは、インスリン抵抗性が強いことです。特に思春期発症の場合は、ホルモンの影響などで、インスリン抵抗性が非常に強いため、血糖管理が難しい場合があります。

小児2型糖尿病の発症率

IDFアトラス2021[1)]によると、成人（20～79歳）糖尿病患者数は、世界で5億3700万人、有病率は10.5％（約10人に1人）と推定されています。有病率は、2030年には11.3%、2045年には12.2%まで増加すると予測されています。これらの統計は、民族により差があることも知られています。小児の糖尿病は、14歳以下では1型糖尿病の方が多いですが、15歳以上では徐々に2型糖尿病の割合が多くなります。少し前のデータになりますが、日本人の小児2型糖尿病は、10万人当たりの年間発症率が2.55（小学生0.75、中学生6.27）[2)] 人と報告されています。小児2型糖尿病は肥満児が多いですが、日本人の1974～2008年の調査では11%が非肥満児、6～15歳を対象とした1974～2002年の東京都の学校検尿で発見された患児の16.4%が非肥満児と報告されています[3)]。非肥満児が一定数いるのも日本人の特徴です。また2型糖尿病の家族歴は半数以上にあり、発見年齢は中学生が80%、小学生が20%程度と考えられます。

小児2型糖尿病の症状・診断

前回説明した1型糖尿病とは異なり、2型糖尿病では、高血糖症状（口渇、多飲、多尿）は顕著ではなく、学校検尿というスクリーニング検査で見つかることが多いです。学校検尿では、早朝尿の一次検査で陽性、もしくは一次・二次検査で陽性の場合に精密検査を行うことが定められています。精密検査で診断された場合は、定期通院が非常に大切になります。もし精密検査を受けなかった場合は、高血糖状態を放置することになりますので、中学、高校、あるいは、大学になってからより進行した時点で再度指摘される可能性があります。それでも、いつの時点かで定期通院に移行すれば、合併症の発症・進行を予防することが可能です。一方、精密検査で確定診断がつかなかった場合も、将来的に血糖値が上昇してくる可能性があるので、学校検尿の時期を過ぎて成人になってからも定期健診の重要性を十分理解してもらうことが大切です。小児2型糖尿病は、成人の基準と同じ基準で診断されます。

小児2型糖尿病の治療

成人と同様、小児でも食事及び運動療法が基本となります。しかし、成人と異なるのは、成長期であるということです。そのため、肥満児であっても極端な食事制限をすることは望ましくなく、食事量は軽度肥満で標準体重に対するエネルギー必要量の95%、中等度肥満で90%程度に調節します。給食は全量摂取でよいと思います。

運動療法は、糖代謝を改善するのみならず、メンタルヘルスへの効果もあり、また強度を上げることで減量が可能となります。ややきつめと感じる運動を20～30分間毎日、難しければ週2、3回程度行うことが推奨されており、運動習慣をつけることを一つの目標とします。食事・運動療法で血糖管理が難しい場合は、薬物療法の適応となります。

先に述べた通り、2型糖尿病にはインスリン分泌低下を主体とするものと、インスリン抵抗性が主体となる病態があります。前者は、インスリン分泌を促す薬物もしくはインスリン注射が適用となります。インスリン分泌が低い患児では、1型糖尿病と同様インスリンポンプで治療されている場合もあります。後者は自分の膵臓《すいぞう》から分泌されるインスリンの血糖低下作用を、より良くする薬物を使用します。近年2型糖尿病の治療薬の進歩は著しく、様々な種類の治療薬がありますが、残念ながら小児患者への適応は限られています。治療薬の詳細をここでは述べませんが、前者の治療薬では、運動時などの低血糖に注意する必要があります。

小児2型糖尿病で、予後を悪くする因子として広く認識されているのが治療中断です。治療中断例は、発症年齢の若い人が多く罹病《りびょう》期間《きかん》が長くなるため、将来、失明、血液透析や足壊疽《あしえそ》などの重症合併症に進むケースも少なくありません。治療の継続意欲を周りの皆で支えていく必要があります。

小児のメタボリック症候群と併発症

メタボリック症候群いわゆる“メタボ”は、小児においても問題となります。この症候群は内臓脂肪蓄積に伴い、インスリン抵抗性、高血糖、脂質異常症、高血圧などの動脈硬化を促進する因子が一個体に集積した状態です。6～15歳の日本人小児メタボリック症候群の診断基準[4)] も作成されています。本症候群では、糖尿病は必須ではありませんが、糖尿病への進行リスクは高いと思われます。一方、肥満を伴う2型糖尿病で、脂質異常症や高血圧、脂肪肝などがある患児もいますので、併発症に対する習慣の見直しや薬物治療を検討する場合もあります。肥満の原因は、スナックや甘い菓子などの摂取が多かったり、ほとんど運動しなかったりするなど、生活習慣に起因する場合が多いため、家庭を含めた生活習慣をよく聴取し、改善に努める必要があります。実際、家庭での習慣は、両親の影響も多大であるため、医療機関では親子での生活習慣の見直しを促すようにしています。

学校生活・心理的サポートなど

給食のとり方にも注意が必要です。偏食傾向や好き嫌いが多く、野菜を残すなどということもあります。昨今“給食ハラスメント”の見地から完食を促すこともできないと思いますので、バランスよく食べることを少しずつ言い含めていくことが必要です。治療薬を使用している場合は、昼食前後の服薬、もしくはインスリン注射です。インスリンについては1型糖尿病をテーマとした第2回で記載していますので、参考にしてください。

小児2型糖尿病の患児は、家庭環境や、学校生活でも友人関係などで問題を抱えることも少なくないと思われます。身体的特徴などからいじめの対象になり、不登校になるケースもあります。不登校になると、より肥満が助長され、血糖管理も悪化するため、そうなる前に手を打つ必要があります。学校は、保護者と連携して本人が活躍できる、成功体験ができるような場をつくることも大切と考えます。また、公益社団法人日本糖尿病協会では、ウォークラリーなどのイベントもあります。同じ疾患を持つ人が一堂に集い、お互いに励まし合って疾患と向き合うということも治療意欲改善につながる可能性があります。様々な方法を考慮して、小児糖尿病の患児を支えていくことが大切です。

引用文献
1）IDF Diabetes Atlas 10th edition 2021
2）Urakami T, Owada M, Kitagawa T "Recent trend toward decrease in the incidence of childhood type 2 diabetes in Tokyo" *Diabetes Care* 29(9):2176-2177, 2006
3）Urakami T, Kubota S, Nitadori Y et. al, "Annual Incidence and Clinical Characteristics of Type 2 Diabetes in Children as Detected by Urine Glucose Screening in the Tokyo Metropolitan Area" *Diabetes Care* 28(8):1876-1881, 2005
4）大関武彦「小児のメタボリックシンドローム概念と日本人小児の診断基準」「小児期メタボリック症候群の概念・病態・診断基準の確立及び効果的介入に関するコホート研究」平成19年度総合研究報告書 p.1-4、2008

新連載 不登校の子どもとその保護者への対応

第1回 不登校の子どもへの対応

【東京女子体育短期大学 こどもスポーツ教育学科 准教授　田島 真沙美】

はじめに

コロナ禍の影響もあり、不登校の子どもが増加傾向にある中、子どもの心身の健康の対応に当たる養護教諭の先生方が不登校の子どもに関わることも増えているのではないでしょうか。今回、3回に分けて、不登校の子どもへの対応に加えて、その保護者への対応についても解説します。

第1回では、私が今まで小学校でスクールカウンセラーとして経験したことも踏まえて、不登校の子どもへの対応について考えていきたいと思います。

原因を探しても解決しない!?

保健室は、学校内で誰でもいつでも安心して利用できる場所です。保健室を頻繁に訪れる子どもの中には、学校での過ごしにくさを感じていたり、言葉にはならないつらさを抱えて不調を訴えたりする子どもも少なくないでしょう。養護教諭は、毎日の健康観察により、欠席・遅刻などの状況も把握しており、子どもの変化に気づきやすい立場にあります。

また、教室で過ごすことの難しい子どもにとって、保健室が居場所になることも多く、養護教諭は、保健室登校の子どもたちの対応に当たることもあると思います。

さて、不登校の子どもを目の前にしたとき、「どうして？」、「なんで？」と、私たちは原因を探したくなります。それは、当然原因を取り除けば、学校に行けるだろうと考えるからです。しかし、実際は複数の要因が複雑に絡み合っていることも多く、子ども自身もそれを自覚していない場合もあります。そのため、子どもに原因を聞いてもわからないことも少なくありません。たとえ何かを語ったとしても、それはきっかけや要因のひとつでしかなく、それに対処しても不登校は解決しない場合も実は多いのです。

私が過去に関わっていた、相談室登校をしていた子どもの事例です。その子は、友だちからはっきりと意見を言わないことを責められて、ばかにされたという経験を、不登校になってしばらくたってから話してくれました。このことに傷つき、それが不登校のきっかけのひとつになったことは間違いありません。過去の嫌な経験を、語ってくれたことは大きな一歩であり、こちらの理解も深まりました。一方で、たとえ相手が当時のことを謝ってくれたとしても、すぐに教室に行けるようにはならないことは、容易に想像できると思います。

子どもに安心感を与える関わり

不登校の子どもは、心身のエネルギーが低下した状態にあります。その原因にかかわらず、精いっぱい頑張っていることを認め、子どもに安心感を与えることで、回復が促されます。そのために、安心できる居場所で、無理なく「楽しい」、「リラックスできる」などといった心地よい感覚を味わえる時間を共有することが望まれます。短時間でも、その時間はこちらも思いっきり楽しんで、その子の好きなことや興味のある活動を一緒にやることが重要です。

また、子どもが自分のつらさやしんどさをうまく言葉にできない場合、それが頭痛・腹痛などといった身体症状や不登校という形で現れることがあります。裏を返せば、その気持ちを言葉にして、それを受け止めてもらえると、子どもは安心感を得て、症状や行動は変化する可能性があるのです。

子どもの気持ちの表出を促すためには、こちらが子どもの感じているであろう気持ちを推測して、丁寧に言語化する対応が役に立ちます。保健室は、身体の不調をケアできる落ち着いた場所であり、子どもの状態に合わせて人との接点をもてるため、このような関わりをするのに適しているように感じます。

以前、保健室登校の事例で、私が子どもと保健室で関わっていた際に、体調の悪い子どもやほかの先生方などといった、予期せぬ訪問者が時折ありました。そのような場面で、当初、その子は急いで衝立の奥へ隠れたり、硬い表情になってその場で固まったりしていましたが、そのつど、私が「ビックリしたよね」、「緊張しちゃうよね」というような声かけを続けていくと、次第に自分から「あー、ビックリした！」、「ドキドキしたよ」と言葉にするようになりました。それに伴って、その場で固まることは減っていきました。その後は、弱音や愚痴を言いながら、教室復帰に向けて、図書室や図工室など、少しずつ活動の場所を広げていきました。

教室へ促す関わり
～“つなぐ”役割～

保健室登校などの子どもを教室へ促すタイミングについては、迷うことが多いのではないでしょうか。私自身も試行錯誤をしながら取り組んできました。結論から言いますと、絶対的な基準や正解はなく、だからこそ難しいのだと思います。ここでは、私の考える判断の際のポイントを参考までに紹介します。

まず1つ目は「子どもが安心して過ごし、興味関心や活動内容が広がってきていること」です。誰でも心身のエネルギーが低下しているときは、苦手なことには取り組めません。好きなことや得意なこと、つまり“楽に”できることをする過ごし方が、回復を促していきます。そして、徐々にエネルギーが回復してくると、少し苦手なことや新しいことでも取り組めるようになります。例えば、苦手な漢字ドリルに取り組んだり、給食を運んできてくれた友だちや担任に自分から話をしたりする場面もみられるようになります。

2つ目は、「自分の気持ちや状態を言葉にし､自分のペースで過ごせるようになること」です。不登校の子どもたちは、これまで、つらさやしんどさを言葉にできず、無理をし続けていた場合も多いです。友だちや担任に教室へ誘われて、全身を硬直させながらも断れずにいた子どもが、苦手な漢字ドリルに取り組んだ後に「疲れたー！」と言って適度な休憩を挟んだり、「次の授業の班活動は、まだ緊張するから、保健室で過ごしたい」と言ったりできるようになれば、自分なりに継続できる無理のないペースで過ごせていることになります。

上記のような子どもの変化に気づくことに並行して、“つなぐ”役割が求められます。担任と十分に連携し、本人の意向を確認しながら、保健室に来た友だちや担任から本人が興味をもちそうなクラスの様子や活動を話してもらったり、休み時間に一緒に遊んだりすることもよいでしょう。また、本人の変化や取り組みを保護者に伝えることで、保護者がそれをきっかけに働きかけ、子どもの学校以外での活動も広がることがあります。例えば、放課後に友だちと遊んだり、保健室での活動を家族とも楽しんだりするようになります。

このように、子どもの状態に合わせた対応からつながりができ、子ども自身の準備が整うと、自ら教室へ行くことを選択していきます。この“つなぐ”役割は、養護教諭だからこそ、担任と協力し、担えるのだと感じます。

おわりに

これまで述べてきたように、不登校支援における養護教諭の先生方の役割は、とても重要です。だからこそ、スクールカウンセラーやスクールソーシャルワーカーも含め、校内で情報を共有し、チームで取り組んでいくことも求められます。

また、子どもによって状態や症状は異なるため、学校・教室復帰を目指すことがすべてではありません。必要に応じて学校外の専門機関などとも連携していくことで、一人ひとりの子どもに応じた対応につながっていくといえます。

連載 不登校の子どもとその保護者への対応

第2回 不登校の子どもをもつ保護者への対応

【東京女子体育短期大学 こどもスポーツ教育学科 准教授　田島 真沙美】

はじめに

第１回（11月28日号掲載）では不登校の子どもへの対応について、私が今まで小学校でスクールカウンセラーとして経験したことも踏まえて解説しましたが、保健室は、不登校の子どもだけではなく、不登校の子どもをもつ保護者にとっても立ち寄りやすい場所です。子どもの送迎の際や職員室に書類を提出しにきた際などに、フラッと立ち寄ることもあるのではないでしょうか。わざわざ来るということは、そこに何かを求め、何かが得られると期待しているということです。そこで第２回では、そのような保護者への対応について考えていきたいと思います。

保護者の気持ちに寄り添う

子どもを支援する際に、支援する側（スクールカウンセラー、養護教諭も含めた教職員など）は保護者と子どもを一緒に支える“パートナー”になることが求められます。特に不登校支援では、子ども自身に会えないことも多く、余計に保護者対応の重要性は増します。そのため、こちらは保護者と、子どもの状態や対応について共通理解を図り、足並みをそろえて情報を共有しながら支援をしていきたいと考えます。しかし現実には、保護者とそのような関係に至るまでの過程は、それほど容易ではありません。

子どもが不登校になったときに、保護者が落ち着いて子どもと向き合えるようになるまでの道のりは人それぞれで、要する時間も異なります。どの保護者も、程度の差こそあれ、ショック、混乱、自責の念、怒り、不安、焦り、葛藤などといった複雑な気持ちを抱えながら過ごしているように思います。そして、それをなかなか語れないでいることも少なくありません。

このように、保護者の気持ちが誰にも受け止められずにいると、保護者は不登校の原因の究明をすることをやめられずに、誰かを不登校の原因だと考え、糾弾することもあります。

私が以前関わっていた不登校の子は、登校していた頃、落ち着かない学級で毎日を過ごし、ストレスをためていました。その保護者は、不登校の原因を担任の学級経営のせいだと考え、学校や担任を執拗《しつよう》に責め続けていました。また、別の相談室登校の事例では、子どもの両親はその子が幼い頃から忙しく働いており、父親は不登校の原因を母親の育て方のせいだと責めていました。それにより、母親は自信をなくし、子どもにどう対応すればよいのかわからなくなり、腫れ物に触るように接していました。どちらの事例も、この状況では、子どもの気持ちや状態に応じた支援にはつながりません。

このような場合、保護者自身が、どうにもならない状況に怒りとともに悲しみを抱えていたり、先の見えない焦りや不安に押しつぶされそうになっていたりします。私たちがこの気持ちに思いを及ばせ、理解し、寄り添う姿勢を示すと、だんだんと保護者自身が自分の気持ちを語るようになっていきます。

このとき、特別な難しい対応は必要ありません。「それは当然のお気持ちです」、「しんどいですね」などと、気持ちに寄り添い続けることで、保護者は受け止めてもらえたと感じ、そこに余裕が生まれます。この余裕から、原因にこだわらず、目の前の子どもの気持ちや状態に寄り添えるようになり、子どもに合わせた対応が可能になるのだと思います。

保護者をねぎらい、対応を共有する

保護者の気持ちに寄り添うことと同時に、保護者をねぎらうことが求められます。保護者は毎日、手探りで子どもと接しています。自分の努力を誰も褒めてくれませんし、自分のしている対応がよいのかどうか、誰も教えてくれません。このような状態が続くと、保護者自身が疲弊したり、イライラしたりすることも出てきます。当然それは、子どもにとってもよいことではありません。

まずは、保護者が勇気を出して、保健室に話しに来てくれたことに感謝を伝えましょう。そして、その努力を「大変な中、よくやっておられますね」などとねぎらいます。このねぎらいは、保護者に力を与えます。保護者としての自信を回復し、子育てにおいて本来もっていた自身の力を十分に発揮できるようになります。

そして、保護者がしてきた対応や工夫を聞き、うまくいっている対応については褒め、続けるように促します。なかには、うまくいっていない対応もあるかもしれません。それについては、頭ごなしに否定するのではなく、学校側でやってみて、よい変化がみられた対応を、保護者が取り入れやすいように、できるだけ具体的に伝えることが望まれます。

子どものことを最もよくわかっている一番の専門家は保護者です。その保護者と丁寧に情報を共有しながら、保護者の力と養護教諭の専門性を合わせて、十分に子どものために発揮していくことで、より効果的な支援につながります。

子どもの小さな変化を伝える

毎日一緒に過ごしていると、子どもの変化には気づきにくくなります。不登校の保護者と話していると、「全然変化がない」、「前に進んでいるように思えない」という声をよく耳にします。果たして、本当にそうでしょうか。

相談室登校の事例で、放課後に保護者とお話しすると、「今日は教室に行きましたか？」、「何時間行きましたか？」と聞かれることがたびたびありました。不登校の保護者にとって、子どもが学校や教室に行ったかどうかは、大きな感心事です。

しかし、学校や教室に「行く―行かない」という大きな目盛りの物差しのみで測っていたら、ほぼ変化のない毎日です。「また行けなかった」、「いつになったら行けるのか」と、落胆や焦りの気持ちでいっぱいになります。

実際には、子どもたちは、日々、小さな変化を積み重ねています。その小さな変化を小さな目盛りの物差しをもって気づけるようになることがとても大切です。そして、それを保護者に伝えると、保護者も小さな変化に気づくようになります。

私は、相談室登校の事例の保護者に会うたびに「今日は計算ドリルを先週よりも長い時間集中してやっていた」、「担任の先生に笑顔で目を見て挨拶をしていた」などといった小さな変化を伝えていました。すると、保護者から「家でも計算ドリルを開いていた」、「部屋の片づけをしていた」などの家庭での小さな変化が報告されるようになりました。

この小さな変化が子どもの回復のあかしであり、その変化に気づけるようになると、先が見えないと感じていた保護者が前向きな気持ちにもなれます。そして、この気づきを子どもにもフィードバックすることで、子ども自身も自分の変化に気づくことができ、自信にもなっていきます。

おわりに

これまで述べてきたように、不登校支援において、保護者と、子どもを一緒に支える“パートナー”になることは決して簡単ではありません。しかし、より効果的な支援のためには、この“パートナー”の存在が非常に重要です。そのため、担任の先生をはじめ、校内で十分に情報を共有しながら、保護者対応を進めていけるとよいでしょう。

また、不登校支援においては、保護者や家庭に福祉や医療、心理など、専門的な支援が必要な場合もあります。校内で検討しながら、適切な専門機関と連携を図ることも大切です。

第３回（２月28日号）では、不登校支援における、新年度（進級・進学）に向けた対応について解説します。

連載 不登校の子どもとその保護者への対応

最終回 新年度（進級・進学）に向けた対応

【東京女子体育短期大学 こどもスポーツ教育学科 准教授　田島 真沙美】

はじめに

不登校の子どもが心身のエネルギーを回復させ、一歩を踏み出すタイミングとして、進級や進学などの節目となる「新年度」を利用することはとても多いように思います。不登校支援において、この節目をどう生かすかは、ポイントのひとつになります。今回は、このような不登校支援の新年度に向けた対応について考えていきたいと思います。

新年度に向けて焦りは禁物

不登校の子が普通の日に学校に行くようになることもありますが、やはりきっかけがあった方が行きやすいため、節目や行事などを利用して行くようになることが多いです。

しかし節目となる新年度だからといって、闇雲に無理強いをしてもうまくいきません。チャレンジすることは悪くはありませんが、本人にとって失敗体験となることを積み重ねるだけとなってしまうのは、できるだけ避けたいです。

子どもの状態を判断するポイントの例は、第１回（11月28日掲載）でお話ししましたが、どの程度本人の準備が整っているかについて、担任、保護者などの関係者と情報を共有して判断していくことも必要です。

そのうえで、本人にとって無理のないペースで取り組めるように、具体的な選択肢を用意できるとよいでしょう。「朝から通常通り登校する」、「給食の時間から登校する」、「午前中だけ授業に出席する」、「疲れたら、保健室に行く」、「お父さんやお母さんに送ってもらう」、「仲良しの〇〇さんに迎えにきてもらう」など、子どもの状態やサポート体制に応じて、さまざまな選択肢が考えられると思います。子どもによっては、ゲーム感覚の要素を取り入れて、「登校する」というミッション達成のために、保護者や先生などと一緒に作戦を練り、アイデアをカードなどに記入しながら検討することもあります。

ここですぐに子どもに答えを求めたくなりますが、焦りは禁物です。保護者や先生方が期待していることは、子ども本人も十分わかっていますし、子ども自身も新年度に期待をしています。しかし、ここで本人が無理をしては、結局のところ登校が継続しないこともあります。十分に検討したうえでの選択肢は提示しますが、最後に動き出すことを決めるのは子ども本人であり、その主体性を尊重することが望まれます。

後ろに引っ張る対応

新年度を迎える時期に、子どもが「学校に行く」と言い出したら、当然保護者も先生方も期待を膨らませて喜ぶことでしょう。子ども自身も新年度に向けて、意欲が高まっていますが、一方で、それらに比例してプレッシャーも強まっていきます。

このような時期、周囲の大人は、少し後ろに引っ張るような対応をする方が功を奏します。心の中では「学校に行ってほしい」という強い思いがあるわけですが、それを前面には出さずに「無理しなくていいよ」、「焦らなくてもいいんじゃない」というような声をかけます。特に大きな期待を抱いている保護者にとっては、難しい対応かもしません。

私は、不登校の子が学校に行こうとする時期には「試しに」とか「ダメもとで」という言葉をよく使います。何事もどんなに周到に準備をしても、未来は読めないため、100％はありません。そのため「とりあえず、試しにやってみよう」ということになります。

そして、たとえ学校に行けなかったとしても、試したうえで、その事実がわかったことが重要であり、まだ難しいという判断ができたことが素晴らしいと考えます。そして、わかったことで、次の作戦を練り、先につなげることができます。これは、試してみなければわからなかったことです。子ども自身も学校に「行く―行かない」という結果だけにとらわれないように、これらのことを事前に子どもにも伝え、共有しておくことが求められます。

これまで述べてきた対応により、周囲が少し後ろに引っ張っても、子どもが自分で決めて踏み出した一歩は、その先の道につながっていくように思います。

新年度につなぐために

次に、新年度に向けて、不登校の子どもの関係をつないでいく対応について述べたいと思います。環境の変化は誰にとっても緊張するものですが、特に不登校の子にとっては、よいチャンスであると同時に、非常に負担もかかります。

まず、上の学年への進級に際して行われるクラス替えや担任替えは、子どもや保護者にとってイメージしやすいと思います。その中で、養護教諭は引き続き関われる可能性も高いため、今までの担任とともに子どもや保護者の不安や意向を聞き、許可を得たうえで、子どもの状態、保護者や先生方の関わり、友だち関係、これまでの変化などの経緯や支援内容と、今後の課題を具体的に新担任へ引き継げるとよいでしょう。

また、中学校への進学の際は、より変化が大きくなります。上記の内容を進学先の中学校へ引き継ぐことが求められます。支援シートなどを作成している場合は、非常に役立ちます。スクールカウンセラーが関わっている事例では、保護者の許可を得て、スクールカウンセラー同士が引き継ぎを行う場合もあります。

子ども自身が、事前に見通しを持てた方が安心する場合は、入学式前に中学校を見学させてもらうこともあります。

養護教諭の先生が、年度末をもって異動や退職をすることになった場合、管理職などと相談し、できれば事前に不登校の子どもと保護者に伝えることが望まれます。継続して関わってもらえると思っていた養護教諭がいなくなるダメージはとても大きいです。その気持ちを十分に受けとめたうえで、来年度に着任する養護教諭の先生に引き継ぐことが大切です。

いずれの場合も、心配や困ったことが生じたときに誰に相談をすればいいのか、誰が力になってくれるのかについてわかっていると、子どもも保護者も安心する材料になります。不安や心配は尽きませんが、難しい状況が生じたら、またそのときに対応を考えればいいわけです。

おわりに

不登校の子どもとその保護者への対応について、子どもへの対応、保護者への対応、新年度に向けた対応の３回に分けてお話ししてきました。子どもや保護者に関わる際に、私が日頃から気をつけていることは、自分自身のコンディションを整えることです。自分自身が安定していることが非常に大事ですが、支援する側も人間ですので、これが意外に難しいことだと感じます。

養護教諭とスクールカウンセラーは、どちらも学校内に同じ役割の人がいないため、似ているところもあると思います。そのような立場だからこそ、ひとりで抱え込まず、自分の専門性を生かした校内体制をつくり、連携することが重要になります。そして校内で相談しながら進めていくことで、子どもにとって、より効果的な支援につながります。

また、自分自身がしんどいときには、しっかり助けを求め、愚痴や弱音を言ったりしながら、ストレスをため込まないことも大切です。自分の好きなことに打ち込んだり、心地よくリラックスできる時間を設けたりすることも役立ちます。

毎日忙しくしていると忘れがちですが、自分自身もいたわりながら、子どもや保護者に向き合っていきましょう。

新連載 保健室とアタッチメント

第1回 アタッチメントとは

【杏林大学 保健学部 看護学科 教授　田中 美千子】

保健室に来室する児童生徒の身体的不調の背景には、心の健康問題がかかわっていることが指摘され、養護教諭のヘルスカウンセリングが重要な役割を持つといわれています。実際、小・中・高等学校、どの校種においても多くの児童生徒が毎日保健室を利用しており、児童生徒は養護教諭のことを「心のことも体のこともわかってくれる先生」としてとらえているようです。このような思いで保健室に来室する児童生徒と養護教諭の相互のかかわりを、アタッチメント理論を用いて検討することができるのではないかと考え、筆者は「安心の基地としての保健室機能と養護教諭の役割」のテーマに取り組んできました。

アタッチメント理論とは

英国の児童精神科医であるボウルビィ[1]が提唱した「愛着attachment」(以下、本文中では引用文以外はアタッチメントと表記します）という概念は、しばしば二者間、特に母子間の「愛情の絆《きずな》」を意味するものと考えられがちですが、その原義は文字通り、生体がほかの個体にくっつこうとする傾向をあらわしています。アタッチメントとは、二者間の相互作用システムをあらわし、その結果もたらされる個人の対人関係の在り方を考えるために有用な理論といえます。

ボウルビィは、個体が危機的状況に接する、あるいは危機を予知して不安やおそれの感情が強く喚起されたときに、特定の個体にしっかりとくっつく、あるいはくっついてもらうことを通して、主観的な安全の感覚を回復維持しようとする心理行動的な傾向を、アタッチメントと呼びました。人間のみならず、哺乳類や鳥類に共通する行動であることを、さまざまな観察報告や生物学的な研究結果から検証し、「母子の結びつきの機能は、授乳により児の空腹を満たしてくれる母親に対して、二次的に形成されるものである」とする精神分析学者たちの見解を否定しました。

主要なアタッチメント対象は、多くの場合母親ですが、アタッチメントは血縁関係とは無関係に、継続的に養育に責任を持って携わる特定の他者との間に形成されます。数井(2012)[2]は、「乳幼児期のアタッチメントシステムは、『①子どもが外的要因（見知らぬ人の接近、暗闇、養育者の不在など)、内的要因（飢え、渇き、病気など）によって否定的な情動状態に陥る（アタッチメント欲求の活性化）→ ②シグナルを出す（アタッチメント行動)：泣く、声を出す、養育者の方に寄ってくる → ③シグナルに気づいた養育者がくっついて何らかの対応（ミルクを与える、衣服をなおすなど）をする → ④子どもは危機感、不安が取り除かれ調節される → ⑤不安やおそれ、危機感のないニュートラルな状態に戻る、ほっとする、安心する、「安心感」を得る』というサイクルをもつ」と述べています（要約)。

アタッチメントの働きとして、このようなアタッチメントシステムの流れを繰り返すことにより、おそれや不安などの否定的な情動を制御・低減させ、自分が安全であるという主観的な意識を個体にもたらす機能があげられます。他者に感情を制御してもらう体験は、子どもの成長に伴い、感情を自己制御する力につながります。また、身体的には、ストレス状態により一時的に崩れた神経生理的ホメオスタシスを、定常的な状態に戻すことがあげられています。

乳幼児は、自分の安全の感覚を、養育者に物理的に接近する（くっつく）ことで得ようとし、このアタッチメント欲求は、食欲や排せつの欲求と同じ一次的欲求といえます。アタッチメント欲求が満たされ、情動が調節されると、次いで、探索行動（遊ぶ、学ぶ、交流するなど）を可能にするとされています。これは探索システムが活性化された状態であり、アタッチメントシステムと探索システムの両者は、相補的に切り替わって起動する関係性にあります。

子どもにとって主要なアタッチメント対象は、危機が生じた際に逃げ込み保護を求める「安全な避難所safe haven」であると同時に、ひとたびその感情が落ち着きを取り戻したときには、今度はそこを拠点に外の世界に積極的に出ていくための「安心の基地secure base」として機能することになると考えられています。

このような観点は、保健室に来室する児童生徒の様子とつながってくるようには思えませんか。

内的作業モデル

子どもは、前述のような乳幼児期の経験をもとに、徐々に養育者のイメージや自己と他者の関係性のイメージを内在化し、それらをその後、さまざまな人間関係を築き社会生活を営むうえでのモデルとして用いるようになるのです。そして、それに基づく独自のアタッチメント行動、および対人関係のパターンを形づくると仮定されています。これをボウルビィは「内的作業モデル」と呼び、人の生涯にわたるパーソナリティ発達やその適応性、対人関係の構築においてとりわけ重要であるとしました。

つまり、「子どもが泣いて養育者にくっついていったときに、養育者の、抱っこする、なでる、優しくなぐさめるなどのケア行動が行われ、子どもは安心感を得て泣きやみ、再び遊びに戻っていく」というような相互作用が繰り返されることによって、子どもの内面には、「養育者（他者）は自分が困って自分で解決できないようなときには助けてくれる存在である、そして自分は人から助けてもらえる価値ある存在である」との、他者イメージと自己イメージが内在化するという考え方です。さらに内的作業モデルは、子どもが成長した後には、社会生活を営むうえでの対人関係上の方策、個人が他者に援助を求めるときの行動や、自分の動きかけが効果を持つことの感覚、自分は大切な存在であるとの自尊感情の形成につながると考えられているのです。

子どもの成長とアタッチメント

子どもが成長し、生活の場が家庭から幼稚園・保育園、小・中・高等学校、就職／職場、結婚／新しい家庭へと拡大するにつれ、アタッチメント対象も、養育者から保育士、教員、友人、職場の上司、配偶者などに多様化し、アタッチメントのネットワークを持つようになると考えられています。ネットワークの拡大に伴い、アタッチメント行動は、物理的近接から言語を用いた対人的コミュニケーション（心理的近接性）に変化拡大していきます。乳幼児のころ、不安やこわい思いを感じたときに、養育者や保育士にくっつき、抱っこやなでてもらうことで得ていた安心感は、徐々に「聞いて、聞いて」「先生、あのね」と、養育者や、教員などのおとなに言葉を使って訴える行動に変化し、おとなから「そんなことがあったの、こわかったね、でもよく我慢できたね、がんばったね」と感情を言葉であらわしてもらい、一緒に考え、認めてもらうことにより、情緒が安定して安心感を得る体験へとつながっていくといえます。アタッチメントは乳幼児期だけのものではなく、「ゆりかごから墓場までの人間存在を特徴づけるもの」とボウルビィは述べています。

次回では、保健室に来室する児童と養護教諭のかかわりを、アタッチメント理論を用いて考えてみたいと思います。

参考文献
1）Bowlby, J.'Attachment and Loss. Vol. 1. Attachment.' London:The Hogarth Press, 1969/1982
（J・ボウルビィ著、黒田実郎・大羽蓁・岡田洋子・黒田聖一訳『母子関係の理論Ⅰ　愛着行動』岩崎学術出版社刊、1976年）
2）数井みゆき編著『アタッチメントの実践と応用』誠信書房刊、2012年

連載 保健室とアタッチメント

第2回 アタッチメントの観点からみた児童の様子

【杏林大学 保健学部 看護学科 教授　田中 美千子】

第2回では、アタッチメントの観点から、児童の保健室来室行動と養護教諭の対応について考えてみましょう。

児童の保健室来室意図、保健室来室時の気分

まず、児童が保健室に来るときの来室意図について考えます。筆者の行ったインタビュー調査[1]からは、児童は身体的・心理的ストレス状態となったときに保健室に来室するとの結果が得られています。具体的には、体調不良やけがなどの身体的な不調におちいったときや、友達や教員などとの対人関係上のトラブルがあるとき、授業がわからない・ついていけないなどの学習上の困難が起こったとき、新年度や新学期などの新奇場面、あるいは失敗してしまったときなどがあげられます。このような児童の状態は、アタッチメントの観点からは「安全性の損なわれた状態」といえるでしょう。

また、保健室来室時には、「困る」「いや」「落ち込む」などの否定的感情や、「だるい」「痛い」などの身体感覚、「わからない」「やばい」といった未分化で否定的な情動を抱き、このような状態において「アタッチメントシステム」が発動すると考えられます。つまり、誰かに助けを求めて不安な気持ちをおさめてもらいたいという一次的な欲求（アタッチメントシグナル）のあらわれといえ、このような一次的欲求による行動であるため、児童は自分の情動を明確に言語化できず、「何となく来た」と表現したり、「どうしたの」と尋ねてもずっとうつむいて黙り込んだりといった様子になるのではないかと推測できます。

アタッチメントの持つ３つの機能

アタッチメント機能尺度（山口、2009）[2]を参考に、保健室と養護教諭の持つアタッチメントの機能を以下のように考えてみましょう。

【近接性の維持機能】個人が恐怖を感じたり権威刺激にさらされたりしたときには、アタッチメント対象に近づいて、そばにいようとする欲求やその傾向があります。知らないおとなが家を訪ねてきたときに子どもが養育者の影に隠れ、しがみつこうとする様子が思い浮かびます。成長後は、友人やパートナーとの心理的な近さ、言語による感情の交流など、近接性の維持には物理的近接性だけではなく、心理的近接性も含まれるようになります。メールやチャット、SNSによる交流も、心理的近接性を維持しようとする働きとも考えられます。

児童が「けがや具合の悪いときは、保健室に行って手当をしてもらいたい」と求めることや、「保健室にはいつでも行ける」「気軽に行ける」と感じていることは、この機能にあてはまるでしょう。

【安全な避難所機能】不安を感じるときや危険な状況において、アタッチメント対象に保護と安心を求める傾向、アタッチメント対象の近くに行けば保護され助けてもらえると確信を持つことで安心感を得る機能といえます。

児童にとって保健室は「安全な居場所」であり、養護教諭は「心身のケアができる頼れる専門家」「学校のおかあさん」「温かい雰囲気」「身近な先生」とされ、アタッチメント対象としてとらえられていると考えられます。

【安心の基地機能】アタッチメント対象との相互作用を通して、アタッチメント対象に物理的・心理的に近づきうるものであり、自身の行動や反応に適切な応答を返してくれる、困ったらいつでも養育者が助けてくれるという内在化されたイメージにより、子どもが安心して探索の場に出たり、遊びに没頭したりすることを支える機能といえます。成長後は、他者への信頼感や被援助希求性、自己効力感などに影響すると考えられています。

養護教諭は、「児童がいつまでも保健室にいて、保健室がたまり場になると困る」と心配に思うことがあるかもしれません。しかし、けがの手当やベッドでの休養などの身体的ケア、温かい雰囲気で受容的に話を聴く、なぐさめるなどの情緒的ケア、担任の先生や友達との間を取り持つなどの連携調整など、児童の訴えや欲求に応答的な対応をすると、児童は手当をしてもらって「もう大丈夫」と安心したり、自分で「頑張ろう」と思ったり、「先生と話してすっきりした」と感じたりして、自然に教室に復帰しようとする様子がみられることは、よく経験するのではないでしょうか。

「安心の基地機能」は、アタッチメントの中核をなす機能と考えられ、アタッチメント対象から安心感や満足感を得ることで、児童はイライラ感や不安な気持ちが調整され、安定したニュートラルな情動状態に戻れるため、教室での学習やスポーツ、学校行事などの集団活動、友だちとの交流など（探索システムの発動）を支える機能といえます。この機能が働くことで、むしろ児童は、保健室に居続けるのではなく、教室などへの復帰行動が促進されることが期待されます。

気がかりな児童

ここまで、安定的なアタッチメントの在り方についてみてきましたが、保健室で感じる気がかりな児童の行動をアタッチメントの観点から考えてみましょう。

アタッチメントのシグナルは、乳幼児期には、泣く、養育者にしがみつくなど、容易に判断できる行動であらわれますが、児童期にはわかりにくいシグナルになることがあります。不安の表現がうまくできず、「うるさい！」と保健室のドアを蹴るなど、怒りや暴力で表現されることもあるでしょう。また「何となく」何度も保健室に来室する、来室すると教室に戻らずいつまでもいるといった児童も見受けられます。このような児童の行動は、「まっすぐではないアタッチメントシグナル」ととらえることができ、その背後にある児童の心理社会的な背景について考えることが重要と考えます。

例えば、暴力・暴言で表現される行動の背景には、アタッチメントシグナルを出しても拒絶された体験があったり、あるいは威圧的攻撃的な態度で対応された経験があったりする可能性が考えられます。何度も保健室に来る、ずっと保健室にいる児童は、不安や怒り、悲しみの感情を他者からおさめてもらう体験に乏しく、自分で情動制御する力が未成熟で、よくわからない不安、まだ起こっていないことへの予期不安が常にあるというような可能性も考えられるでしょう。情動の調整がなかなかできず、探索システムに切り替わりにくいので、教室復帰ができないのかもしれません。他者とかかわることへの恐怖感や不安から、教室にいることに苦痛を感じ、保健室に避難したいという欲求のあらわれとも考えられます。また、表情に乏しく働きかけへの反応があまりみられないような児童の場合、過去に泣いたりくっつこうとしたりしてアタッチメントシグナルを出しても「応えてもらえなかった、対応してもらえなかった」という体験を持つ可能性があることも考えられます。

逆に本当は体調不良があったり、つらいことがあったりしても保健室に来室しないような児童も気にかかるものです。「他者に頼っても助けてもらえない、自分は人から助けてもらえない、自分で何とかするべきだ」のような内的作業モデルによる行動かもしれません。自立性が高いととらえることもできますが、一方で自尊感情が低く、もしかしたら生きづらさを抱えている児童なのかもしれません。

このように、アタッチメントの視点でみたときに、児童がまっすぐではないシグナルを発しているととらえたときは、その背後にある本当のアタッチメント欲求は何だろうと考え、その気持ちに寄り添い、対応することが援助者には求められると考えます。

次回は、保健室と養護教諭が果たすアタッチメント機能について考えていきたいと思います。

参考文献
1）田中美千子・安藤智子「保健室と養護教諭が果たすアタッチメント機能：生徒の保健室来室行動と養護教諭の対応の探索的検討」『学校保健研究』59(5)：354-366、2017
2）山口正寛「愛着機能尺度（Attachment-Function Scale）作成の試み」『パーソナリティ研究』17(2)：157-167、2009

連載 保健室とアタッチメント

最終回 養護教諭に求められるアタッチメント

【杏林大学 保健学部 看護学科 教授　田中 美千子】

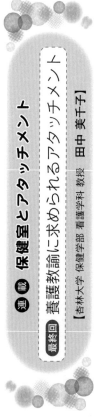

アタッチメントの観点からみた保健室来室行動と養護教諭の対応

筆者が高校生を対象に行った調査[1]では、生徒の保健室来室行動と養護教諭の対応の過程は、「生徒の保健室来室意図」「保健室来室時の生徒の気分」「養護教諭の対応」「生徒の保健室来室後の状態」の4つの場面で構成されており、アタッチメント理論を用いて、保健室の機能と養護教諭の役割を図のようにモデル化しました。

安心の基地としての保健室機能と養護教諭の役割

教室などにおいて、安全性の損なわれた状態（体調不良、学習上の困難、対人関係トラブルなど）となった児童は、否定的な感情（「いや」「痛い」「つらい」など）が生じて保健室に来室します。このとき、児童の内面にある「保健室は何かあればいつでも行ける、保健室には養護教諭がいて助けてくれるだろう」とのイメージが来室の後押しをすると考えられます。そして、養護教諭は、身体的ケアも情緒的ケアも両方できる専門性により、児童のニーズを心身両面から把握し、応答的な対応をすることで、安心の基地としての機能を果たすと考えられます。

保健室において養護教諭は、来室した児童の心身の状態を見立て、身体面への適切な処置を行うと同時に、不安をやわらげ、訴えをよく聴く・受け止めるなどの情緒面へのケアも同時に行います。養護教諭は、身体的ケアから情緒的ケアに移行するためのそれぞれの観点を持つことが認められており、身体的ケアと情緒的ケアを同時に、あるいは段階的、交互に行うことが、養護教諭の重要な機能のひとつといえます。

児童は、このようにアタッチメント欲求に応答的な養護教諭の対応が行われ、感情が調節されニュートラルな状態に戻ると、満足して、自分から「すっきりした、頑張ろう」のように思い、授業に復帰していくことが期待されます。

時に児童が、泣く、騒ぐ、暴言、暴力、緘《かん》黙《もく》するなどの、まっすぐではないアタッチメントシグナルを出したとしても、その行動には心理社会的な背景があることを考慮し、丁寧に慎重に、かつ毅然とした態度で対応することが必要です。アタッチメント理論を応用した子育て支援プログラム「Circle of Security（安心感の輪）」[2]では、子どもの安心感を醸成するための養育者の在り方を「大きく、強く、賢く、そして親切に bigger, stronger, wiser, and kind」と述べています。アタッチメント対象としての役割を養護教諭が果たすためにも、この在り方は重要と考えます。

成育歴の中で、アタッチメント対象がなかなか応答してくれない経験を繰り返してきたのであろうと推測される児童には、「保健室では温かな態度で手当をしてもらえる、自分の話をしっかり聴いてもらえる、つらいときには休養できて養護教諭が見守ってくれる」などの、アタッチメント欲求に応答的に対応してもらえる体験の反復が重要であると考えます。保健室における養護教諭との肯定的な体験は、その児童の「他者は自分を助けてくれない、自分は価値のない人だ」のような内的作業モデルを修正し、対人関係における方策を変化させるきっかけになるのではないかとも期待されます。

まっすぐではないアタッチメントシグナルに対して、養護教諭のほうが動揺して、威圧、叱責、体罰、制圧などの対応法を用いることは、「他者は自分が働きかけても力で抑制しようとする、やはり自分の言い分は聴いてもらえない、それは、自分は価値のない存在だから」との他者―自己モデルを上書き・強化することにつながり、児童との関係性のさらなる悪化を招いてしまうと考えます。

まとめ[3]

アタッチメント理論を用いることで、保健室の機能と養護教諭の役割について新たな視点からみなおし、児童の保健室来室行動をアタッチメント行動のひとつとしてとらえなおすことができます。児童の保健室来室行動は、ストレス状態を自ら回避し安心感を得るための心理社会的行動であり、生理学的なホメオスタシスの維持にも役立つものとの観点が得られるでしょう。そして保健室において、養護教諭が児童のアタッチメント欲求に応答的な対応をすることが、児童の情緒を平常化し、学業への復帰や友達との交流などの探索行動を促進するという一連の流れを説明することができると考えます。

このことは、養護教諭が保健室における児童への対応に自信を持って取り組み、自分の職務を意味あることと肯定的にとらえることにもつながるのではないでしょうか。また、保健室や養護教諭がこのような機能と役割を果たしていることを、学校全体として把握し理解を示すことが、さらに保健室や養護教諭の機能を高め、家族や教員などの身近なおとなに対する児童の安心感や信頼感を醸成すると考えられます。児童の内面に「自分は受け入れられる価値ある存在、他者は自分が困ったときに助けてくれる存在」という内的作業モデルを形成し、安定した心の状態を育成するものとなるでしょう。

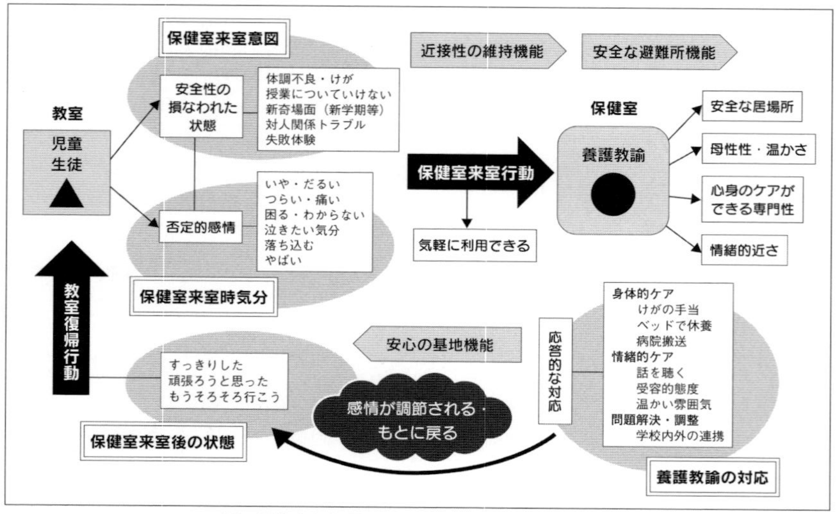

図　保健室と養護教諭の果たすアタッチメント機能

参考文献
1）田中美千子、安藤智子「保健室と養護教諭が果たすアタッチメント機能：生徒の保健室来室行動と養護教諭の対応の探索的検討」『学校保健研究』59(5)：354-366、2017
2）Powell, B., Cooper, G., Hoffman, K., et al. *The Circle of Security Intervention*. New York, London：The Guilford Press, 2013
3）田中美千子「安心感の基地としての保健室機能と養護教諭の役割：アタッチメント理論から養護教諭の行い健康相談を考える」『学校健康相談研究』15(1)：21-27、2018

◆養護教諭の◆

実践紹介

保健室「備忘録ノート」で働き方改革!!

益子 幸子 先生
東京都 葛飾区立花の木小学校 養護教諭

● はじめに ●

養護教諭の仕事内容は、学期・時代の流れ・各学校の教育課題でさまざまに変容していくと思います。変化に合わせて日々の仕事に柔軟に対応し、迅速かつ正確に実施していくことが必要になります。

養護教諭の仕事の中でも、定期健康診断は普遍的かつ重要なものになります。どうしたら迅速に間違いのない実施ができるのだろうかと考えました。日々の実践の中で、記録をして次年度に残していくことが大切だと思い、働き方改革にもつながる保健室の「備忘録ノート」を作ってきました。

● 備忘録ノートを始めるきっかけ ●

私が養護教諭に新規採用されたとき、前任だったベテランの養護教諭が残してくれた「備忘録ノート」に助けられ、春すぐに始まる、定期健康診断を無事に終えることができました。そのノートには健康診断ごとに細やかに実施した内容、準備すること、担任に伝えるべきことなどといった養護教諭にしかわからない内容がたくさん記録されていました。前任の養護教諭が残してくれた宝物・財産のように感じます。

そして、前任の養護教諭が残してくれた備忘録ノートを活用しながらも、自分なりにノートの記録の仕方を変えていきました。何年続けていても、記録して次年度に残しておくことが次の年の自分を守ってくれると痛感しています。

● 備忘録ノートのデジタル化 ●

今までは手書きの備忘録ノートに、時間をかけて記録を書いていました。しかし、近年は保健室の業務内容もデジタル化が進んでいて、活用することで正確かつ迅速に仕事を進められないかと思いました。

そこで手書きで作っていた「備忘録ノート」をWordで作成することにしました。その中で、健康診断の実施内容などに関して、前年度中に入力して印刷したものを、ファイルにつづりました（写真１、２）。

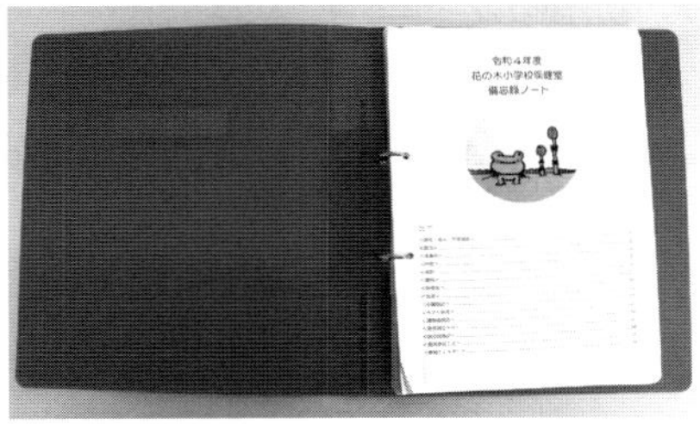

写真１　備忘録ノート（表紙）

目次

写真２　目次

また、写真２の目次にあるように、定期健康診断以外にも１年間の流れで必ず実施するすべての内容を、網羅して記録しました。新年度が始まって健康診断の準備をする際に、この記録にある通りに実施することにより、当然実施すべきことが抜け落ちることなく確実に準備をすることができました。

● 掲載内容を一部紹介します ●

備忘録ノートの中で、健康診断の項目ごとに実施日、事前準備の内容、事後処理、欠席者の記入欄を設けています（画像１、２）。

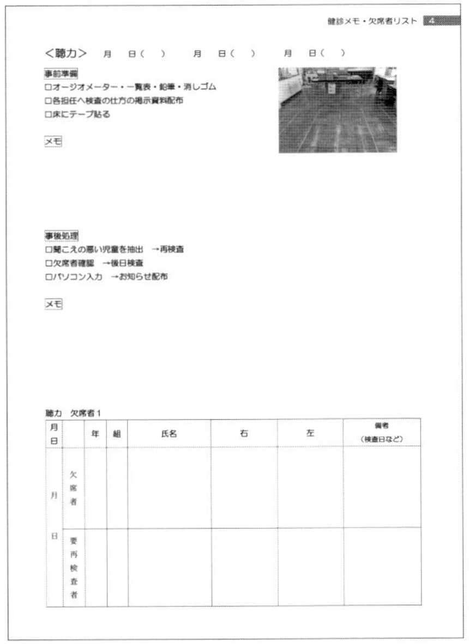

健診メモ・欠席者リスト　4

＜聴力＞　月　日（　）　月　日（　）　月　日（　）

事前準備
□オージオメーター・一覧表・鉛筆・消しゴム
□各担任へ検査の仕方の掲示資料配布
□床にテープ貼る

メモ

事後処理
□聞こえの悪い児童を抽出　→再検査
□欠席者確認　→後日検査
□パソコン入力　→お知らせ配布

メモ

聴力　欠席者１

月日		年	組	氏名	右	左	備考（検査日など）
月	欠席者						
日	要再検査者						

画像１　聴力検査

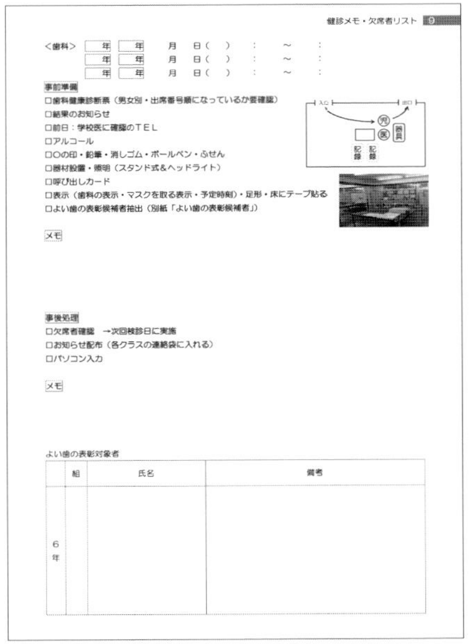

健診メモ・欠席者リスト　9

＜歯科＞　年　年　月　日（　）　:　～　:
年　年　月　日（　）　:　～　:
年　年　月　日（　）　:　～　:

事前準備
□歯科健康診断票（男女別・出席番号順になっているか要確認）
□結果のお知らせ
□前日：学校医に確認のＴＥＬ
□アルコール
□〇の印・鉛筆・消しゴム・ボールペン・ふせん
□器材設置・照明（スタンド式＆ヘッドライト）
□呼び出しカード
□表示（歯科の表示・マスクを取る表示・予定時刻）・足形・床にテープ貼る
□よい歯の表彰候補者抽出（別紙「よい歯の表彰候補者」）

メモ

事後処理
□欠席者確認　→次回検診日に実施
□お知らせ配布（各クラスの連絡袋に入れる）
□パソコン入力

メモ

よい歯の表彰対象者

	組	氏名	備考
6年			

画像２　歯科健診

前年度の健診時のレイアウトの写真も掲載することにより器具の配置、テーブル、椅子の配置がよくわかり、準備の時間を短縮することができます。事前準備・事後処理については、各項目が実施できたかどうかをチェックボックスにチェックを入れて確認します。欠席者などを記入する欄には、クラスや氏名とともに、備考欄に検査日や検査時に実施することなどを記入しました。そして、欠席者や要再検査者については、検査後に結果を記入しました。そして、実施後に、メモ欄に今年度実施してスムーズにできた良かった点と改善すべき点を記録して、来年度同じミスが起きないようにしています。

定期健康診断は、新年度の忙しい中、新規採用や異動してきた先生方を迎えて毎年実施しています。新しく赴任された担任の先生方にとって、異動前の学校で行った健康診断の実施方法と違う場合もあるため、その先生方に説明する際に押さえておくべきことなどもメモ欄に記録しておきます。

● おわりに ●

保健室経営の中で、先の行事を見越した準備ができていると、忙しく大変なときでも順調に進められることが多々あると思います。

生活の中でも整理・整頓などが必要とよく言われていますが、保健室の仕事の内容も整理・整頓することが必要だと感じます。効率も考え、優先順位として今何が大切なのかを考えられたらよいのではないでしょうか。

今年度、手書きの保健室備忘録ノートをデジタル化して、効率よく健康診断の実施と事後処理ができました。また、異動時の引き継ぎでも、新たな準備をすることなく次の養護教諭へ引き渡すことができると思います。

備忘録ノートには、定期健康診断以外にも、アレルギー対応実施項目、就学時健康診断、年度末の準備も収録しています。新年度は新１年生を迎えて始まります。毎年新しい保健室、新しい仕事内容、新しい保健指導とは何かを考えながら、前向きに進めていけたらいいのではないかと思います。

◆養護教諭の◆

実践紹介

命と生きることの尊さを伝える「いのちの学習」の取り組み

岸本 ユミ 先生
元 愛知県 豊田市立五ケ丘小学校 養護教諭

● はじめに ●

愛知県豊田市の西部に位置する本校は、児童数156名の小規模校です。けがや病気も少なく、落ち着いた地域・家庭環境の中で、子どもたちは素直な思いやりの心を育んでいます。しかし、「全国学力・学習状況調査」や本校が毎年行っている「心のアンケート」の結果からは、自分に自信がもてず、自己肯定感の低い子が多い傾向であることがわかりました。そこで、自分の存在がどれだけ尊いものかを実感し、自分らしく『命』を輝かせてたくましく成長していけるように、「いのちの学習」を編成し、学校全体で取り組むことにしました。

●「いのちの学習」を効果的に進めるための手だて ●

①発達段階に応じた内容で構成し、6か年で系統的に進める
②保健、道徳科、学級活動などの他教科と関連を図り、教科横断的に進める
③家庭と連携し「あなたが大切」というメッセージを繰り返し伝える

また、より専門的に、より体験的に学ぶことができるように、学年によっては外部講師を招き、そのコーディネート役や導入となる指導を養護教諭が行っています。

● 授業実践紹介 ●

各学年の中心となる授業内容は、保健だよりに掲載して、各家庭に配布しました（表）。

学年	実施月	中心となる授業の主題・題材（教科）	各教科との関連
1	1月	ふしぎなメガネで見てみたら（学活）	道徳
		プライベートゾーンをまもろう（学活）	
2	2月	おへそのひみつ（学活）	道徳 生活科
3	10月	命の始まり（学活）	道徳 総合
4	12月～1月	育ちゆく体と私（保健）	道徳 保健 総合
		命の冒険旅行（学活）※助産師さんとの授業	
5	11月	自分らしく生きるということ～性の多様性について考えよう～（学活）	道徳 理科
6	11月～12月	がんとともに生きる～今、私にできることは～（総合）※がんサバイバーさんとの授業	道徳 保健
なかよし	12月	じぶんのからだをたいせつにしよう（学活）	自立活動

表　学年ごとの授業一覧（保健だよりより抜粋）

今回は、これらの中から3つの学年の授業を紹介します。

(1)「命の冒険旅行」で『自分が今ここにいる命の奇跡・軌跡』を知る（4年）

4年生は、助産師さんと連携した授業を行いました。

授業は、「精子」「卵子」「受精卵」の3D映像からスタートし、導入から子どもの興味関心を引きつけました。おなかの中で赤ちゃんが育っていく映像や、実際の大きさを実感する体験活動、出産のデモンストレーション、赤ちゃん抱っこ（写真1）などの様々な工夫によって、自分の命がどうやって成長し、誕生してきたのかを深く学びました。

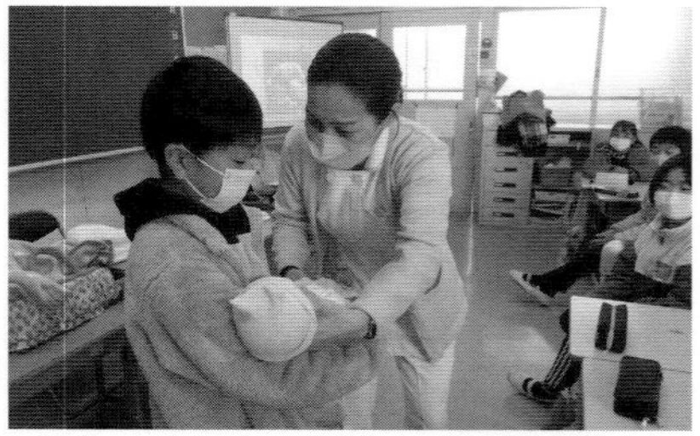

写真1　赤ちゃん人形を抱っこ「意外と重いよ」

最後には、保護者からの「生まれてきてくれてありがとう。ずっと大切な宝物だよ」と書かれた手紙を読み、感極まって泣いている子もいました（写真2）。

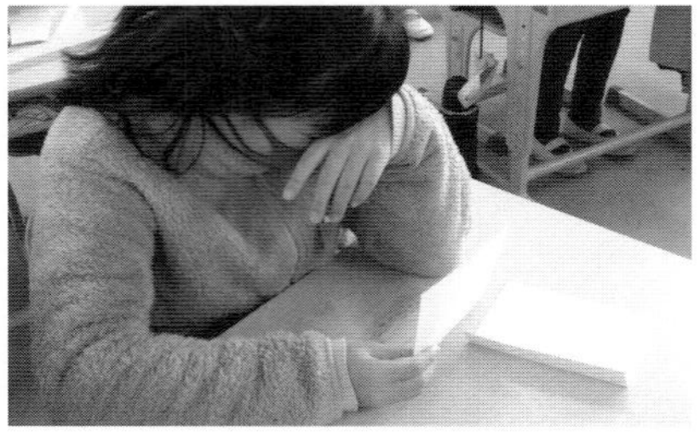

写真2　おうちの人からの手紙を読んで涙、涙

(2)自分らしく生きるということ～性の多様性について考えよう～（5年）

5年生は、心と体の多様な性を考える授業を行いました。「LGBTQ」という言葉や、その意味を教えることが目的ではありません。男女二分化された生活に違和感や生きづらさを感じている人がいることを知り、当事者も周囲の人も、どのようにしたらお互いが気持ちよく過ごしていけるのかを考えさせたいと思いました。授業では、様々な性があることを動画を通して考えました。当事者の気持ちの変化、心情に迫ることができるように発問を工夫し、考えをワークシートに記入させた後、意見交流をしました。

振り返りでは、「悩みを打ち明けられたとき、自分に何ができるかを一緒に考えたい」などの、ともに支え合っていこうとする感想が多く見られました。

(3)「がん」で命を学ぶ「がんとともに生きる～今、私にできることは～」（6年）

6年生では、中学校進学に向けて、これからの「生き方」についても深く学ぶことができるようにしたいと考えました。そのために「がん教育」を「いのちの学習」の柱として位置づけ、脳腫瘍を経験した大学生のKさん及びその家族と連携した授業を展開していくことにしました。当日はKさんが考えたクイズを楽しんだり、入院治療中に心の支えになったことや家族友達への想《おも》いを聞いたりしました（写真3）。最後にKさんから、今目指している職業や目標についての話を聞き、「いつも明るく前向きに」というメッセージをいただきました。「病気になったからこそできることが自分にはある。だから五ケ丘小のみんなにも出会えた。がんは神様が与えてくれた贈り物だ」という、Kさんのメッセージは、どの子にも深く胸に刻まれたことでしょう。

授業の振り返りには、多くの子が「ぼくもKさんのようになりたい」「つらいことがあっても前向きな気持ちで乗り越えたい」と書いていました。

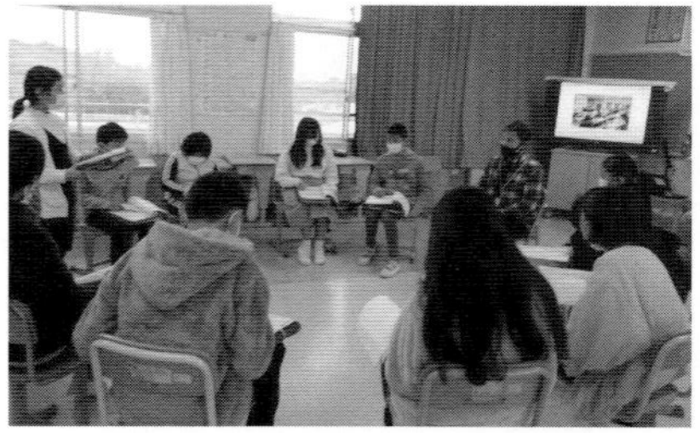

写真3　Kさんを囲んでグループトーク

● おわりに ●

自尊感情を高めることを一番のねらいとした「いのちの学習」に取り組んで、5年になります。心の変化は見えにくく、育つ家庭環境も様々なので評価は難しいのですが、今後も学校教育全体で「いのちの学習」を積み上げていき、個々の心の成長、変容を追っていくことが大事だと考えます。継続、発展させていくには、現職教育主任や担任との行動連携を図り、年間計画の見直しや、指導案や教材教具の整備・充実に努めることが課題だといえます。

「私は大切に思われている」「生きるって素晴らしい」と、どの子も幸せで前を向いて進んでいける気持ちを育み、安心して大きくなっていってほしいと願います。

◆養護教諭の◆
実践紹介

からだの元気は口から 健康は健口から 高知県の小学校とのオンライン歯科保健交流

米田 美絵子 先生
大阪府 大阪市立神津小学校 養護教諭

● はじめに ●

本校は、大阪市内を貫流する淀川の北側に位置し、校区内には阪急十三《じゅうそう》駅があり、十三駅から延びる商店街にはたくさんの店舗が立ち並ぶ活気あふれる地域にある中規模校です。

本校は令和３年度・４年度に日本学校歯科医会から「生きる力を育む歯・口の健康づくり推進事業」の指定をいただいたことを受け、歯科保健教育の充実を目指して取り組んできました。新型コロナウイルス感染症の流行により、学校現場でもオンラインの普及が進み、そのことから、他県との交流を企画しました。そして、令和３年度の１年間高知県の小学校とオンライン歯科保健交流を行いましたので、その取り組みの一部を紹介します（写真１）。

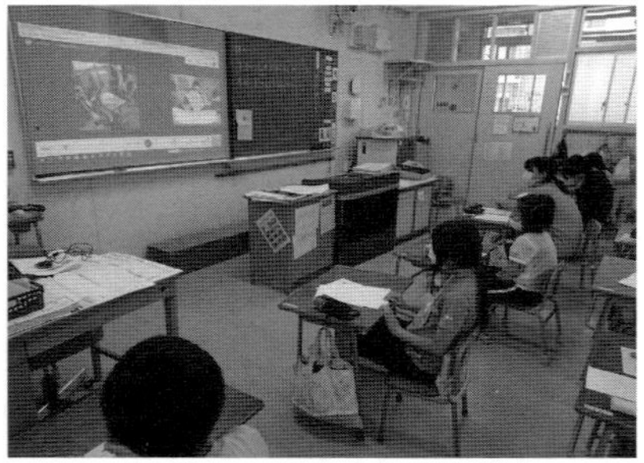
写真１ オンライン歯科保健交流

● 両校の歯科保健の取り組みの紹介 ●

歯科保健交流は、他校の歯科保健に関する取り組みを知ることや、自校の歯科における健康課題についても考えることを目的としました。学期に約１回、委員会活動の時間に、パソコンやプロジェクターなどのＩＣＴ機器を活用したオンライン交流を実施しました。

はじめは、両校の歯科保健の取り組みや、学校がある地域の紹介をしました。高知県の小学校からは、フッ化物洗口を週に１回実施していることや、歯みがきに関するポスターを学校に掲示していることを紹介してくれました。また、自然豊かな環境の中にある小規模校であることや、学校給食の紹介をしてくれました。本校からは、コロナ禍であったため、取り組みを休止している「あいうべ体操」の紹介や、毎年秋頃実施している「CO・GO検診」の紹介を行いました（写真２）。また、口腔外傷を含むけがの予防のために、体幹トレーニングに重点を置いた神津小学校オリジナルの体操を作成し、授業が始まる前や、授業の合間に週２～３回各教室で取り組んでいることを紹介しました。

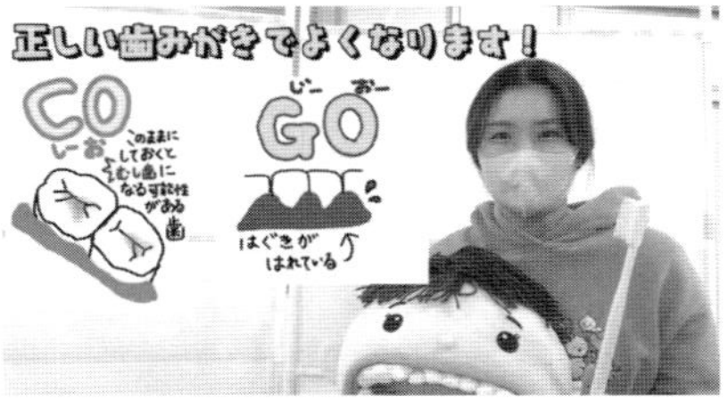
正しい歯みがきでよくなります！
CO
GO
写真２ 本校での取り組みの紹介（CO・GO 検診）

子どもたちは、初めての他県とのオンライン交流ということで、少し緊張していましたが、住んでいる地域によって給食の献立が違うことに驚いた様子がありました。そして「好きな給食の献立は？」と両校の児童に聞くとどちらも「からあげ」と回答し、住んでいる地域は違うけれど、好みや考えることが似ていることに、子どもたちがうれしく思う様子がみられました。

● 歯科アンケート作成 ●

環境が異なる学校同士での取り組みのため、「歯科に関するアンケート」を保護者を対象として６月に両校で実施しました。内容は、「定期的に歯科を受診しますか？」「CO・GOの言葉の意味を知っていますか？」などといった10の質問と学校歯科医に相談したいことに回答・記入してもらいました。

そして、下記のような保護者からの相談に、両校の学校歯科医から回答していただいた内容を、アンケート結果と一緒に掲載した「歯科保健だより」を作成し、両校で配付しました。

> **相談**「歯みがきが嫌いで困っています。何か方法はありませんか？」
>
> **回答**「歯みがきの大切さを理解してもらうように日頃から声をかけ、できたらほめてあげてください」
> 「みがくようにしつこく言うのは逆効果の場合もあります。歯をみがくとさっぱりして気持ちがよくなるという感覚を覚えさせるのは重要です。大人が面倒だと思っていたり、みがいていなかったりなど、義務的にみがいていると子どもも同じ傾向になります」

保護者からの相談と両校の学校歯科医からの回答（一部抜粋）

● 紙芝居動画の作成 ●

２回目のオンライン歯科保健交流では、上記の歯科に関するアンケート結果や学校の歯科課題を発表し、児童会活動としてどのようなことができるのかを考えました。その結果、「むし歯になりにくい歯のおはなし」というテーマの紙芝居動画を作成することになりました。ストーリーは高知県の小学校が考え、イラストは本校の児童が描きました（写真３、４）。イラストが完成した後、高知県の小学校にイラストを送付し、両校でせりふを吹き込む作業を行いました。

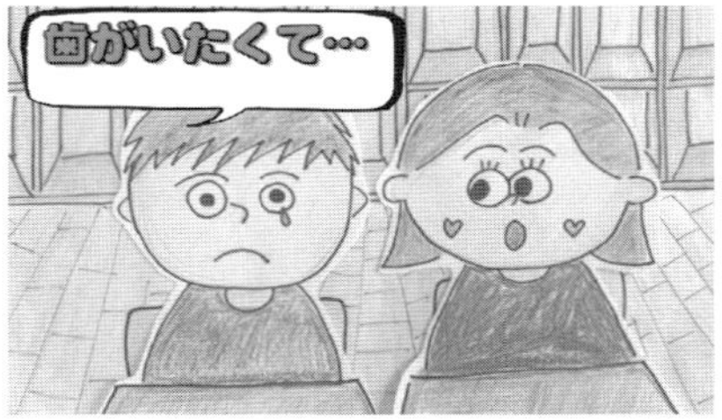
歯がいたくて…
写真３ 紙芝居動画①

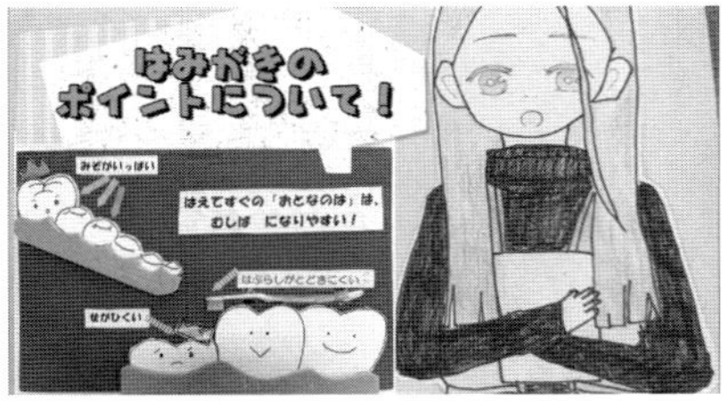
はみがきのポイントについて！
写真４ 紙芝居動画②

完成した紙芝居動画とともに、高知県の小学校と本校で取り組んでいる歯科保健を両校の養護教諭が紹介する動画も用意し、両校の児童集会で、全校児童が視聴しました。

● おわりに ●

新型コロナウイルス感染症の流行によってＩＣＴ機器の活用やオンライン授業を行う場面が多くなり、今までは難しく感じていた他県との交流をオンラインを活用して行うことができました。１年間という限られた期間ではありましたが、子どもが住んだことのない他県の小学校と一緒に歯・口の健康づくりに取り組むことは、子どもや学校にとっても貴重な経験となりました。歯・口の健康づくりという共通の目的で取り組んできましたが、学校のある地域の違いを知ったり、地域が異なることによって給食の献立にも違いがあることを知ったりするなど、児童会活動を通して、普段の学習では経験できないようなことを、経験することができました。子どもたちからは「めっちゃ楽しかった！」「高知県に行ってみたい！」という声がありました。

ほかにも本校では、他県だけではなく、近隣の幼稚園や小学校、中学校とも連携した歯科に関する取り組みを行っており、近隣の小学校と一緒に歯科保健教材を作成しました。本校の学校歯科医にも出席していただき、専門的な助言を受けながら作成することができました。今後は、オンラインの普及を生かし、他県の学校とも一緒に何か教材や資料を作ることは可能なのではないかと考え、様々なツールを活用した歯科保健教育に引き続き取り組んでいきたいと思います。

◆養護教諭の◆

実践紹介

子どもたち一人ひとりの豊かな心とからだを育むための健康教育

河野 和美 先生
前 岡山県 笠岡市立今井小学校 養護教諭

● はじめに ●

本校は、全校児童35名の小規模校です。令和４年度末をもって統廃合することが決定しており、児童は令和５年４月より統合先の小学校へ通うことになっています（令和５年２月現在）。

今井小学校では、毎年年度末に児童へ「学校アンケート」を実施して児童の学校に対する思いや意欲などを調査し、次年度へ活《い》かしています。令和２年度末の「学校アンケート」結果から児童の自己肯定感の低さが課題としてあがり、令和３年度は、児童の自己肯定感の向上に取り組みました。その結果、令和３年度末の「学校アンケート」結果は、「自分に良いところがある」という肯定的評価100％を達成し、児童の自己肯定感が高まっていることがわかりました。統廃合に向けて不安を持つ児童が多い中、自己肯定感が土台となる自己効力感（Self-Efficacy）育成の最適期であると考えました。そこで、令和４年度は、児童、教職員、保護者が一丸となり、「NIKO×２さわやかプロジェクト」を立ち上げて、児童の自己効力感の向上に取り組みました。その一部を紹介します。

● 実践 ●

（１）教職員研修

児童の自己効力感を向上させていくためには、私たち教職員が自己効力感について知り、それを意識した対応、仕掛けを行っていく必要があります。そこで４・11月に「自己効力感」をテーマに教職員研修を実施し、教職員の意識を高めました。研修を行うことで教職員自身も「気持ちが温かくなった」という感想をいくつももらいました。先生方のその気持ちが児童へ反映されたのだと思います。

（２）NIKO×２さわやかプロジェクトの流れ

睡眠は、心と体の健康に重要な役目を担っていることから、睡眠指導をベースとした年４回のチャレンジ週間を設けています。その前後でアンケート調査を実施し、児童の行動、意識の変容を可視化しています。その結果は、保健だよりを通して保護者へもお伝えしています。

チャレンジ週間の前に朝の学習の時間を利用して保健指導を実施し、チャレンジ週間に意識してほしい「めあて」を、根拠と一緒に伝えます。児童は、「NIKO×２さわやかカード」と題したカードへ行動を記録し、めあてを実践できたら色を塗っていきます。自己効力感育成のために、１学期は「早寝」「チャレンジする気持ち」、２学期前半は「チャレンジする気持ち」「姿勢」、後半は「リフレーミング」「ありがとうの伝え方」、３学期は「笑顔」について保健指導を行いました。オリジナルの「早ね太郎物語」をベースに、年間を通して指導を行い、児童は楽しんで取り組んでくれたようです。早ね太郎物語のキャラクターは、児童が考えてくれました。

（３）特別な健康観察

自分の心と体の状態を見つめる時間を確保し、自己管理能力の育成を促す目的で、月に１回、特別な健康観察[文献1]と題して、児童に自分の心身の状態を絵で表現してもらっています。朝の健康観察だけでは言い表せない心身の状態や悩み事を描いてくれる児童もおり、教育相談ツールとしても大活躍しています。また、「NIKO×２さわやかカード」に貼って保護者にも見てもらい、相互理解ができるようにしています。せっかく絵にしてもらうので、同意を得た児童の絵はスキャンして、掲示物としても利用しています（写真１）。

（４）大型パズルに挑戦！

「児童がもっと楽しんで笑顔で今井小学校最後のチャレンジ週間に臨んでほしい」「最後にみんなで何かをしたい」と思い、チャレンジ週間中に「めあて」を意識して行動できた（カードに色が塗れている）児童には、大型パズルのピースを渡しました。みんなが「めあて」を達成すればするほど、大型パズルが完成していくという仕組みです。低学年はもちろん、高学年の児童もとても楽しんでパズルのピースを貼ってくれました（写真２）。

こころの顔
写真１　心身の状態を絵で表現

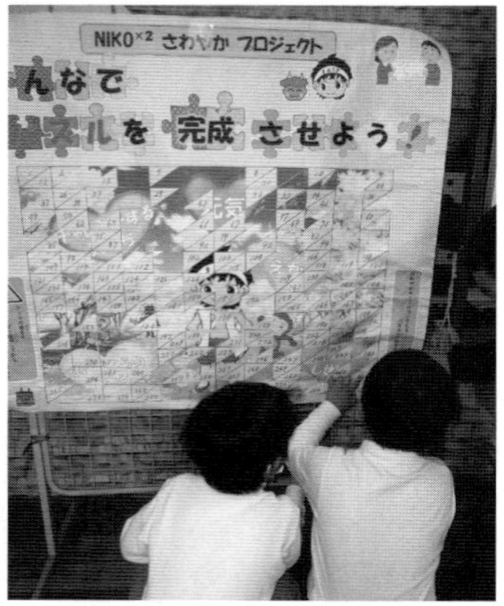
NIKO×2 さわやか プロジェクト
んなで
ルを 完成 させよう！
写真２　全児童でパズルを仕上げる

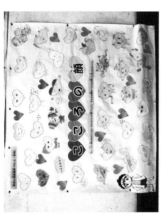

● 成果と反省 ●

チャレンジ週間前後の児童へのアンケート結果を比較することで、児童の意識と行動の変容を可視化しました。アンケートは、質問10項目４件法で行い、うち５項目を自己効力感に関する質問項目とし、一般性セルフ・エフィカシー尺度（General Self-Efficacy Scale）[文献2]と、児童用一般性セルフ・エフィカシー尺度（General Self-Efficacy Scale for Children）[文献3]を参考に、本校の実態に合わせて作成しました。自己効力感に関する５項目の合計を自己効力感の指標と捉え、年度初めと年度終わりを比較すると、次のようなグラフになりました（図）。

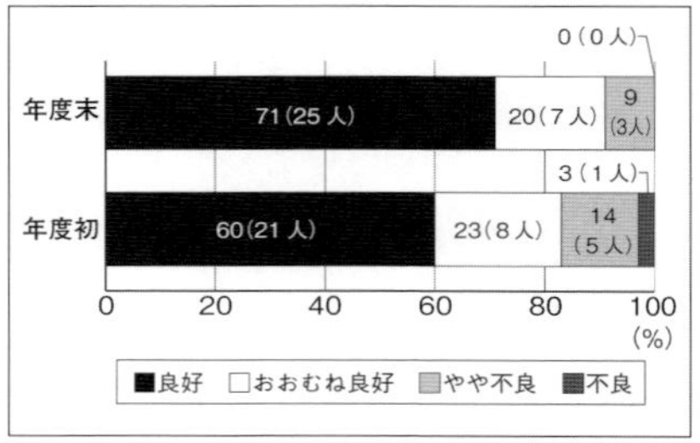
0（0人）
年度末
71（25人）
20（7人）
9（3人）
3（1人）
年度初
60（21人）
23（8人）
14（5人）
0
20
40
60
80
100
（%）
■良好 □おおむね良好 ▨やや不良 ■不良
図　自己効力感の推移（年間）

「良好」「おおむね良好」の良好群が３名増加し、「やや不良」「不良」の要支援群が３名減少しました。

結果は一長一短で、劇的な変化はありませんでしたが、児童の日々の様子からも自己効力感は着実に向上していると確信しています。閉校のその日まで、取り組みを続けていきたいと思います。

● おわりに ●

本校は小規模校です。統廃合の話が出始めた頃から児童の心の揺れが伝わってきました。これまで通っていた学校がなくなるのですから、当たり前のことです。児童が新しい環境に果敢に挑戦できるように、「自分なら大丈夫だ」と思えるように、その心の土台をづくりに教職員一丸となって取り組んだ一年でした。新年度から児童が新しい環境で楽しく笑顔で生活ができていることを切に願っています。

参考文献等
1　大竹直子『自己表現ワークシート２』p.56-57、図書文化社、2008年
2　坂野雄二・東條光彦「一般性セルフ・エフィカシー尺度作成の試み（原著論文）」『行動療法研究』12(1):73-82、1986年
3　福井至他「児童用一般性セルフ・エフィカシー尺度改訂版(GSESC-R)の作成」『日本行動療法学会大会発表論文集』(34):240-241、2008年

◆養護教諭の◆
実践紹介

児童が主体的に取り組む 歯・口の健康づくり

谷口 由美 先生
鹿児島県 鹿児島市立山下小学校 養護教諭

● はじめに ●

本校は、鹿児島市の中央に位置し、433人の児童が在籍する中規模校です。本校児童の多くは、1日3回の歯みがきが定着しており、未処置歯のある者の割合は減少傾向にあります。しかし、歯科健康診断の結果から見ると、一部ですが、むし歯の再《さい》罹患《りかん》や歯石があるなど、口腔の衛生状態を継続して良好に保てないという課題があります。そこで、児童一人ひとりが、生涯にわたって、自分の歯・口の健康に関心をもち、自分の健康課題に対して適切に対処できるなど、児童が「自分の体は自分でつくる」自己管理能力育成を推進できるように取り組んでいます。今回は、その一部を紹介します。

● 歯・口の健康週間 ●

児童が健康づくりを意識して取り組むためには、環境を整えることが大切です。そこで、歯・口の健康週間では、健康づくりを自分事と捉えられるように、次のような取り組みを行いました。

<学級活動>

歯科保健指導を前半と後半の2部構成で行いました。前半では、学校歯科医による指導を全校一斉にリモートで行い、保健委員会の児童が学校歯科医にインタビューする形式にしました。後半では、歯科健康診断の結果を配布し、学級担任が歯式を確認しながら「奥歯の歯みがきを丁寧にしよう」などと、個別にアドバイスをしました。

<ミニ歯科保健指導>

給食後の歯みがき指導の際に、担任が日替わりの内容でミニ歯科保健指導を行っています。1日目は、歯ブラシの毛先の状態の確認（写真1）、2日目は、咀嚼《そしゃく》の大切さ（1口30回）について指導を行いました。

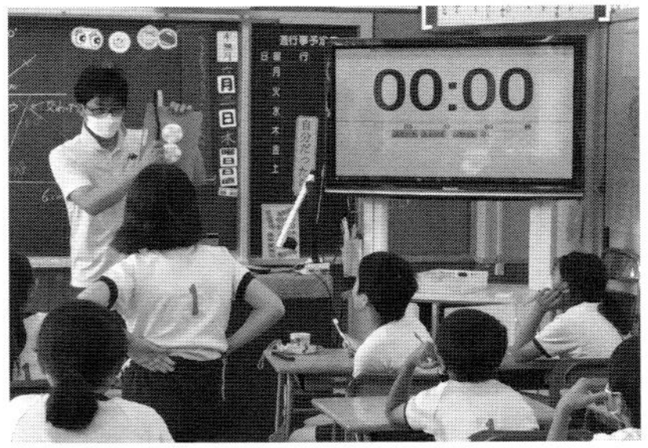

写真1　ミニ歯科保健指導の様子

<保健委員会活動>

新型コロナウイルス感染症の流行により、児童集会を動画配信で行うことになりました。保健委員会は「山下小ニュース」として、給食時間に咀嚼実験をしながら食べたときの様子を放送し、いつも通りに食べたときと一口30回かんで食べたときの差の感想やかむことの良さ、かむためのコツをニュース番組のような形で紹介したり（写真2）、歯の役割や健康づくりについてペープサート（紙人形劇）で紹介したりしました。

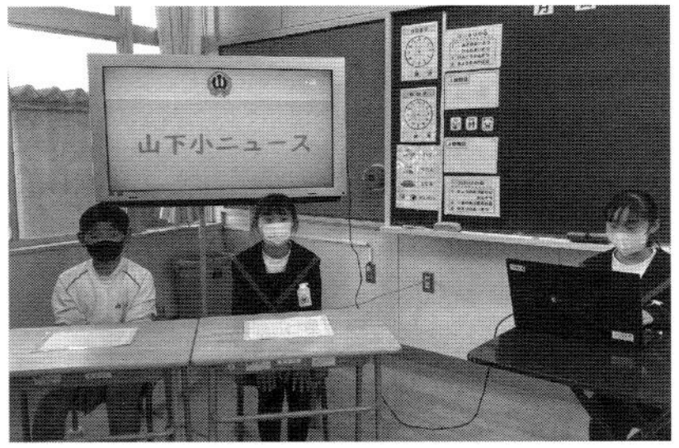

写真2　「山下小ニュースの放送」

「山下小ニュース」は保健委員の児童が中心となって、インターネットや図書館で調べたことをまとめて、動画の台本の作成や編集を行いました。

さらに、「歯みがき教室」を開催し、保健委員の児童が中心となって歯の健康コーナーを作り、模型を使ったブラッシングレッスンや歯・口の検定を実施したり、紙芝居や絵本の読み聞かせを行ったりしました（写真3）。

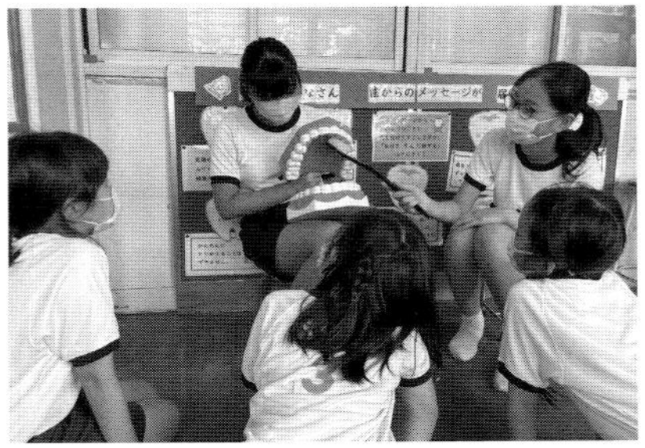

写真3　歯みがき教室の様子

保健委員は、山下小の健康リーダーとして自分たちで調べたことをほかの児童に伝える活動を通して、達成感や喜びを感じている様子でした。また、低学年の児童も上級生に教えてもらったことに対し、とてもうれしそうにしていたのが印象的でした。

● 歯科健康診断 ●

歯科健康診断では、事前指導・事後指導に重点を置いています。児童が主体的に健診を受けられるように、学級担任が健診の目的や健診に使われる用語などを説明したり、学校歯科医を紹介したりして、健診の見通しをもたせています。また、歯科健康診断を受ける際には、めあてを立てるようにしており、ある4年生の児童は、「むし歯があるかないかを知り、歯の健康について考える」というめあてを立てていました。健診の見通しや自分のめあてをもたせることにより、児童が主体的に健診を受け、これからの健康づくりを考えようとする姿が見られるようになりました。

健診会場前では、健診中のマナーやむし歯の成り立ち、歯に残りやすいお菓子などについて、養護教諭が事前指導を行いました。

歯科健康診断における学校歯科医との連携では、健診前の打ち合わせで、前年度に歯科受診をしていない児童や毎年のようにむし歯がある児童への声掛けと、肥満傾向の児童に対する咀嚼の大切さの指導を、学校歯科医にお願いしています。健診に対して不安がある児童については、先に健診を受けている児童の様子を近くで見学させたり、事前に健診に使う器具に触れさせたりして、不安を取り除くことができるようにしています。また、歯科健康診断終了後には、学級指導などで、歯・口の健康づくりとして頑張りたいことなどを振り返り、目標を決める時間を設けました。

児童は、学校医に質問したことや掲示物などから得た知識を取り入れてこれからの目標を決めていました。

● 歯みがきソング ●

全校児童から歌詞を募集し、その中から、保健委員が言葉を組み合わせて歌詞を作成し、音楽専科の教諭がメロディーをつけた「山下小歯みがきソング」を、給食後の歯みがきタイムに視聴し、音楽に合わせて歯みがきをしています。休み時間に口ずさんでいる児童がいるほど、とても好評な歯みがきソングです。歌詞の中に「奥歯はむし歯になりやすい。細かく細かく丁寧に」というフレーズがあり、児童は、歯みがきに関する知識と技能を身につけてきているのではないかと感じました。

● おわりに ●

児童の実態に合わせた歯・口の保健教育を通して取り組みをしてきました。保健委員会の児童が全校の健康づくりのリーダーとしての自覚をもち、主体的に活動を進め充実した取り組みを実践することで、ほかの児童との協働的な学び合いにつながります。また、学校歯科医との連携により、学級・学校の現状や発達の段階、個の健康課題に合った指導を工夫することができ、児童の歯・口の健康に対する態度に変容が見られました。

今後も児童一人ひとりが自分の健康課題に気づき、その課題を主体的に解決しようとする態度と意欲を育成できるように、今後も学校・家庭・地域・学校医と連携を図り、児童の自己管理能力の育成に努めていきたいと思います。

◆養護教諭の◆

実践紹介

しなやかな子どもを育む レジリエンスの育成

条田 阿希 先生
静岡県 掛川市立桜木小学校 養護教諭

● はじめに ●

本校は、児童数689名の、掛川市で一番大きな小学校です。掛川市では、中学校区を「学園」と呼び、園・小・中学校の連携を強化し、地域に根差した一貫性のある教育を実施しています。本校が所属している桜が丘学園では、不登校や不登校傾向の児童生徒が多く、日常生活の中で様々なつまずきから立ち直る力が弱い子が多いのが課題です。そこで、困難やつまずきがあって落ち込んでも、そこからしなやかに立ち直っていける子を育てていこうと考え、3年間取り組んできました。

学園全体の取り組みとして、月1回の「健康の日」にレジリエンスを高めるための活動を、発達段階に応じた内容で全学年実施しています。それとは別に、本校だけの取り組みとして、子どもたちの実態に合った指導ができないかと考えました。コロナ禍ということもあり、友達と関わる時間や関わり方が変わってきて、自分に自信が持てなかったり、考え方がマイナス傾向の子が増えてきたりしているのを感じました。ここでは、本校で発達段階に応じて実践してきた内容を紹介したいと思います。

● 活動の内容 ●

身体測定時の保健指導

令和3年度は、身体測定後の保健指導で、3年生から6年生に、テーマを「マイナスの気持ちの表現」として、マイナスの気持ちをどうやって出していったらよいのか、話をしました（写真1）。ペットボトルに「プラスの気持ち」と「マイナスの気持ち」と書き、マイナスの気持ちには水を入れました。そして、子どもたちにペットボトルを持たせ、マイナスの気持ちを持ち続けていると、重くてつらくなってくることを実感してもらいました。その後、そのマイナスの気持ちを減らしていくことは難しいことだけれど、上手に減らしていくことの大切さを伝えました。

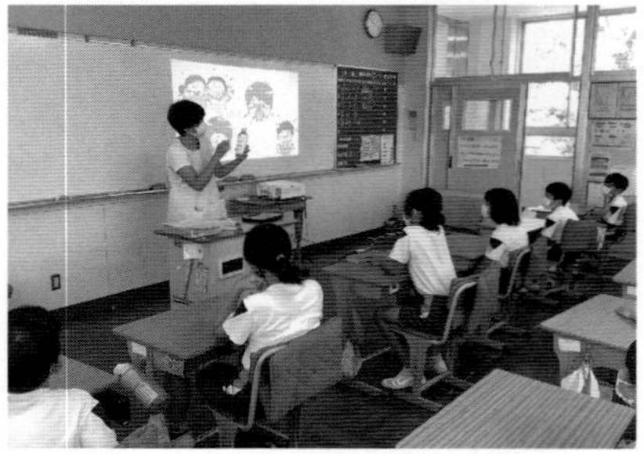

写真1　マイナスの気持ちについて考える

令和4年度には、「リフレーミング」をテーマに、いいところは誰にでもあるということについて話しました（資料1）。

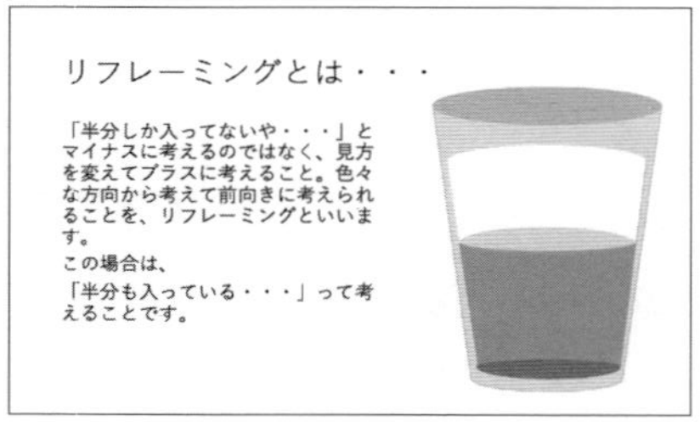

資料1　保健指導で使用したスライド

② 保健だより

月1回行っている、朝の10分間の保健指導「健康の日」で実践したことを保健だよりに載せ、保護者にもレジリエンスについて知ってもらう機会をつくりました（資料2）。

また、校内では職員向けの保健だよりも不定期に発行し、職員にとってもレジリエンスが大切なことを伝えていきました（資料3）。

レジリエンス（心の回復力、困難から立ち直る力）

6月の健康の日の内容です。1年生「保健室の入り方」2年生「優しく頼もう」3年生「人との距離」4年生「そうですねで答えよう」5年生「どっちがいい？」6年生「周りの人が困っていたら」です。お子さんにどんなことを勉強したか聞いてみてください。

6年生「周りの人が困っていたら」を紹介します。

この学習は、困っている人に気づき、手を差しのべ、どのように声をかけたらよいかというスキルを学びます。また、この勉強で声のかけ方を考え、それを日常生活で生かすことができていけば、人の役に立ち、自尊心や自信がついていくことにつながっていきます。右のプリントを使って、「何に困っているのか」「なんて声をかけたらよいか」を考えました。

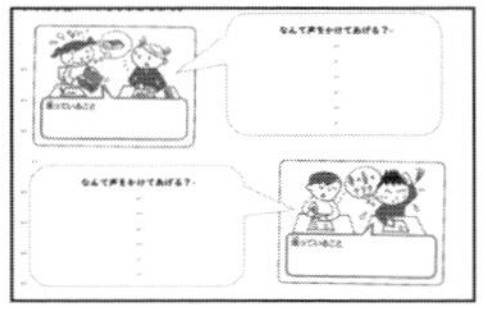

6年生の感想より

☆困っている人に気づいて、声かけができるようになりたいです。
☆自分がこう言われたらうれしいなという言葉を見つけて声かけをしたいです。
☆声をかけるのは苦手だけれど、「大丈夫？」くらいなら言っていきたいと思います。
☆どんなふうに声をかけるか、想像しながら考えることができました。

学年が上がると、声をかけることに対して「恥ずかしい」「なんて思われるかな」と考えてしまい、声をかけることを躊躇してしまいますが、これをきっかけに困っている人に気づいて、声をかけていってほしいと思いました。

資料2　保健だより

レジリン　通信　職員用 NO.2

レジリン通信2号です。11月、12月の実践について紹介します。

11月は「プラスに考えよう」です。

体育の授業で楽しみにしていたドッジボール。雨でできそうもない。プラスに考えてみよう！という問題に対し、多くの人が、また晴れた日にやればいいよ。体育館でやろう。またいつでもできるからね。という考え方を書いてありました。その中でも、個性的な楽しい考え方を書いてくれてあった子がいたので紹介します。

休んだ人がいるし、また全員でやりたいな。6星Sさん	作戦を立てて、次にそなえよう。5花Yさん	またやれる日まで楽しみを取っておこう。5花Tさん
楽しみが伸びたからいいよね。2雪Yさん	もっと練習する時間が増えるぞ　4星Yさん	また1つ違うことができるからラッキー　4月Yさん

子ども達の考えは色々あって面白かったです。

先生方から

・いつもマイナス思考で考えイライラしてしまう子がプラス思考で考える経験が持ててよかった。
・自分がプラス思考、マイナス思考かもと振り返ることができていました。
・どちらが正しいということではなく、自分の本心を出るように声かけをしました。
・マイナス思考は悪いことと決めつけない指導をしました。
・クラスにマイナスな捉え方の子が多いのがわかりました。
・桜木小の子ども達にとって、身につけてほしいテーマだと思いました。

自分の考え方のくせを知ること。前向きな思考態度を育てることがねらいでした。

資料3　職員用保健だより

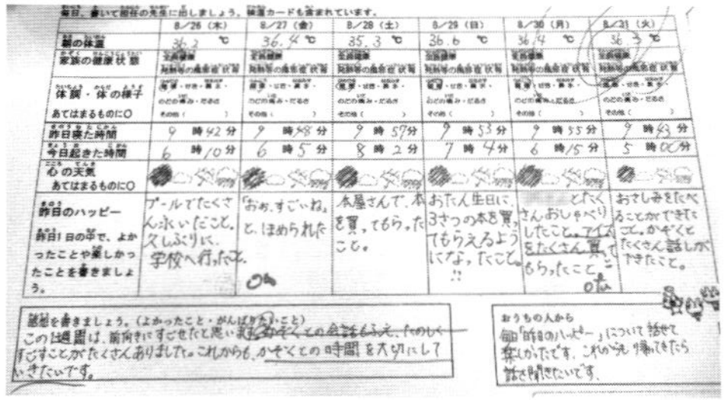

写真2　生活リズムチェックカード（一部抜粋）

③ プチハッピーを見つけよう

長期休業明けの「生活リズムチェックカード」に昨日のハッピーを見つけようという欄を作りました。なんとなく学校に行くのが嫌だなという気持ちも、ハッピーなことを書くことで、前向きに考えることができるようになるためです（写真2）。

● おわりに ●

自分から話しかけることが少しずつできるようになってきた、困っている人に手を差し伸べることができるようになった、気持ちの切り替えが上手になったなど、子どもたちには、少しずつ変化が出てきています。また、保健だよりを読んだ保護者からは、「家でも気持ちの切りかえがはやくなりました」「成功も失敗もして乗り越えていってほしいです」というコメントがありました。

子どもたちは、これからの人生の中で様々な困難にぶつかっていくと思います。そんなときポキッと折れてしまうのではなく、しなやかに、落ち込んでも立ち直っていく力をつけていってほしいと願っています。長期的な視点で今後も継続した取り組みを実践していきたいです。

◆養護教諭の◆

実践紹介

全校で取り組む「けんこうちょきん」

斉藤 綾 先生
宮城県 気仙沼市立九条小学校 養護教諭

● はじめに ●

本校は、宮城県北部沿岸地域の気仙沼市にあり、市街中心部の高台に位置しています。学校からは東日本大震災の復興のシンボルとされる気仙沼湾横断橋「かなえおおはし」などのとても美しい景色が眺望できます。

児童数は233名で、普通学級９学級、特別支援学級４学級の小規模校です。休み時間や放課後は、たくさんの児童が校庭で伸び伸びと遊び、明るい声が響き合います。その一方で、様々な理由により教室に入れない児童も一定数おり、令和４年度から教室に入れない児童の学びの場を保障する「学び支援教室ほっとルームスマイル」が新設され、専任教員を中心に対応しています。

私が本校に赴任した令和３年度は、コロナ禍の影響により本校の肥満児童の割合が突出して高くなりました。本校では10年以上前から「ヘルシー指導」という肥満児童へ個別指導を実施していますが、「参加希望者が少ない」「保護者や児童の問題意識が低い」「取り組みの継続が難しい」「指導時間の確保が難しい」などの課題が山積しており、コロナ対応や日々の保健室業務と並行しながら、課題を抱えたヘルシー指導を一人で実践していくことに限界を感じました。また、少数の参加希望者だけが取り組むヘルシー指導だけでは課題解決につながらないと考え、全ての児童を対象とした、そして学校と家庭が連携してできる取り組みとして令和４年度から「けんこうちょきん」を始めました。

● 取り組みについて ●

肥満の改善を目的にすると、マイナスのイメージを持ったり、自分事として捉えたりしない児童が出てきます。本校はコロナ禍の影響で、視力低下や体力低下が顕著に現れたこともあり、肥満の改善だけではなく、近視予防と体力づくりという目的で、「けんこうちょきん」の取り組みとして徒歩登校や外遊びを推進していくことにしました。

そして、毎日60分以上の屋外活動や身体活動を行うことを目指して、「けんこうちょきん通帳」を作成しました。５分以上のまとまった屋外活動や身体活動を行ったら、10分で約１枚の「健康コイン」に換算して児童が自分の通帳に記録します。通帳の様式は、自分の生活習慣や運動量に合った目標設定にできるように、目標を１日60分とする「コツコツ型」と120分の「ガッチリ型」から選択できるようにしました。

実施方法として、毎月第２週を「けんこうちょきんウイーク」として、「けんこうちょきん通帳」を配布して７日間取り組み、学級で朝と帰りの会に通帳への記帳タイムを設けてもらいました。週末は通帳を家庭に持ち帰って実践するため、保護者も土日の過ごし方を考えたり、体を動かす機会をつくったりするなど、意識して取り組んだ家庭も見られました。

さらに、保健委員会で「けんこうちょきんPR隊」として、けんこうちょきんウイークに、保健委員で作成したのぼり旗を校門と昇降口に掲げました（写真１）。

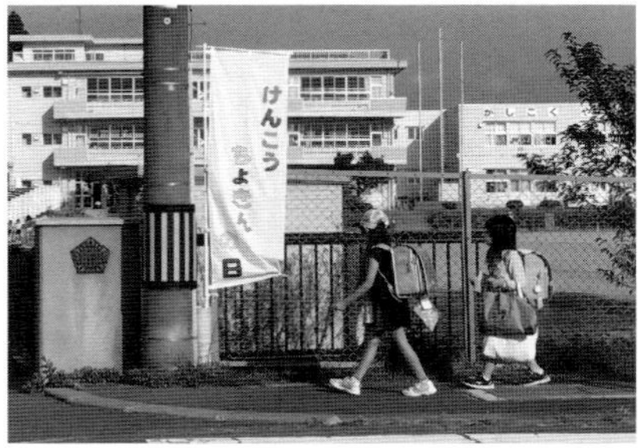

写真１　校門に掲げたのぼり旗

ほかにも、校内放送で保健委員が徒歩登校や外遊びのメリットを伝えるなどといった活動をしています。

けんこうちょきんウイークが終わると、保健委員が全校児童の通帳を集計し、学級ごとの身体活動時間の平均を出して校内放送でその結果を発表します。職員室前には学級ごとの通帳が掲示されており、毎月の結果が記帳され、いつでも見ることができるようになっています（写真２）。

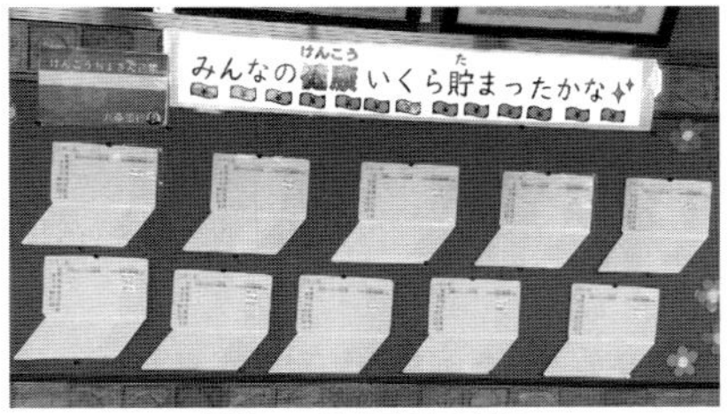

写真２　職員室前の掲示
（通帳の形をした掲示の中に各クラスごとの健康コインの合計枚数と１日の身体活動時間の平均値が書かれている）

児童の外遊びが鬼ごっこやボール遊びと固定化しているため、保健委員会による児童集会で、手軽に楽しめる遊びとして、ゴム跳び遊びの紹介もしました。

取り組みに対する意欲を持続させるために、けんこうちょきんウイーク期間は、昇降口に「健康おみくじ」を設置しました（写真３）。

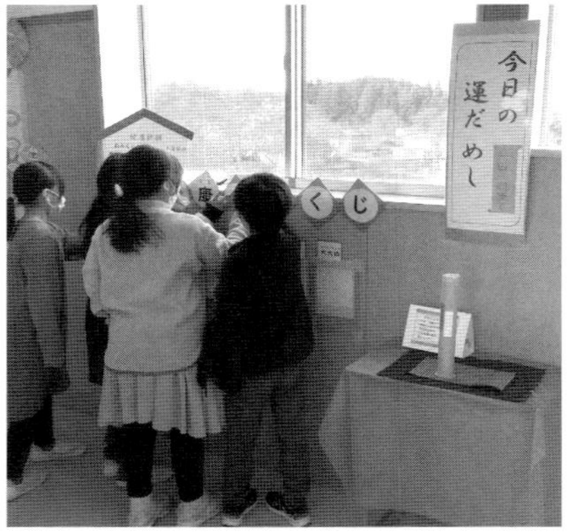

写真３　健康おみくじ

おみくじには「ラッキーアイテム」や「ラッキープレイス」が書かれていて、それが児童の外遊びにつながるような仕掛けになっており、児童のわくわく感を引き出すために、くじの内容も毎月変えています。

大吉	頑張っていることが上手になるよ ラッキープレイス：校庭のブランコ
中吉	給食で好きなメニューがでるよ ラッキーアイテム：ボール（みんなでドッジボールをするとさらに運気アップ）
吉	周りから「すごい」と言われる日 ラッキープレイス：校庭のうんてい（さいごまで渡ったら大吉にup！）
凶	忘れ物だいじょうぶ…？　ラッキープレイス：ブランコ
大凶	ケガに注意！　廊下と階段は要注意 ラッキーアイテム：校木（学校のシンボルの木は、さてどれかな？　見つけたら大吉に）

健康おみくじの内容（一部）

夏休みは家族と一緒に身体活動に取り組む「ペアでけんこうちょきん」を実施しました。仕事を持つ保護者にも取り組みやすいように、３日間の設定で「けんこうちょきん通帳」を作成し、通帳の裏面には手軽にできる身体活動や親子で行う室内遊びを紹介しました。約９割の家庭で実践が図られ、紹介した身体活動を取り入れていた家庭も多く見られました。

● おわりに ●

これまで孤軍奮闘していたヘルシー指導から、全ての児童を対象とした「けんこうちょきん」を実施したことで、通帳にたまっていくコインを励みに、全校が一体となって健康づくりに取り組むという成果が見られました。毎月７日間の取り組みなので、数値としての成果は見えにくいですが、けんこうちょきんが、児童の生涯の健康や生活習慣づくりの礎となっていくことを信じて、これからも取り組んでいきたいです。

◆養護教諭の◆
実践紹介

家庭とともに進める健康教育の実践

藤田 徹子 先生
埼玉県 新座市立野寺小学校 養護教諭

● はじめに ●

本校は、児童数700名の中規模校です。コロナ禍によって大きく日常が変化しました。子どもたちの人との心の距離感も、以前より少し離れてしまったように感じています。引き続き感染予防をしながら、どのように心の距離感を近づけていくか、日々模索しながら子どもたちに対応しています。対応の中では「つなぐ」のキーワードを大切にしています。今回は、家庭との「つなぐ」を意識した実践を紹介します。

●「つなぐ」実践活動 ●

1　家族を「つなぐ」家族健康会議の開催

長期休業中には、保健室からの宿題として、「家族健康会議」を開催するという課題を出しています。冬休みは、年末に家族の健康について1年間を振り返り、元日に今年の健康目標を立ててもらいます。家族で健康について話す機会を持つことで、健康意識の向上と家族の時間をつくることをねらいとしています。「家族で決めた目標なので、みんなで頑張れる」などの感想があり、家族をつなぐよいツールになったと感じています。

2　組織や人、そして子どもと大人を「つなぐ」学校保健委員会

コロナ禍になり、参集型の研修会が減少しました。PTAの研修会の機会もなくなり、一方で保護者の子育ての不安の相談は増えてきました。「子どもたちはもちろん、保護者の方々も元気になってほしい」と感じていたところ、PTAの執行部の方々と意見が一致して、コロナ前までは別々に実施していたPTA研修会と学校保健委員会を共催で開催することになりました。テーマは「親子の自己肯定感を育むコミュニケーション」です。共催にすることで、会を運営する予算や、参加者への呼びかけなどにおいて、多くの利点がありました。講演内容も、保護者の意見や子どもたちの実態を多く取り入れる工夫をしました。

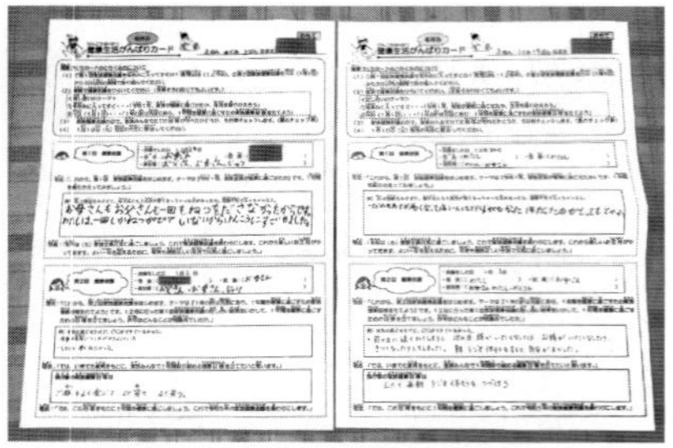

写真　家族健康会議の様子

（1）講演会の中での講師と養護教諭の対談

講師の先生との打ち合わせの中で、保健室で感じる子どもたちのSOSはどのようなものなのか、生の声を内容に取り入れることにしました。講演会の中で、講師と養護教諭との対談の場を設定し、保健室での子どもたちの会話を例に、Q&A方式で子どもたちとの関わり方のヒントを提案しました。

＜対談の内容の一部＞

養護教諭：ある日の保健室での５年生女子との会話を紹介します。

5年女子「最近どう？」ってお母さんによく聞かれるんだけど、これって、一番聞かれると困る内容なんだよね……。

養護教諭　え？　そうなの？　なぜ？

5年女子　最近どう？　って言われても、べつに……何かあるってわけじゃないけど、何か言わないと心配かけちゃうし……何か、とりあえずの質問はしないでほしいんだよね。

養護教諭：「最近どう？」私たち大人は、すごく便利に使ってしまう質問ですが、子どもたちはこんなふうに受け取っているんですね。

講　　師：私たち大人の考え方を、子どもたちに対して「大丈夫？」から「大丈夫！」に変えていく必要があるのではないでしょうか。子どもたちは「心配」ではなく「信じて」「応援」してほしいと思っています。自分が子どもだった頃を思い出してみると……どんなふうに聴いてもらいたかったですか？　どんなふうに声をかけてもらいたかったですか？　どんなふうに寄り添ってもらいたかったですか？　きっと答えが出てくるはずです。

講演の前半では総論的な内容を、対談では具体的な事例をもとに進めていただいたことで、参会者の気づきや理解が深まりました。今までの講演会は、講師の先生にすべてお任せという方法でしたが、今回のように、講師の先生と一緒に講演会をつくり上げることで、より本校の子どもたちの実態に即した内容の講演会にしていただくことができました。

（2）「言葉のパワー」アンケートの実施

講演会の内容に、自校の児童の実態も取り入れてもらいました。実態の把握に「言葉のパワー」アンケートを実施することにしました。内容は、「① おうちの人、② 先生や習い事のコーチ、③ 友達それぞれに言われて『うれしかった言葉』や『元気や勇気をもらえた言葉』を教えてください」というものです。子どもたちはタブレット端末からアンケートに回答します。自由記述の集計・分析は、テキストマイニングの方法を取り入れ、ワードクラウドを作成することで、視覚でわかる資料として講演会の際に提示しました。ICTを活用することで、効率よく、効果的な資料作成ができました。

＜アンケート結果の一例＞おうちの人から言われた言葉（原文ママ）

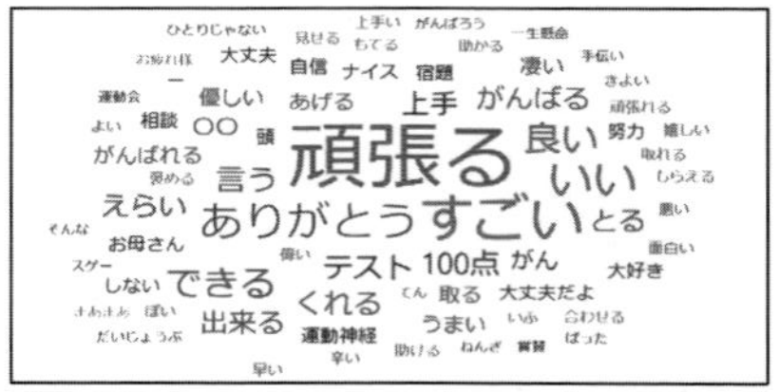

図　テキストマイニングを取り入れて作成したワードクラウド

- 相談したら、私の気持ちに合わせてくれた。
- 自分の得意なことを授業でやるときその事を言ったら、「頑張ってね」と言われた。
- うまくできなくても一生懸命やればいいよ。
- お母さんがいない時に、家のお手伝いを自分から、やったら、「すご～いありがとう！」と言ってくれた。
- 努力しないよりかは良いんじゃない。
- いいところはそういうところだね。

講演会の中でこのアンケート結果に触れてもらい、「具体的に」、「タイミングよく」、「次につながる」言葉がけをしていくことの大切さを伝えることができました。

● 終わりに ●

家庭と、担任と、友達と、個と集団、いろいろな「つなぐ」視点を持って取り組みや関わりをすることで、子どもたちの心身の安定や心の距離感を近づけていくためによい効果が生まれると実感しています。

今後も「つなぐ」にこだわって、学校保健活動に取り組んでいきたいと思います。

◆養護教諭の◆

実践紹介

養護教諭が行う！
子どもが主体的に学ぶ ICTを活用した保健の授業

増渕 優花 先生
東京都 国分寺市立第五小学校 主任養護教諭

● はじめに ●

本校は、東京都のほぼ中心に位置し、緑豊かな地で、子どもたちは元気いっぱいに育っています。本校では、自分の力で考え、豊かに表現する教育の充実を図ることを目指し、学校組織でＩＣＴを活用した教育の実践に取り組んでいます。

一昨年度、新型コロナウイルス感染症が流行する中で、子どもたちが手洗いの重要性を理解し、清潔で健康な生活を送れるように、３年生の保健領域「体の清潔」の授業で、蛍光剤を塗った手を普段のやり方で洗い、洗った手をブラックライトで照らして、洗い残し箇所（光った部分）を観察する実験を行いました。実際には見えない洗い残しを蛍光剤で可視化できたことは良かったのですが、ブラックライトの数に限りがあり、ブラックライトを使うための待ち時間が発生し、十分な観察時間が確保できなかったということが課題となりました。

そこで昨年度は、ＩＣＴの活用として、待ち時間を減らすために、手の洗い残し箇所をタブレットで撮影して、そのデータを観察する形で授業を行いました。

● 実践の内容 ●

３年生体育科保健領域「健康な生活」の単元の「体の清潔」の授業では、健康に過ごすためには、清潔な生活を送ることが大切であることを学びます。新型コロナウイルス感染症が流行し、３年生の子どもたちは手洗いの重要性について理解していますが、手に付着する細菌やウイルスは目に見えないものであることから、子どもたちに洗い残しがないように、手を洗うことを意識させるのが難しい実態がありました。

そこで、下記のような流れで授業を行い、下線の部分でタブレットを用いました。

【学習内容】

授業の目標 手洗いの実験から体を清潔にすることは、なぜ必要なのかを考える

導入	○清潔な生活を送っていない架空の児童の物語を聞き、改善点を探す
展開	○実験を行い、自分の手洗いを見直す ・実験方法の説明をする（写真１） ・蛍光剤（魔法のクリーム）を手になじませ、まんべんなく伸ばす ・普段通りの手洗いを行う ・ブラックライト（ブラックライトを設置した箱の中）に手をかざす ・<u>子どもがブラックライトを手にかざした状態を、教師がタブレットで撮影する</u> ・撮影した写真を見て、洗い残しの箇所である光った部分を観察し、ワークシートに記入する ・養護教諭が用意した手洗いの仕方の動画で、正しい洗い方を確認する ・手の洗い残しを踏まえて、もう一度、手に蛍光剤を塗って洗い、ブラックライトで確認する　※ここでは観察のみで撮影は行わない
まとめ	○清潔な生活を送るために、自分の生活でできることをワークシートに記入する

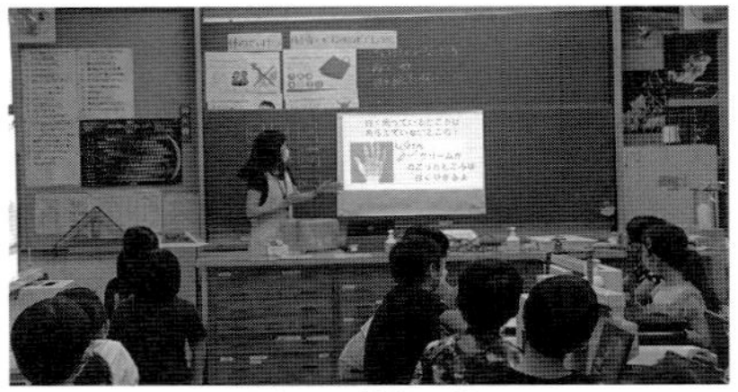

写真１　授業の様子

ブラックライトの数に限りがあり、十分な観察時間を確保できないという一昨年度の課題を受け、ブラックライトを設置した箱の上部の「のぞき穴」（写真２）に、子どもたち一人ひとりが自分のタブレットを置き、箱の下側の穴から手をかざして、洗い残した部分を教師が撮影しました（写真３）。

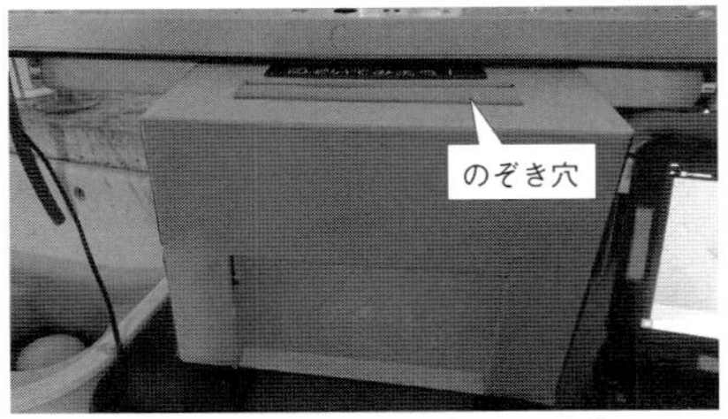

写真２　ブラックライトを設置した箱

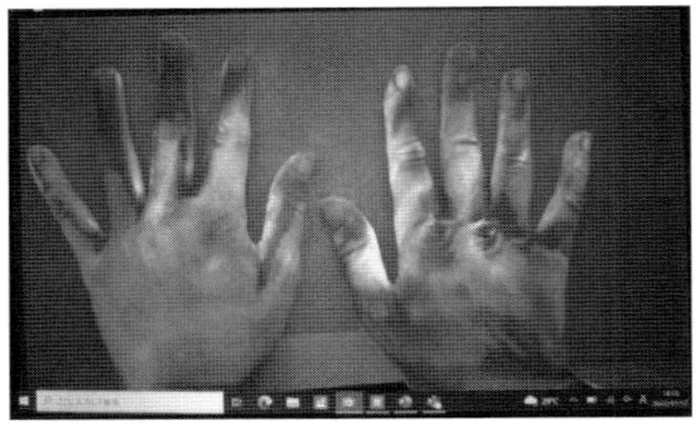

写真３　タブレットで撮影した手の洗い残し

撮影することで、ブラックライトを使うために待つ時間を短縮し、撮影後に自分の座席に戻って、タブレットで撮った自分の手の洗い残しをじっくりと観察する時間を確保することができました（写真４）。

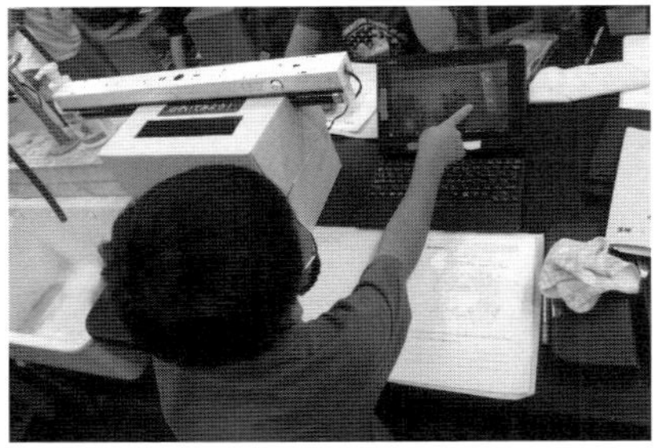

写真４　自分の席で手の洗い残しを観察

さらに、自分のタブレットにデータとして残るため、何度でも自分の手洗いを見直し、指導後も手洗いの改善に役立てることができる点が最大の利点です。

このタブレットを活用した手洗いの実験は、３年生の保健の授業のほかにも、特別活動や６年生の保健「病気の予防」の授業、保健委員会の活動など、多岐にわたって取り入れることができると考えています。

また指導後に、家庭と連携して清潔な生活を子どもたちに意識させ、地域の方々にも学校の様子を知ってもらうために、授業後すぐに学習内容を学校のブログで発信しました。

コロナ禍が続き、保護者や地域の人々が学校に来校する機会が限られていましたが、学校のブログを活用することで、子どもたちが清潔な生活について考えて、健康な生活を送ろうとする姿を効果的に伝えることができました。

● おわりに ●

タブレットを活用して手の洗い残し箇所をじっくりと観察したことで、手を丁寧に洗わないと健康を損なう可能性があることに、子どもたちが自主的に気づくことができました。観察をした後には、すみずみまで手洗いをする姿が見られました。

授業のまとめで「ぼくはきれいに洗っていたと思っていたけれど、全然洗えていなかったので、きれいに洗いたい」、「思った以上にきたなかったのでびっくりした。手・体・顔をもっとちゃんと洗おうと思った」などといった振り返りを複数の児童がワークシートに書いており、「清潔な生活を意識する」、「健康な生活を送ろうとする意欲を高める」という本実践の目標に対して、成果を得ることができたと捉えています。授業後も、子どもたち同士が声を掛け合って手洗いをする姿があります。

今後もこれまで行ってきた授業とＩＣＴを効果的に活用した授業を融合し、子どもたちが生涯にわたって健康的に過ごすことができる保健の授業を実践していきたいと考えています。

◆養護教諭の◆

実践紹介

みんなで一緒にＪＴＹ
～歯科保健を窓口に目指せ元気なからだ～

奥田 英里 先生
岐阜県 岐阜市立徹明さくら小学校 養護教諭

● はじめに ●

岐阜市の中心部に位置する本校は、341名の児童で教育目標「自分とみんなのしあわせをつくる」に取り組んでいます。健康づくりでは、歯科保健を窓口としたヘルスプロモーションによる生きる力の育成と、心身がしあわせな学校づくりをテーマに、学校・児童・保護者・地域・学校三師・関係機関などが「チーム徹明さくら」として協働して推進しています。

「Ⓙ自分からⓉ楽しくⓎやってみよう」をキャッチフレーズに、どのような状況でも自らの健康を守り、主体的に行動できることを目指して活動しています。歯と口腔の健康づくりを窓口として全身の健康づくりを実現するために、コロナ禍でも「まず、やってみよう！」と歩んできた実践を紹介します。

● 歯科教育を健康づくりの窓口として捉え広げていく実践 ●

①望ましい歯みがきが日常となる指導

給食後の歯みがきタイムでは各学級で「歯みがきリーダー」を任命し、「歯みがきリーダー」から「さくら３周みがき（151ページ掲載）」の手本を見せて伝えています。子ども同士で伝えることで、自分も「やってみよう！」といった意欲につなげています。

コロナ禍では、感染予防と歯科保健の推進、双方の視点から状況を判断し、柔軟に対応しながら毎日の歯みがきを進めました。例えば、教室で口を閉じてみがき、うがいを低い姿勢で行う「エチケットみがき」と、手洗い場での密集やブラッシング時の飛沫《ひまつ》を防ぐために外で行う「青空歯みがき」（写真１）とを選択し、継続してきました。

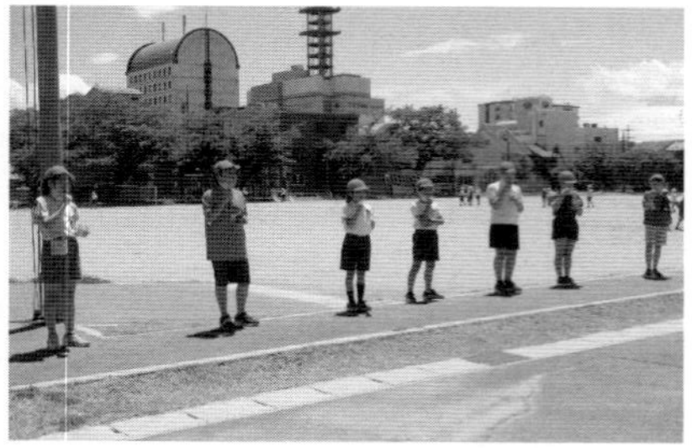

写真１　青空歯みがき

②ＩＣＴの活用 学校歯科医による動画の配信

学校での歯みがき指導が困難な状況のなかで、児童が丁寧な歯みがきを継続していくために、学校歯科医とともに動画制作に取り組みました（写真２）。

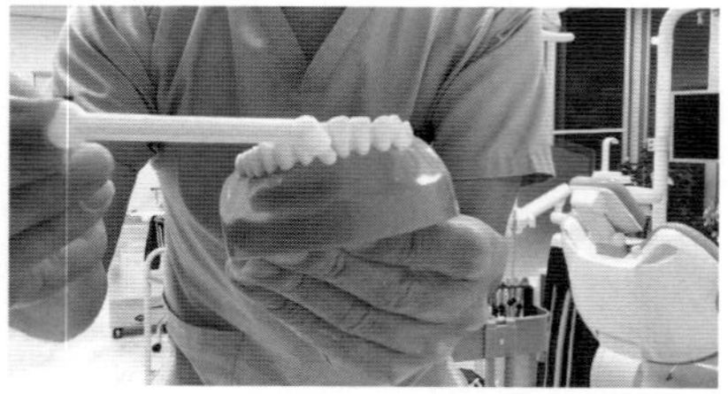

写真２　制作した動画

児童がいつでもどこでも「やってみよう！」と思える教材とするために、発達段階や学年の指導目標に沿った内容になるように相談を重ねました。動画の配信とともに、「染め出し・歯みがきカード」を配付し、家庭での歯みがきの習慣化や歯と口の健康について、家族で学習できるようにしました。

③健康課題解決に着目した個人カルテの作成

歯肉炎が課題である高学年を対象に、歯肉炎改善を目指す個人カルテを作成しました。口腔内写真には歯科医が歯肉炎の場所を明記し、シートをめくると自分の振り返りができるようになっています。清掃が不十分な場所や歯並びと歯肉炎との関係がわかり、個人の課題解決に向けたものとなっています。児童は「歯肉炎になっていたことに驚いた。これから歯みがきで改善していきたい」と、自分の口腔を客観的に見る資料となり、歯みがきへの意欲につなげることができました。

④６年生 歯と口の健康かるた大会

本校の伝統「歯みがき」学習のまとめとして歯みがきに関する格言を大型のかるたにして、体育館でかるた大会を行いました（写真３、４）。健康委員会の読み手が格言を読み上げると、そのカードを目指して走ります。格言を味わいながら、６年間の「歯みがき」活動の取り組みを振り返る時間になりました。

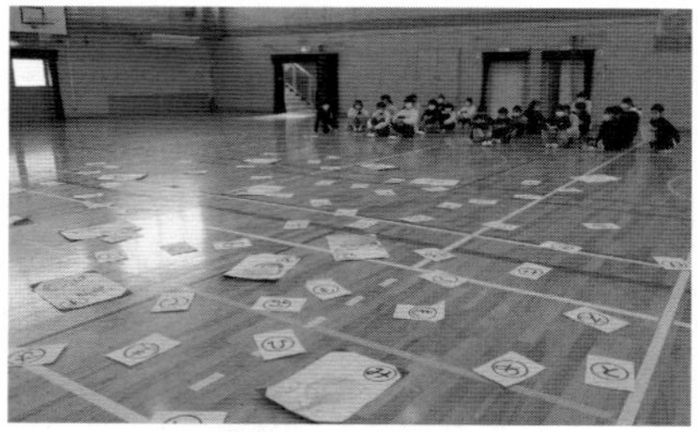

写真３　かるた大会

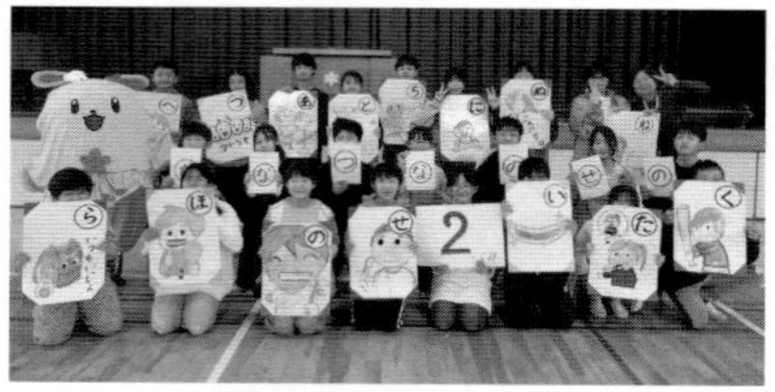

写真４　使用したかるた

⑤食育とのつながり 歯によい献立考案

教科や保健活動のなかで、「よい歯＝歯みがき」の意識は育っていると実感したうえで、食に関わる生活の大切さも伝えたいという健康委員会の願いから、歯によい献立考案に取り組みました。栄養教諭と協働し「歯によいとは何か」という視点から調べ学習をした後、家庭で調理してレシピをまとめ、全校投票で独自献立を決定しました。給食を味わった児童は「自分も家でやってみたい！」と意欲をもち、委員会で作成したレシピを見て家庭で調理して感想にまとめてくれました。

⑥地域の祭りで健康ブース出展

総合的な学習の時間に、健康に関する探究学習として、歯や歯肉の健康について調べました。健康な歯をいつまでも保つことができるような生活について考えていくなかで「コロナ禍で学校での歯みがきの意識が低くなってしまった」「体力が低下している」などの課題に目を向けました。

そして、歯の健康を窓口に、全身の健康について学校の仲間や地域の人の意識を高める活動をしたいという願いから、地域の祭りで健康ブースを企画し、「歯みがきゲーム」「くいしばりボルダリング（写真５）」「咀嚼《そしゃく》検定」「総合の発表【健康な歯をいつまでも】」などを実践しました。

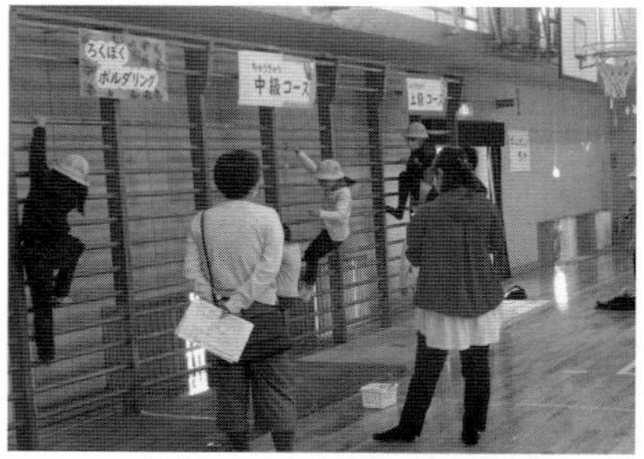

写真５　くいしばりボルダリング

地域の方にも健康への意識向上を伝える機会となりました。

● おわりに ●

児童とともに歯科保健活動を工夫しながら推進していくことで、楽しみながら主体的に取り組む姿が広がっていきました。また楽しいという前向きな気持ちが、家庭での実践へつながっていったことからも、児童の自信や意欲の高まりを感じました。これからも「一人ひとりが元気に楽しく生活できるように」という願いが地域へと広がるように、児童の「やってみよう！」という気持ちを大切に取り組んでいきたいと思います。

（151ページもご参照ください）

◆養護教諭の◆
実践紹介

生活習慣における「自己管理能力」の育成
～「自分手帳」を活用した健康教育～

佐佐木 南 先生
福島県 南会津町立舘岩小学校 養護教諭

● はじめに ●

南会津町立舘岩小学校は、福島県の南西部に位置する全校児童27名の小規模校です。春は全校生での登山体験、夏は川でのイワナつかみや地域資源を活用したゴルフ教室、冬にはスキー教室や雪遊びなど、舘岩の自然を最大限にいかした学校行事があります。

豊かな自然に恵まれている一方で、下校後の遊びは、ほとんどがゲームやタブレットといったメディア機器になっています。児童からも「ゲームを夜０時までやっていました」「動画を見始めたらやめられなくて、宿題が終わっていません……」との声が多く聞かれ、メディア使用時間や就寝時刻を自己管理できないことが課題になっていました。

そこで、自分の生活習慣を見つめ直し、改善策を実践・継続する力、いわゆる「自己管理能力」を育むために本校で取り組んだ実践について紹介します。

●「自分手帳」を使った「自己管理能力育成」に向けた学級活動 ●

福島県では、以下に示す目的のもと、継続的に自己の成長や生活習慣を記録できる「自分手帳」（図１）を活用しています。

「自分の健康状態や体力の状況、食習慣や食生活の状況を小学校１年生から高等学校３年生までの12年間（配付は小学校４年生より）継続して記録することで、児童生徒一人一人が、自己の体力や健康に関心をもち、学校での保健指導や体育指導の内容を生かしながら、運動習慣や食習慣、生活習慣の改善に進んで取り組む契機とする。」[1]

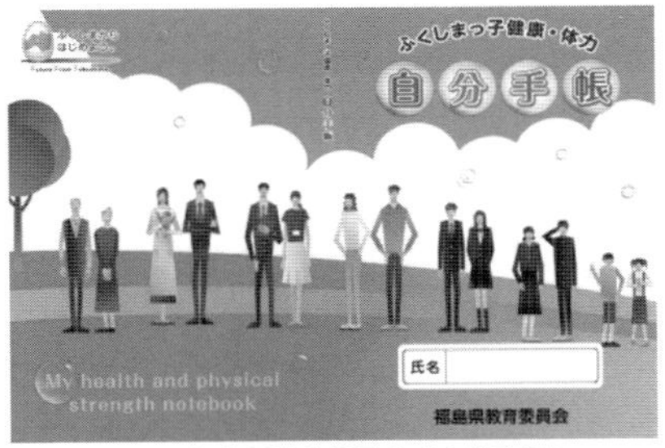

図１　福島県教育委員会「自分手帳」

そこで、本校では、睡眠・メディア使用に関する基礎知識を学んだ後、「自分手帳」を使って生活習慣について考える学級活動の場を設定しました。児童の「自分手帳」に記載された１日の生活の様子や事前アンケートの結果を基に、生活習慣を考えるために児童の実態に近い事例をいくつか用意しました。そのうちのひとつは図２のようなものです（図２）。

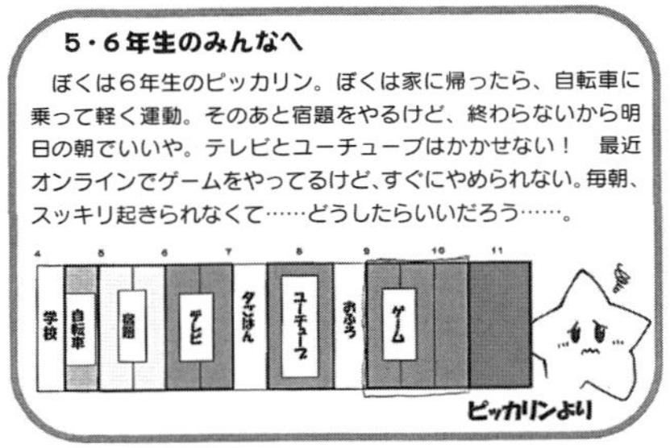

図２　児童の実態に近い事例のひとつ

その際、「自分手帳」の様式に合わせて作成した「自分手帳パネル」を使い、事例の生活リズムを組み替えながら、生活習慣改善のための方法について話し合いました（写真１・２）。

児童は、「寝る前のゲームのブルーライトがよくない」「運動をしていないのもよくない。体が疲れないから」と話し始めました。さらに話し合いを進めると、「ゲーム、やっちゃうからわかる。ゲームを我慢するのは難しいんだよ」と、自身の「自分手帳」と照らし合わせ、自分の生活との共通点を見つける声も上がりました。そこで、教師から「自分で改善することはできるか」という「自己管理」の視点で考えることを投げかけると、「自分だったらゲーム３時間やってるのに急にゼロは無理。せめて30分なら減らせるかも」とスモールステップの改善策を考え、ほとんどのグループはパネルを組み立て直しました。

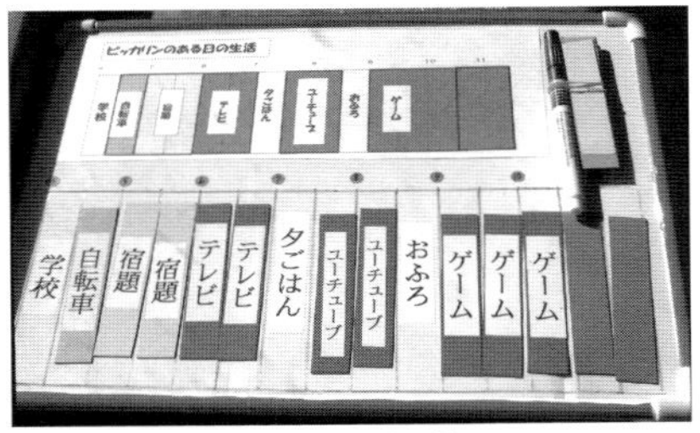

写真１　自分手帳パネル
（項目がマグネット式で、自由に組み替えられる）

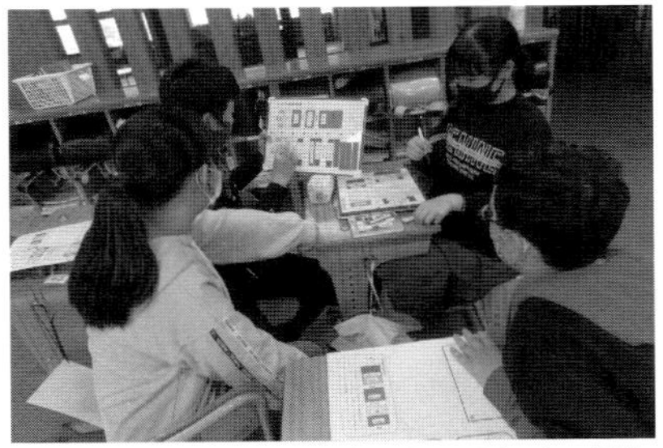
写真２　「自分手帳パネル」を使った話し合い活動

この事例検討の後、学級全体で改善策を共有し、児童が生活習慣改善へのイメージをもち始めたところで自分の生活の分析を行わせると、「自己管理」の視点で目標を立て、改善策を決める児童が多く見られました（図３）。

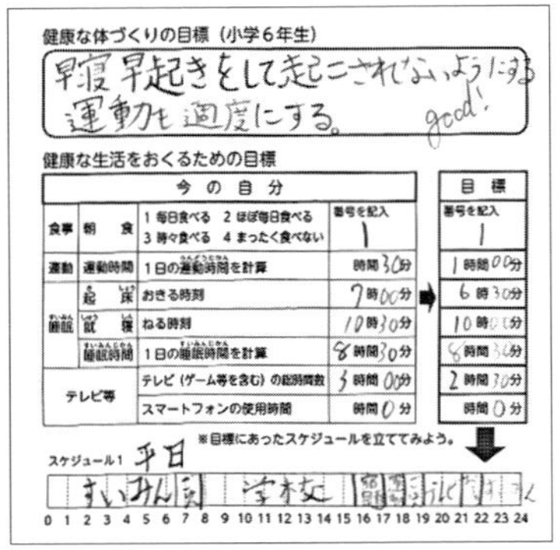

図３　児童の記載した「自分手帳」

その後、毎月「自分手帳」の「健康カレンダー」において、自分の立てた目標や生活習慣の改善策の実践・振り返りを継続しました（図４）。

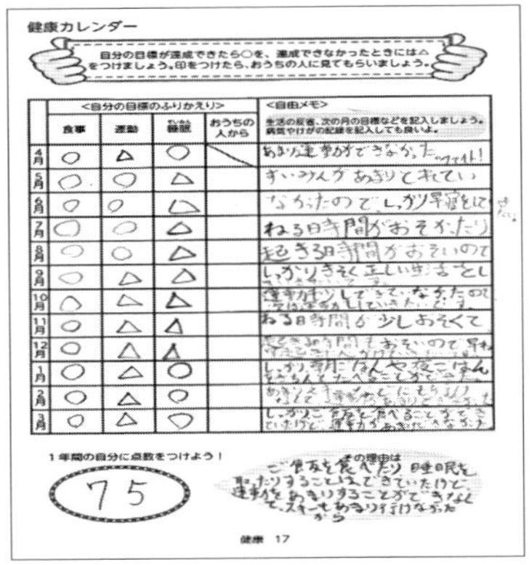

図４　継続的な実践と振り返り

● 事後の取り組み ●

授業後、実践の継続が難しい児童や、自分の生活習慣に困り感を感じている児童を中心に、学校と家庭が連携を図りながら、健康相談や個別指導を行いました。全体指導と連動して個別に対応を行ったことで、継続的に生活習慣の改善を図ることにつながりました。

● おわりに ●

生活習慣の改善は、大人でも「わかっているけれどできない」ことが課題です。そんな中でも、一度できなかったら諦めるのではなく、粘り強く、自分ができることを何度も模索し、どうすれば改善することができるのかを考えることが必要になります。そのため、自分自身を客観的に捉えて、少しずつ修正を加えていくことを継続していく「マネジメントサイクル」の習慣を小学生の段階から育んでいくことが、将来の健康と生涯健康であり続けることにつながっていくのだと強く感じています。児童と家庭、学校が協力・連携し合い、児童がより積極的かつ主体的に自分の生活習慣をよくしていきたいと思える健康教育を、今後も考えていきたいと思います。

【引用文献】
1）福島県教育庁健康教育課「自分手帳について（自分手帳の目的）」より抜粋

◆養護教諭の◆
実践紹介

保健重点目標の実現を目指した学校保健委員会での取り組み

中谷 文映 先生
神奈川県 横浜市立師岡小学校 養護教諭

● はじめに ●

本校は横浜市の北東部に位置し、人口・世帯数が市で最も多い地区にある学校です。その中でも、児童数1277名の市内トップの大規模校です。

本校では、年度初めに児童を取り巻く状況や児童が抱える健康課題から、保健重点目標を設定しています。

コロナ禍によって、外出自粛でゲームなどのメディア機器の使用時間が増えたり、休業時に対応できるように、学校生活においてもICTの活用を促進したりしたことなどが、児童の目に及ぼす影響はとても大きいものでした。実際に、視力検査の結果を比べると、1年間で裸眼視力1.0未満の割合が増加していたことがわかりました。さらに、高学年では裸眼視力1.0未満の割合が約15%以上増加していました。

そこで目の健康を軸におき、子どもたちが健康な生活を送るために、必要な力を育成する取り組みを、教職員や学校薬剤師などと連携して実施しました。その取り組みの一部を紹介します。

● 第１回学校保健委員会 ●

本校の学校保健委員会は、全校児童が参加します。健康課題を解決するため、具体的にどうしたらいいのかについて、校内の各クラスにあるテレビ放送を見ながら考えました。今回は、目の健康を守るポイントやブルーライトが及ぼす目への影響などをiPadで撮影・編集して放送しました。その後、自分たちにできることはなにかについて、各クラスで話し合い、「クラスのめあて」を決めました。

● すこやか週間 ●

学校保健委員会で決めた「クラスのめあて」をもとに、毎月第２週目を保健目標に取り組む週間として設定しています。クラスの中で、どのくらいの人が目の健康を守るポイントを意識して過ごせたか、めあてを達成できたかなどを集計して評価しました。

● 第２回学校保健委員会 ●

２月に行う第２回学校保健委員会では、１年間の取り組みのまとめをします。毎月のすこやか週間の様子を見ている中で、画面を見ている距離が近かったり、時間が長かったりすると視力が低下することは知っているけれど、その仕組みを理解していないことがわかりました。そのため、目にやさしい生活につながらないと考え、「目の構造」と「軸性近視」について低学年にも理解できるようにイラスト・模型を使用して動画を作成しました。

（１）児童保健委員の発表

児童保健委員の発表では、ペープサート形式で劇の発表をしました（写真１）。

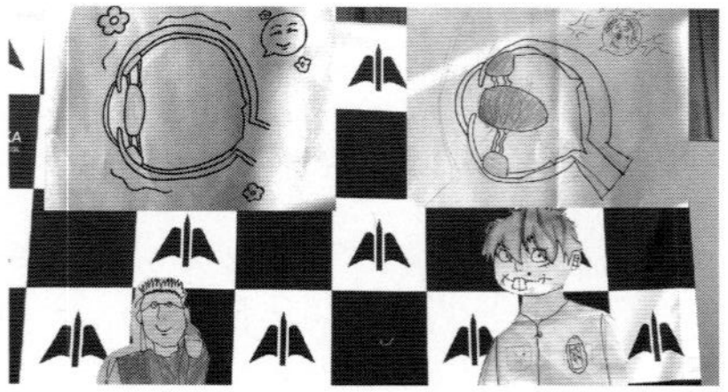
写真１　発表の様子

劇をiPadで撮影し、iMovieとCapCutで編集を行いました。目の構造を説明する場面に、iMovieの『ピクチャ・イン・ピクチャ』を使用し、児童が書いたイラストを挿入したことによって、劇を見ながら大切なポイントを確認することができました。また、CapCutで字幕を入れることで、音声が聞き取りにくくても目で見てわかるようにしました。

（２）目（毛様体）の模型

児童保健委員の発表の後で、養護教諭から動画で詳しい説明をしますが、その際に目（毛様体）の模型を作り、それを用いて動画を撮影しました。

模型の材料

段ボール・画用紙・モール・紙皿（平型・深型）

作り方

①ドーナツ型に切った段ボールを、細めのものと太めのものの２つ用意します。
②①の細めの段ボールにピンク色の画用紙を貼ります。太めの段ボールには、筋肉の収縮を表現するために、くしゃくしゃにした画用紙を貼ります。
③平型の紙皿は、直線のモールを使い、細めの段ボールとつなぎます。深型の紙皿は、ジグザグに折り曲げたモールを使い、太めの段ボールとつなぎます。
④完成です（写真２、３）。

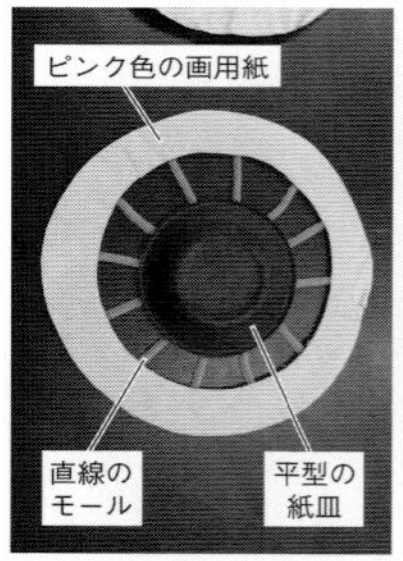

写真２　遠くを見ているときの目の模型

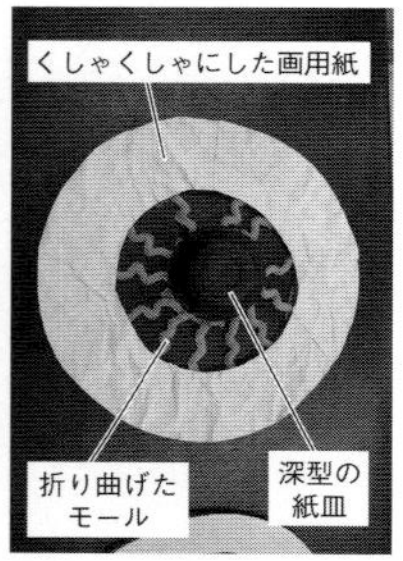

写真３　近くを見ているときの目の模型

（３）養護教諭の話

（２）で作った目の模型を使いながら、「軸性近視」について説明する動画を校内のテレビで放送しました。

発表内容

「近くで画面を見ていたり、長い時間ゲームをしたりしていると目が悪くなるよ」と言われたことありませんか？　でも、どうして見えにくくなってしまうのでしょう？　その原因は、「毛様体筋」という筋肉と「水晶体」というレンズの動きに関係します。それは目の黒目部分の動きのことです。

遠くを見ているときにはピンク色の筋肉には力が入っておらず、リラックスした状態です。そのため、真ん中のレンズも自然な形で、ものを映すことができます。しかし、近くを見ているときは、ピンク色の筋肉にはとても力が入っています。そして、力が入っているため、真ん中のレンズの形を膨らませて、ものを映すことになります。みなさんも手にずっと力を入れていると疲れてしまいますよね。目も同じく疲れてしまいます。また、長い時間ピンク色の筋肉に力を入れて、レンズの形を膨らませたままだと元の形に戻らなくなってしまいます（写真４）。

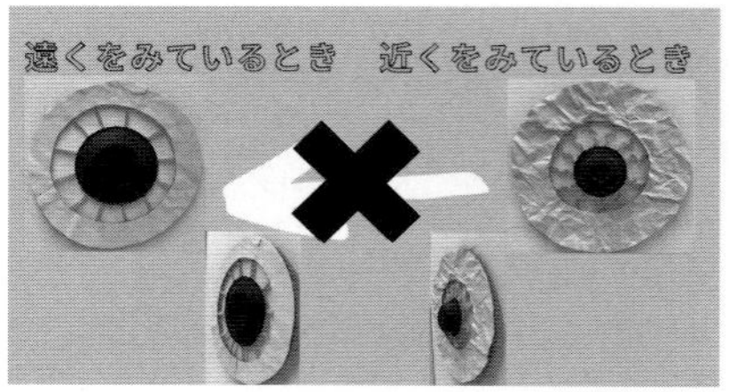

写真４　動画の一部

そのため、遠くのものを見ようと思ったときに見えにくくなってしまいます。目が見えにくくなってしまう理由はほかにもあって、自分の力じゃどうしようもできない場合もありますが、目にやさしい生活を送って、自分の目を大切にしてください。

● おわりに ●

第２回学校保健委員会で「どうして近くで見ちゃいけないか、初めてわかった」や「近くを見た後は遠くを見て目を休めることが大切だ」などの振り返りがありました。また、話を聞いた後は、姿勢を良くしたり、遠くを見たり、まばたきをしたりしていて、実践する姿も見られました。しかし、目の健康は、変化を実感することが難しく、継続的に意識し続けるためには、工夫が必要だと感じました。毎日ではなくても、意識しようというタイミングを定期的につくって意識づけをすることが大切だと思いました。

◆養護教諭の◆

実践紹介

生命（いのち）の安全教育

田岡 朋子 先生
東京学芸大学附属竹早小学校 養護教諭

● はじめに ●

東京学芸大学附属竹早小学校の子どもたちは、東京都23区内全域から、公共交通機関を使って広域通学をしています。

このため、学校に在籍する子どもが、道路や公共交通機関などの公共空間において、知らない人からの悪質な声かけ、わいせつ行為などの性被害を受ける事例が毎年発生します。

被害に関する相談内容から、被害に遭った子どもは、他者に話しにくいということに加え、性犯罪について学ぶ機会が少なく、相談先を知らないなどの課題が見えてきました。

このような課題から、子どもたちが、被害に遭わないだけではなく、加害者や傍観者にならないために、性犯罪について学ぶことはもちろん、そこで得た知識や意識の変化を実生活に生かせる機会を確保することは重要であると捉え、「学校における生命（いのち）の安全教育」の実践を行ってきました（表1）。

今回は、令和3年度・令和4年度の1年生の取り組みを紹介します。

東京学芸大学附属竹早小学校の取り組み・概要

① 対象学年：小学1・3・5年生
② 指導形態：学年一斉（1・3年生）、学級別（5年生）
③ 教科：特別活動（1年生）、総合的な学習の時間・体育科保健領域（3・5年生）
④ 指導時間：1単位時間（45分／単位時間）
⑤ 指導者：養護教諭（担任・生活指導主任）
⑥ 指導内容：自他の尊重・水着で隠れる部分・心と体の距離・SNSの危険性
⑦ 生命の安全教育全体目標：自分や友だちを守る力を育てよう

発達段階別目標：（1年生～3年生）
（1）自分や友だちの心や体を大切にしよう
（2）大切な友だちとよりよい関係を築こう
（3）被害者にも加害者にもならない行動について考えよう

目標：（4年生～6年生）
（1）自分や友だちの心や体を守るためにできることを考えよう
（2）自分を大切にする人との距離（付き合い方）について知ろう
（3）ネットゲームやSNSの危険性について考えよう

表1 「学校における生命（いのち）の安全教育」

● 推奨教材とオリジナル教材による命の教育 ●

（1）文部科学省の推奨教材[※1]とオリジナル教材のハイブリット活用

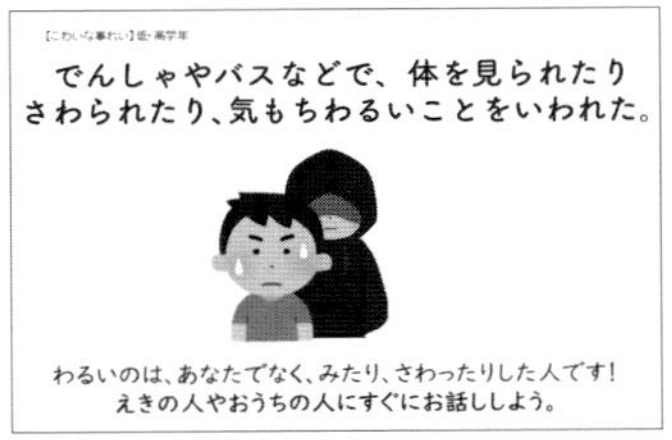
でんしゃやバスなどで、体を見られたりさわられたり、気もちわるいことをいわれた。
わるいのは、あなたでなく、みたり、さわったりした人です！
えきの人やおうちの人にすぐにお話ししよう。

図1 具体的な例を示しながら指導

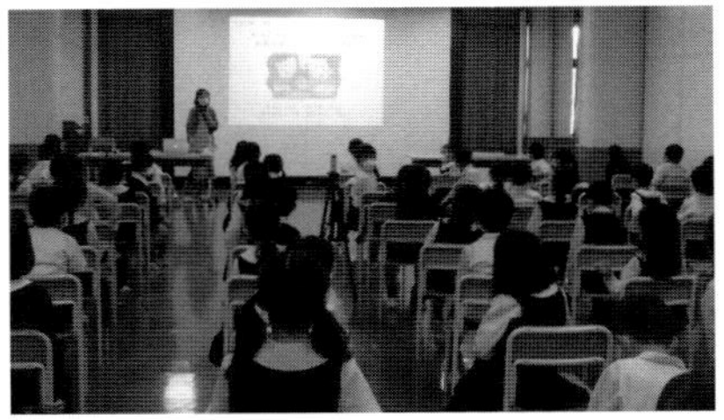

写真1 指導の様子

文部科学省の推奨教材を基礎教材としつつも、副教材として、『おしえて！ くもくん』[※2]の絵本の一部を導入の読み聞かせとして使用し、友だちのプライベートゾーンを見たり、さわったりすることについて、問題提起をしました。

また、推奨教材の「いやなきもち」に関する補足資料として、いやな気持ちになる状況の事例（身長や体重の個人情報を見られたり、大声で言われたりする。電車やバスで知らない人に体をさわられる）を提示し（図1・写真1）、このような状況が起きたときの対処方法（「いやだ」と言う。逃げる。信頼できる大人に相談する）について指導を行いました。

（2）歌唱教材[※3]の活用

文部科学省の推奨教材にある、「いやなきもちになったら、“いやだ！”といおう」という内容を自然に意識づけることを狙いとして、「Don’t touch me」という歌唱教材（図2、生活指導主任（図工専科教諭）と養護教諭が作詞・作曲）を活用し、歌いながら、「いやだ！ さわらないで」と言えるようになる練習をしました。

歌唱教材「Don’t touch me」は、「プライベートゾーン」「大切なからだ」「断る」などの指導事項を歌にすることで、自分の体や友だちの体の大切な部分に対し、どう扱うべきかについて、ポジティブにとらえられるように配慮して作成しました。

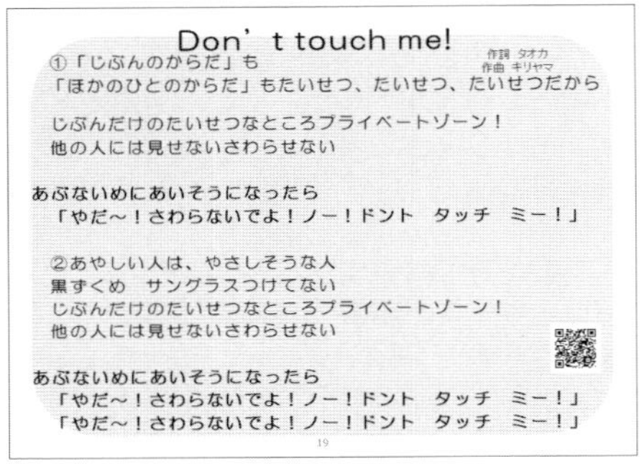
Don’t touch me!
作詞 タオカ
作曲 キリヤマ
①「じぶんのからだ」も
「ほかのひとのからだ」もたいせつ、たいせつ、たいせつだから
じぶんだけのたいせつなところプライベートゾーン！
他の人には見せないさわらせない
あぶないめにあいそうになったら
「やだ～！さわらないでよ！ノー！ドント タッチ ミー！」
②あやしい人は、やさしそうな人
黒ずくめ サングラスつけてない
じぶんだけのたいせつなところプライベートゾーン！
他の人には見せないさわらせない
あぶないめにあいそうになったら
「やだ～！さわらないでよ！ノー！ドント タッチ ミー！」
「やだ～！さわらないでよ！ノー！ドント タッチ ミー！」

図2 オリジナルの歌唱教材

実際の授業では、振り返りまで終わった後に歌を紹介しました。学年一斉で実施したため、児童70人がライブのような感覚で歌を楽しんで聴いていました（写真2）。

（3）児童の実態データをフル活用

児童に対して、事前・事後にウェブアンケート（タブレットを使用）を実施し、その結果を円グラフ、棒グラフにしながら授業を

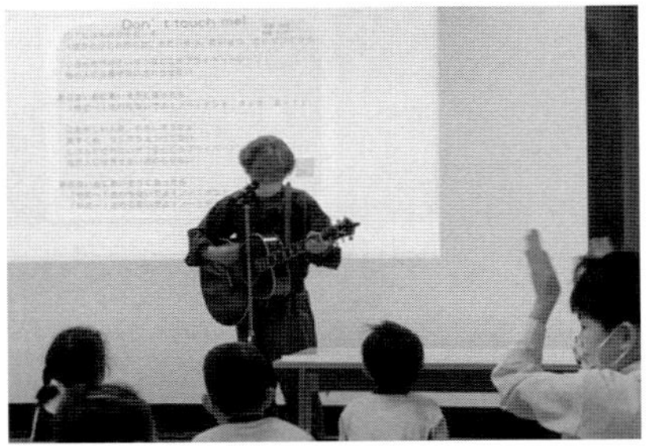

写真2 楽しみながら学びました

進めました。子どもたちに結果を見せることにより、「自分が大丈夫だと思うことも、他人は嫌がることもある」ということに「気づき」が生まれることを狙いました。

● 授業の成果と課題 ●

事前のアンケートにおいて、「自分の体で大切なところ」を聞いたところ、「頭」と回答した児童が9割以上いたのに対して、プライベートゾーンに関わる部分については3割以下の回答でした。しかし、事後のアンケートでは、「プライベートゾーンに関わる体の部分」や「ふだん人に見せないところ」などの回答が8割を超え、プライベートゾーンへの認識が高まったことがわかりました。

また、授業ではカバーしきれない、実際に子どもが被害に遭ったときの教員や保護者の心構えや対応などについては、東京学芸大学附属学校園では、令和4年度から、性犯罪・性暴力被害防止のための子ども・教員・保護者むけの動画や資料をnote：東京学芸大学・附属学校「子どもの安全教育プロジェクト」(https://note.com/safety_education)で発信しています。

参考資料、ほか
※1 文部科学省「性犯罪・性暴力対策の強化について『生命の安全教育』指導の手引き」(https://www.mext.go.jp/a_menu/danjo/anzen/index2.html)
※2 小笠原和美監修、サトウミユキ制作、masumi企画「おしえて！くもくん～プライベートゾーンってなあに」東山書房刊、2021
※3 タオカ作詞、キリヤマ作曲
「歌唱教材 Don’t touch me!」

◆養護教諭の◆
実践紹介

全校で取り組む
歯・口の健康づくり

釘宮 千絵 先生
栃木県 真岡市立長沼小学校　養護教諭

● はじめに ●

本校は、栃木県の南東部、茨城県との県境の真岡市というところにある学校です。真岡市はイチゴの生産が有名なのですが、その中でも、特に本校のある地区はイチゴ栽培が盛んで、区画整理された美しい水田も広がっている、そんなのどかな地域です。学校の規模は、各学年1学級、特別支援2学級、児童数は132名の小規模校です。

本校が日本学校歯科医会の生きる力を育む歯・口の健康づくり推進事業の令和3・4年度研究指定校になった際に、学校全体で歯・口の健康づくりに取り組むことで、「どのような子どもに育てたいのか」を先生方にどんどん話してもらいました。「食べたら歯をみがくが当たり前にできる子」、「治療が必要だったら前向きに歯医者に行ってほしい」、「治療が必要でなくてもメンテナンスで歯医者に通えたら、もっといいよね」、「歯・口の健康は食べることにもつながるから、食べることに対しての考えが豊かになったらいいな」など、先生方が目指す児童の具体的な行動を出すことで、どのような子に育ってほしいのかが見えてきました。

そして、歯・口の健康づくりを通して「健康な歯・口」、「食べることの豊かさ」などについて知り、「より健康な状態になる子」を育成することを目指しました。

● 実践内容 ●

実践はおもに、3つの柱（授業研究・学校環境・地域連携）に力を入れて、それぞれの研究部で取り組みました。「より健康な状態になる子」を育成するために、この3つの研究部は歯車のように常に連動しています。

授業研究部の実践

各学年の発達段階と縦のつながりを意識した授業づくりに重点を置いて、取り組みを行いました。具体的には、「歯のみがき方」として、1年生は6歳臼歯、2年生は6歳臼歯と前歯（写真1）、3年生は前歯と前歯の内側、4年生は奥歯と前歯、5年生は生えかわりを意識したみがき方、6年生は自分の歯に合ったみがき方の授業を行いました。また、「食べる機能」として、1・2年生は食事を楽しむ、3・4年生は食事を味わう、5・6年生はよくかむ＝そしゃくをテーマに授業実践を行いました。

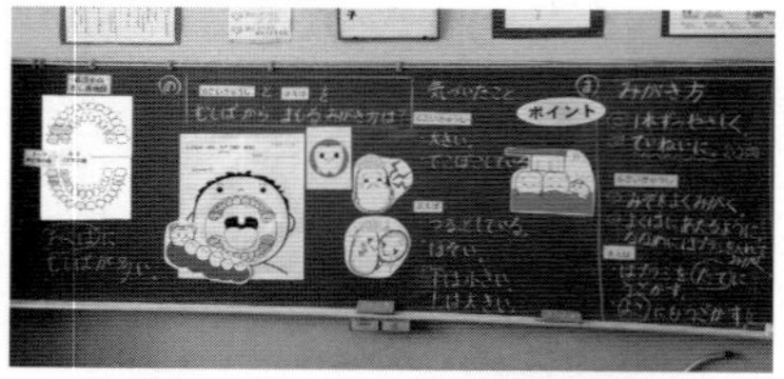

写真1　2年生の歯のみがき方の授業

歯のみがき方の授業では、歯科検診の結果をもとに自分の歯の地図を作成しました。自分の歯の歯式をもとに乳歯はピンク色、永久歯は水色のシールを貼りながら、歯の生えかわりを確認しました（画像1）。

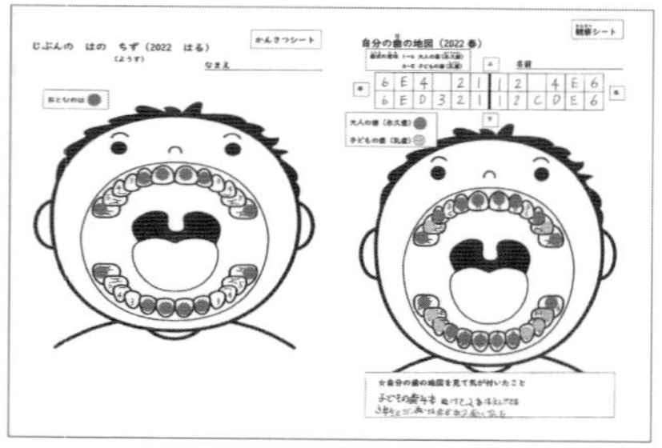

画像1　歯の地図（低学年・中学年）

これをカルテのようにファイリングして、継続して自分の歯・口の変化がわかるようにしました。食べる機能の授業では、実際にお米の食べ比べをして、お米の歯触りの違いや甘みなどの違いを感じることで、食事を五感を使って味わう体験を行いました。

学校環境部の実践

自らが提案、活動する委員会活動づくりを重点として、取り組みを進めてきました。1学期に歯のみがき方について全ての学年で授業をした後に、それぞれの委員会でどんなことができそうかを問いかけて出たアイデアをもとに活動を行いました。また、委員会での活動内容が全校児童にわかるように、委員会の掲示コーナーをつくりました。活動の様子を知らせることができ、委員会の児童が、自分たちで学校環境を整えているという意識につながりました（写真2、3）。

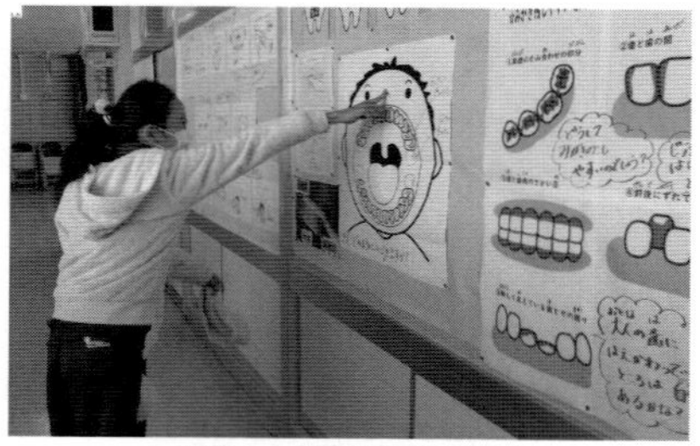

写真2　保健委員会の掲示

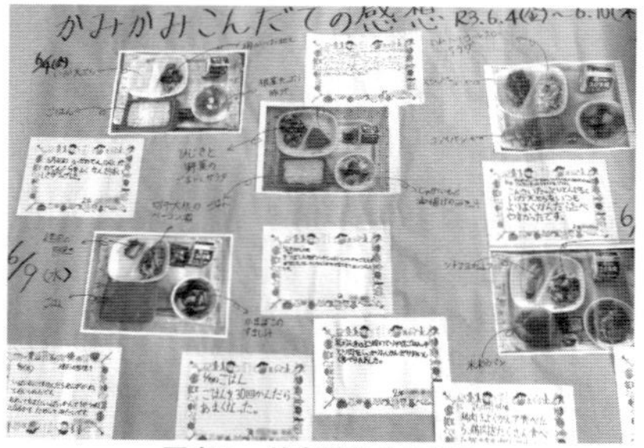

写真3　給食委員会の掲示

学校全体としては、歯みがきタイムを日課に設けました。各学級で歯みがき動画を見ながら歯をみがくことで、みがく順番が定着しました。「歯みがき動画がなくても、順番通りみがける」、「家でも学校の歯みがき動画が頭の中で流れる」と話す児童もいます。日常の指導の重要性を再確認することができました。

地域連携部の実践

親子で歯・口の健康について考える機会をもってもらえるように、「いい歯」に関する作品を募集する「いい歯コンテスト」を実施しました。キャラクター部門では、児童投票で優秀作品7点を「NAGANUMA７」として選出しました（画像2）。

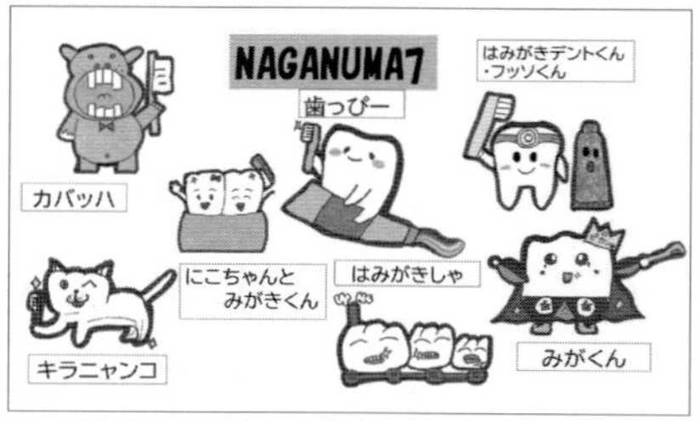

画像2　歯のキャラクター「NAGANUMA７」

キャラクターに込められた思いも作品の説明に書かれており、投票の際にはそれを参考に投票する児童の姿がありました。研究が終了した現在も、校内に掲示したり、保健だよりや歯みがき動画に登場したり、地域の掲示に活用したりしています。

● おわりに ●

実践の結果、児童の歯科検診の結果が改善しました。また、自分から歯をみがくと答えた児童が76％→90％になり、児童の意識が変化し、自分の健康を自分で守る意識が芽生えていることがわかりました。まさに「より健康な状態になろうとする」力を身につけ始めていると感じています。

本校校長が令和５年度スタートの職員会議で「昨年度までは研究実践だったが、今年度からは研究の日常化を図ってほしい」と教職員に伝えました。私はこの言葉に感動し、これからも組織を生かして、地域の力を追い風に、子どもたちの健康教育に取り組んでいきたいです。

◆養護教諭の◆
実践紹介

児童が主体的に取り組む 心と体の健康づくり
～きらめきタイムの実践～

原田 彩可 先生
岡山県 笠岡市立金浦小学校 養護教諭

● はじめに ●

本校は、笠岡市の西部に位置し、190人の児童が在籍する小規模校です。児童は明るく元気がよい一方、自己肯定感が低く、好ましい人間関係の構築が難しい児童が多い傾向にあります。そこで、「自己肯定感の育成」や「好ましい人間関係づくり」を学校保健活動の重点にあげ、学校全体で取り組んでいます。特に、児童が認められ、褒められる経験を増やすことで意欲を高め、心と体の健康づくりに主体的に取り組むことに力点を置いており、今回は、その一部として実践している「きらめきタイム」について紹介します。

● きらめきタイム ●

児童が主体的に心と体の健康づくりに取り組むためには、健康の大切さについて学習する場、学習したことを生かして実践し定着を図る場があることが重要です。そこで、毎月末の児童朝会で「きらめきタイム」を設け、次のように、全校でソーシャルスキル教育と体ほぐしの2つに取り組んでいます。

〈きらめきスキル〉

きらめきスキルとは、よりよい人間関係づくりを中心とした、全校ソーシャルスキル教育です。生徒指導担当や保健主事等と相談し、生活目標や行事との関連を持たせてテーマを決めています。今回は、「気持ちのいいあいさつ」の実践例を段階ごとに紹介します。

導入（インストラクション）は、オンラインで全学級一斉に実施します。パワーポイント資料を作成し、あいさつには互いの気持ちを元気にするパワーがあることや、さわやかな気持ちで生活するために大切なものであると、児童が気づきを持てるようにしました。

続くモデリング（手本）では、あいさつのモデル動画を作成し、どんなあいさつの仕方が気持ちのいいあいさつなのかを考えます。動画に教師や児童が出演することで、自分事として考えやすいように工夫しました（写真1）。

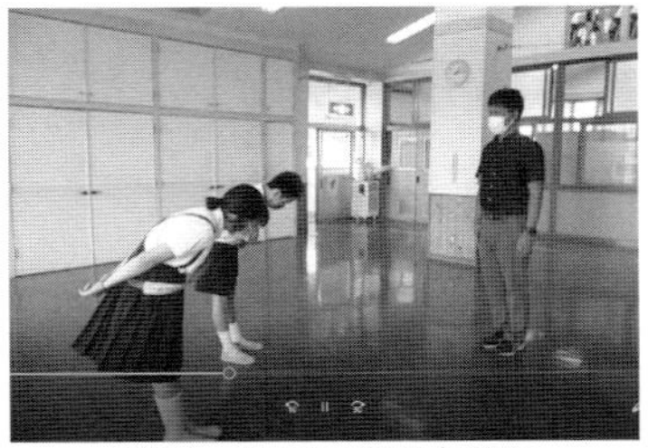

写真1　あいさつのモデル動画

モデル動画で気持ちのいいあいさつの仕方を確認したあとは、各学級で練習をしています。練習することで、あいさつが苦手な児童の不安を和らげ、意欲を高めることにつながりました（写真2）。

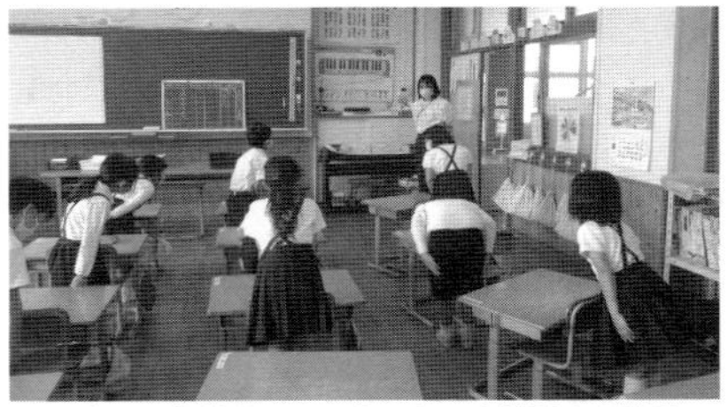

写真2　気持ちのいいあいさつを練習する様子

学んだスキルは、実践の繰り返しにより定着することから、児童が学んだスキルを発揮できる場面を意図的に設定しています。今回は、児童会によるあいさつ運動の事前指導としてきらめきスキルを実施したことで、登校時に気持ちのいいあいさつを実践する多くの児童の姿が見られました。また、その姿を見た教職員からの褒め言葉で、児童の意欲がより一層高まった様子でした。

〈きらめき体ほぐし〉

運動の楽しさを実感する取組のひとつとして、運動保健委員会の児童が中心となり、教室で取り組むことができる朝運動の紹介を行っています。３分程度の動画にまとめ、気軽に実施できるようにしています（写真３）。

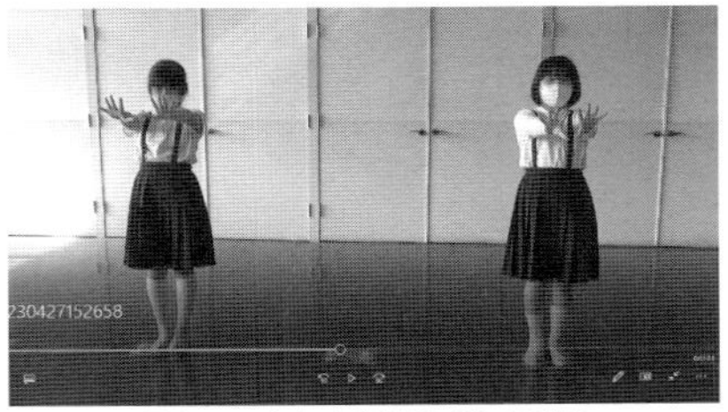

写真３　きらめき体ほぐしの動画

学年を問わず手軽に取り組める動きを児童がインターネット等で探してつなぎ合わせ、オリジナルの体ほぐし動画を作成しています。完成した動画はGoogle Classroomにアップし、各学級で朝の時間や休み時間に動画を見ながら体ほぐしに取り組んでいます（写真４）。

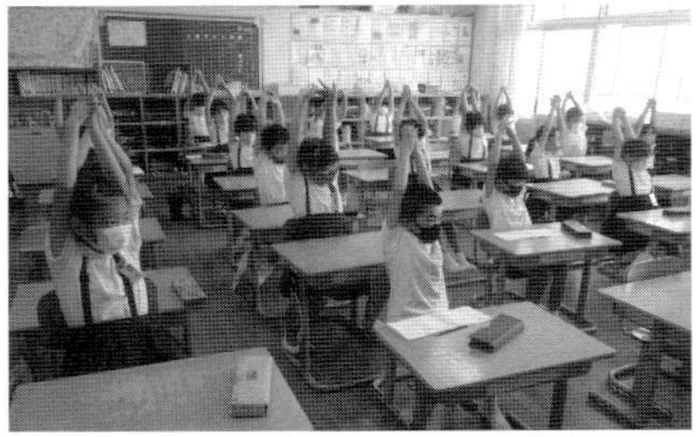

写真４　のびのびストレッチの様子

座ってできるのびのびストレッチをはじめ、体力テストで課題のある握力を楽しく鍛えられるグーパー体操など、児童のアイデア満載の体操です。取組前には運動のメリットを委員会で調べ、全校児童へ発表しました。運動の大切さを知ることで、「運動したい」というやる気につながり、積極的に取り組む児童の様子が見られました。また、自分たちが考えた運動に全校児童が楽しそうに取り組む姿から、委員会の児童も達成感を得ることができた様子でした。

● おわりに ●

「きらめきタイム」を通して、心と体の健康づくりに取り組んできました。きらめきスキル実施後のふり返りでは、「あいさつをしていい気持ち」「もっといろいろな人にあいさつしたい」と回答した児童が、ともに全校の80%を上回りました。児童が取組に積極的に参画することと、スキルを実践する児童の姿を積極的に認めて褒める声かけを全教職員で意識することが、児童の意欲を高め、主体的な行動変容につながっています。また、きらめき体ほぐし実施後のふり返りでは、「体や心に効果があった」と回答した児童が全校の90%を上回りました。加えて、「体がすっきりしていい気持ち」「イライラが解消した」などの感想から、多くの児童が運動の心地よさを感じていることがうかがえました。また、運動保健委員会の児童が全校の健康づくりのリーダーとしての自覚を持ち、主体的に発信していきたいと感じるような働きかけを行うことで、取組がより充実し、全校児童の取組へとつなげることができました。

今後も児童一人ひとりが心と体の健康づくりを実践する意欲を高めることができるように、養護教諭の立場からできることを考え、学校全体で取り組んでいきたいと思います。

◆養護教諭の◆
実践紹介

ＩＣＴ活用と心身の健康の両立を目指そう

長井 理香 先生
前 鹿児島県 大島郡伊仙町立伊仙小学校 養護教諭
（現 鹿児島県 霧島市立永水小学校 養護教諭）

● はじめに ●

ＩＣＴ機器の長時間使用は、視力・姿勢などの体への影響、生活リズムへの影響、そして心理面への影響にもつながります。それらがもたらす健康への負の影響を予防するための力を身につけさせたいと考えて令和３年度に前任校で実施した、保健指導の実践を紹介します。

前任校の伊仙小学校は、世界自然遺産に登録された徳之島の伊仙町にあり、全児童170人程度の小規模校です。闘牛や島口（方言）などのユニークな文化で育まれた子どもたちは、元気いっぱいです。

令和３年５月のアンケートから、各家庭で毎日ＩＣＴ機器を使用する児童が42.4%、１日に３時間以上の使用が25%ということがわかりました。保健室利用や登校しぶり、生活面の課題の原因のひとつがＩＣＴ機器の長時間使用ではないかと感じていました。また、アンケートから、家庭でＩＣＴ機器を使用する際のルールに関して、児童の約半数は家庭でルールを決めていないと自覚していますが、保護者の約90%はルールがあると答えており、親子でルールに対する意識の差が長時間使用の原因のひとつではないかと推察されました。

● 実践の内容 ●

（１）学校保健委員会

令和３年７月の学校保健委員会では、全児童・全保護者へ「ＩＣＴとわたしたちの健康」というテーマで児童保健委員と養護教諭が主体となり、授業を実施しました。当日は、コロナ禍のため、電子黒板を用いてオンラインで行い、保護者は廊下から参観してもらいました（写真１）。その中で、児童保健委員の子どもたちは、事前学習を重ね、姿勢・目の健康・睡眠と生活リズムの動画を自分たちで撮影し、制作しました（写真２）。

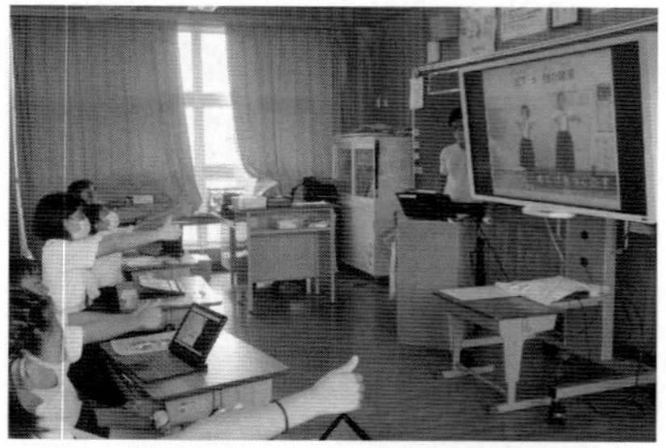
写真１　電子黒板で学校保健委員会に参加する児童

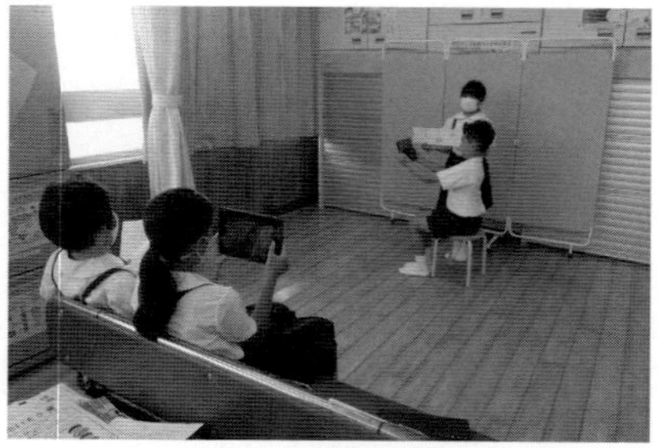
写真２　動画制作の様子

また、学校医にも動画撮影を依頼し、医師の立場からＩＣＴ機器と健康について、講話をしていただきました。多忙で、学校保健委員会に参加していただくことが難しい医師も、ＩＣＴ機器を使うことで参加が可能となりました。

（２）ICT ノートの作成と実践

令和３年５月から作成を始めた「ＩＣＴノート」（153ページに掲載）を10月から活用しました。姿勢、机上の整理、目の健康、家庭でのルールをいつでも振り返ることができるように作成し、毎月反省することで習慣化を図れるようにしました。作成に当たっては、文部科学省、日本眼科医会、日本学校保健会が発行している資料を参考にしました。ＩＣＴノートは表紙と「学校編」、「おうち編」、「振り返り編」の３つで構成されています。「学校編」では、タブレット使用時の姿勢や目の健康のためのポイントなどを記載しています。また、「ＩＣＴ機器を30分使ったら20秒遠くを見る」という習慣を身につけさせるため、教室で遠くにある何を見るかを各学級で決めて、ノートに記入させ、実践しました（写真３）。また、決まったことをいつでも意識できるように、ノートの一部を各学級のタブレット保管庫に掲示しました（写真４）。

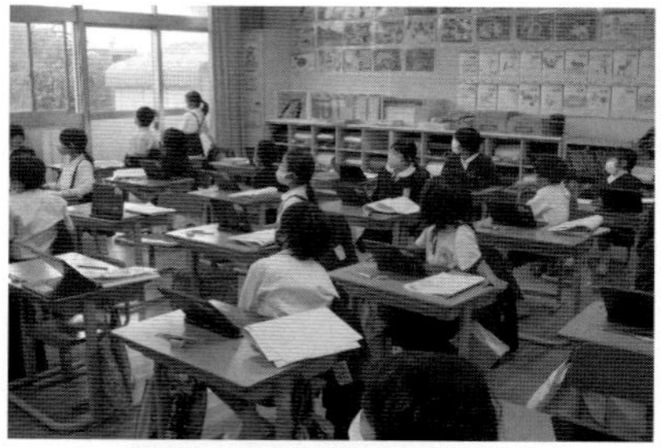
写真３　遠くの目標物を見る児童

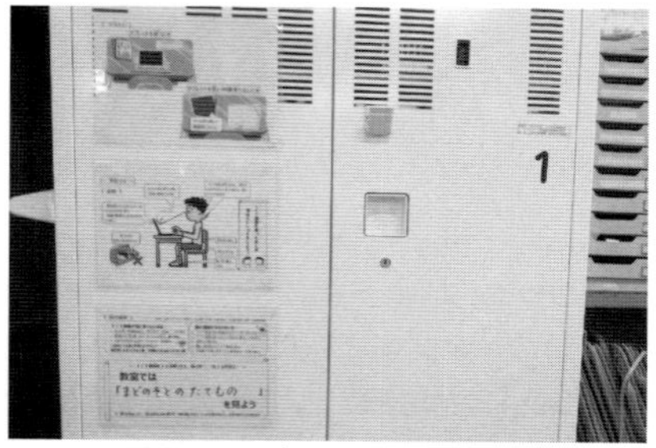
写真４　タブレット保管庫の掲示

「おうち編」では、ルールについて家族で話し合って決めたことを記入できるようにしています。「どこで、どのくらいの時間、何を、課金をどうするか、ルールを守らなかったときはどうするか」などを具体的に決めてもらうように作成しました。さらに「遠くを見る」こともルールに盛り込んでいます。

「振り返り編」では、ＩＣＴ機器と健康に関する10項目を反省・記入する箇所を設け、各学級で毎月実施しました。

● 成果 ●

令和３年12月に行った教職員へのアンケートでは、姿勢・目と画面の距離の指導、遠くを見る習慣の指導、ルールに関する指導、保護者へのＩＣＴ機器と健康に関する指導などの機会が増えたという回答が多かったです。11月に行った保護者へのアンケートでは、家族で話し合ってルールを決めた家庭が多く、保護者から直接「しっかりと話すきっかけとなったり、学校全体で取り組むことで子どもに守らせたりしやすかった」という言葉をかけられることが増えました。具体的なルール項目を提案したことも高評価でした。また、保護者との普段の会話の中で、毅然とした態度で子どものＩＣＴ機器利用を制限したり、使用時間などを把握したりしていると話す方が増えたこともあり、徐々に保護者の意識が高まっていると感じました。

児童は、自分で決めたルールをしっかり守ろうとする児童も増えましたが、依然として長時間使用している児童もいました。しかし、目の健康については、視力検査後の個別指導で、自分で気をつけることとして「ＩＣＴを使う時間を減らす」、「遠くを20秒見る」、「外で遊ぶ」などを言える児童が増えていき、身につけた知識を行動に移せる児童が現れてきました。そして、実際に行動できた児童で、数年にわたり裸眼視力1.0未満だった３名の児童が、裸眼視力1.0以上となりました。

● おわりに ●

今回の実践で、2022年度のＩＣＴ夢コンテストの優良賞を受賞し、「教育の情報化推進フォーラム」にて発表する機会をいただきました。全国の先生方の素晴らしい実践も目の当たりにし、今後は、ＩＣＴ機器を保健指導で活用しながら、健康との両立ができる児童の育成に努めていきたいと思いました。

ＩＣＴノートの一部を、153 ページに掲載しています。

（153ページもご参照ください）

◆養護教諭の◆
実践紹介

委員会活動を通した健康教育
～「やらされている」ではなく「やりたい！」を目指して～

一瀬 彩香 先生
滋賀県 長浜市立びわ北小学校 養護教諭

● はじめに ●

本校は、滋賀県北東部に位置する全校112名の小規模校です。登校班や清掃活動及び児童会活動を通して異学年との交流が盛んであり、身近な存在である高学年児童が健康に対して前向きに取り組む姿は、全校児童に対して大きな影響力を持ちます。そこで、働きかけを工夫し、自主的に取り組む子どもを育むことを目指した委員会活動を実践しました。

児童保健委員会にあたる活動を、本校では「給食・保健委員会」が行っています。給食的内容と保健的内容がひとつになった委員会であり、5、6年生7名での活動です。養護教諭が1人で指導を担当をしています。

● 日常の活動内容 ●

（1）給食時の放送

毎日、給食の献立とランチタイムメッセージを放送します。曜日ごとに1人または2人の担当を決めることで、責任感を持たせています。放送に苦手意識が強い児童には時間をとって一緒に練習して励ましたり、支援が必要な児童にはルビつきの原稿を用意したりと、担任の先生と連携しながら子どもが自信を持って取り組めるように工夫しています。ひと月もたつと、こちらが声をかけなくても子ども同士で教え合い、解決する姿が見られるようになるため、子どもたちの力にはいつも感心させられます。

（2）はみがきカレンダー

年間を通してはみがきカレンダーを作成し、配布から回収まで、委員会児童が担当します。委員会児童がイラストを描くことで子どもたちの興味を引きつけ、ひとりでも多くの児童が歯磨きを習慣化できるように取り組んでいます。また、はみがきカレンダーを配布・回収するときは各教室に出向くため、全校児童の反応をじかに感じることができます。歯磨きの必要性を感じてはいても、できていない児童が一定数いるのも事実。はみがきカレンダーの回収率を掲示したり、参加賞を準備したりと、委員会児童と試行錯誤しながら歯磨きの習慣化を図っています（写真1）。

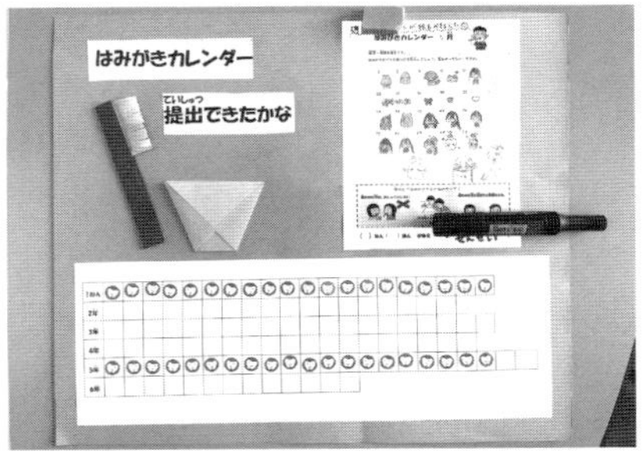
はみがきカレンダー
提出できたかな
写真1　はみがきカレンダー

● 月ごとの活動内容 ●

（1）動画作成

1人1台端末のiPadを使用し、動画を作成します。歯と口の健康週間には歯に関する本の読み聞かせを録画し、けが予防を呼びかける際にはロイロノートの共有ノートを活用して全員でひとつの動画を作りました（写真2）。給食の時間に放送したところ、昼休みにたくさんの反応をもらったようです。その後も、はりきって歯磨きやけが予防を呼びかけている姿を見かけました。

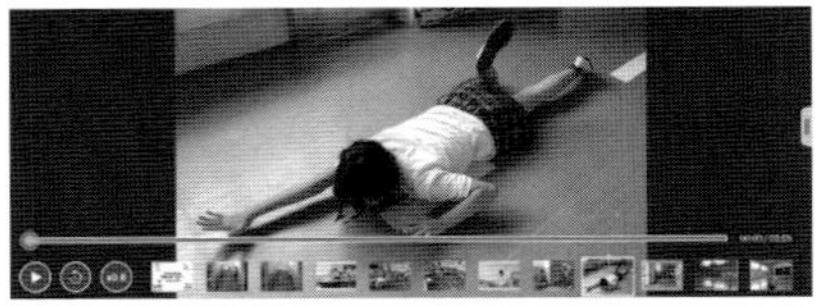
写真2　けが予防を呼びかける動画

（2）長期休み前の発表

1学期と2学期の終業式には、給食・保健委員会の発表時間を確保しています。貴重な時間を頂くわけですから、少しでも教育効果の高い発表にしなければいけません。成功の鍵を握っているのは計画のとき！　どれだけ子どもたちの士気を高められるかが勝負です。私は、子どもの意見を活《い》かすことを大切にしています。子どもたちの意見を引き出すために、付箋とホワイトボードをよく使用します。子ども自身が感じている健康課題や、全校へ伝えたいことを付箋に記入し、ホワイトボードに貼りながら全体で話し合います。教師の準備が簡単で、視覚的にわかりやすく、実りある話し合いにするために有効なアイテムです。教室で自分の意見をなかなか発表できない児童は、委員会活動を通して発表経験を増やすことができます。中には、卒業文集に「委員会で自分の意見が形になってうれしかった」とエピソードをつづった児童もいました。

休み時間を活用して練習するため、全員がそろうことは難しく、全員で通し練習ができる回数はわずかです。発表方法が寸劇のときは、各自で練習できるように教師の声を録音した台本をロイロノートで送付しました。それをもとに、それぞれが得意分野を活かし、自分たちなりに考えて動き出す姿を見るとうれしくなります。時には、学校へ行きにくい子どもにとっての癒やしの時間のひとつとなり、時には保護者から「家で委員会の話ばかりしています。どんな発表になるのか見てみたいです」と声をかけていただくこともありました。発表を終えた子どもたちは、達成感にあふれた顔をしており、発表を通して成長していることを実感します（図）。

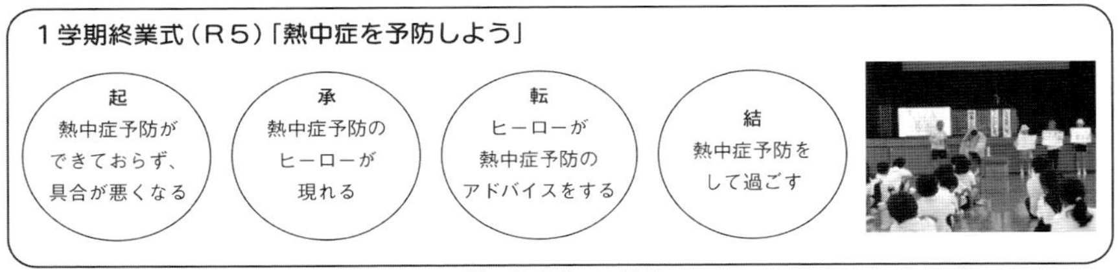
1学期終業式（R5）「熱中症を予防しよう」
起
熱中症予防ができておらず、具合が悪くなる
承
熱中症予防のヒーローが現れる
転
ヒーローが熱中症予防のアドバイスをする
結
熱中症予防をして過ごす
図　終業式での発表

（3）消臭剤作り

1年間の最後の委員会では、「委員会卒業制作」と題して、トイレの消臭剤を作ることが定番化しています。SDGsの視点から、使わなくなった保冷剤や空きびんを活用して作り、学校のトイレに設置します（写真3）。初めて挑戦したときは、これで45分間の委員会活動が持つのだろうか……と不安になりましたが、毎年、時間いっぱい盛り上がっています。

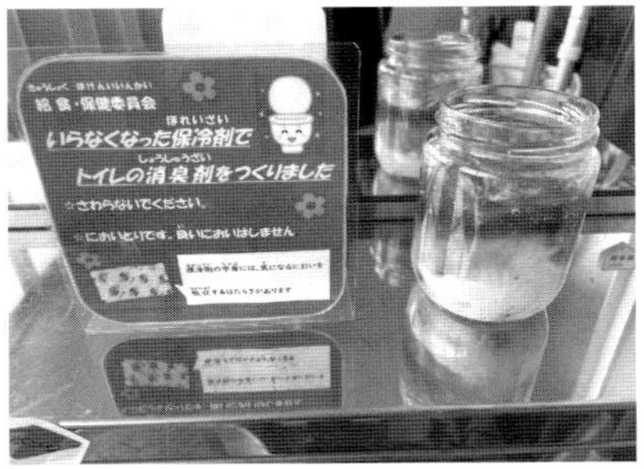
給食・保健委員会
いらなくなった保冷剤で
トイレの消臭剤をつくりました
写真3　手作り消臭剤

● おわりに ●

やらされている委員会ではなくやりたい思いがあふれた委員会活動にするためには、子どもが「自分たちは全校の健康を担っている」と実感し、「自分たちの力でできた」と成功体験を重ねることが大切だと思います。今後も子どもの意見を取り入れながら、学校全体の健康教育を充実させるように努めていきたいです。

◆養護教諭の◆

実践紹介

健康委員会で取り組んだ「健康新聞カルタ」づくり

増渕 優花 先生
東京都 国分寺市立第五小学校 主任養護教諭

● はじめに ●

本校では、児童が心身ともに健康に過ごすために、健康に関する情報に触れてほしいという願いから考案した「健康新聞カルタ」の取り組みを、健康委員会（5・6年生の児童19名）を中心に行いました。健康新聞カルタは、健康に関する新聞の記事を探し、選んだ記事を五・七・五の標語に要約して、カルタの読み札を作る活動です。本実践は、高度な技術は必要なく、新聞さえあれば、どの学校でも実践することができると思います。

あ	アレルギー　命の危険　気をつけて
あ	暑さにも　慣れる準備　早くから
い	インフルを　防ぐためには　密さけよう
か	かぜ対策　毎日手洗い　続けよう
か	蚊の季節　ボーダー柄は　要注意
き	気をつけよう　がんの予防を　忘れずに
き	気をつけよう　はしかの免疫　ない人は
こ	これからも　コロナウイルス　気をつけよう
こ	コロナ、事故　命を守る　救急車
し	塩の量　子どもの頃から　ほどほどに
し	症状が　出たら「無理」せず　休んでね
す	睡眠を　しっかりとって　健康に
す	睡眠で　元気な体　作ろうね
つ	つらいなら　見なくていいよ　無理をせず（ニュースなど）
ど	同時流行　コロナとインフル　対策だ
も	持ち帰り　優先順位　考えよう
ゆ	ゆっくりと　走れば脳も　活性化
ゆ	油断せず　手洗い・換気　続けよう
わ	ワクチンは　考えてから　接種しよう

表１　カルタの内容

● 実践の内容 ●

健康新聞カルタは、健康委員が委員会活動の２時間を使って作成しました。カルタ作り１回目の時間には、新聞から健康に関する記事を探しました。特に、在校生に知ってほしい情報に注目するように声をかけました。カルタ作り２回目の時間には、探してきた記事を、五・七・五の標語にまとめる時間としました。さらに、標語が完成した児童は、「健康に過ごすためのメッセージ」も考えてもらいました（写真１、表１〜２）。

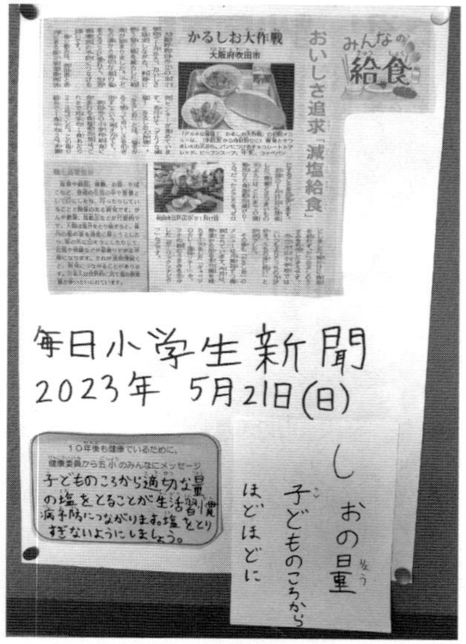

写真１　健康新聞カルタ

アレルギー　命の危険　気をつけて	
花粉症の人は果物を食べたときにアレルギー症状が出やすいです。花粉症の人もそうではない人もアレルギーに気をつけてください。	
睡眠で　元気な体　作ろうね	
睡眠をたくさんとらないと、体が元気になりません。しっかり睡眠をとり、元気な体を作りましょう。	
持ち帰り　優先順位　考えよう	
学校に何を置いて帰るかではなく、家に必要最小限、何を持って帰るかに考え方を変えていきましょう。	
油断せず　手洗い・換気　続けよう	
新型コロナウイルス感染症が５類へ移行しましたが、コロナウイルスに感染しなくなったわけではないので、手洗いを続けましょう。	

表２　カルタの内容と健康に過ごすためのメッセージ

作成した健康新聞カルタを全校児童に周知するために、保健室前に掲示し、昼の放送で紹介しました（写真２）。

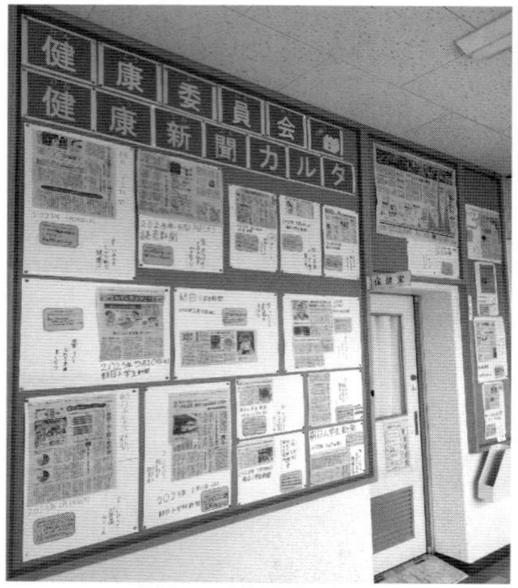

写真２　保健室前の掲示

さらに、希望者を対象に「健康新聞カルタ大会」を開催しました。健康新聞カルタ大会は、１〜３年生の部と４〜６年生の部に分け、２日間にわたって昼休みに実施しました（写真３）。また、保護者や地域の方々にも健康でいてほしいという健康委員の意見から、保健だよりや学校のブログで健康新聞カルタの取り組みを紹介しました。

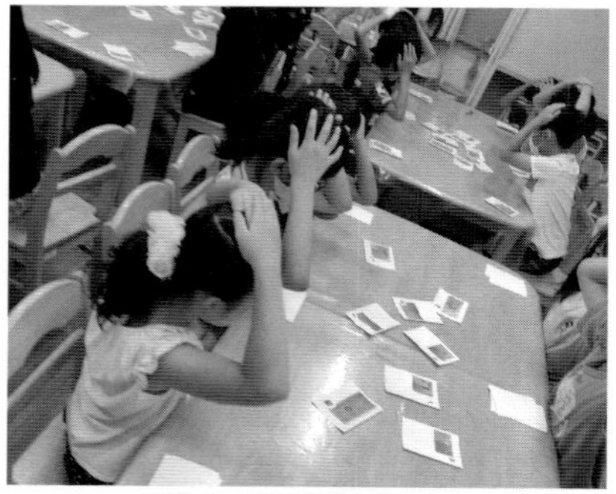

写真３　健康新聞カルタ大会

● 児童の反応と課題 ●

健康委員の児童からは、「健康に関する記事を探して、カルタにするのはとても難しかったけれど、健康に関する情報を知ることができてよかった」、「健康新聞カルタ大会にたくさんの人たちが来てくれたので、頑張ってカルタを作ってよかった」、「クラスの友だちに『２学期も今回のカルタ大会みたいな楽しい企画をまたやってほしい』といわれて、とてもうれしかった」などの声がありました。また、健康新聞カルタ大会の参加者にアンケート調査を行ったところ、「どんどん健康のことに詳しくなって楽しかったからまたやりたい（２年生女子）」、「簡潔に役立つ情報がカルタにまとまっていたので、簡単にたくさんの情報を知ることができて楽しかった（５年生男子）」などの回答がありました。

成果があった一方で、健康新聞カルタ大会の参加希望者が予想よりも多かったため、参加できない児童がいたことや、健康新聞カルタ大会が盛り上がったため、会場が騒がしくなる場面があり、カルタの読み札が聞こえにくい場面がありました。今後カルタ大会を行うときには、「会場を分けて、複数の教室で実施する」「体育館で実施する」「マイクを使用する」などの対策をとった方が、啓発活動につながるとわかりました。

● おわりに ●

健康カルタの実践で、健康委員の健康に関する興味・関心は向上し、社会で話題になっている健康情報を把握・理解する力や他者に健康情報を発信する力、文章を簡潔にまとめる力を身につけることにおいて、一定の成果があったと思います。また、健康新聞カルタ大会の実施方法については改善の余地がありますが、健康新聞カルタ大会に参加した児童のアンケート結果や感想から、健康新聞カルタの波及効果があったと思います。

生涯にわたって心身の健康を保持増進するためには、健康に関する情報に対して常にアンテナを張り、正しい情報を取捨選択することが必要不可欠です。これからも、児童が楽しく健康について学べる実践を児童とともに考え、児童の心身の健康の保持増進に努めていきたいです。

◆養護教諭の◆

実践紹介

チャットを活用した校内連携

鈴木 登志枝 先生
福島県 白河市立表郷小学校 養護教諭

はじめに

児童の動向に関して、朝の健康観察の段階では遅刻や早退の予定となっていても、その後、変更になることは多々あると思います。そのような場合に本校では、例えば放課後や後日、学級担任から「実は、遅刻の予定でしたが結局欠席でした」「早退のお知らせをしていた時間よりも、早く迎えに来ました」と報告があるのですが、私はこの状況に関し、情報が共有されるまでにタイムラグが生じることが気になっていました。そして、なにより児童の所在確認をリアルタイムでお互いに共有できたらいいなあと感じていました。

また、学級担任が月末統計（毎月の出席簿の確認）を行う際に、校務システムへの入力内容と健康観察表の記載内容に相違が生じることを、どうにか改善できないかな？ という思いをもっていました。

そこで、教職員全員がFCSアカウント(※)とタブレットを持っていることを活用して「保健室チャット」を立ち上げ、このもやもやを解決する一助とすることにしました。

「保健室チャット」を立ち上げて

本校の場合、健康観察は、＜保護者の方が健康観察アプリに入力 → 学級担任が自分のクラスの状況をチェック・観察をして、紙の健康観察表に転記 → 係の児童が保健室へ提出する＞という流れになっています。

「保健室チャット」を立ち上げてからは、全体のチャットスペース「保健室」に、変更点や、早退のために保護者の方が迎えにきた時間などを双方で入力して、共有しています。この情報が共有できると、きょうだい関係がある場合に、例えば「兄は具合が悪くて早退した。急ぎの文書を弟に持っていってもらおう！」「妹の健康観察をより気にかけて行おう」ということも可能になり、学年を越えた情報共有のよさを感じています。

また、全体で共有する必要のないものについては個人間のチャットでやりとりをしています。このような使い分けは、最初に取り決めをしたわけではなく、使っているうちに自然にそのようになりました。

ほかにも、全体のチャットスペースには、「職員室」と「職員クラブ」があり、内容やメンバーを適宜変えたスペースを作成し、活用しています。

メリット・デ？メリット

メリット

・一斉に情報を共有できる。
・出張などで学校を不在にした際にも、記録が残っているのでその情報をもとに翌日訂正できる、経過がわかる（日時の記録まで残るので、記憶よりも正確）。
・先生方の机上を連絡のためのメモや付箋だらけにすることがなく、また、メモが紛失する心配もない。
・校内ＰＨＳによる連絡では、授業中には使用をはばかられる場合でも、チャットなら個人のタイミングで確認できる。「後から連絡しよう」と思っても忘れる心配がない。
・文書や写真もアップできるので、締め切りのある文書を写真付きでお知らせできたり、授業で使用する画像やワークシートをデータ上でやりとりできたりする。
・クラウド管理されているので、ネット環境があればどこからでもアクセス可！

デメリット

・チャットを見る習慣がないと、そもそも意味がない（オフライン中に、チャットにメッセージがあった旨の通知がメールで届く機能はあります）。
・デジタルでの情報共有では、データの取り扱いに注意が必要となる。

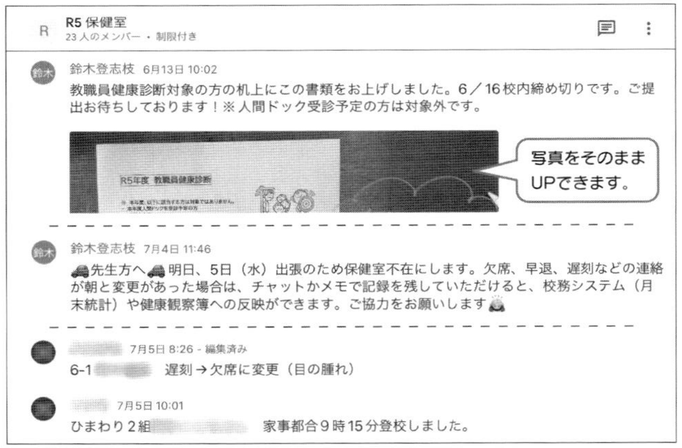

写真　チャットでのやりとりの例

デメリットの２つめの点については、万が一にもチャット画面を開きっぱなしにしてやりとりがメンバー以外の目に触れないように、気をつけています。また、一定時間が経過すると画面がロックされる設定をしています。さらに、基本的にタブレットの使用は学校内のみとなっており、持ち出す場合は、管理職に許可をとる仕組みです。

やってみてわかったこと（意外な効果・使い方＆おすすめ）

ある学級担任から、『いつも〇〇さんってこの時間に登校なんだね、知らなかった』と別な学級担任から声をかけられ、その後にねぎらわれたことがうれしかった」という話を聞きました。自身が担当ではないクラスの情報がわかることで、苦労を知ってもらえたようです。

また、保護者からの連絡帳をコピーしなくても写真をアップできるので、後から「あれ、なんだったっけ？」という事態を防げたり、急な補欠で入った先生がチャットから情報を得られて保護者との連絡がスムーズにいったりと、意外な効果もありました。

一方で、養護教諭への連絡は、直接、校内PHS、チャット、メモなど、「連絡方法は、なんでもOK！」としています。間口を広くしておくことで、先生方がそれぞれ都合のいい、伝えやすい方法を選択できるため、タイムラグを減らすことにつながると思うからです。

チャットでの校内連携を検討される場合、導入時のおすすめは、“使い方を限定しないこと”です。いろいろと試しているうちに、そのコミュニティーの使い方が生まれます。また、「いろいろと試してOK」とすると、「やってみようかな？」と気持ちのハードルも下がります。

本校では、「必ずレスを！」とはしておらず、丁寧にコメントをくださる方、リアクションボタンだけを押す方、会ったときに直接コメントをくださる方、読み飛ばす方……と、いろんなパターンがあります。直接のコミュニケーションは大事ですが、先生方個人によって得意、簡易と思う連絡方法がそれぞれ異なります。そのため、直接のコミュニケーションだけにこだわらないのもありだと、やってみて感じました。

結びに

チャットとの親和性は、年代によるのかなと導入前には思っていました。意外にも、年代が上か下かではなく、個人によるところが大きいことがわかりました。

どんなコミュニケーションの方法にもメリット、デメリットがあります。同じ職場で働いていても、忙しさなどでその日１回も話すタイミングがないという場合もあります。そのような中で、チャットによる情報共有、連携は選択肢を増やすひとつになると実感しています。

※FCSアカウント：Googleにおける福島県教育委員会のアカウントで、教職員がもっている。最近は、児童もFCSアカウントをもっている。このアカウントをもっていることで、メール、チャット、Meet、ClassroomなどGoogleの機能が使える。

◆養護教諭の◆
実践紹介

自他の心や体、命を尊重し、よりよく行動できる児童を育むために行う性に関する指導

松﨑 弘子 先生
宮崎県 都城市立南小学校 養護教諭

● はじめに ●

本校は、宮崎県の南西部に位置する都城市の中心部付近にあります。本校では１人１台端末の活用が進んでおり、ＩＣＴを効果的に活用した授業づくりに取り組んでいるところです。その一方で、自由に扱えるからこその問題も発生しており、性に関する情報を検索したり、広告に含まれる性的な内容を見て面白がったりする児童がいました。「性＝生命」ではなく、「性＝商品」として捉えている児童がいるのではないかと心配したところです。

そこで、自他の心や体、命を尊重し、よりよく行動できる児童を育むために、児童の実態や社会の動きに適応した性に関する指導を充実させる取り組みを始めました。

● 取り組みについて ●

教材作成と授業参加

本校の性に関する指導に関して、学年別の指導計画や学級活動の指導案の見直しを行い、その中で、児童の実態をもとに、性の多様性や男女平等（ジェンダー平等）に関する内容を加えるなど、社会の動きに適応した教材づくりに取り組み（右上表）、主にスライドとワークシートを作成しました（スライドとワークシートの一部を154ページに掲載）。主体的・対話的で深い学びがなされるように、養護教諭が授業に参加したり、児童自身が体験できる活動を取り入れたりするなどといった工夫をしました。

学年	題材名
1年	からだをきれいに
2年	・わたしたちのからだ ・わたしのたんじょう日
3年	体を守る仕組み
4年	成長するわたしたち
5年	二次性徴
6年	ゆずり受けた命

表　教材を作成した学級活動の内容

作成した教材を活用し、学級担任と養護教諭によるＴ・Ｔ授業を行い、話し合いや意見交換の場面を設定することで、他者の意見を聞きながら主体的に考え、学びを深めることができていました。

５年生の授業では、自分の成長が楽しみかどうか、自分の体の成長に関する不安や「性」の悩みの有無、「性」のイメージや、「性」についてどのように知ったり学んだりしているか、知りたいことなどについて、アンケートをして実態を把握し、指導にも生かしました（写真１）。授業後は、「男女のことがわかったから、お互い助け合えそう」、「成長することは素晴らしい」、「自分のことを大切にしたい」などの前向きな感想が見られました。

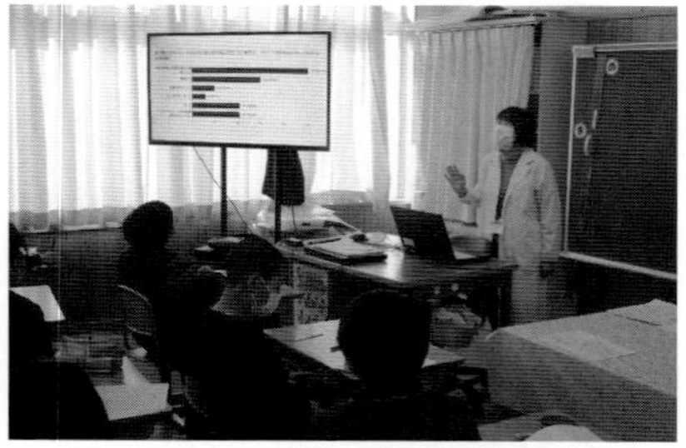

写真１　５年生の授業の様子
（授業の導入でアンケート結果を発表している）

体験活動の充実

１、２年生に命の尊さを感じさせるために、男女の赤ちゃん人形に触れたり、抱っこしたりする疑似体験を取り入れました。どの学級でも等身大の赤ちゃん人形が登場すると目が輝き、優しい表情の子どもたちが見られました。抱っこの際に、赤ちゃん人形と目を合わせ、話しかける姿も見られました。出生時、男女はほぼ同じ体格で、生まれてから死ぬまで平等であることを伝える機会にもなりました。（写真２）

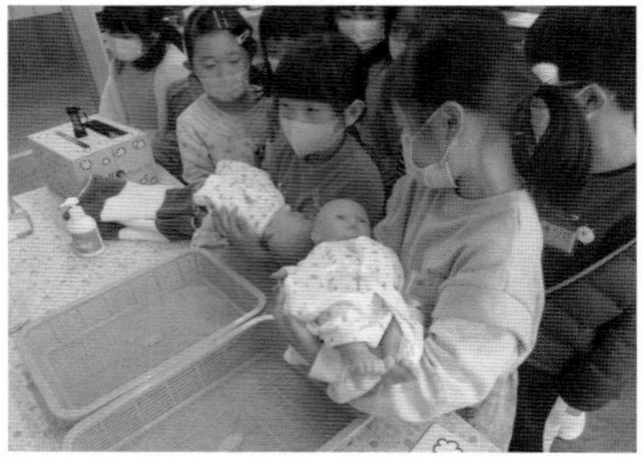

写真２　赤ちゃん人形を使った疑似体験

１年生の授業では、手の汚れを視覚的に理解させるため、「手洗いチェッカー」のローション（蛍光材）とブラックライトを用いた手洗いの指導をしました。「自分が病気にならないためだけではなく、友だちや家族に病気をうつさないためにも手洗いをしたい」という意見があり、自他を思いやる心が育っていました。（写真３）

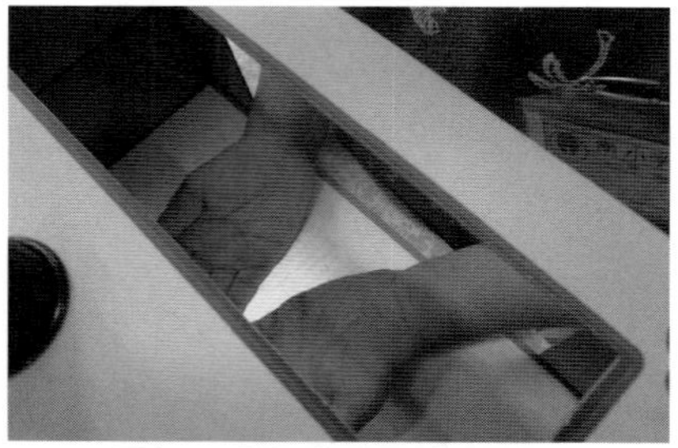

写真３　手洗い後の洗い残しの確認

性に関する講演会

４年生以上を対象に、助産師による「性に関する教育講演会」を実施しました。命を生み出す準備が男女の体で始まっていること、受精から出産までの過程、一人ひとりが大切に生まれ育てられた命であることなど、心に響く内容でした。（写真４）

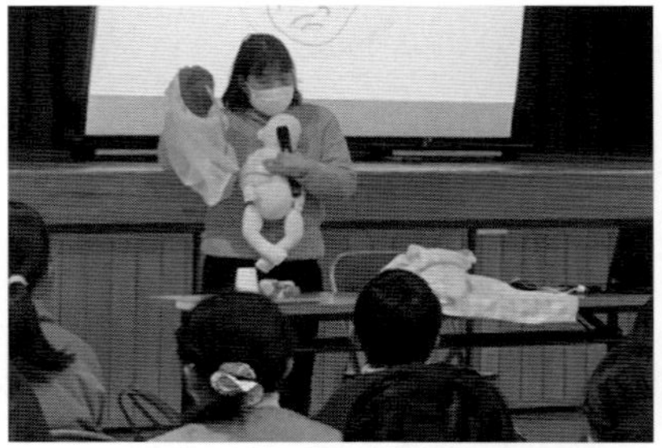

写真４　性に関する教育講演会

その他の活動

４年生の１学期には、男女の生理現象や対処法に関する指導を行います。男女別に思春期の体の変化について説明し、大人になる準備が進んでいることを伝えました。不安を解消したり、情報を共有したりする機会となったようです。

児童保健委員会における取り組みとして、エイズについて学習した後、レッドリボンを作り、職員へ配付しました。性に関する問題が、人権や貧困の問題、自分の将来と関わっていることに気づく機会となりました。

個別の活動として、内科検診や初経の対応を通して、思春期早発症が疑われる場合、保護者に専門医の受診を勧めたり、成長に適した肌着の準備などをお願いしたりしています。特に宿泊学習前には月経や入浴などについて不安を抱える児童もいるため、学級担任や養護教諭に相談するように伝えています。相談後は不安が軽減した児童もいます。

● おわりに ●

養護教諭が授業に参加し、体験活動を充実させたり、講話を聞く機会を設けたりすることで、自他の心や体についての理解を深め、自尊感情を高めることができていました。また、個別の対応を丁寧に行うことにより、個々の不安を和らげることができました。今後も性に関する指導について、改善を重ねながら、児童の心に響く指導を推進していきたいです。

教材の一部を154ページに掲載しています。

（154ページもご参照ください）

◆養護教諭の◆
実践紹介

学校と家庭が協力して行う
睡眠教育

日下部 洋子 先生
静岡県 磐田市立向笠小学校 養護教諭

● はじめに ●

静岡県の西部に位置する本校は、周りを山畑や田に囲まれた自然豊かな地域にある学校です。児童数は166名の小規模校で、ほとんどの学年が単学級で、縦割り活動に力を入れているため、お互いのことをよく理解し合い、素直で優しい子が多く育っています。

本校が所属している向陽学府（中学校区）では、「就寝時刻が遅い」「メディアの使用時間が長い」という健康課題に対し、継続的に取り組みを行ってきました。現在は、多くの児童の生活リズムが整ってきている一方、一部に夜遅くまでメディアを使用して睡眠時間が短くなり、生活リズムが乱れている児童もいます。

本人への指導だけでは改善は難しく、学校と家庭との連携が重要と考え、両者が協力して行う睡眠教育を実施しました。その取り組みの一部を紹介します。

● 家庭と協力して行う睡眠教育 ●

①学府全体で行う「早く寝よう週間」の実施

向陽学府では１年に２回、「早く寝よう週間」を実施しています。また、長時間のメディア使用が原因で睡眠時間が短くなることから、早く寝よう週間の間に自分で日時を決めてメディアコントロールデーを実施しています。カード（図１）を家に持ち帰り、家でめあてや結果を記入することで、家族全員で早寝とメディアコントロールを意識します。

②養護教諭や保健委員会による指導

向陽学府では、毎月１回「健康の日」が設定されており、本校は毎回、養護教諭から全校児童へ向けて、15分ほどのミニ指導を行っています。早く寝よう週間前には、パワーポイントとGoogle Meetを活用し、睡眠についての指導を行いました。また、昼の校内放送では、保健委員会による睡眠クイズや睡眠豆知識を放送し、睡眠の大切さを伝えたり、早く寝るこつを紹介したりしました。

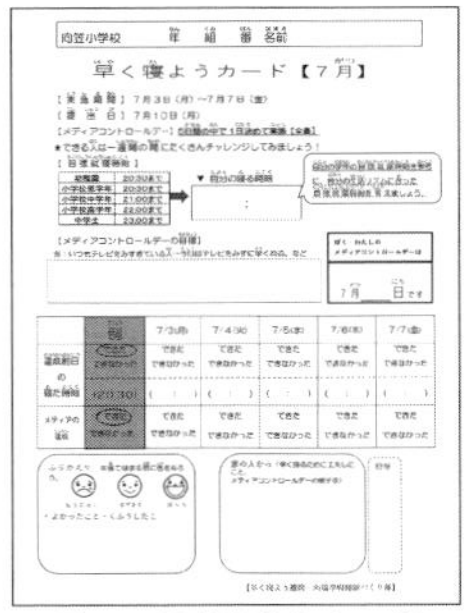

図１　早く寝ようカード

③睡眠をテーマとした学校保健委員会の開催

今年度は、「家庭で行う睡眠教育」というテーマで学校保健委員会を開催しました。

まずは児童の睡眠の実態を把握するため、保護者に「睡眠実態アンケート」をとりました。半数以上の方が回答してくださった結果、少数ではありますが、睡眠時間が７時間以下の児童がいることがわかりました。また、「子どもを学府の目標就寝時刻に就寝させることは難しいと感じる」と回答した方もいて、その理由は、次の結果でした（図２）。

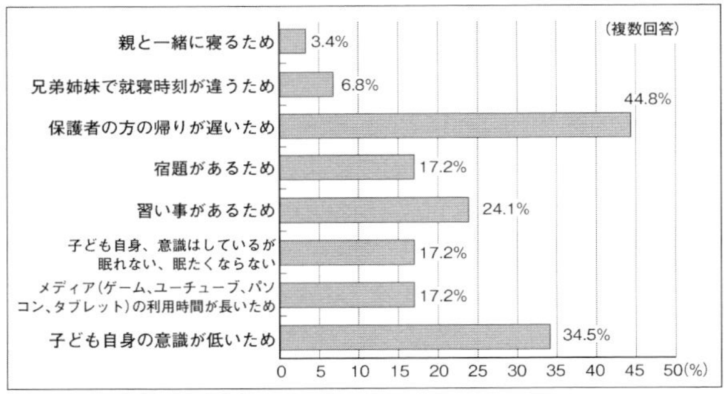
（複数回答）
親と一緒に寝るため 3.4%
兄弟姉妹で就寝時刻が違うため 6.8%
保護者の方の帰りが遅いため 44.8%
宿題があるため 17.2%
習い事があるため 24.1%
子ども自身、意識はしているが眠れない、眠たくならない 17.2%
メディア(ゲーム、ユーチューブ、パソコン、タブレット)の利用時間が長いため 17.2%
子ども自身の意識が低いため 34.5%
0 5 10 15 20 25 30 35 40 45 50(%)

図２　学府の目標就寝時刻に就寝させることは難しいと感じる理由

これらの課題を解決するべく、当日は、子どもが早く寝るために「家庭でできること」「学校でやってほしいこと、学校の協力が必要なこと」の２つの視点から、ブレインストーミングでアイデアを出し合いました（写真１）。また、話し合いの最後には、本校スクールカウンセラーに指導、助言をいただきました（写真２）。話し合いで出たアイデアの一部を紹介します。

家庭でできること

・早めに声かけをする
・寝る前の行動を習慣化する
・一人で寝られるように練習する
・寝る前30分はテレビやゲームをやめる
・時計を見て行動する癖をつけさせる
・大人も早く行動する

学校でやってほしいこと、協力が必要なこと

・遊ぶ前にやるべきことをやるように指導する
・早く寝たら朝から元気に過ごせてかっこいいよと伝える
・親の帰りを待たなくても、自分でできる宿題にする
・日中に外で遊ぶ（体を動かす）ことを増やす
・友達の睡眠事情を伝え、意識させる
・早寝ができたらスタンプがもらえる

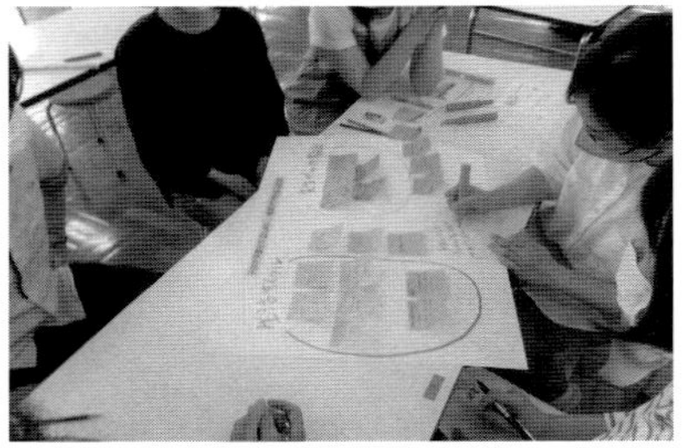

写真１　アイデアを出し合う

〔スクールカウンセラー　矢野先生より〕

子どもは本来９～11時間寝るのがよい。寝ることによって、いろいろなことに対応する力が高まったり、感情のコントロールができるようになったりするため、睡眠はとても重要である。

早く就寝させるための方法として、寝る前のハードルを少しでも低くしておいたり、チートデー（今日は寝るのが遅くてもいいという日）をつくったりするのも効果がある。

子どもは親に怒られることが嫌。嫌なことがあると余計に寝られなくなってしまう。「達成できないだろうけど」と思いながら、子どもの目標につき合うことがよいのではないか。

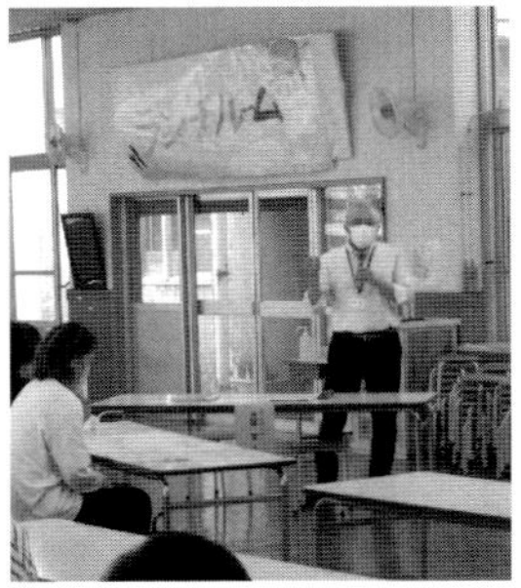

写真２　スクールカウンセラーの指導

参加者された保護者の皆さんは、とてもたくさんのアイデアを出してくださいました。話し合いでは家での児童の様子や、普段、保護者の方がどのように早寝について呼びかけているのか、どうして寝るのが遅くなってしまうのかなど、学校では見ることができない家の様子について、話題に上がりました。

保護者の皆さんに子どもの睡眠習慣や家庭での取り組みについて考えていただき、充実した時間になったと感じます。

● おわりに ●

早く寝よう週間において、「４日以上、目標就寝時刻に寝ることができた児童」の割合は、毎回約70％に達します。振り返りでは「家族みんなで早寝を意識しました」など、家族全員が早く寝よう週間を意識して過ごしている家庭が増えていて、この取り組みが定着していると考えます。早寝の習慣の定着には、家庭の力が大きく影響します。学校で行う継続的な指導や、保護者への情報提供、呼びかけを続け、今後も早く寝る習慣の確立を目標に、学校と家庭が協力して行う睡眠教育を推進していきたいと思います。

◆養護教諭の◆

実践紹介

心の状態に気づき 気持ちを伝えられる子どもの育成

山田 栄子 先生
鳥取県 倉吉市立小鴨小学校 養護教諭

● はじめに ●

本校は、自然環境に恵まれた鳥取県中部に位置し、今年度の児童数が370人の中規模校です。一人ひとりが持てる力を発揮し、しなやかに、いきいきとたくましく育つ学校づくりをめざし、教育活動に取り組んでいます。

活発で友好的な児童ですが、自分の気持ちを言葉で伝えたり、相手の気持ちを受け止めたりすることが苦手な面があり、感情のままに行動して友人関係でのトラブルに発展することがたびたびあります。私が赴任した令和3年度は、SOSの出し方がわからず、ストレスを抱えたまま身体症状が表出する児童、多様な家庭環境を背景に、基本的な生活習慣が確立されておらず、睡眠不足から学習に向かうことができない児童、落ち着かずいらいらして不適切な言動で表現する児童など、様々な児童が保健室を利用していました。

そのような児童に、落ち着いて気持ちの整理をしたり、気持ちを伝えたりする力をつけることが必要と考えて行った令和4年度の取り組みを紹介します。

● 実践の内容 ●

①保健室の環境づくり

保健室で個別に言語化を促していくために、来室した理由や気持ちを伝えやすくする環境づくりに取り組みました。多くの児童が心の状態に目を向けられるように、入室すると最初に目に留まる場所に心に関する掲示コーナーを設けました（写真1）。

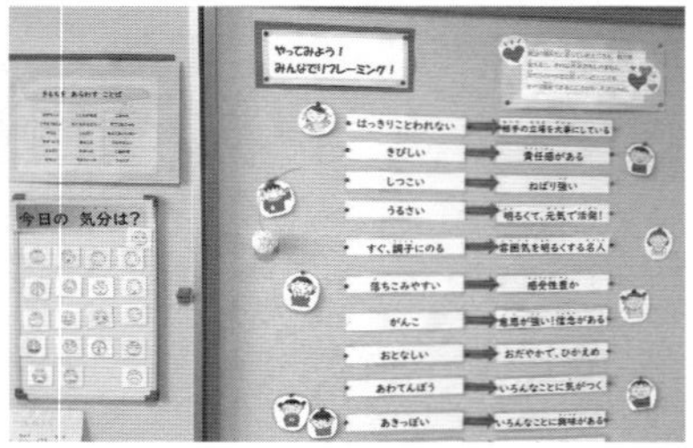

写真1　心に関する掲示コーナー

また、問診の際に児童が記入する「来室カード」に、「どうしたい？」という質問と記入欄を設け、心身の不調への対処を養護教諭に決められるのではなく、児童が自分の気持ちを確認し、自己決定できるように、本人の思いを記入させるようにしました。また、様々な気持ちを表すイラストを示した「表情カード」や、痛みを0～5段階に分け、それぞれを表情のイラストで示した「痛みスケール」などのツールを、掲示物や手に取りやすいカードとして用意しました。

これらを活用しながら対話を進めることで、児童が自分の思いと向き合い、気持ちを表現する経験を積み重ねるように支援しました。ツールの活用は、言語表現が苦手な児童や状況が理解できずに心が混乱している児童の視覚支援となり、出来事や気持ちを整理したり、落ち着けたりするのに有効でした。

②心の健康に関する保健指導

睡眠を中心に、生活リズムを改善することが心の安定につながると考え、「こころとすいみん」というテーマで全学級で指導を行いました。導入で“いろいろなきもち”について話し（右上写真2）、睡眠不足は心に影響することや、よい睡眠をとるための必要な条件を知らせて、自分自身の生活を振り返らせました。児童は自分の生活を見つめ直し、生活習慣の改善点や質のよい睡眠のために工夫できることを考え、自己目標を立てました。指導後の5日間はワークシートを使って、睡眠の状況を「ぐっすり・まあまあ・寝不足」の3段階の評価で、心の健康状態を「晴れ・曇り・雨」の3つから選ぶ形で振り返ることができるようにしました。この取り組みを通して、普段は保健室を利用しない児童の心と体の状態や家庭生活の様子がうかがえ、保健室での関わりから個別支援につながり、状況が改善に向かった児童もいました。

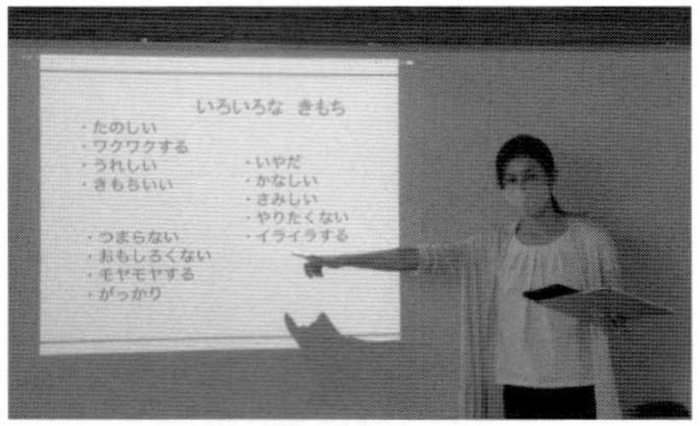

写真2　授業の様子

③朝の健康観察の工夫

高学年になると、クラスで自分の体調を言いにくい児童がいるため、6年生は、児童に個人用タブレットPCに健康状態を入力させ、健康観察を行うようにしました。タブレットPCを介することで伝えやすくなるうえ、担任は的確に健康状態を把握することができました。また、いつもと違う回答をする児童に気づきやすくなり、保健室に来室した児童に対しても、朝からの経過を把握したうえで、丁寧に問診を進めることができました。

④連携・協働による授業

4年学級活動では、「いろいろな気持ちと仲良くなろう」という題名で、様々な感情に対する理解を深め、感情に適切に対処していくことをねらいとして、スクールカウンセラーと協働して心の健康教育を行いました。

気持ちを表す言葉を出し合い、その中で、怒りの感情と仲良くすることは難しいけれども、自分を守るために大切な気持ちであることを児童は学習しました。怒りを否定せず、自分なりの方法で表現し、解決していくことが大切だと気づいた児童が多くいました。

5年体育科保健領域「心の健康」では、担任と養護教諭で授業に取り組みました。授業の導入で簡単にできるゲームを行い、考えを深める場面でグループワークを取り入れ、他者との関わりを持たせることで、楽しい雰囲気で学習を進められました。グループワークなどの中で、児童は、誰もがストレスや悩みがあることや、考え方が人それぞれ違うことを感じられた様子で、友だちの意見を参考にしながら自分自身で対処法を考える姿が見られました。

単元最後の授業は、健康教育参観日として、保護者に公開しました。SOSを出せる場所や方法があることを授業の中で児童に知らせ、保護者には、授業後の懇談の際に、相談機関の情報を資料として提供しました。

スクールカウンセラーやほかの教職員と協働して授業を行うことは、児童を多角的・多面的に理解することにつながります。その中で、児童が多くの職員と関わりを持ち、専門性の違う職員がそれぞれの視点で得られる情報を共有し、SOSを出しにくい児童を継続的に見守ることにより、その後の支援やカウンセリングに適宜つなげることができました。

● おわりに ●

個々の成長のペースは違い、言葉で言える子どももいれば、そうではない子どももいますが、心を落ち着け、気持ちを伝えようとする姿が少しずつ見られるようになってきました。

また、今回の取り組みの中で、心の健康に関心を持たせる種まきをあらゆる機会に行いました。自分の中にある感情に気づき、自分なりに表現し、それを受け止められる経験を積み重ねていくことが、心の健康の礎になると考えます。まいた種がやがて芽を出し、子どもたちが先々、問題に直面したときや心が折れそうになったときに、一人で抱えずSOSを出して他者とつながり、乗り越える力となることを願っています。

本校は来年度、統廃合により新しい学校となります。環境の変化が起こる中で、児童が安定した心で自分らしさを発揮していけるように今後も取り組んでいきたいです。

◆養護教諭の◆
実践紹介

参加型掲示板の取り組み

武久 恵 先生
京都府 京都市立柏野小学校 養護教諭

● はじめに ●

本校は、京都市北区にある全学年単級の小さな小学校です。校区は、大正末期から筬《おさ》の音が絶えない織物の町で、近くには金閣寺や北野天満宮などの数多くの観光地があり、京都らしさが感じられます。

本校の児童は、好奇心旺盛で何事にも一生懸命に取り組むことができる真面目な児童が多い一方、自身の健康課題についてはどこか他人事で、まだまだ保護者任せといった様子が見受けられます。そこで、学校保健目標を『自分が体の主体であることを意識し、心と体を大切にすすんで健康づくりに取り組む子の育成』とし、着任時から様々な取り組みを行ってきました。ここでは、特に力を入れてきた保健室前の掲示板での実践をご紹介します。

● 触って身につく「参加型掲示板」●

本校の保健室前の掲示板は、低学年でも触ることができるような“低い位置にあること”が特徴です。この特徴を活《い》かして毎月、教育的に意義のある掲示であることはもちろん、子どもたちの興味を惹《ひ》くようなインパクトのある見た目、そして、児童の日々の生活に溶け込むような『毎日変わる、動きのある掲示板』をテーマに、参加型の掲示板を作製しています。児童が主体的に楽しみながら参加することで、知らず知らずのうちに、「〇〇のことも知っている！」「〇〇ができるようになっている！」となるような掲示板にすることを目指し、以下の２点を意識しています。①児童がゲーム感覚で楽しみながら参加し、自分の生活に活かすことができる工夫。②その場の一度限りではなく、児童が繰り返し行うことで学びを深めることができるための工夫。ここでは、特に児童や保護者、教職員に人気があった掲示を紹介します。

① 5月『よい生活クエスト』（写真１・２）

児童が１日１回のミッションに取り組むことで、生活の中に潜むBAD生活モンスターをやっつけながら、ゴールを目指す掲示です。保健だよりをカードとして使えるように連動させました。BAD生活モンスターには、夜更かしモンスターの〈ねたく ないぞう〉、ゲームモンスターの〈チョットダケー〉、すききらいモンスターの〈アレヤダー〉〈コレヤダー〉など思わずクスリと笑ってしまうような名前をつけています。児童は、「今日は、苦手なものも一口チャレンジしてみた」「チョットダケーは、手ごわかったけどゲームの時間を決めてできた」「次の日からも早めに寝ようとがんばっている」と、普段の生活の中にBAD生活モンスターを溶け込ませながら、楽しんで取り組んでいました。

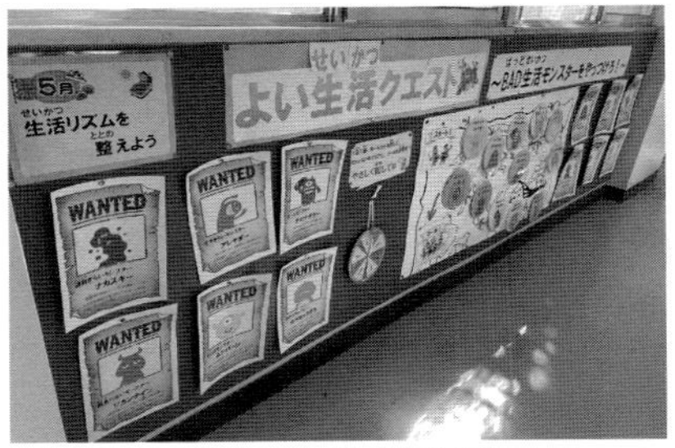

写真１　よい生活クエスト

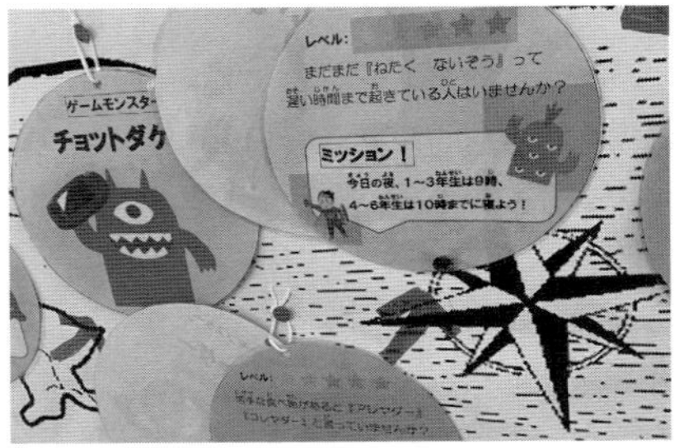

写真２　よい生活に関するミッション

② 11月『うんちのはなし』（写真３）

保健室への来室時、排便について尋ねた際、「わからない」「覚えていない」と答える児童が多く、排便に対する関心が薄かったことから作製しました。この掲示で力を入れたのは、『うんちで運気占い』のコーナーです。便器の蓋を開けると、中にはいろいろな種類のうんちが入っていて、あみだくじを進むことでうんちからのお手紙風おみくじが出てくるという掲示です。うんちやおみくじには、マジックテープを貼り、毎日場所を入れ替えることができるようにしています。便器というインパクトのある見た目、また便器の蓋を開けるまでどのうんちが入っているかわからないというくじの要素が、子どもたちの興味を惹いたように思います。おみくじでは、うんちの状態によって『大吉』『中吉』『小吉』に分けるだけではなく、ラッキー食べ物やラッキー行動として、それぞれの状態に合った、おなかの調子を整える方法を紹介しています。最初はうんちを見てもどういった結果なのかわからなかった児童も、いつしかうんちの種類を見ただけで、おみくじの結果やラッキー食べ物・ラッキー行動がわかるようになりました。そして、「今日はカチカチうんちだったから、お水を飲んだよ」と実生活の中でも自分の排便に関心をもち、おなかの調子に合った行動ができるようになった児童もいました。

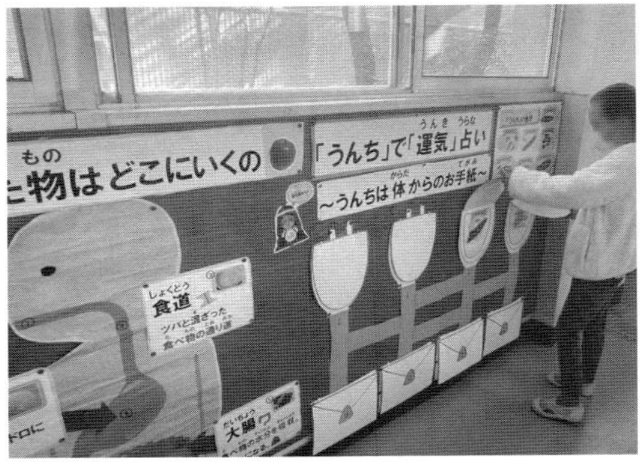

写真３　うんちで運気占い

③ 1月『かしわのほけん神社』（写真４）

１月の掲示には、３つのコーナーがあり、その中の１つである健康おみくじは、「児童が一日を楽しい気持ちで過ごせるように」「毎日１つでも健康に関することを意識して取り組んでほしい」という思いから作製しました。健康おみくじには、大吉以外ないというのが一番の特徴です。『大大大吉』『スーパー大吉』『ワンダフル大吉』『アルティメット大吉』などの計10種類の大吉を用意することで、毎日変わるいろいろな大吉にうれしそうな児童の姿を見ることができました。おみくじは簡単にできるのでおすすめの掲示物です。

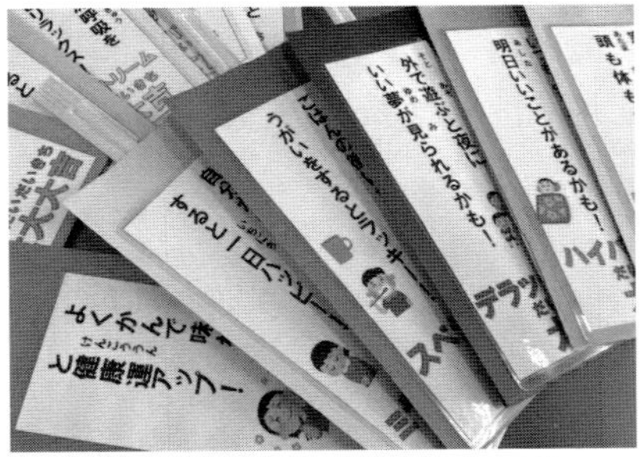
写真４　いろいろな「大吉」のおみくじ

● おわりに ●

私も以前は、養護教諭として日々の職務に追われる中、掲示物を作製する余裕はなく、いつも掲示板は後回しでした。そんな中、何とか作った掲示物。前を通るたび楽しそうに遊んだり、うれしそうに話をしてくれたりする児童の姿が私の力になりました。今では私にとって、掲示板も児童との大切なつながりのひとつです。また、掲示板の作製や活用には、校務支援員をはじめ、多くの教職員にお世話になっています。本当に感謝でいっぱいです。これからも養護教諭として、この掲示板が児童の力になるように、また、いつか大人になったとき、ふと思い出せるものになるように、そんな願いを込めながら楽しい掲示物を作っていきたいと思います。

スマートフォンを持つ子どもと抑うつの関係

【明治学院大学 心理学部 心理学科 准教授　足立 匡基】

ＩＣＴ機器の利用と心の健康

新型コロナウィルス感染症（COVID-19）による世界的なパンデミックは、世界中のあらゆる場所で青少年の生活に影響を与え続けています。感染率を下げるための公衆衛生上の予防措置として、学校や公園、スポーツ施設やレクリエーション施設を閉鎖するなどの隔離政策がとられてきましたが、これらの影響から、青少年がコミュニケーションや教育のためのツールとしてスマートフォンやタブレット、PCなどのＩＣＴ機器を使用することを余儀なくされてきました。

COVID-19パンデミック以前においても既にＩＣＴ機器の利用に関するネガティブな側面は繰り返し指摘されてきており、国内の小学生の3.6%、中学生の9.4%に病的なインターネットの使用が見られること、アメリカの一般の子ども（９歳から10歳）を対象とした大規模な調査において、週末のスクリーンタイムが長いほど自殺関連行動のリスクが高まること、ＩＣＴ機器利用時において長時間の座位姿勢を保持することがあらゆる年齢層の人々にとって精神衛生上の悪い結果につながることなどが示されてきました。パンデミック下においては、このような影響がより深刻化することが懸念されます。

こういった現状を鑑みて、スクリーンタイムの上昇に最も寄与していると考えられるデバイスであるスマートフォンの所有や利用とパンデミック下における青少年の心の健康との関係性について精査することを目的として、以下のような調査を行いました。

調査内容と結果

調査はCOVID-19パンデミックの影響のなかった2019年９月（Time０）を起点として、COVID-19パンデミック下の2020年７月（Time１）、2020年12月（Time２）、2021年３月（Time３）の４時点で行いました。対象者は、Time０の時点で小学４年生から中学１年生に在籍していた児童生徒とその保護者5204組で、このうち回答が得られたのは4227組（対象者の81.2%）、回答に欠損値などの問題のない4118組（対象者の79.1%）が最終的な分析の対象になりました。

児童生徒本人に対して、Time０からTime３の４時点において、それぞれの時点における自身の抑うつ症状について回答を求め、保護者に対してはTime１の時点で子ども専用のスマート･フォンの所有･非所有、スマート・フォンの使用状況について回答を求めました。

解析の結果が図１です。

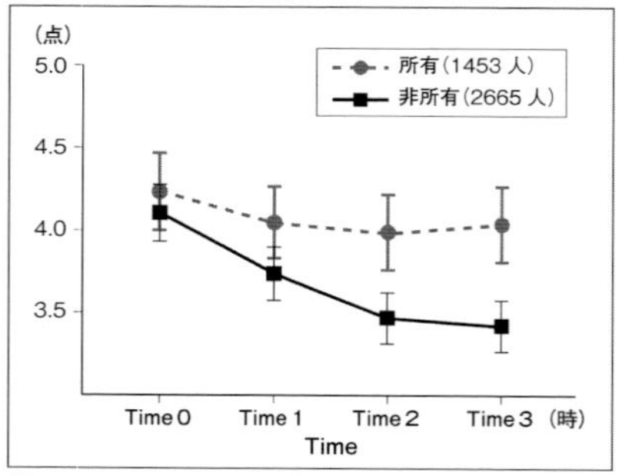

図１　スマートフォン所有と非所有群における抑うつ症状の経時的変化

※縦軸は抑うつ症状の重症度尺度の得点で、高いほど重度の抑うつがあることが示唆される
※横軸は時間軸（Time０＝2019年９月、Time１＝2020年７月、Time２＝2020年12月、Time３＝2021年３月）

スマートフォンの所有群は抑うつ症状が研究期間を通して一定水準のままである一方で、非所有群では抑うつ症状が経時的に改善する傾向が観察され、Time０、１においては、両群間の抑うつ症状に統計的に意味のある差がなかったものの、Time２、３では、所有群の抑うつ症状得点が非所有群に比べて統計的に有意に高くなっていたことが明らかになりました。

また、この傾向は、我々の調査対象のうち、最も低年齢である小学４年生で顕著であり、COVID-19パンデミックによる新しい生活様式において、低年齢でのスマートフォン所有がメンタルヘルスのリスク因子となっている可能性が示されました。

また、同様の調査から、パンデミック下において子どもの抑うつ症状得点の変化のパターンを解析したところ、抑うつ症状が低く維持される「低維持群」、改善傾向が見られた「改善群」、悪化傾向が見られた「悪化群」の３群が存在することが明らかとなり（図２）、それぞれの割合は、「低維持群」82.7%、「改善群」8.4%、「悪化群」8.8%という結果でした。

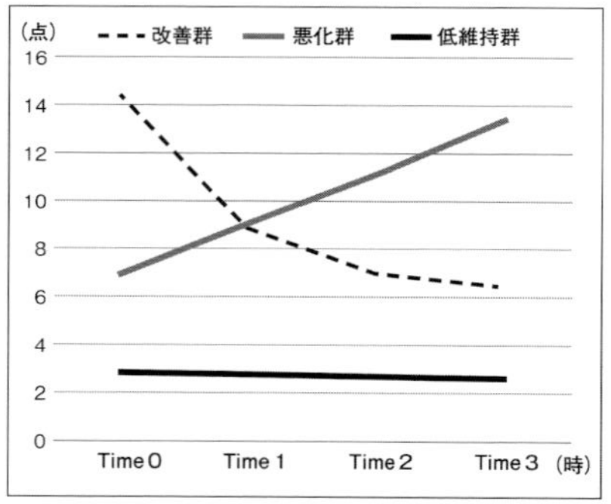

図２　パンデミック前からパンデミック下にかけての抑うつ症状得点の変化パターン

※縦軸は図１と同じ抑うつ症状の重症度尺度の得点で、高いほど重度の抑うつがあることが示唆される
※横軸は時間軸（Time０＝2019年９月、Time１＝2020年７月、Time２＝2020年12月、Time３＝2021年３月）

さらに「悪化群」の特徴を分析したところ、「学習以外でのスマホ・タブレットの使用時間が増加した」と回答している子どもがこの群に含まれる確率が高くなることが示され、やはりスマートフォンなどのＩＣＴ機器の使用時間や所有は、子どもたちにとって心の健康上のリスクとなっている可能性が示されました。

背景要因を踏まえた 総合的なアセスメントの必要性

しかしながら、ＩＣＴの利用という観点からは、文部科学省がGIGAスクール構想を推進しているようにポジティブな側面も多分にあり、リスクが伴うからといって子どもから終始遠ざけておくことは不利益かつ現代的にほぼ不可能であるともいえます。「リスクを踏まえてどのように付き合っていくか」という視点で議論する必要があり、これにはＩＣＴ利用のどのような部分にメンタルヘルスを悪化させる要因があるのか、その関連因子を追求していく必要があります。

例えば、ＩＣＴ機器そのものがメンタルヘルスを悪化させるのではなく、その利用に終始してしまうような家族関係や友人関係、その他の環境面の問題がメンタルヘルスを悪化させている可能性も考えられます。この考えを裏づける知見として、保護者のスマートフォン利用の時間が長い家庭ほど、子どものスマートフォン所有の時期が早くなり、さらに保護者のスマートフォン依存傾向が高い場合、家庭機能の低下から子どものメンタルヘルスが悪化する傾向にあることが確認されています。こういった場合、子どもの心の健康に真に影響を及ぼしているのは、親子関係や家庭で過ごす時間であり、スマートフォンの早期所有や過剰な利用はその表れにすぎず、子どものスマートフォンの所有時期を遅らせたり、本人の利用を制限したりするだけでは本質的な解決に至らないといえます。

一方で、スマートフォンの過剰な利用や早期所有している子どもに心の健康問題が多いという事実には違いありません。上記を踏まえ、そういった子どもを発見した際には、スマートフォンの利用状況の改善にとどまらず、子どもの学校での適応状況や保護者との関わりなど、総合的なアセスメントを行ったうえでの対処が求められるものと思われます。

本調査は一般社団法人日本心理臨床学会2020年度研究助成（No. 2020（ⅱ）-１）を受けて行われました。

歯の異常形態「中心結節」とは

【丸森歯科医院 院長　丸森 英史】

中心結節とは

中心結節とは歯の咬合面《こうごうめん》の中央に結節様の突起が見られる形態異常です。小臼歯や大臼歯は、もともと溝や山があり複雑な形をしていて、咀嚼《そしゃく》時に食物の擦り合わせが効率的にできる形になっているのですが、山の部分が形態異常として角のように飛び出していることがあります。この角のように飛び出た部分を「中心結節」と呼びます（写真１）。この中に歯髄（歯の神経）があることが多く、この突起が破折すると、歯髄（歯の神経）が露出して、そこから細菌感染を起こし、歯肉が腫れたり、痛みが出たりすることがあります。

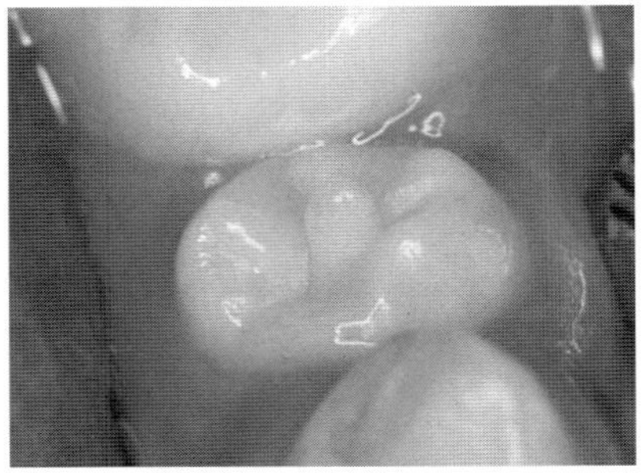

写真１　萌出中《ほうしゅつちゅう》の第二小臼歯にできた中心結節

歯科健診などで発見できないと、破折を起こして歯髄の感染が次第に広がり、最悪の場合、歯髄が壊死《えし》してしまう可能性が出てきます。その時点になって初めて痛みが出て、気がつくことが多く、注意が必要な歯の異常形態です。

歯の萌出と中心結節

中心結節は、下顎の第二小臼歯に最も多く見られます。第二小臼歯は、11歳前後に歯冠がほぼ萌出するので、対合する歯とまだかみ合わないこの時期までに発見することが大事になります。

第二小臼歯が萌出する11歳前後の時期に、歯の頭（歯冠部）はでき上がっています。一方で、歯の根は成長途中なので、ここから年数をかけて長くなり、歯根の厚みも増えてくる大事な時期でもあります。永久歯は萌出後、数年で歯根の外側の形が決まりますが、歯髄がまだ太いため、相対的に歯根の厚みは薄い状態が続きます。永久歯が萌出した直後から数年をかけて歯の根は長くなりますが、その中で、歯髄は歯の内部から栄養を送り、歯の成長を支えていきます。一方で、歯髄は、歯根の内側に厚みを増やす象牙質を分泌させながら、歯髄自体は細くなっていきます。歯髄本体は細くなりますが、その分、歯根の厚みが増えて、咀嚼の強い圧に耐えられるようになるのです（写真２、３）。

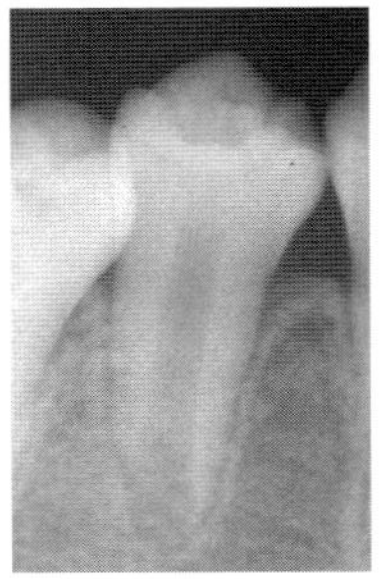

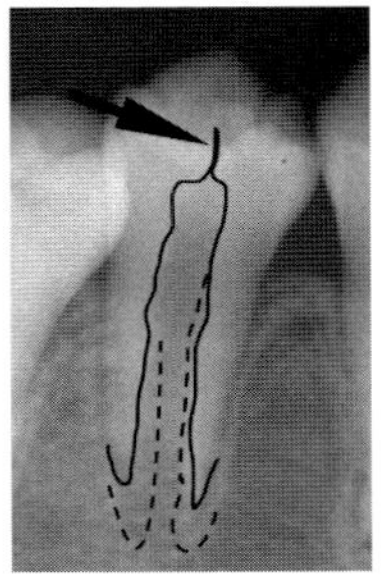

写真２
中心結節のレントゲン写真

写真３　歯髄の位置

写真３の実線で示したものが歯髄で、矢印で指した中心結節のところまで伸びている。歯が成長する中で、破線で示したように歯根が伸び、歯髄は細くなっていく。

中心結節の治療

歯科健診などで中心結節が見つかり、治療が必要になった場合、飛び出ている中心結節の破折を防ぐことが最優先になります。そのためには、中心結節の周囲を補強する治療が一般的に行われます。中心結節の周囲を囲むように、むし歯治療に使う充填材で補強し、数か月後に少しずつ削っていきます。その削る刺激で中心結節にある歯髄が石灰化して、中心結節を除いても、歯髄が出てこないように回数をかけて調整します。少しずつ歯髄が露出しないように慎重に行う必要があるので、治療を終えるまでに１年以上の時間がかかることもありますが、途中で治療を中断しないように続ける必要があります。また、痛みや歯肉が腫れるなど、すでに歯髄への感染が疑われても、子どもたちの歯髄は大人と違って生命力が強いので、できるだけ歯髄を残す治療が行われます。歯髄が残れば歯根の成長が期待できます。

それらは専門的な治療になるので、学校歯科医に相談して小児歯科専門医に早期の受診を勧めることが必要なこともあります。

中心結節の予防
（細菌感染を防ぐために）

日本小児歯科学会で行った歯の異常に関する調査では、中心結節の発現頻度は１％以下と低いですが、歯髄を失うことは、むし歯とは違って歯の寿命を左右する重大な事象ですので、見逃さないようにしたいものです。

この中心結節ができる原因はわかっていませんが、結節の中に歯髄が見られることが多いので、顎の骨の中で、歯の芽がつくられるときに異常な形態ができるのではないかと考えられています。小臼歯は、生まれてから顎の骨の中で成長が始まり、数年かけて歯冠の形が決まってきます。そのときに何らかの原因で中心結節ができると考えられています。ですので、根本的な予防方法はありません。

中心結節がよく見られるのは、前述したように下顎の第二小臼歯で、出現率は歯全体の８割になります。ただ、上顎の第二小臼歯に見られることもあったり、ほかの臼歯に見られたりすることもあるので、注意が必要です。

第二小臼歯は、第一大臼歯の手前に萌出し、第二乳臼歯と置き換わります。第二乳臼歯の生え替わりは11歳前後の時期ですが、学校での歯科健診が行われない時期に第二小臼歯の萌出が始まると、トラブルを防げないことにつながります。乳歯が抜け替わるのは子どもたちにとって大きなイベントですので、中心結節に関する知識を子どもたちに与えておけば、子ども自身が第一発見者になることがあります。その中で、子どもたちに乳歯が抜けたら、保護者や養護教諭の先生に報告するように伝えることも大事と考えています。保護者への情報提供も必要でしょう。

萌出後に歯の中央に角のように突起した中心結節がないかどうかを確認してもらい、確認できた場合は、すぐに歯科医院の受診を勧めてください。しかし、実際には、子ども自身が自分で中心結節を発見することは難しく、やはり基本的には歯科健診での早期発見が特に重要になります。

まとめ

今回は、小学生の歯の萌出の中で見られる、歯の異常形態のひとつである「中心結節」について解説しました。最も大事な点は、中心結節に向かって歯髄が突出しているので、破折による歯髄への細菌感染のリスクがあることです。そのため、早く発見して、歯髄への細菌感染を防止することが大切です。中心結節で、永久歯の寿命を短くさせないために 、永久歯への交換時期での注意深い観察がポイントになります。

参考文献
長坂信夫ほか「幼若永久歯の総合的研究—萌出程度 歯の異常 歯列・咬合—」『小児歯科学雑誌』38(1):1-13、2000年

（58ページの続き）

食品のグループ	あか：体をつくるもとになる食品（たんぱく質）	きいろ：体温や力のもとになる食品（炭水化物、脂質）	みどり：体の調子を整えるもとになる食品（ビタミン、ミネラル）
食品	肉、魚、豆、豆製品、牛乳、乳製品 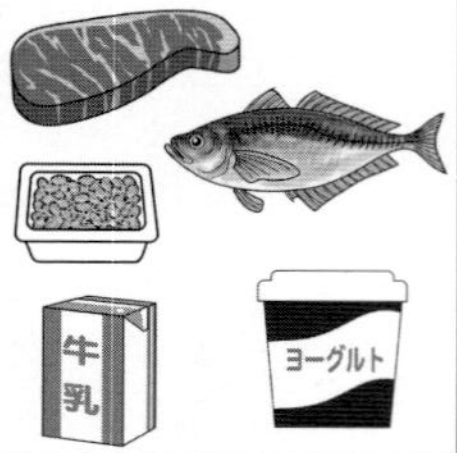 	穀類、砂糖類、油脂類、芋類、ナッツ類など 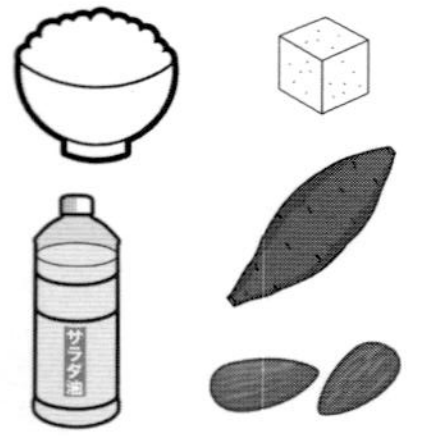 	野菜類、海藻、キノコなど 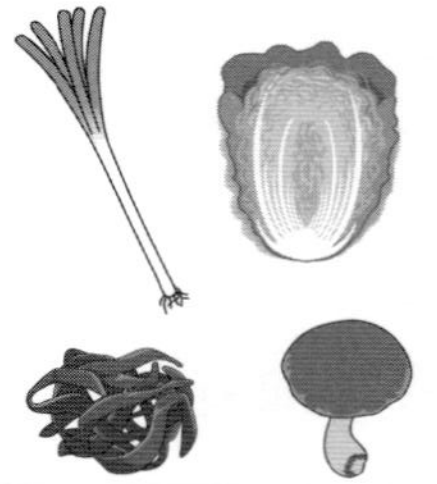

（66ページの続き）

重要です。HIV/AIDSは、人類が「致死の病」、「不治の病」といわれた感染症にどう立ち向かってきたかを考える良い例だと思います。

医学の進歩で病気、病原体、症状、感染経路、治療薬、予防法などが明らかになり、どうすればよいのかもわかりました。また、治療薬の登場前から、日常生活ではうつらないとわかってからは特に、感染者やエイズで死にゆく人々を同じ仲間として大切にし、支援してきた活動がありました。今は、感染した人でも、治療をすることで、感染していない人と同じ寿命を全うでき、ほかの人への感染もありません。もし、友達がHIVに感染していると打ち明けてくれたら、友達は友達ではなくなるのでしょうか？　偏見・差別をしないのはもちろんですが、共生の大事さも教えていただければと思います。

ア

ここをめくると注意《ちゅうい》が必要《ひつよう》な症状《しょうじょう》がわかるよ

イ

ここをめくると遊《あそ》び過《す》ぎ（い存《ぞん》）を防《ふせ》ぐ方法《ほうほう》がわかるよ

9月18日号の掲示用写真ニュースについて

9月18日号のB全判掲示用写真ニュースは、下の①のように、紙面の中央で半分に切り分けて、上下それぞれの紙面を掲示できるようにしています。

また、このページをコピーして、左側にある㋐と㋑を切り取っておき、B全判を下の②～④の手順で切り貼りすることで、「めくって見ることができる」紙面にすることもできます。

①紙面を中央の点線の部分で切り分けて、半分にします（上下の紙面をそれぞれ分けて使用する場合は、そのまま掲示してください）。

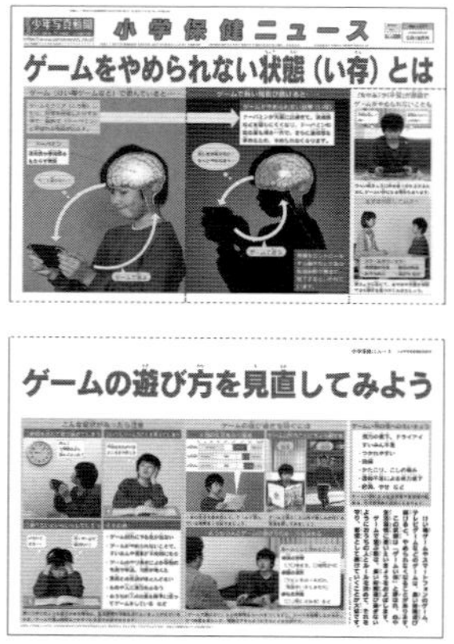

②①の上半分から、「『なやみ』や『不安』が原因でゲームがやめられないことも」の部分Ⓐを点線に沿って切り取り、Ⓑの点線の部分も切ります。また、このページをコピーして、左側にある㋐を切り取って紙面の余白Ⓒ（Ⓑの点線の左側）に、㋑を切り取って紙面の余白Ⓓ（Ⓑの点線の右側）に貼ります。

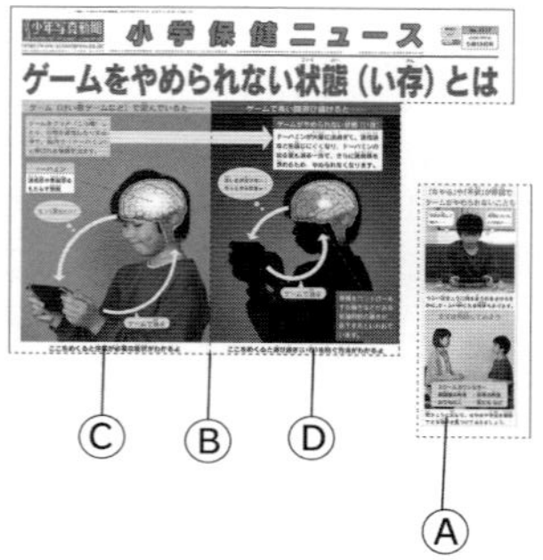

③①で切り分けた下半分の紙面の赤字で書かれたタイトル「ゲームの遊び方を見直してみよう」のところにのりを付け、②を重ねて貼り合わせます。

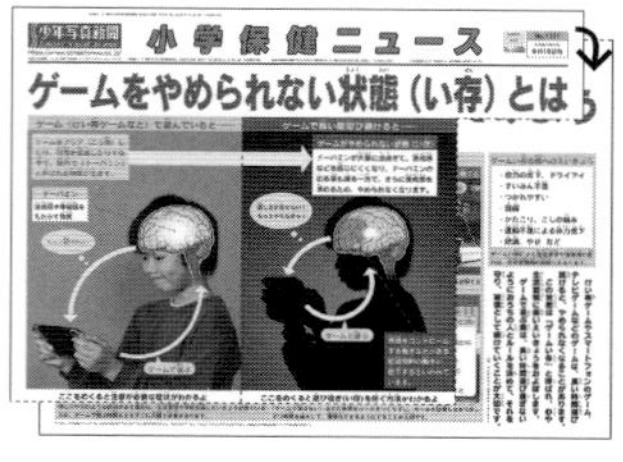

④でき上がりです。㋐と㋑が貼られた部分をめくると、それぞれの内容を見ることができます。また、②で切り取ったⒶは、白い部分を切り取って併せて掲示できます。

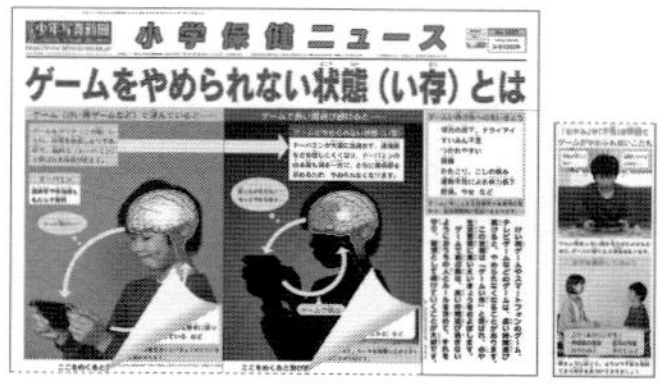

2023年9月18日発行　少年写真新聞社

ア ここをめくると飛《ひ》まつ感染《かんせん》を防《ふせ》ぐ方法《ほうほう》がわかるよ

イ ここをめくると接《せっ》しょく感染《かんせん》を防《ふせ》ぐ方法《ほうほう》がわかるよ

11月18日号の掲示用写真ニュースについて

11月18日号のB全判掲示用写真ニュースは、下の①のように、紙面の中央で半分に切り分けて、上下それぞれの紙面を掲示できるようにしています。

また、このページをコピーして、左側にあるㇵとイを切り取っておき、B全判を下の②～④の手順で切り貼りすることで、「めくって見ることができる」紙面にすることもできます。

①紙面を中央の点線の部分で切り分けて、半分にします（上下の紙面をそれぞれ分けて使用する場合は、そのまま掲示してください）。

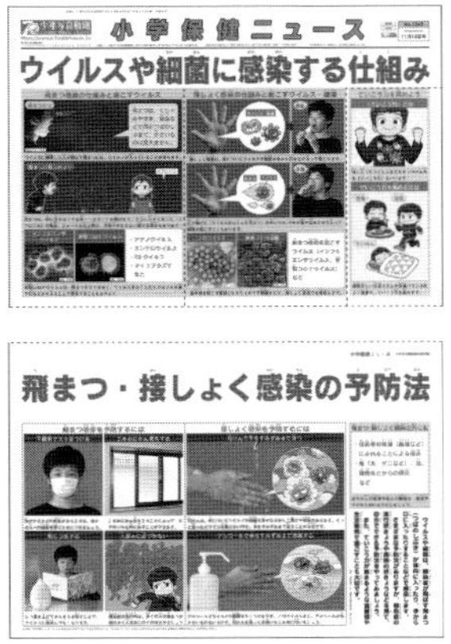

②①の上半分から、「ていこう力を高めよう」の部分Ⓐを点線に沿って切り取り、Ⓑの点線の部分も切ります。また、このページをコピーして、左側にあるㇵを切り取って紙面の余白Ⓒ（Ⓑの点線の左側）に、イを切り取って紙面の余白Ⓓ（Ⓑの点線の右側）に貼ります。

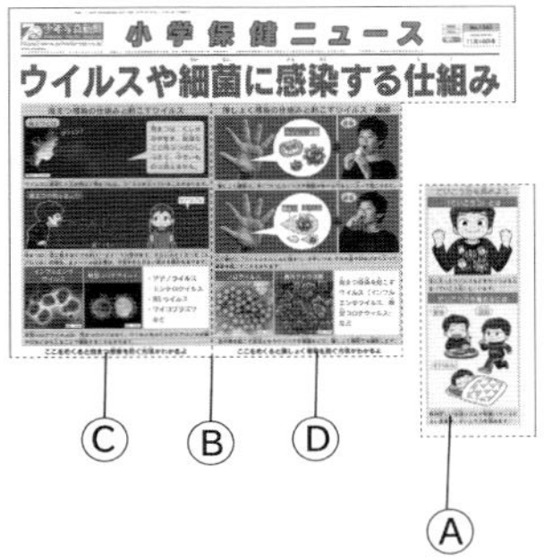

③①で切り分けた下半分の紙面の赤字で書かれたタイトル「飛まつ・接しょく感染の予防法」のところにのりを付け、②を重ねて貼り合わせます。

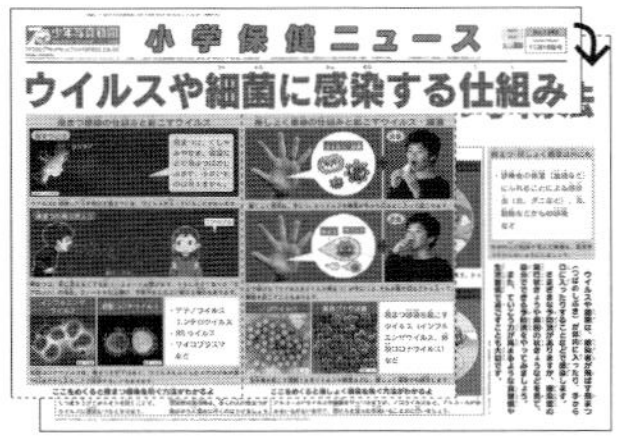

④でき上がりです。ㇵとイが貼られた部分をめくると、それぞれの内容を見ることができます。また、②で切り取ったⒶは、白い部分を切り取って併せて掲示できます。

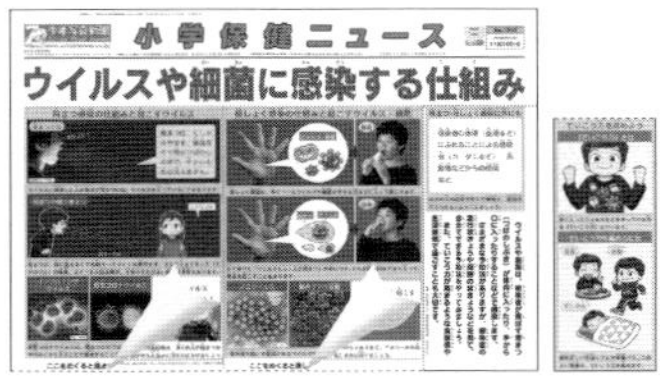

2023年11月18日発行　少年写真新聞社

保健《ほけん》だより資料《しりょう》 健康《けんこう》クロスワードパズルにちょう戦《せん》しよう！

下《した》のクロスワードパズルには、体《からだ》の器官《きかん》などを中心《ちゅうしん》に健康《けんこう》に関連《かんれん》する言葉《ことば》が入《はい》ります。パズルを解《と》きながら、体《からだ》や健康《けんこう》に関《かん》する知識《ちしき》を身《み》につけていきましょう。

※○はひらがな（カタカナ）1文字分《もじぶん》入《はい》ります。

■	1			2	■	■	3
■		■	■	4	5		
6				■		■	
■		■	■	7			
8			9		■	■	■
10		■		■	11		12
	■	13		14		■	
■	15		■		■	16	

【ヨコのカギ】

1 全身《ぜんしん》に血液《けつえき》を送《おく》り出《だ》すポンプの役割《やくわり》をしている臓器《ぞうき》で、ちょう診器《しんき》でこの臓器《ぞうき》から出《で》る音《おと》をききます。

4 設定《せってい》を28度程度《どていど》にして、冷《ひ》やし過《す》ぎに注意《ちゅうい》しましょう。

6 おしっこを出《だ》すまで一時的《いちじてき》にためておくところ。

7 体《からだ》の中《なか》にある、あらゆる臓器《ぞうき》のこと（総称《そうしょう》）。

8 心肺《しんぱい》そ生《せい》を行《おこな》う中《なか》で、○○○○○圧《あっ》ぱく（心臓《しんぞう》マッサージ）をくり返《かえ》します。

10 頭《あたま》の中《なか》にある○○で、私《わたし》たちの体《からだ》をコントロールしています。

11 舌《した》にある食《た》べ物《もの》の「味《あじ》」を感《かん》じる器官《きかん》で、人間《にんげん》の舌《した》には約《やく》1万個《まんこ》あります。

13 ○○○○ができたときは、まずは流水《りゅうすい》でよごれを洗《あら》い流《なが》すことが大切《たいせつ》です。

15 空気中《くうきちゅう》の酸素《さんそ》を体《からだ》に取《と》り入《い》れて、体内《たいない》の二酸化炭素《にさんかたんそ》を外《そと》に出《だ》す働《はたら》きをになう器官《きかん》。

16 ○○で体温《たいおん》を測《はか》るときは、まず、体温計《たいおんけい》の先《せん》たんをななめ下《した》から○○の中心《ちゅうしん》に当《あ》てます。

【タテのカギ】

1 約《やく》6mもあるとても長《なが》い器《き》官《かん》で、体《からだ》に入《はい》った食《た》べ物《もの》を細《こま》かく分解《ぶんかい》して、栄養《えいよう》を吸収《きゅうしゅう》しています。

2 鼻血《はなぢ》が出《で》たときに、○○を向《む》くと、血《ち》がのどに入《はい》ってしまうのでやめましょう。

3 体内《たいない》で最大《さいだい》の臓器《ぞうき》で、アルコールを分解《ぶんかい》したり、栄養《えいよう》を全身《ぜんしん》に送《おく》ったりする働《はたら》きがあります。

5 ○○○ものを食《た》べ過《す》ぎると、むし歯《ば》などの生活習慣病《せいかつしゅうかんびょう》の原因《げんいん》になります。

7 ○○バテにならないように、しっかりと食事《しょくじ》やすいみんをとりましょう。

8 ○○○には食物《しょくもつ》せんいが多《おお》く入《はい》っています。

9 打《だ》ぼくやねんざをしたときは、○○○などで冷《ひ》やして、安静《あんせい》にしていましょう。

11 暑《あつ》い日《ひ》は、こまめに○○か麦茶《むぎちゃ》などを補給《ほきゅう》しましょう。

12 食道《しょくどう》を通《とお》った食《た》べ物《もの》は、○○○によってどろどろにとかされます。

13 ○○臓《ぞう》は、胃《い》の後《うし》ろにある細長《ほそなが》い臓器《ぞうき》で、消化液《しょうかえき》である○○液《えき》を十二指腸《じゅうにしちょう》に送《おく》っています。

14 イヌやトラなどの動物《どうぶつ》が持《も》っている、大《おお》きくてとがった歯《は》のこと。ヒトの場合《ばあい》「犬歯《けんし》」に当《あ》たります。

【答え】

■	シ	ン	ゾ	ウ	■	■	カ
■	ヨ	■	■	エ	ア	コ	ン
ボ	ウ	コ	ウ	■	マ	■	ゾ
■	チ	■	■	ナ	イ	ゾ	ウ
キ	ョ	ウ	コ	ツ	■	■	■
ノ	ウ	■	オ	■	ミ	ラ	イ
コ	■	ス	リ	キ	ズ	■	エ
■	ハ	イ	■	バ	■	ワ	キ

2023年７月18日発行　少年写真新聞社

DATA

令和３年度 公立学校教職員の病気休職者数

出典：文部科学省「令和３年度　公立学校教職員の人事行政状況調査について」(https://www.mext.go.jp/a_menu/shotou/jinji/1411820_00006.htm)(2023年１月12日に利用)、一部改変

文部科学省の調査によると、令和３年度の教育職員(※)における病気休職者数は、8,314人でした。このうち精神疾患による者は5,897人（全教育職員数の0.64%）で、過去最多でした。

結果を踏まえ、メンタルヘルス対策や働き方改革等の一層の推進が求められています。

※公立の小学校、中学校、義務教育学校、高等学校、中等教育学校、特別支援学校における校長、副校長、教頭、主幹教諭、指導教諭、教諭、養護教諭、栄養教諭、助教諭、講師、養護助教諭、実習助手及び寄宿舎指導員（総計919,922人（令和３年５月１日現在））

● 病気休職者の学校種・性別状況（教育職員）●

＜学校種別＞

	病気休職者(人)	精神疾患者(人)	在職者数(人)	在職者数に対する病気休職者数の割合(%)	在職者数に対する精神疾患者数の割合(%)
小学校	4,069	2,937	415,745	0.98	0.71
中学校	1,992	1,415	231,006	0.86	0.61
義務教育学校	33	21	5,128	0.64	0.41
高等学校	1,142	742	175,790	0.65	0.42
中等教育学校	12	10	1,861	0.64	0.54
特別支援学校	1,066	772	90,392	1.18	0.85
計	8,314	5,897	919,922	0.90	0.64

(注) 在職者数：令和３年度学校基本統計より

＜性別＞

	病気休職者(人)	精神疾患者(人)	在職者数(人)	在職者数に対する病気休職者数の割合(%)	在職者数に対する精神疾患者数の割合(%)
男性	3,160	2,406	436,589	0.72	0.55
女性	5,154	3,491	483,333	1.07	0.72
計	8,314	5,897	919,922	0.90	0.64

(注) 在職者数：令和３年度学校基本統計より

● 精神疾患による病気休職者の推移（教育職員）（平成24年度～令和３年度）●

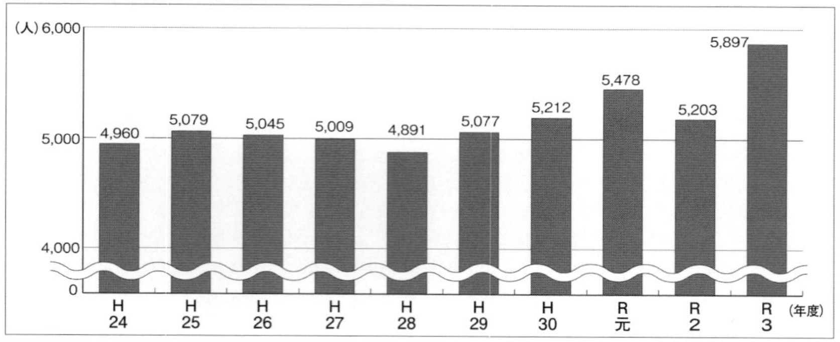

2023年４月18日発行　少年写真新聞社

DATA

タバコの害に関するデータ

タバコの害に関して、２つのデータを紹介します。

下の図は、18ページでも紹介した、加熱式タバコの煙を分析して、紙巻きタバコの煙と比較したデータです。

● 紙巻きタバコと加熱式タバコの主流煙中の成分量の比較 ●

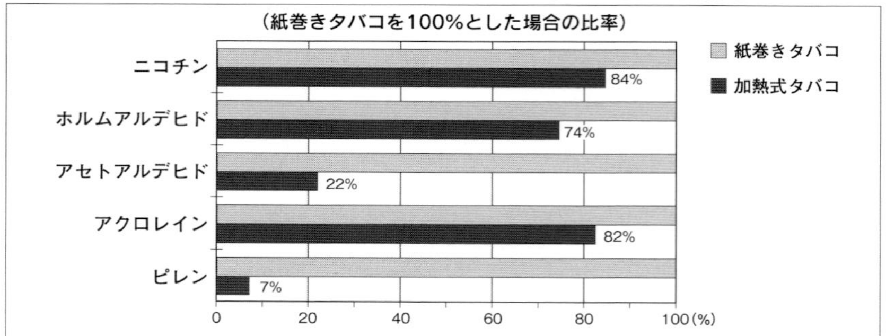

Auer R. et al."Heat-Not-Burn Tobacco Cigarettes : Smoke by Any Other Name" *JAMA Internal Medicine* 177(7):1050-1052,2017.

下の表は紙巻きタバコの主流煙と副流煙に含まれる主な有害物質とその含有量です。

● 紙巻きタバコの主流煙と副流煙の有害物質含有量 ●

発がん物質（ng ／本）

	主流煙	副流煙
ベンゾ（a）ピレン	20 ～ 40	68 ～ 136
ジメチルニトロソアミン	5.7 ～ 43	680 ～ 823
メチルエチルニトロソアミン	0.4 ～ 5.9	9.4 ～ 30
ジエチルニトロソアミン	1.3 ～ 3,8	8.2 ～ 73
N－ニトロソノルニコチン	100 ～ 150	500 ～ 2750
4－(N－メチル－N－ニトロソアミノ)－1－(3－ピリジル)－1－ブタノン	80 ～ 220	800 ～ 2200
ニトロソピロリジン	5.1 ～ 22	204 ～ 387
キノリン	1700	18000
メチルキノリン類	700	8000
ヒドラジン	32	96
2－ナフチルアミン	1.7	67
4－アミノビフェニール	4.6	140
O－トルイジン	160	3000

その他の含有物質（mg ／本）

	主流煙	副流煙
タール（総称として）	10.2	34.5
ニコチン	0.46	1.27
アンモニア	0.16	7.4
一酸化炭素	31.4	148

	主流煙	副流煙
二酸化炭素	63.5	79.5
窒素酸化物	0.014	0.051
フェノール類	0.228	0,603

出典：大久保千代次「受動喫煙の物理化学」『公衆衛生研究』41(2):103-121, 1992

2023年５月18日発行　少年写真新聞社

DATA

警察庁統計による、校内暴力事件・いじめ事件の状況

警察庁「令和４年における少年非行及び子供の性被害の状況」(https://www.npa.go.jp/bureau/safetylife/syonen/pdf-r4-syonenhikoujyokyo.pdf) ほかより編集部にて作成（小学生に関する部分のみ抜粋）

小学生における令和４年の「校内暴力事件」、「いじめに起因する事件」による検挙・補導人員数は、ともに増加しています。

※表中の「増減数」「増減率」は、令和４年の令和３年に対する比較です。

● 校内暴力事件 ●

総数

区分＼年次		平成25年	26年	27年	28年	29年	30年	令和元年	２年	３年	４年	増減数	増減率
小学生	事件数	56	57	63	81	103	118	134	106	159	190	31	19.5
	補導人員	70	77	68	88	117	150	160	118	170	203	33	19.4
	被害者数	64	60	68	88	133	124	141	109	164	202	38	23.2

注：各欄の被害者数については、小学生が加害者となった事件の被害者をいい、被害者の学職は問わない。教師も含む。

教師に対する暴力事件

区分＼年次		平成25年	26年	27年	28年	29年	30年	令和元年	２年	３年	４年	増減数	増減率
小学生	事件数	13	23	14	23	28	34	27	22	30	32	2	6.7
	補導人員	15	24	14	23	30	47	35	21	29	32	3	10.3
	被害者数	16	25	16	29	34	36	32	23	31	33	2	6.5

● いじめに起因する事件 ●

検挙・補導人員

区分＼年次	平成24年	25年	26年	27年	28年	29年	30年	令和元年	２年	３年	４年	増減数
小学生	36	88	69	48	44	63	69	66	51	64	77	13

いじめによる事件の罪種別検挙・補導人員

区分＼罪種	総数	殺人	強制性交等	強制わいせつ	暴行	傷害	暴力行為	脅迫	恐喝	器物損壊	強要	窃盗	名誉毀損	侮辱	児童買春・児童ポルノ	迷惑防止条例	その他
小学生	76	0	0	0	36	17	0	6	1	3	2	1	0	2	7	0	1
うち女子	10	0	0	0	8	0	0	2	0	0	0	0	0	0	0	0	0

2023年６月18日発行　少年写真新聞社

DATA

小学生の交通事故発生状況

警察庁交通局「令和４年における交通事故の発生状況について」(https://www.npa.go.jp/bureau/traffic/bunseki/nenkan/050302R04nenkan.pdf) より編集部にて作成（抜粋）

警察庁の統計によると、令和４年の小学生の交通事故による死者・重傷者のうち、歩行中の事故の約40%は、登下校中に起こっています。なかでも、小学校１年生は、６年生の２倍以上に及んでいます。一方、小学６年生の自転車乗用中の事故は、１年生の２倍以上です。

※令和５年２月７日までのデータにより作成。
※単位未満で四捨五入してあるため、合計等が内訳の数値と一致しない場合がある。

● 児童（小学生）の状態別死者・重傷者数の推移 ●

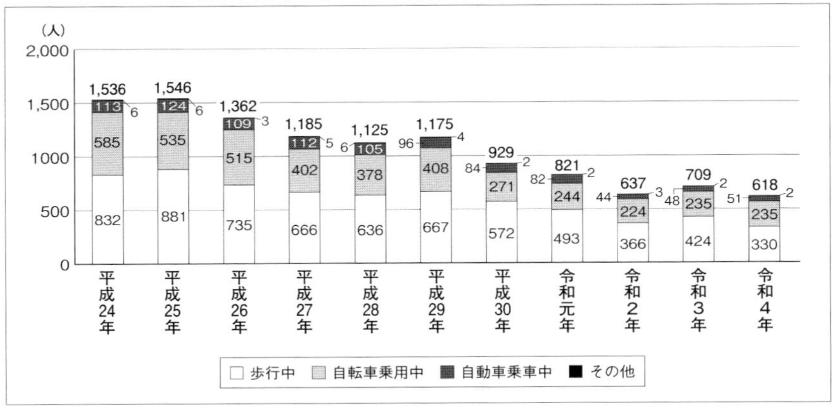

● 歩行中児童（小学生）の通行目的別死者・重傷者数（令和４年）●

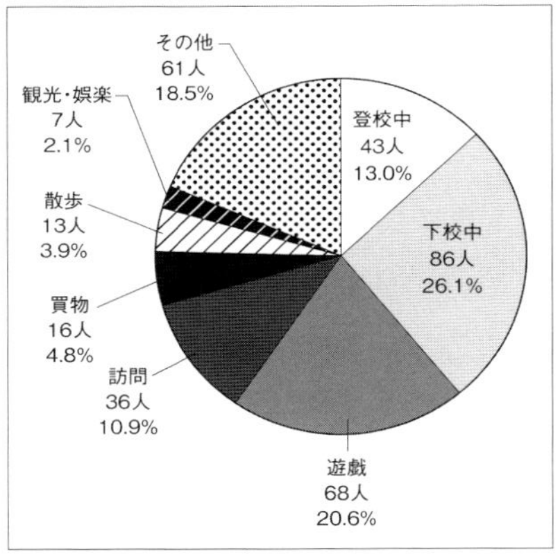

● 児童（小学生）の学齢別状態別死者・重傷者数（令和４年）●

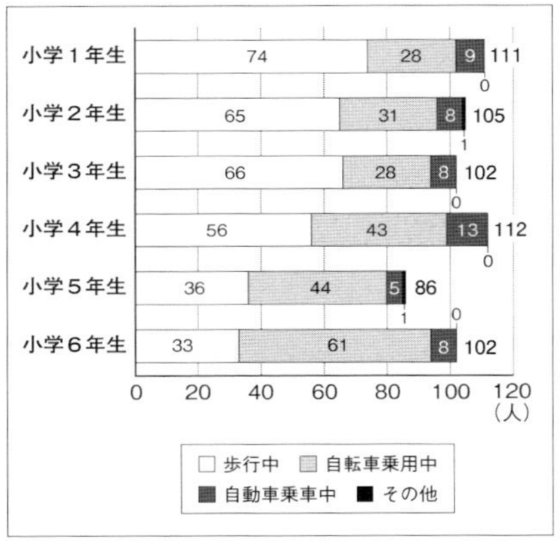

2023年10月18日発行　少年写真新聞社

DATA

学校における教育の情報化

文部科学省「令和４年度 学校における教育の情報化の実態等に関する調査」（速報値）（https://www.mext.go.jp/b_menu/toukei/chousa01/jouhouka/1259933.htm）（2023年9月25日に利用）より編集部にて作成（抜粋）

小学校における児童用コンピュータの台数や、普通教室の無線LAN整備率・大型提示装置整備率などは、いずれもコロナ禍において増加しています。

■学校数：18,610校（令和４年３月１日現在で設置されている学校に限る）
■児童数：6,035,232人（令和４年５月１日現在）　■教員数：402,140人

● コンピュータの設置状況等 ●

学校種	教育用PC１台当たりの児童数（人）	教員の校務用PC整備率(%)	教員の校務用PCの校内LAN整備率（%）	普通教室における校内LAN整備率（%）	校内LANを整備している普通教室における無線LAN接続率(%)	普通教室における無線LAN接続率（%）
小学校（前年度）	0.9	121.4	96.7	98.4	96.4	94.8
小学校	0.9	123.8	97.5	98.5	96.5	95.0

注１）略
注２）「教育用PC」とは、主として教育用に利用しているコンピュータをいう。
注３～５）略
注６）「教員の校務用PC」とは、教育用PC以外の、主として教員が校務に使用するコンピュータのことをいう。
注７）ここでいう「教員」とは、校長、副校長、教頭、主幹教諭、指導教諭、教諭、助教諭、養護教諭、養護助教諭、栄養教諭、常勤講師をいう。
注８）略

● コンピュータの周辺機器台数 ●

設置場所	教室等数（室）	実物投影機（台）	プロジェクタ(台)	デジタルテレビ(台)	電子黒板（台）	充電保管庫（台）	学習用サーバ(台)
小学校(コンピュータ教室)	13361	7203	11107	2926	2975	6801	7664
小学校（普通教室）	274638	142482	43035	176038	95190	198528	3723

注１～２）略
注３）周辺機器台数は内蔵のものを含む。

● 研修の受講状況 ●

学校種	教員数（人）	授業を担当している教員数（A）（人）	令和４年度中にＩＣＴ活用指導力の状況の各項目に関する研修を受講した教員数（B）（人）	割合（B/A）(%)	研修を受講した回数（C）（回）	教員１人当たり平均受講回数（C/B）（回/人）
小学校	402140	333192	258920	77.7	700706	2.7

注１）ここでいう「教員」は、校長、副校長、教頭、主幹教諭、指導教諭、教諭、助教諭、養護教諭、養護助教諭、栄養教諭、常勤講師をいう。
注２）ここでいう「授業を担当している教員」とは、各教科等の授業を定期的に担当している教員をいう。授業を一時的・臨時的に担当する教員は含まない。
注３）１人の教員が複数の研修を受講している場合も、「１人」とカウントする。（実人数）
注４）令和５年３月末日までの間に受講予定の教員も含む。

2023年12月18日発行　少年写真新聞社

児童生徒の問題行動・不登校等生徒指導上の諸課題に関する調査

文部科学省「令和４年度 児童生徒の問題行動・不登校等生徒指導上の諸課題に関する調査」（https://www.e-stat.go.jp/stat-search/files?page=1&toukei=00400304&kikan=00400&result_page=1）より編集部が作成（抜粋）（2023年10月12日に利用）

令和４年度は、新型コロナウイルス感染症の影響が続き、感染を予防しながらの生活となりましたが、部活動や学校行事などの活動再開による接触機会の増加に伴い、暴力行為やいじめが増加しています。

● 暴力行為の発生件数の推移（小学校）●

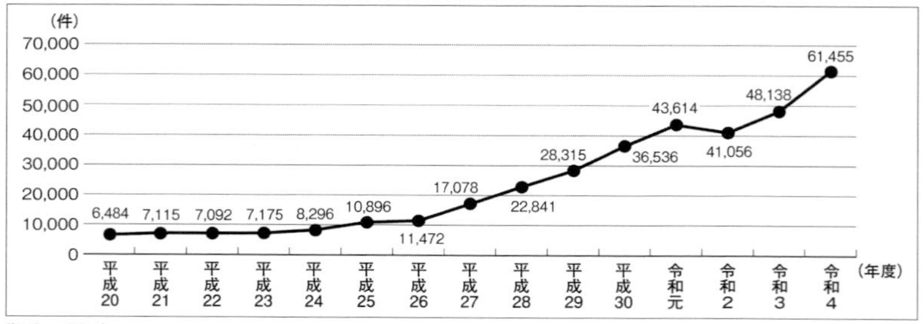

注１）～３）略
注４）小学校には義務教育学校前期課程（中略）を含む。

● いじめの認知件数の推移（小学校）●

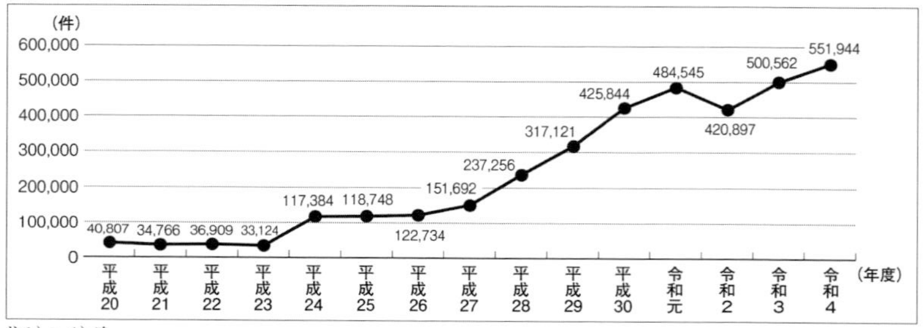

注１）～４）略
注５）小学校には義務教育学校前期課程（中略）を含む。

2024年１月18日発行　少年写真新聞社

DATA

子どもの理由別長期欠席者数と自殺の状況の推移

文部科学省「令和４年度 児童生徒の問題行動・不登校等生徒指導上の諸課題に関する調査」(https://www.e-stat.go.jp/stat-search/files?page=1&toukei=00400304&kikan=00400&tstat=000001112655&result_page=1) より編集部にて作成

文部科学省より2023年10月６日に発表された、「令和４年度 児童生徒の問題行動・不登校等生徒指導上の諸課題に関する調査」から、小学校における理由別長期欠席者数と児童生徒の自殺の状況の推移を抜粋してグラフにしました。

● 小学校における理由別長期欠席者数の推移 ●

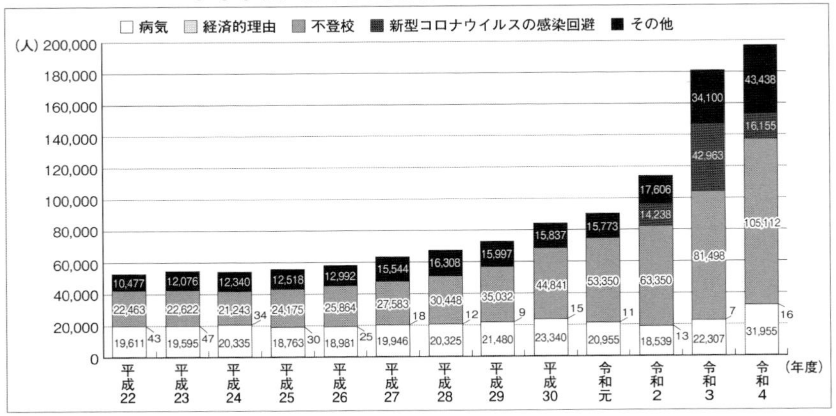

注１)、注３) 略
注２) 小学校には義務教育学校前期課程（中略）を含む。

● 児童生徒の自殺の状況推移グラフ ●

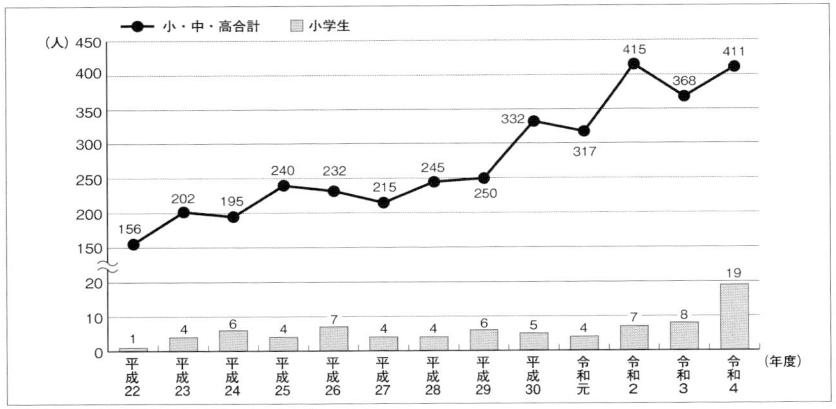

注１) ～４) 略
注５) 小学校には義務教育学校前期課程（中略）を含む。

2024年２月18日発行　少年写真新聞社

DATA

公立学校教職員の人事行政状況調査

文部科学省「令和４年度 公立学校教職員の人事行政状況調査」(https://www.mext.go.jp/a_menu/shotou/jinji/1411820_00007.htm)（2024年１月11日に利用）より編集部にて作成（抜粋）

調査結果によると、令和４年度の教育職員(※)の精神疾患による病気休職者数は、6,539人（全教育職員の0.71％）で、前年度から642人増加し、過去最多となっています。

（※）公立の小学校、中学校、義務教育学校、高等学校、中等教育学校、特別支援学校における校長、副校長、教頭、主幹教諭、指導教諭、教諭、養護教諭、栄養教諭、助教諭、講師、養護助教諭、実習助手及び寄宿舎指導員（総計918,987人、令和４年５月１日現在）

● 教育職員の精神疾患による病気休職者数の推移（平成25年度～令和４年度）●

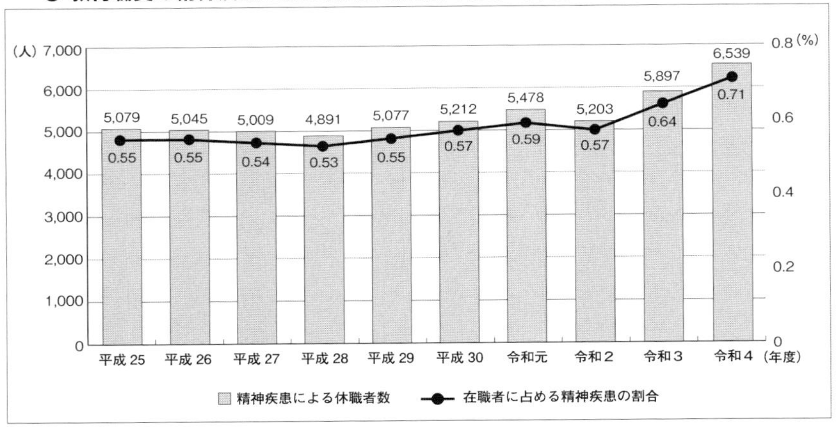

● 精神疾患による休職発令時点での所属校における勤務年数（教育職員）●

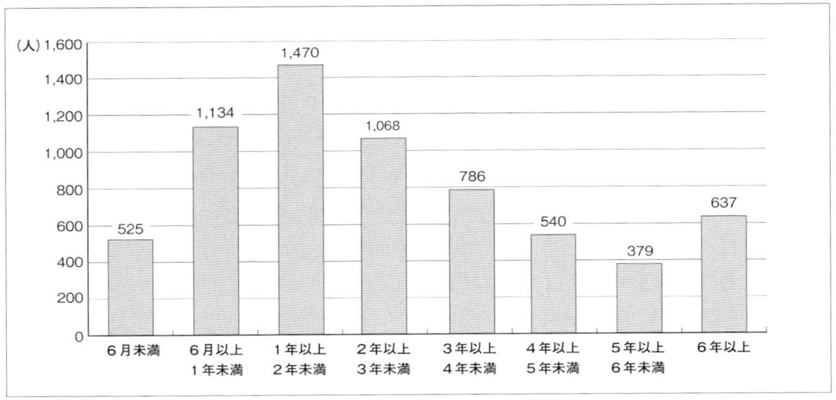

2024年３月18日発行　少年写真新聞社

令和４年度
学校保健統計調査

年齢別　主な疾病・異常被患率

文部科学省学校保健統計調査より

区分			6歳 男女合計	6歳 男子	6歳 女子	7歳 男女合計	7歳 男子	7歳 女子	8歳 男女合計	8歳 男子	8歳 女子
裸眼視力	計		23.20	22.52	23.91	27.28	25.71	28.93	33.62	30.88	36.49
	0.7以上1.0未満		14.19	13.72	14.68	13.03	12.20	13.90	12.17	11.41	12.95
	0.3以上0.7未満		7.33	7.04	7.64	10.12	9.52	10.74	13.45	12.09	14.87
	0.3未満		1.68	1.76	1.58	4.14	3.99	4.29	8.00	7.37	8.66
眼の疾病・異常			5.33	5.66	4.98	4.78	5.17	4.38	5.14	5.56	4.70
難聴			0.60	0.59	0.61	0.51	0.46	0.56	0.49	0.37	0.61
耳鼻咽頭	耳疾患		10.09	9.97	10.22	6.97	7.11	6.82	6.51	6.43	6.58
	鼻・副鼻腔疾患		11.66	14.42	8.79	11.15	13.72	8.46	11.20	13.50	8.80
	口腔咽喉頭疾患・異常		1.10	1.24	0.95	0.83	0.99	0.65	0.71	0.79	0.63
歯・口腔	むし歯(う歯)	計	29.98	31.04	28.88	37.34	38.39	36.24	42.77	43.78	41.72
		処置完了者	12.30	12.89	11.67	18.05	18.50	17.59	22.50	23.13	21.84
		未処置歯のある者	17.68	18.14	17.20	19.29	19.90	18.65	20.27	20.65	19.88
	歯列・咬合		3.09	2.76	3.43	4.48	4.03	4.95	5.32	5.16	5.48
	顎関節		0.05	0.04	0.06	0.08	0.08	0.08	0.09	0.09	0.09
	歯垢の状態		1.29	1.30	1.27	2.49	2.64	2.34	3.42	3.81	3.00
	歯肉の状態		0.67	0.67	0.68	1.30	1.33	1.28	1.87	1.94	1.80
	その他の疾病・異常		5.91	5.62	6.22	5.25	5.07	5.44	5.33	5.01	5.67
栄養状態			1.03	1.08	0.98	1.47	1.59	1.34	2.00	2.27	1.72
せき柱・胸郭・四肢の状態			0.63	0.63	0.64	0.61	0.69	0.53	0.75	0.80	0.68
皮膚疾患	アトピー性皮膚炎		2.94	3.02	2.85	3.16	3.34	2.96	3.24	3.48	2.99
	その他の皮膚疾患		0.50	0.53	0.47	0.46	0.45	0.47	0.38	0.40	0.37
結核の精密検査の対象者			0.27	0.26	0.27	0.08	0.08	0.08	0.06	0.06	0.06
結核			0.01	0.00	0.01	0.00	0.00	0.00	0.00	—	0.00
心臓の疾病・異常			0.94	0.96	0.93	0.84	0.85	0.82	0.78	0.78	0.79
心電図異常			2.55	2.97	2.11	…	…	…	…	…	…
蛋白検出の者			0.56	0.44	0.68	0.58	0.44	0.73	0.66	0.42	0.91
尿糖検出の者			0.05	0.05	0.05	0.05	0.04	0.07	0.06	0.04	0.08
その他の疾病・異常	ぜん息		2.94	3.55	2.30	2.86	3.44	2.26	3.00	3.54	2.42
	腎臓疾患		0.18	0.18	0.18	0.22	0.20	0.25	0.21	0.19	0.23
	言語障害		0.66	0.84	0.48	0.65	0.86	0.44	0.51	0.66	0.36
	その他の疾病・異常		4.36	5.30	3.39	4.46	5.39	3.48	4.72	5.64	3.76

(単位：%)

(注) 1．この表は、疾病・異常該当者（疾病・異常に該当する旨健康診断票に記載のあった者）の割合の推定値（小数点第３位を四捨五入）を示したものである。
2．被患率等の標準誤差は、受検者数と得られた被患率等により異なるが、小学校におけるむし歯(計)の被患率の標準誤差は0.29、裸眼視力では0.31、ぜん息では0.07、心臓の疾病・異常では0.02である。
3．(略)
4．結核に関する検診の取扱いについては、「学校保健安全法施行規則」の一部改正に伴い、平成24年４月から教育委員会に設置された結核対策委員会からの意見を聞かずに精密検査を行うことができるようになったため、「結核の精密検査の対象者」には、学校医の診察の結果、精密検査が必要と認められた者も含まれる。　(一部改変)

区分			9歳 男女合計	9歳 男子	9歳 女子	10歳 男女合計	10歳 男子	10歳 女子	11歳 男女合計	11歳 男子	11歳 女子
裸眼視力	計		41.42	38.43	44.55	47.22	43.61	50.99	53.19	48.28	58.35
	0.7以上1.0未満		11.92	11.57	12.29	10.43	10.12	10.76	10.32	10.45	10.18
	0.3以上0.7未満		15.52	14.43	16.65	17.93	16.66	19.26	18.59	18.08	19.13
	0.3未満		13.99	12.44	15.61	18.85	16.82	20.97	24.28	19.75	29.04
眼の疾病・異常			5.75	6.13	5.36	5.32	5.68	4.94	5.32	5.71	4.92
難聴			…	…	…	0.37	0.31	0.43	…	…	…
耳鼻咽頭	耳疾患		5.97	6.08	5.85	5.81	5.95	5.68	4.43	4.66	4.19
	鼻・副鼻腔疾患		11.99	14.95	8.89	11.95	15.07	8.69	10.71	12.87	8.43
	口腔咽喉頭疾患・異常		0.69	0.76	0.63	0.60	0.59	0.61	0.38	0.39	0.37
歯・口腔	むし歯(う歯)	計	44.28	45.65	42.85	37.99	40.26	35.62	29.87	30.86	28.82
		処置完了者	24.40	25.04	23.72	21.39	22.92	19.78	17.15	17.63	16.65
		未処置歯のある者	19.88	20.60	19.13	16.61	17.34	15.84	12.71	13.23	12.17
	歯列・咬合		4.94	4.79	5.11	4.88	4.83	4.92	5.00	4.92	5.10
	顎関節		0.10	0.09	0.12	0.12	0.10	0.14	0.18	0.15	0.20
	歯垢の状態		3.64	4.02	3.25	3.89	4.49	3.27	4.05	4.87	3.20
	歯肉の状態		1.98	2.17	1.79	2.32	2.60	2.03	2.60	3.01	2.16
	その他の疾病・異常		7.14	6.57	7.73	8.14	8.15	8.12	7.24	7.65	6.80
栄養状態			2.46	3.03	1.87	2.70	3.42	1.94	2.72	3.29	2.11
せき柱・胸郭・四肢の状態			0.80	0.76	0.84	1.07	1.00	1.14	1.16	1.07	1.27
皮膚疾患	アトピー性皮膚炎		3.21	3.40	3.02	3.21	3.44	2.96	3.11	3.30	2.90
	その他の皮膚疾患		0.38	0.45	0.32	0.34	0.35	0.33	0.29	0.30	0.28
結核の精密検査の対象者			0.06	0.05	0.06	0.07	0.08	0.06	0.06	0.07	0.06
結核			0.00	0.00	—	0.00	0.00	0.00	0.00	0.00	—
心臓の疾病・異常			0.82	0.84	0.79	0.73	0.76	0.69	0.68	0.65	0.72
心電図異常			…	…	…	…	…	…	…	…	…
蛋白検出の者			0.83	0.45	1.23	1.24	0.69	1.81	1.98	1.60	2.38
尿糖検出の者			0.06	0.05	0.07	0.10	0.08	0.12	0.13	0.10	0.16
その他の疾病・異常	ぜん息		2.83	3.39	2.24	2.76	3.39	2.11	2.71	3.30	2.08
	腎臓疾患		0.22	0.22	0.21	0.19	0.18	0.20	0.27	0.23	0.31
	言語障害		0.36	0.46	0.26	0.28	0.36	0.20	0.24	0.31	0.16
	その他の疾病・異常		4.88	5.90	3.82	4.96	5.87	4.01	5.16	6.08	4.19

(単位：%)

5月の ほけんだより に使える 素材集

~イラストカット編~

✧✧ 健康的《けんこうてき》な生活《せいかつ》は「手洗《てあら》い」から ✧✧

目《め》には見《み》えなくても、私《わたし》たちの身《み》の回《まわ》りには、病気《びょうき》のもとになるばいきんがひそんでいます。それらを体《からだ》の中《なか》に入《い》れないためには、しっかりと手《て》を洗《あら》うことが大切《たいせつ》です。

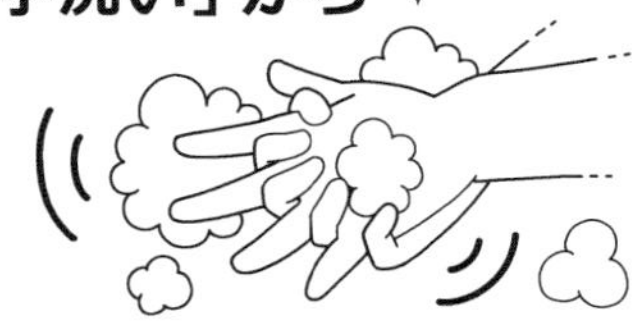

こんなときには、手《て》を洗《あら》いましょう

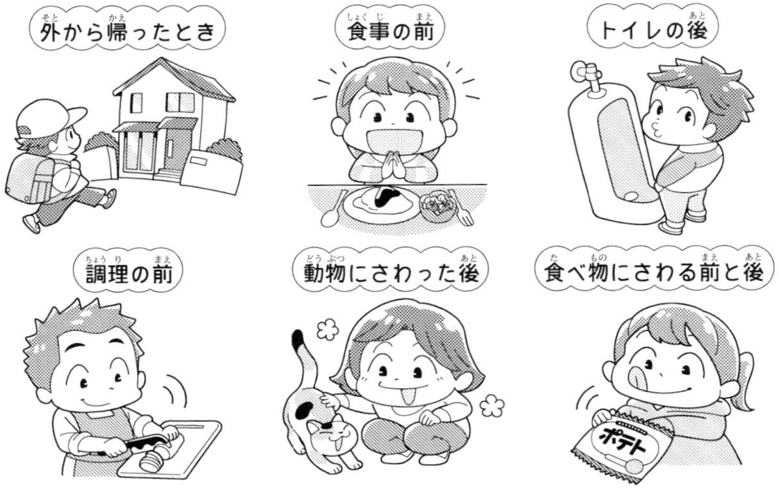

手《て》の清潔《せいけつ》を保《たも》つために

つめを切《き》っておこう

清潔《せいけつ》なハンカチを持《も》ち歩《ある》こう

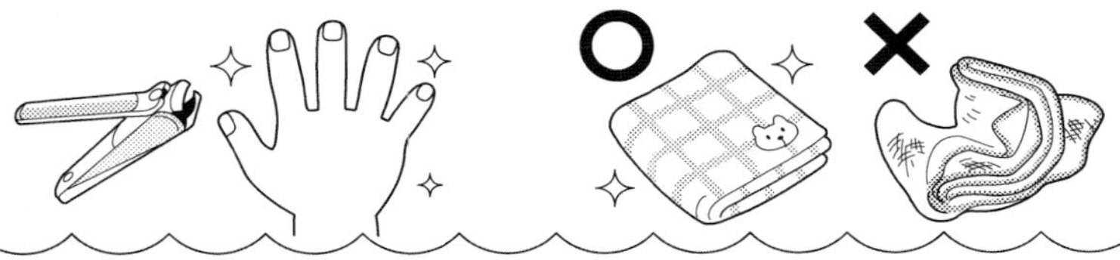

2023年４月８日発行　少年写真新聞社

6月の ほけんだより に使える 素材集

~イラストカット編~

\「おしゃれ」に注意《ちゅうい》!/

小学生《しょうがくせい》の皮《ひ》ふはまだうすく弱《よわ》いので、大人《おとな》と同《おな》じおしゃれをすると、かぶれやアレルギーなどを起《お》こす危険《きけん》があります。おしゃれは大人《おとな》になってから楽《たの》しみましょう。

アイメイク・リップ	毛《け》染《ぞ》め	むだ毛《げ》の処理《しょり》
かぶれたり、アレルギーを起《お》こしたりすることがあります。		

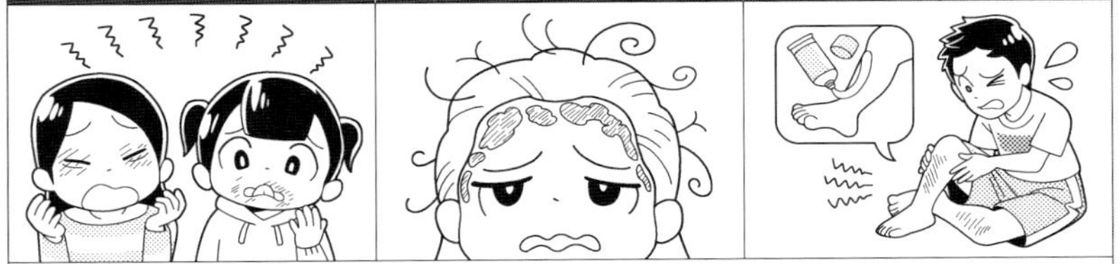

金属《きんぞく》のアクセサリー	マニキュア	カラーコンタクトレンズ
かぶれたり、アレルギーを起《お》こしたりすることがあります。	はだあれやつめの変形《へんけい》を起《お》こすことがあります。	角膜《かくまく》を傷《きず》つけることなどがあります。

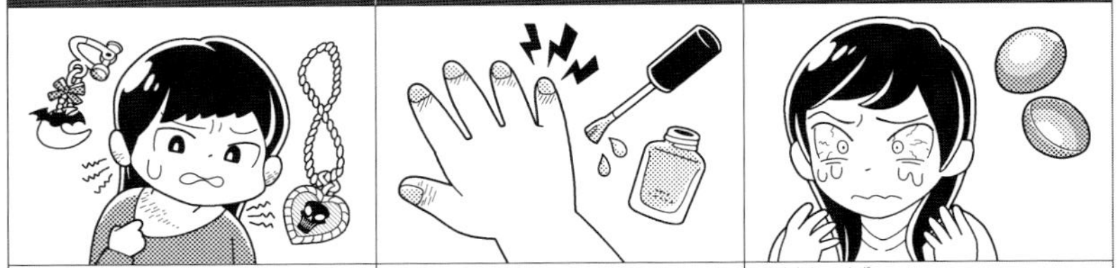

主《おも》なアレルギーの原因《げんいん》となるもの

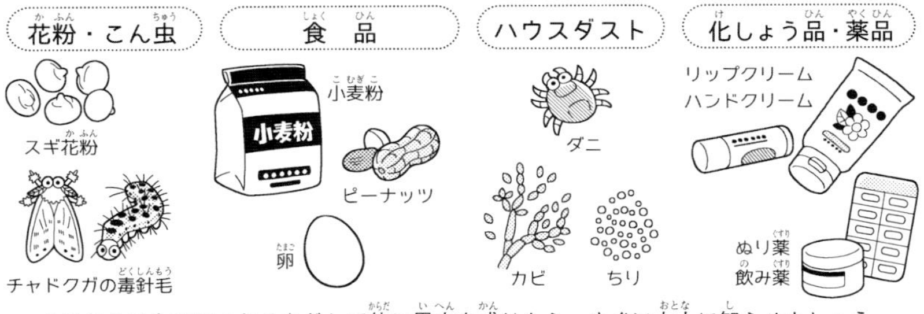

＊これらのものにふれるなどして体《からだ》に異変《いへん》を感《かん》じたら、すぐに大人《おとな》に知《し》らせましょう。

2023年５月８日発行　少年写真新聞社

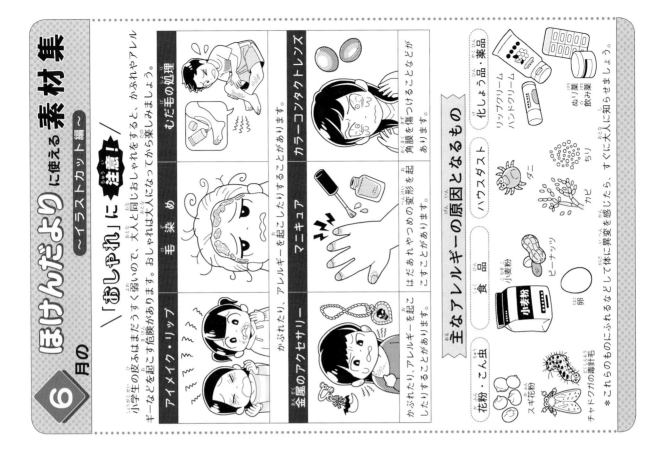

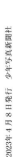

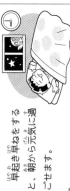

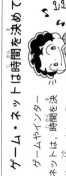

7月の ほけんだよりに使える素材集
～イラストカット編～

プールに入《はい》る前《まえ》に

水《みず》の中《なか》では、いつも以上《いじょう》に体力《たいりょく》を使《つか》います。少《すこ》しでも気《き》になることがあるときは、先《せん》生《せい》に伝《つた》えましょう。

前日《ぜんじつ》にすること

つめ切《き》り　耳《みみ》そうじ　早《はや》ね

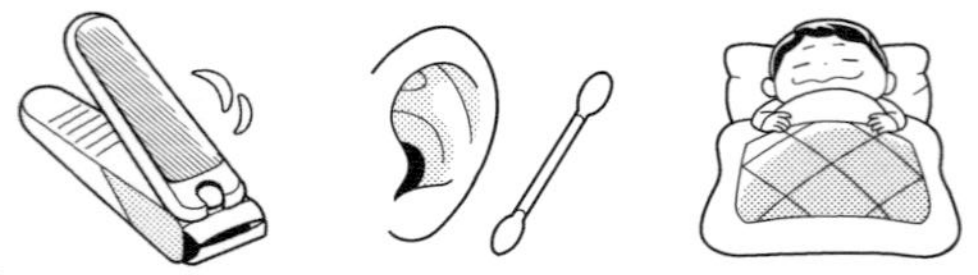

当日《とうじつ》にすること

朝食《ちょうしょく》を食《た》べる

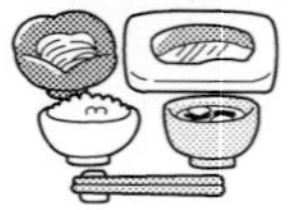

トイレへ行《い》く

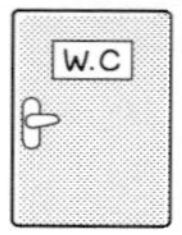

体調《たいちょう》のチェック（体温《たいおん》、顔色《かおいろ》、目《め》・皮《ひ》ふ・手足《てあし》・のど・おなかの状態《じょうたい》、けがをしていないか、など）

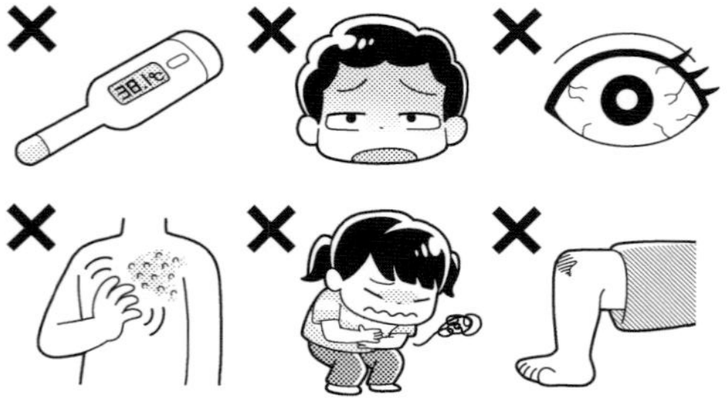

雨《あめ》の日《ひ》の危険《きけん》

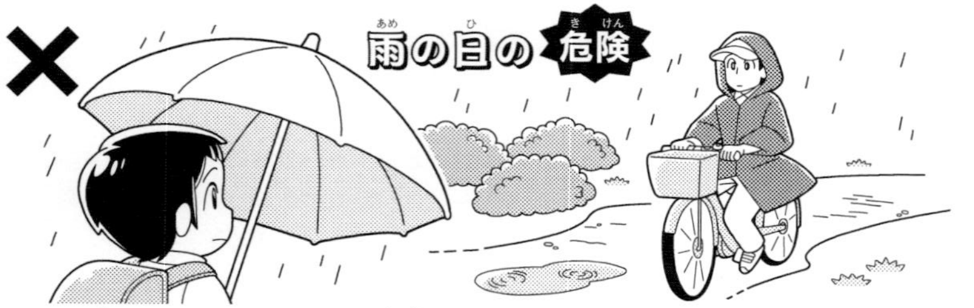

かさを差《さ》していると、いつもより視野《しや》がせまくなるため、人《ひと》にぶつかったり、事故《じこ》にあったりする危険《きけん》が高《たか》まります。雨《あめ》の日《ひ》は、いつも以上《いじょう》に注意《ちゅうい》して行動《こうどう》しましょう。

2023年6月8日発行　少年写真新聞社

8月の ほけんだよりに使える素材集
～イラストカット編～

夏《なつ》を元気《げんき》に過《す》ごすコツ

夏休《なつやす》みが終《お》わったときに元気《げんき》で会《あ》えるように、生活《せいかつ》のしかたに気《き》をつけて、楽《たの》しい夏休《なつやす》みを過《す》ごしましょう。

すいみんリズムをくずさない

早《はや》起《お》き早《はや》ねをすると、朝《あさ》から元気《げんき》に過《す》ごせます。

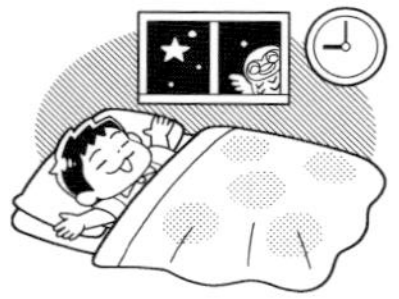

冷《つめ》たい物《もの》を食《た》べ過《す》ぎない

冷《つめ》たい物《もの》ばかり食《た》べていると、夏《なつ》バテしやすくなります。

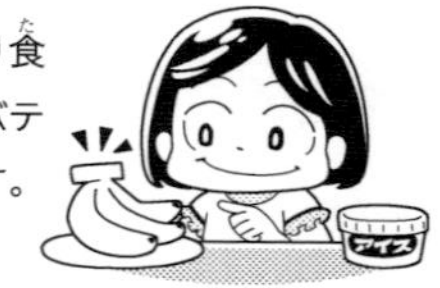

冷《れい》ぼうは設定温度《せっていおんど》に注意《ちゅうい》

設定温度《せっていおんど》が低《ひく》くなり過《す》ぎないように注《ちゅう》意《い》して、冷《れい》ぼうを活《かつ》用《よう》しましょう。

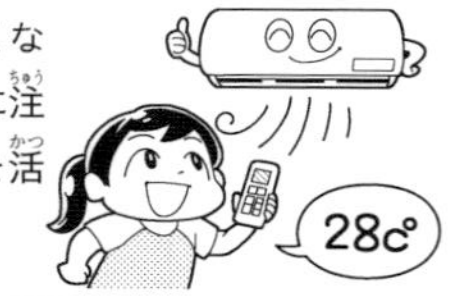

ゲーム・ネットは時間《じかん》を決《き》めて

ゲームやインターネットは、時間《じかん》を決《き》めて使《つか》いましょう。

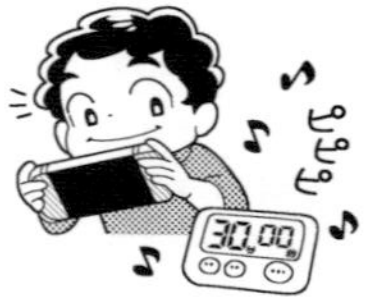

水遊《みずあそ》びは大人《おとな》といっしょに

子《こ》どもだけの水《みず》遊《あそ》びはとても危険《きけん》です。必《かなら》ず大人《おとな》と行《い》きましょう。

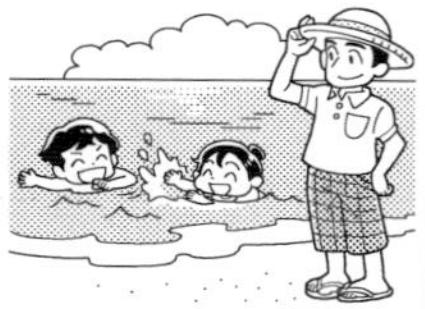

悪《わる》いことへのゆうわくに注意《ちゅうい》

軽《かる》い気持《きも》ちでしたことが、大《おお》きな事件《じけん》や事故《じこ》につながるかもしれません。

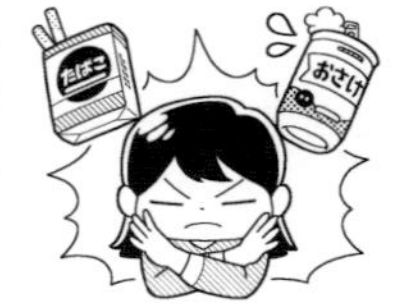

夏休《なつやす》みは治《ち》りょうのチャンス

1学期《がっき》の健康診断《けんこうしんだん》で病気《びょうき》などが見《み》つかったのに、まだ治《ち》りょうをしていない人《ひと》は、ぜひ、夏《なつ》休《やす》みに時間《じかん》をつくって病院《びょういん》へ行《い》きましょう。

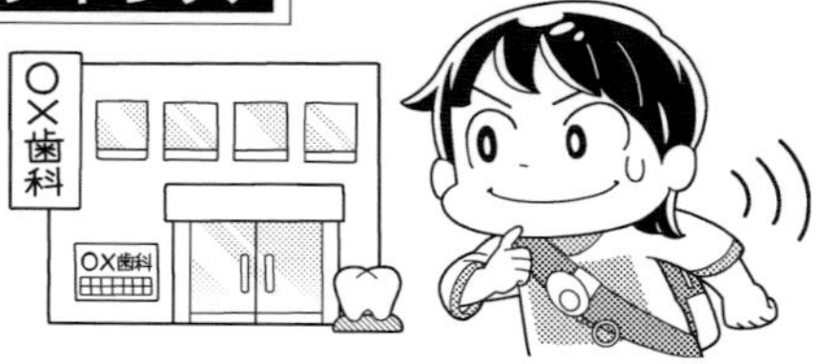

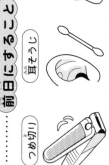

2023年7月8日発行　少年写真新聞社

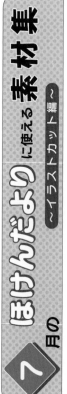

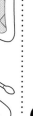

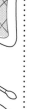

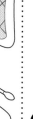

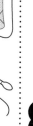

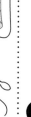

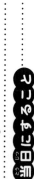

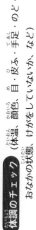

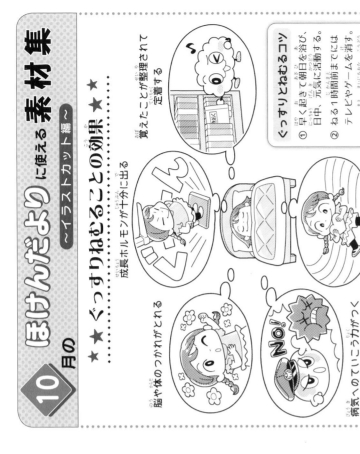

9月の ほけんだより に使える 素材集
～イラストカット編～

かんたんな応急《おうきゅう》手当《てあて》を覚《おぼ》えよう

すり傷《きず》や小《ちい》さな切《き》り傷《きず》などの軽《かる》いけがの場合《ばあい》は、次《つぎ》のような手当《てあて》をしてから保健室《ほけんしつ》へ行《い》きましょう。

① 傷口《きずぐち》やその周《まわ》りを、水《すい》道《どう》の水《みず》で洗《あら》う。

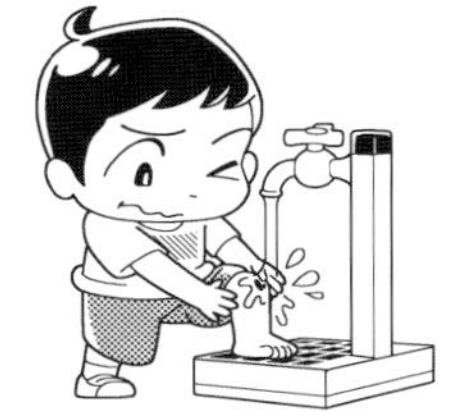

② 血《ち》が出《で》ていたら、清潔《せいけつ》なハンカチを当《あ》てて傷《きず》口《ぐち》を手《て》でしっかりとおさえ、止血《しけつ》をする。

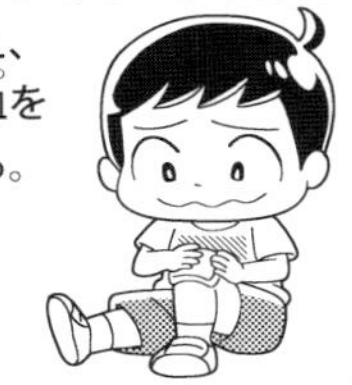

③ 授業中《じゅぎょうちゅう》ならば、先生《せんせい》に伝《つた》えて、保健室《ほけんしつ》へ行《い》く。

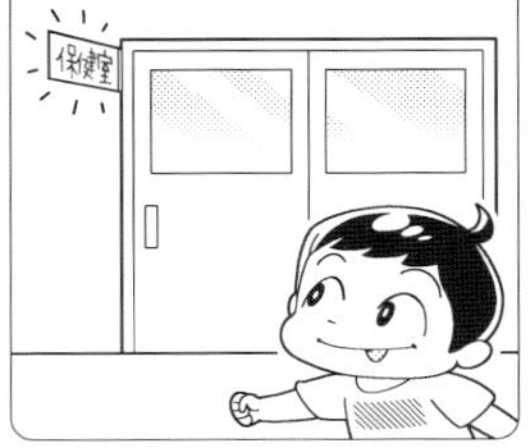

※こんなときはすぐに大人《おとな》に知《し》らせよう ⇨ 傷《きず》が大《おお》きい／出血《しゅっけつ》がひどい／頭《あたま》を打《う》った／歯《は》や口《くち》のけが／やけど／打《だ》ぼく・ねんざ／手足《てあし》を動《うご》かせない、など

小学生《しょうがくせい》のダイエットは危険《きけん》です

小学生《しょうがくせい》のうちは、体《からだ》が発達《はったつ》・発育《はついく》していく大切《たいせつ》な時期《じき》です。ダイエットをして栄養《えいよう》が足《た》りなくなると、成長《せいちょう》できなくなるだけではなく、心《こころ》の病気《びょうき》にかかったり、将来《しょうらい》、病気《びょうき》になりやすくなったりします。

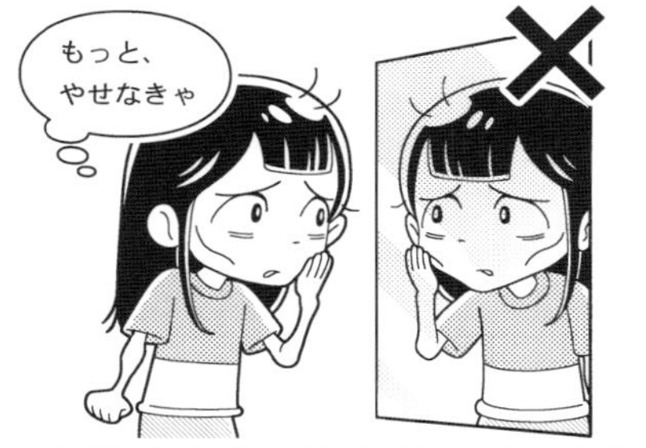

困《こま》ったときは、相談《そうだん》しよう

不安《ふあん》やなやみなどがあって困《こま》ったときには、一人《ひとり》でなやまず、友《とも》だちや家《いえ》の人《ひと》、先生《せんせい》に相談《そうだん》しましょう。話《はなし》を聞《き》いてもらうだけで心《こころ》が軽《かる》くなったり、良《よ》いアドバイスをもらえたりします。

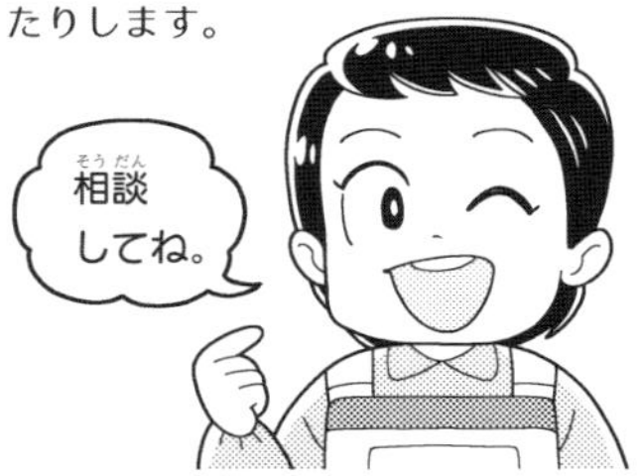

10月の ほけんだより に使える 素材集
～イラストカット編～

★★ ぐっすりねむることの効果《こうか》 ★★

成長《せいちょう》ホルモンが十分《じゅうぶん》に出《で》る

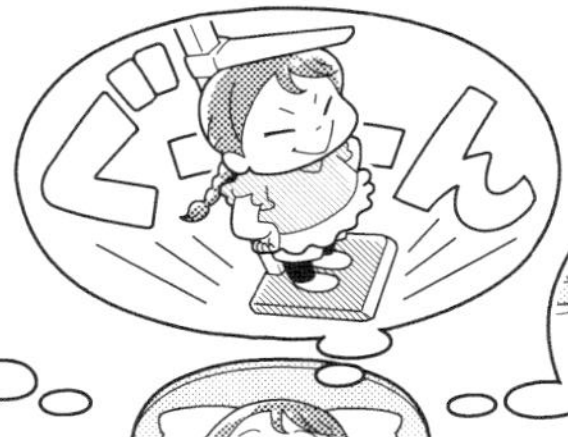

脳《のう》や体《からだ》のつかれがとれる

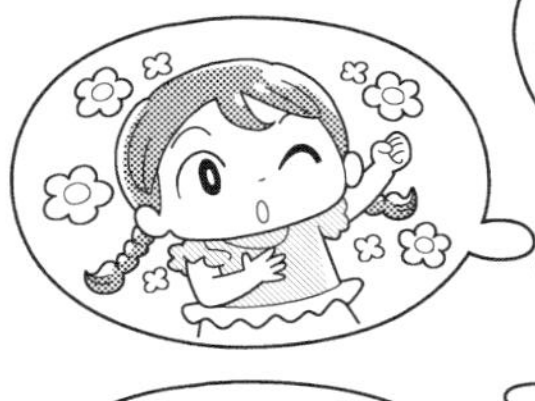

覚《おぼ》えたことが整理《せいり》されて定着《ていちゃく》する

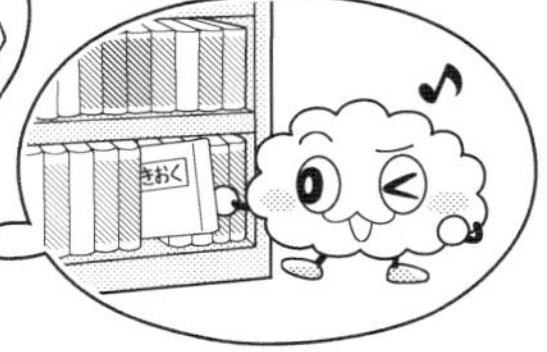

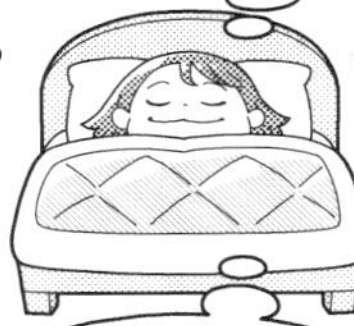

病気《びょうき》へのていこう力《りょく》がつく

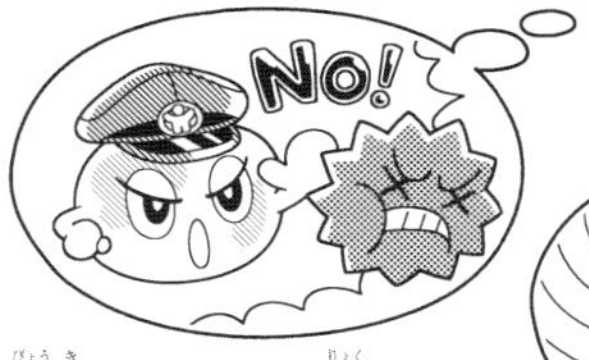

心《こころ》の状態《じょうたい》が安定《あんてい》する

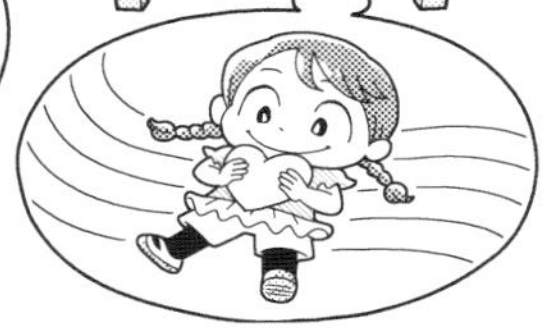

ぐっすりとねむるコツ

① 早《はや》く起《お》きて朝日《あさひ》を浴《あ》び、日中《にっちゅう》、元気《げんき》に活動《かつどう》する。
② ねる１時間前《じかんまえ》までにはテレビやゲームを消《け》す。
③ ねる前《まえ》に毎日同《まいにちおな》じ行動《こうどう》（入《にゅう》みんぎ式《しき》）をする。

目《め》を大《たい》切《せつ》にしよう

前《まえ》がみが目《め》にかからないようにする

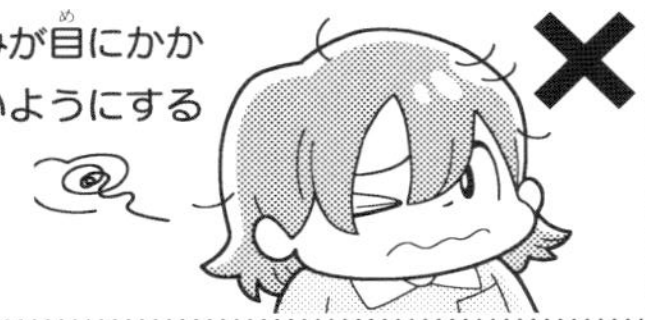

よごれた手《て》でさわらない

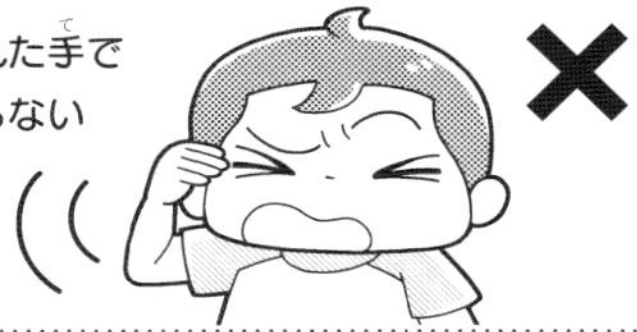

本《ほん》やタブレットは目《め》から30㎝以上《いじょう》はなす

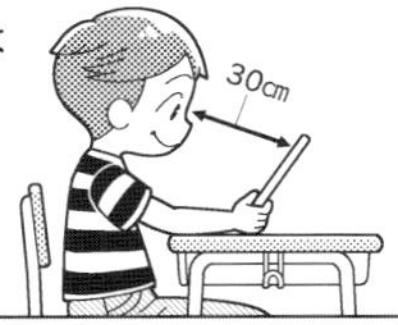

部屋《へや》の明《あか》るさに注意《ちゅうい》する

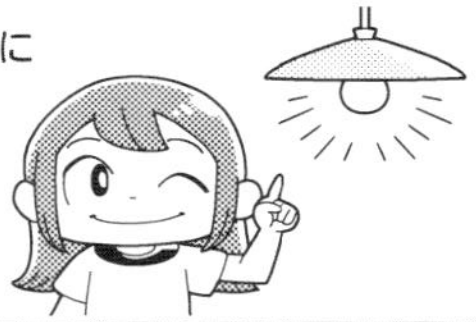

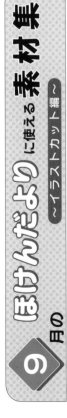

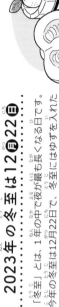

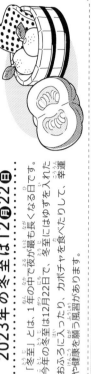

11月のほけんだよりに使える素材集
～イラストカット編～

♪運動《うんどう》するといいこと♪

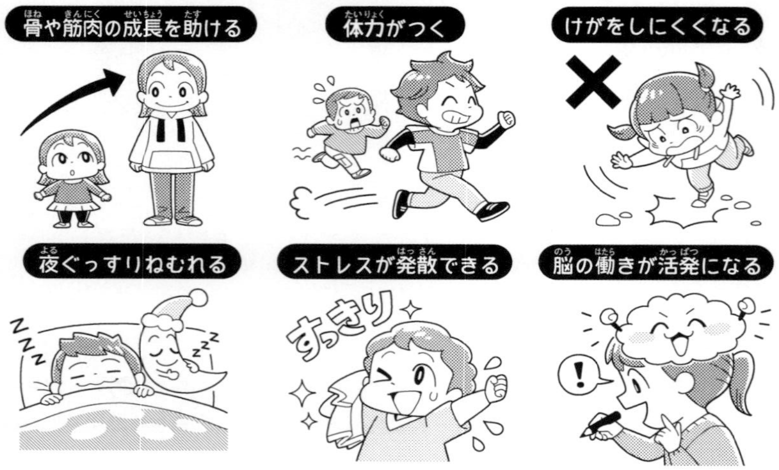
骨《ほね》や筋肉《きんにく》の成長《せいちょう》を助《たす》ける
体力《たいりょく》がつく
けがをしにくくなる
夜《よる》ぐっすりねむれる
ストレスが発散《はっさん》できる
すっきり
脳《のう》の働《はたら》きが活発《かっぱつ》になる

"飛《ひ》まつ"が飛《と》ぶきょりを見《み》てみよう

かぜやインフルエンザの原因《げんいん》となるウイルスをふくむ飛まつは、想像以上《そうぞういじょう》に遠《とお》くまで飛びます。

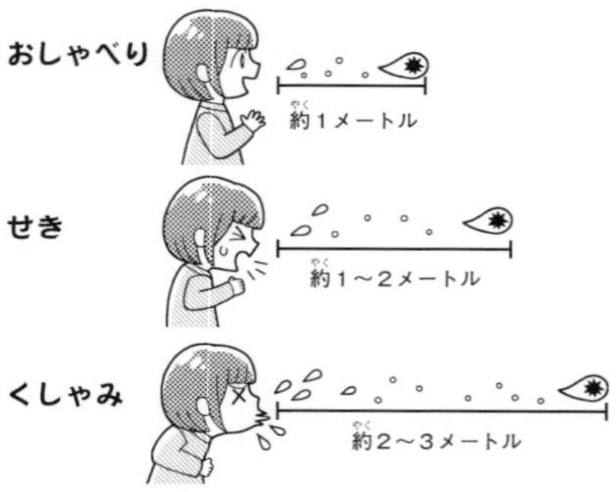
おしゃべり
約《やく》１メートル
せき
約《やく》１～２メートル
くしゃみ
約《やく》２～３メートル

せきエチケットを心《こころ》がけよう

感染症《かんせんしょう》にかかっているときは、周《まわ》りの人《ひと》にうつさないために、せきエチケットを心《こころ》がけましょう。

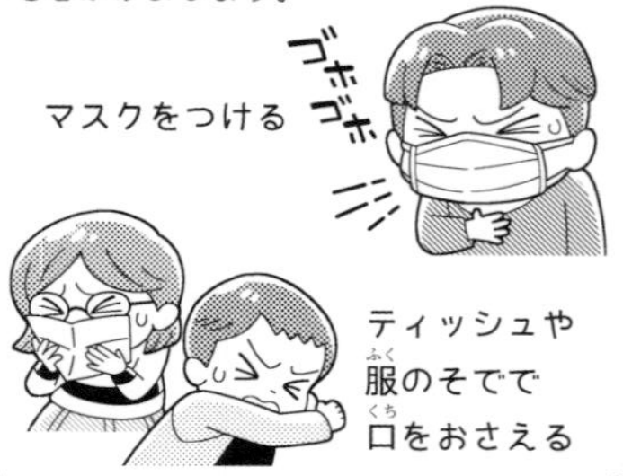
マスクをつける
ゴホゴホ
ティッシュや
服《ふく》のそでで
口《くち》をおさえる

2023年10月８日発行　少年写真新聞社

12月のほけんだよりに使える素材集
～イラストカット編～

上手《じょうず》なおやつのとりかた

栄養《えいよう》は、１日《にち》３度《ど》の食事《しょくじ》からとるのが基本《きほん》です。おなかがすくときなどはおやつを食《た》べますが、おやつは時間《じかん》や内容《ないよう》に注意《ちゅうい》して上手《じょうず》にとりましょう。

時間《じかん》に注意《ちゅうい》

おやつは、朝昼夕《あさひるゆう》３食《しょく》のリズムをくずさないように、時間《じかん》を決《き》めてとりましょう。

砂糖《さとう》やし質《しつ》のとり過《す》ぎに注意《ちゅうい》

アメ

おかしには砂糖《さとう》が、スナックがしにはし質《しつ》が多《おお》くふくまれています。

食《た》べる量《りょう》に注意《ちゅうい》

約《やく》90キロカロリー
約《やく》275キロカロリー
約《やく》140キロカロリー

１日《にち》のおやつの量《りょう》は、200キロカロリーを目安《めやす》にします。

食《た》べ過《す》ぎを防《ふせ》ぐこつ

あらかじめ食《た》べる分《ぶん》を取《と》り分《わ》けておく

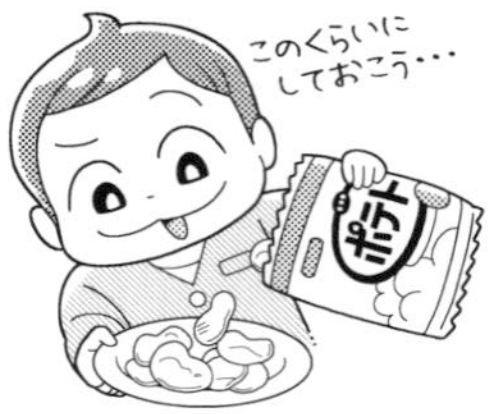
このくらいにしておこう…
ポテト

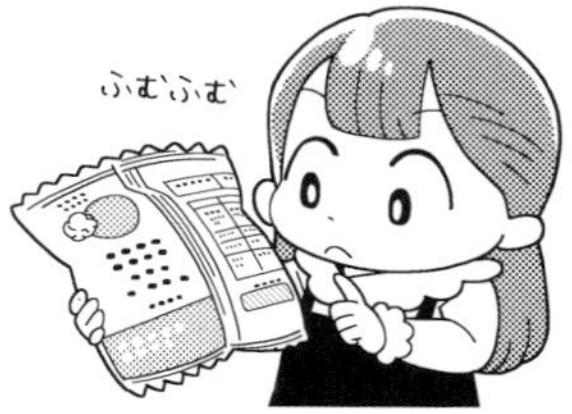
ふむふむ

箱《はこ》やふくろに書《か》かれた成分表示《せいぶんひょうじ》を活用《かつよう》する

いっしょにとる飲《の》み物《もの》のカロリーにも注意《ちゅうい》

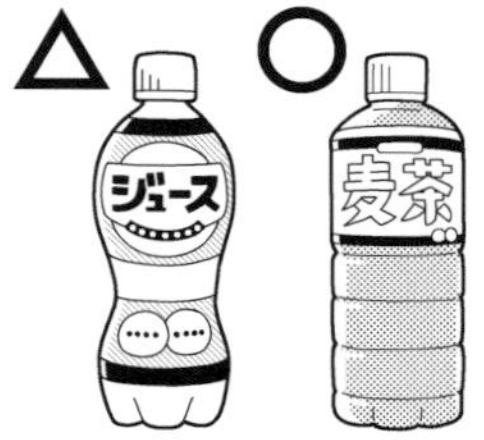
△
○
ジュース
麦茶

2023年《ねん》の冬至《とうじ》は12月《がつ》22日《にち》

「冬至《とうじ》」とは、１年《ねん》の中《なか》で夜《よる》が最《もっと》も長《なが》くなる日《ひ》です。今年《ことし》の冬至《とうじ》は12月《がつ》22日《にち》で、冬至《とうじ》にはゆずを入《い》れたおふろに入《はい》ったり、カボチャを食《た》べたりして、幸運《こううん》や健康《けんこう》を願《ねが》う風習《ふうしゅう》があります。

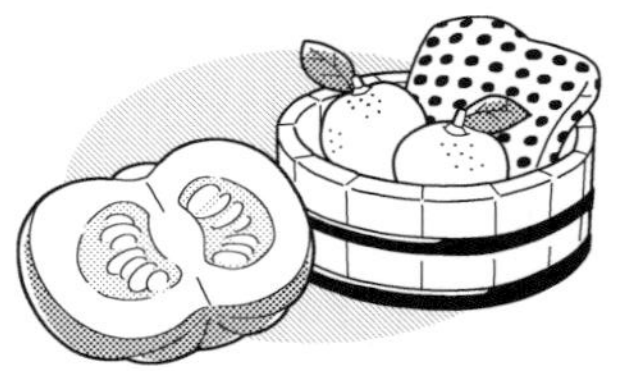

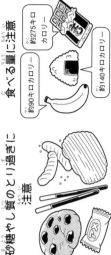

2023年11月８日発行　少年写真新聞社

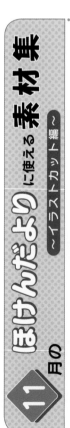

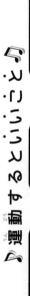

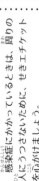

1月のほけんだよりに使える素材集
～イラストカット編～

✿体温計《たいおんけい》の正《ただ》しい使《つか》い方《かた》（わきの下《した》で測《はか》る体温計《たいおんけい》の場合《ばあい》）

① かわいたタオルなどで、わきの下《した》のあせをふきます。

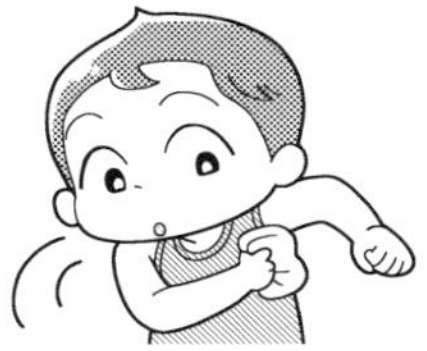

② わきの下《した》のくぼみに、体温計《たいおんけい》の先《さき》を下《した》から差《さ》しこみます。

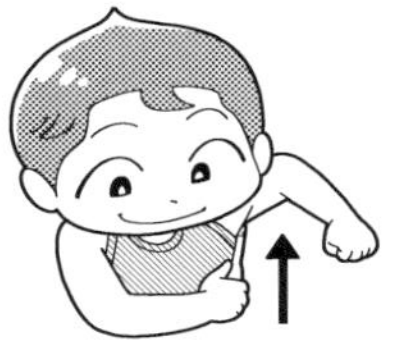

③ わきを閉《と》じ、反対《はんたい》の手《て》でうでを軽《かる》くおさえて、音《おと》が鳴《な》るまで待《ま》ちます。

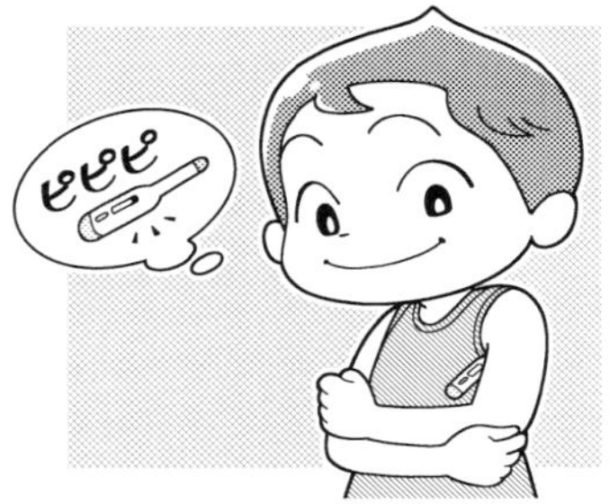

自分《じぶん》の平熱《へいねつ》を知《し》っておこう

かぜをひいたときなどに熱《ねつ》が上《あ》がるのは、発熱《はつねつ》することで、病原体《びょうげんたい》とたたかう力《ちから》（めんえき力《りょく》）が高《たか》まるためです。平熱《へいねつ》は人《ひと》によってちがうので、健康《けんこう》なときに熱《ねつ》を測《はか》って、自分《じぶん》の平熱《へいねつ》を知《し》っておきましょう。

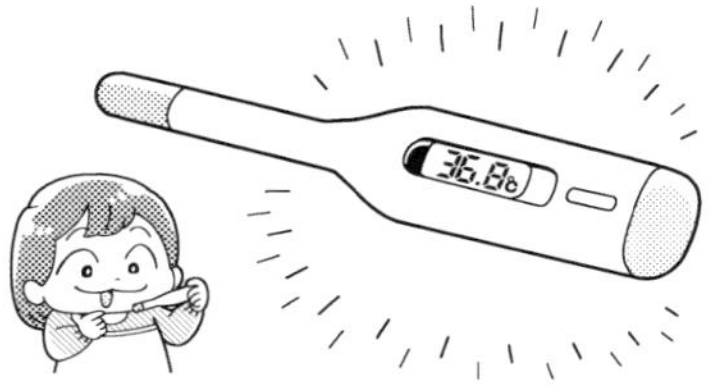

●冬《ふゆ》も大切《たいせつ》なかん気《き》●

冬《ふゆ》は、窓《まど》を閉《し》めて暖《だん》ぼう器具《きぐ》を使《つか》うことが多《おお》く、室内《しつない》によごれた空気《くうき》がこもりがちです。寒《さむ》い冬《ふゆ》でも、30分《ぷん》に1回《かい》ぐらいはかん気《き》をしましょう。

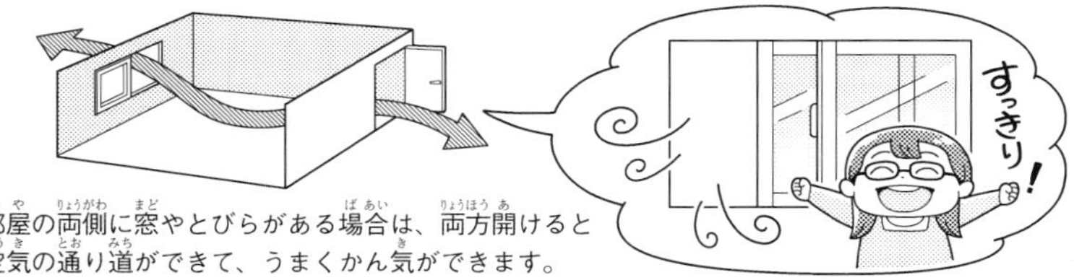

部屋《へや》の両側《りょうがわ》に窓《まど》やとびらがある場合《ばあい》は、両方《りょうほう》開《あ》けると空気《くうき》の通《とお》り道《みち》ができて、うまくかん気《き》ができます。

2023年12月８日発行　少年写真新聞社

2月のほけんだよりに使える素材集
～イラストカット編～

ひび・あかぎれを予防《よぼう》しよう

気温《きおん》が下《さ》がり空気《くうき》がかんそうする季節《きせつ》は、皮《ひ》ふもかわいてかたくなり、ひび割《わ》れたり、あかぎれになったりします。次《つぎ》のことに気《き》をつけて、ひび・あかぎれを予防《よぼう》しましょう。

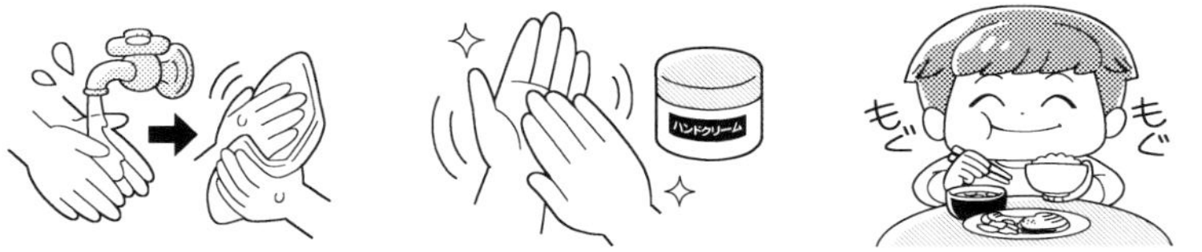

① 水気《みずけ》は皮《ひ》ふを冷《ひ》やして血行《けっこう》を悪《わる》くするので、手洗《てあら》い後《ご》はすぐにふきましょう。

② かさつきが気《き》になるときは、ハンドクリームをぬりましょう。

③ 健康《けんこう》な皮《ひ》ふを保《たも》つために、栄養《えいよう》バランスの良《よ》い食事《しょくじ》をとりましょう。

生《せい》活《かつ》習《しゅう》慣《かん》病《びょう》とは

「生活習慣病《せいかつしゅうかんびょう》」は、すいみんや運動《うんどう》、食事《しょくじ》などの生活習慣《せいかつしゅうかん》が原因《げんいん》となって引《ひ》き起《お》こされる病気《びょうき》です。小学生《しょうがくせい》のうちから正《ただ》しい生活習慣《せいかつしゅうかん》を身《み》につけることで、予防《よぼう》できる可能性《かのうせい》が高《たか》くなります。

代《だい》表《ひょう》的《てき》な生《せい》活《かつ》習《しゅう》慣《かん》病《びょう》

歯周病《ししゅうびょう》

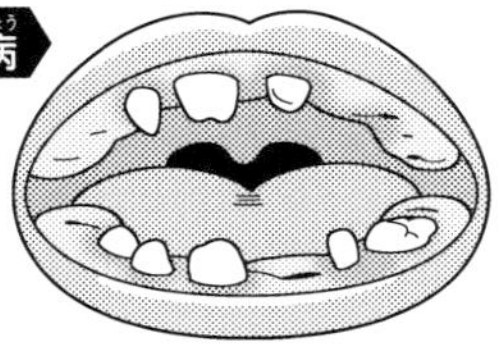

歯《し》こうの中《なか》にいる細菌《さいきん》が原因《げんいん》となり、歯《は》ぐきがはれたり、歯《は》がぬけたりする病気《びょうき》。

高血圧《こうけつあつ》

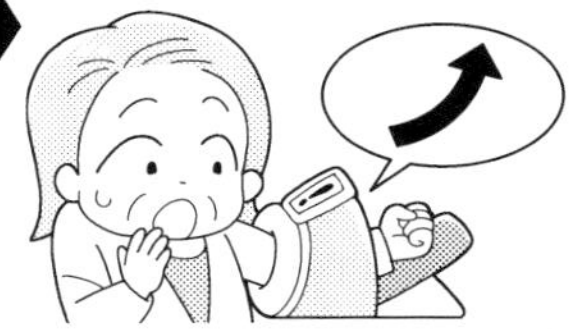

塩分《えんぶん》のとり過《す》ぎや運動不足《うんどうぶそく》などが原因《げんいん》で、血圧《けつあつ》が高《たか》くなって心臓《しんぞう》や血管《けっかん》に負担《ふたん》がかかる病気《びょうき》。

糖尿病《とうにょうびょう》（２型《がた》）

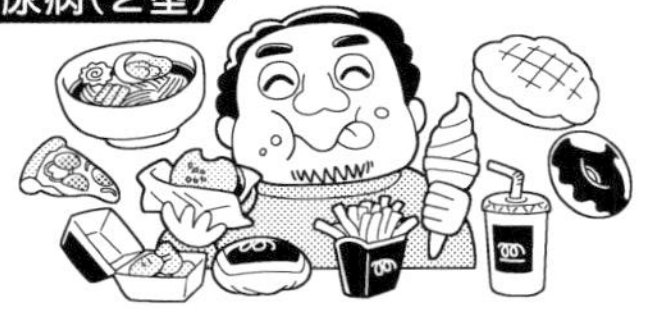

生《う》まれつきの体質《たいしつ》に加《くわ》えて、食《た》べ過《す》ぎや運動《うんどう》不足《ぶそく》などが原因《げんいん》となって起《お》こる病気《びょうき》。

がん

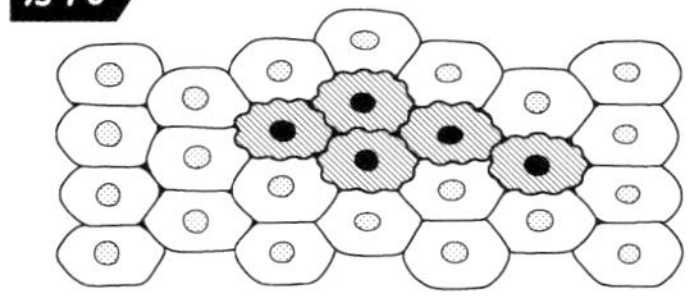

遺伝子《いでんし》に傷《きず》のついた細《さい》ぼうが増《ふ》え、体《からだ》を弱《よわ》らせる病気《びょうき》。タバコや飲酒《いんしゅ》などが原因《げんいん》となることがある。

2024年１月８日発行　少年写真新聞社

3月のほけんだよりに使える素材集
~イラストカット編~

花粉症《かふんしょう》を予防《よぼう》しよう

花粉症《かふんしょう》は、スギやヒノキなどの植物《しょくぶつ》の花粉《かふん》を吸《す》いこんだり、ふれたりすることで、鼻水《はなみず》やくしゃみ、目《め》のかゆみなどの症状《しょうじょう》が起《お》きます。そのため、花粉症《かふんしょう》の症状《しょうじょう》を軽《かる》くするには、できるだけ花《か》粉《ふん》を体内《たいない》に入《い》れないようにすることが大切《たいせつ》です。

主《おも》な症状《しょうじょう》

くしゃみ　鼻水《はなみず》・鼻《はな》づまり　目《め》のかゆみ

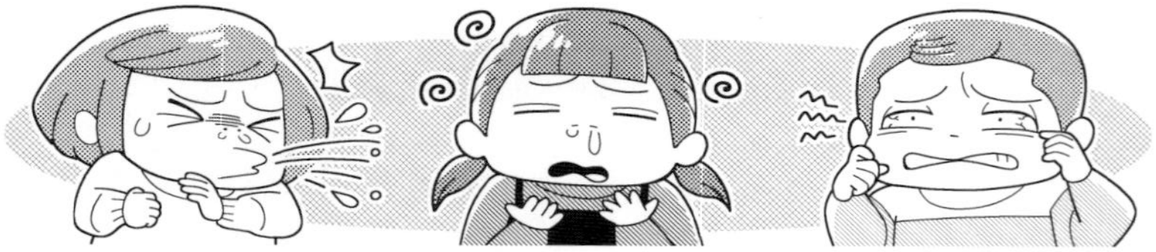

花粉《かふん》を体《からだ》に入《い》れないためのポイント!

花粉《かふん》がつきにくい服装《ふくそう》　室内《しつない》に花粉《かふん》を持《も》ちこまない　外《そと》から帰《かえ》ったら手洗《てあら》い・うがい

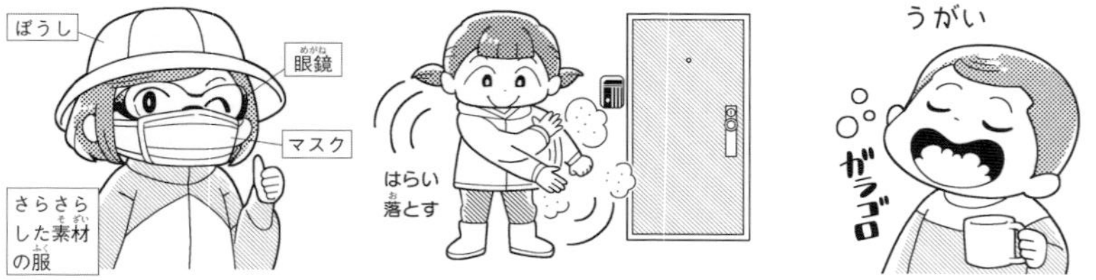

うんちは体《からだ》からのお便《たよ》りです

うんちのかたさや色《いろ》は、今《いま》健康《けんこう》かどうかを教《おし》えてくれる、大切《たいせつ》な体《からだ》からのお便《たよ》りです。うんちをした後《あと》は、流《なが》す前《まえ》にチェックする習慣《しゅうかん》をつけましょう。

健康《けんこう》なうんち	食事内容《しょくじないよう》や生活習慣《せいかつしゅうかん》に注意《ちゅうい》が必要《ひつよう》なうんち		
バナナうんち	コロコロうんち	ビシャビシャうんち	ヒョロヒョロうんち
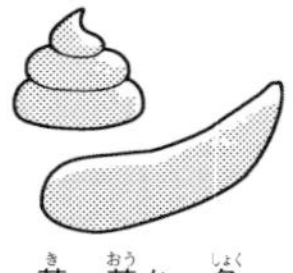	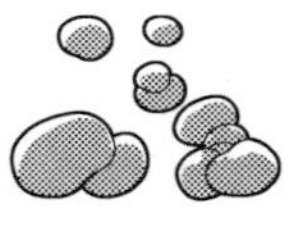	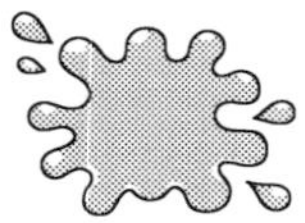	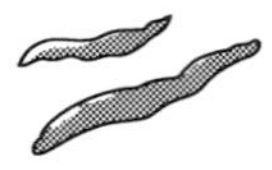
黄《き》～黄《おう》かっ色《しょく》	茶《ちゃ》～黒《くろ》	黄《き》～黒《くろ》	茶《ちゃ》～黒《くろ》

4月のほけんだよりに使える素材集
~イラストカット編~

入学《にゅうがく》・進級《しんきゅう》、おめでとうございます

養護教諭《ようごきょうゆ》の　　　　　　です。

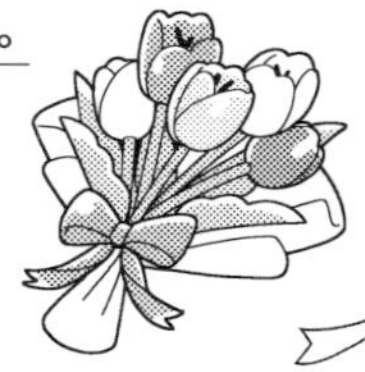

★保健室《ほけんしつ》を使《つか》うときの「やくそく」★

先生《せんせい》に伝《つた》えてから来《く》る

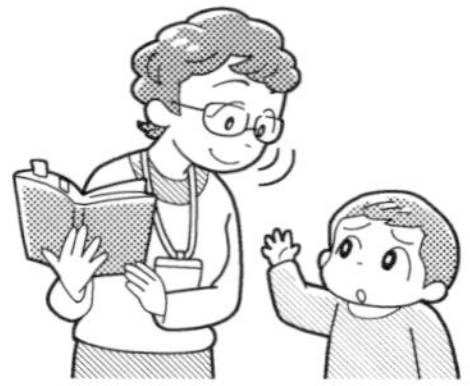

記録表《きろくひょう》に記入《きにゅう》する

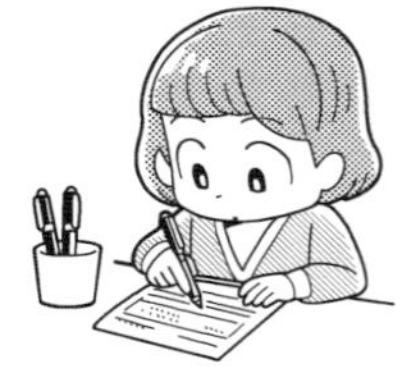

さわがない

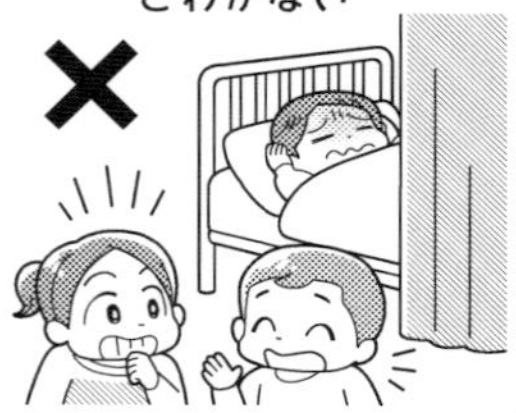

器具《きぐ》や薬品《やくひん》を勝手《かって》にさわらない

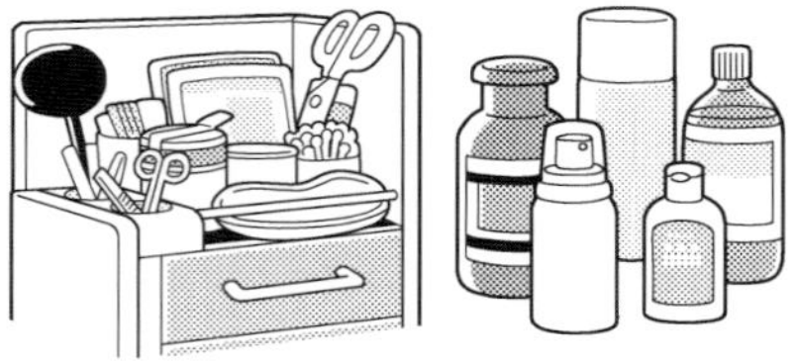

保健室《ほけんしつ》では、原則《げんそく》として飲《の》み薬《くすり》は出《だ》しません。

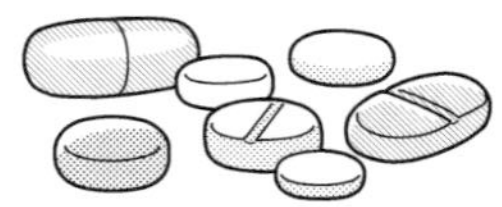

学校医《がっこうい》の先生《せんせい》をしょうかいします

内科《ないか》　　　　先生《せんせい》
眼科《がんか》　　　　先生《せんせい》
学校薬《がっこうやく》ざい師《し》　　　　先生《せんせい》
歯科《しか》　　　　先生《せんせい》
耳鼻《じび》いんこう科《か》　　　　先生《せんせい》

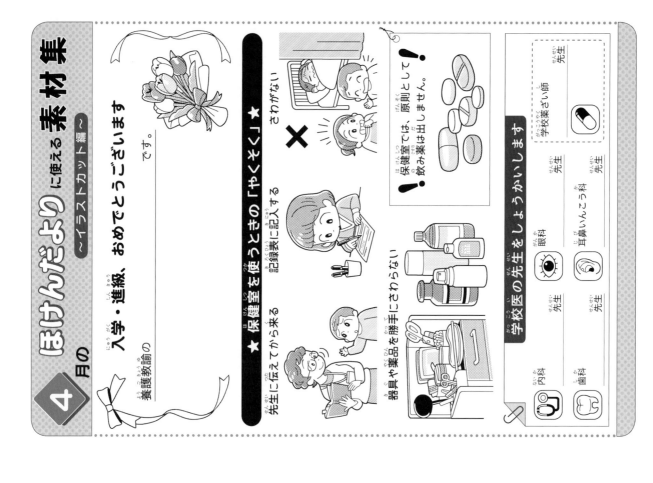

ご存知ですか？ SeDoc ～現場での使用例～

埼玉県 ふじみ野市立大井小学校 養護教諭　指田 真理子 先生

少年写真新聞社のインターネットによる情報提供サイト「SeDoc」が、学校現場で実際にどのように使われているのか「イラスト無料サービス」を中心に紹介します。

「SeDoc」の入口はこちら → https://school.sedoc.ne.jp

掲示物や保健指導などの中でSeDocのイラストを使用しています。

下の写真は、定期健康診断や就学時健診で掲示したものです。

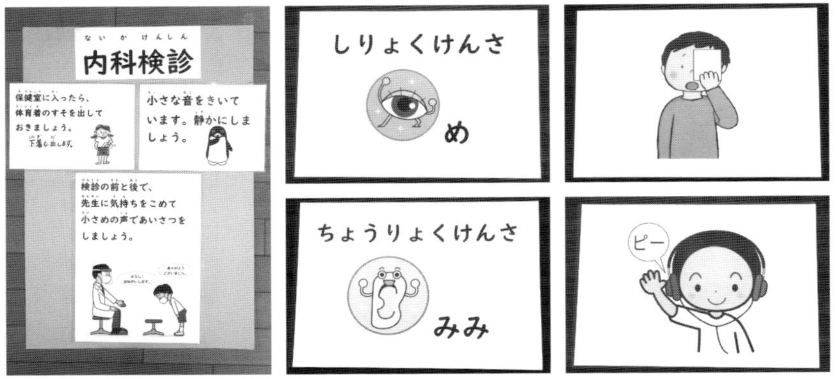

下の画像は、プライベートゾーンの指導で、良いタッチと悪いタッチについて考えさせる中で使用した資料です。

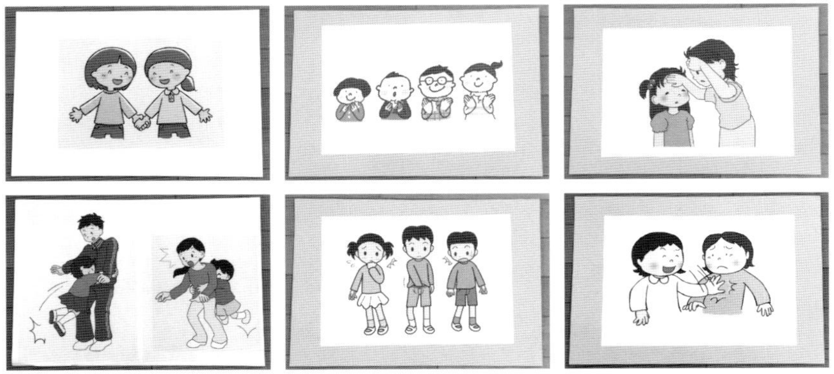

ご存知ですか？ SeDoc ～現場での使用例～

埼玉県 ふじみ野市立大井小学校 養護教諭　指田 真理子 先生

少年写真新聞社のインターネットによる情報提供サイト「SeDoc」が、学校現場で実際にどのように使われているのか「イラスト無料サービス」を中心に紹介します。

「SeDoc」の入口はこちら → https://school.sedoc.ne.jp

保健指導や掲示物の中でSeDocのイラストを使用しています。

下の画像は、9月に行う身体測定の前に、救急救命に関して指導したときのものと、「生活リズムと朝ごはん」の掲示物です。

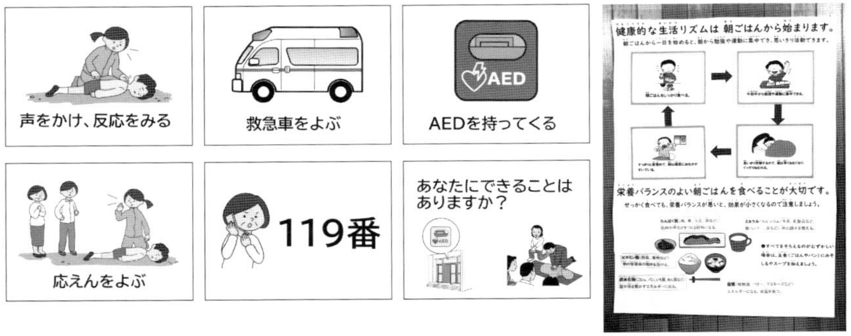

姿勢や熱中症に関する掲示でも、イラストを入れて作製しました。

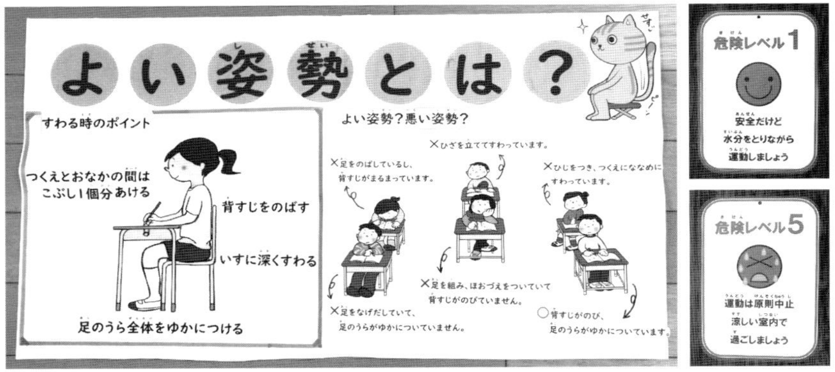

ご存知ですか？ SeDoc ～現場での使用例～

北海道 札幌市立平岸高台小学校 養護教諭　前川 希 先生

少年写真新聞社のインターネットによる情報提供サイト「SeDoc」が、学校現場で実際にどのように使われているのか「イラスト無料サービス」を中心に紹介します。

「SeDoc」の入口はこちら → https://school.sedoc.ne.jp

保護者向けの保健だよりとともに、児童用の保健だよりを作成しています。その中で、SeDocのイラストを使用しました。

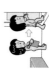

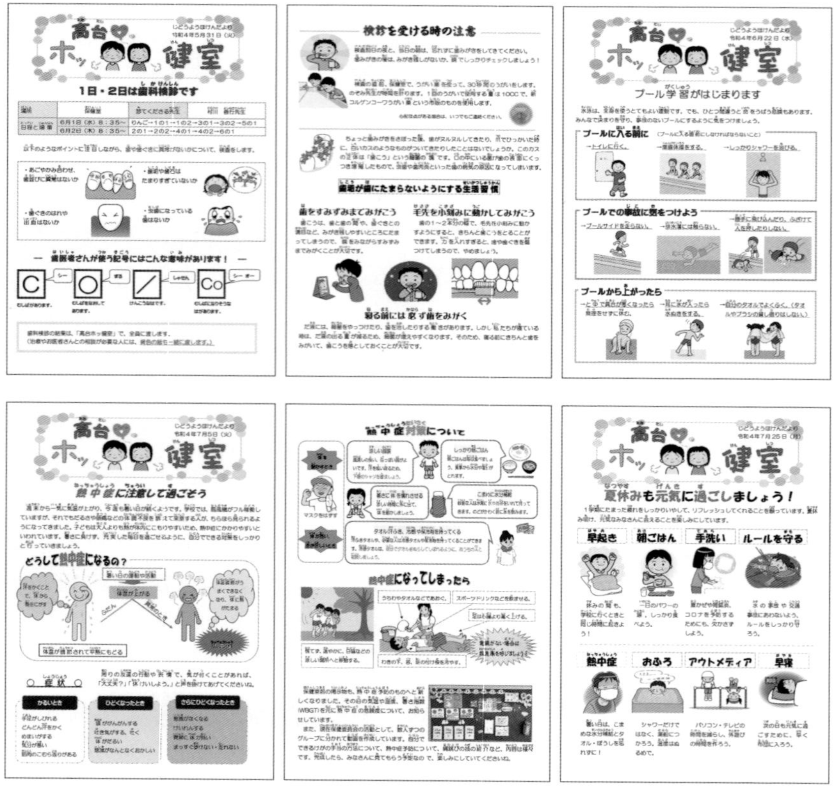

ご存知ですか？ SeDoc ～現場での使用例～

茨城県 神栖市立柳川小学校 養護教諭　三宅 菜穂子 先生

少年写真新聞社のインターネットによる情報提供サイト「SeDoc」が、学校現場で実際にどのように使われているのか「イラスト無料サービス」を中心に紹介します。

「SeDoc」の入口はこちら → https://school.sedoc.ne.jp

保健指導などでSeDocのイラストを使用しています。

下の画像は、長年使用している初経指導の資料と、昨年度作成した下着の選び方についての指導資料です。

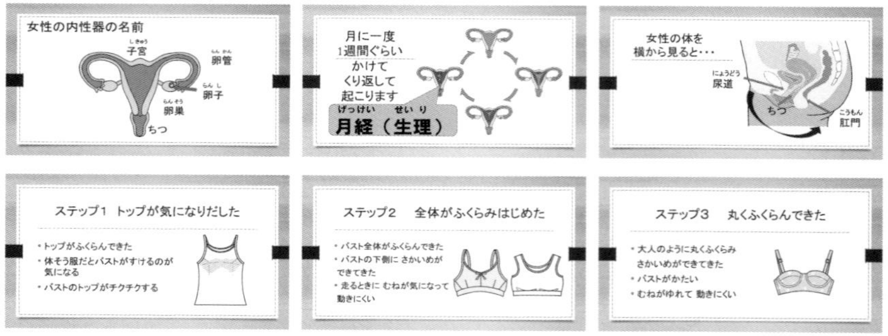

下の画像は、宿泊学習の事前指導用に、入浴時の注意について、男女別に作成したものです。

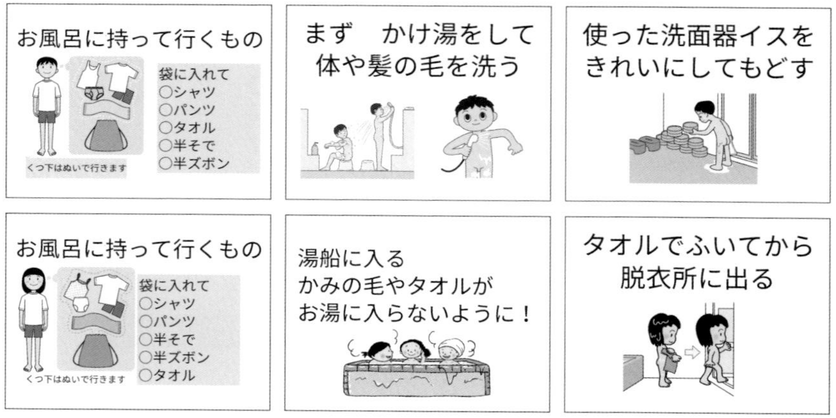

ご存知ですか？ SeDoc ～現場での使用例～

群馬県 沼田市立沼田東小学校 養護教諭　佐藤 敦子 先生

少年写真新聞社のインターネットによる情報提供サイト「SeDoc」が、学校現場で実際にどのように使われているのか「イラスト無料サービス」を中心に紹介します。

「SeDoc」の入口はこちら → https://school.sedoc.ne.jp

下の画像は、病気の予防（手洗い）や運動に関して、保健委員会が発表する中で使用したパワーポイントのスライドです。

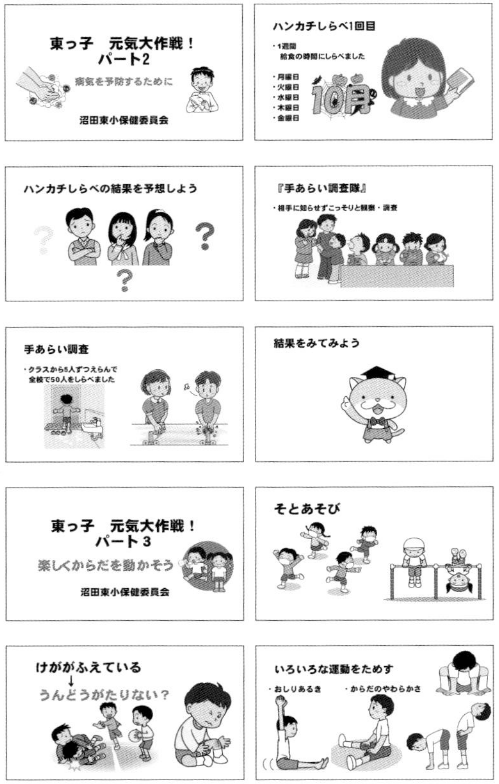
東っ子　元気大作戦！
パート2
病気を予防するために
沼田東小保健委員会
ハンカチしらべ1回目
・1週間 給食の時間にしらべました
・月曜日
・火曜日
・水曜日
・木曜日
・金曜日
10月
ハンカチしらべの結果を予想しよう
『手あらい調査隊』
・相手に知らせずこっそりと観察・調査
手あらい調査
・クラスから5人ずつえらんで全校で50人をしらべました
結果をみてみよう
東っ子　元気大作戦！
パート3
楽しくからだを動かそう
沼田東小保健委員会
そとあそび
けががふえている
うんどうがたりない？
いろいろな運動をためす
・おしりあるき
・からだのやわらかさ

ごみの分別を呼びかける掲示物でも、イラストを入れて作製しました。

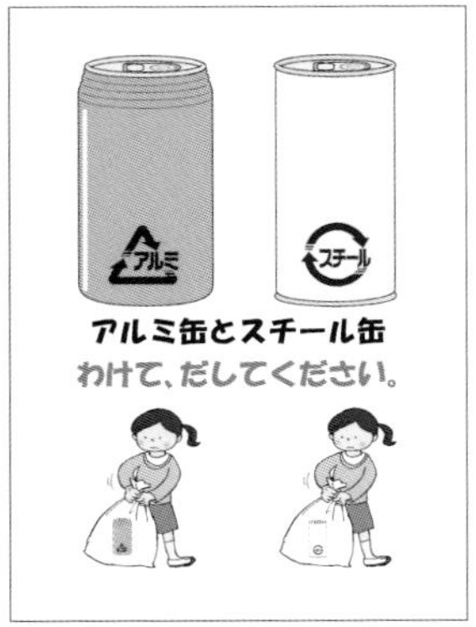
アルミ
スチール
アルミ缶とスチール缶
わけて、だしてください。

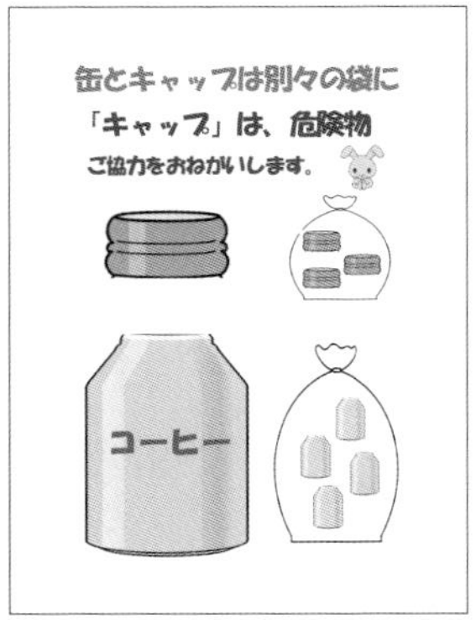

ご存知ですか？ SeDoc ～現場での使用例～

岐阜県 岐阜市立徹明さくら小学校 養護教諭　奥田 英里 先生

少年写真新聞社のインターネットによる情報提供サイト「SeDoc」が、学校現場で実際にどのように使われているのか「イラスト無料サービス」を中心に紹介します。

「SeDoc」の入口はこちら → https://school.sedoc.ne.jp

120ページ「養護教諭の実践紹介」で掲載した「さくら３周みがき」を児童に説明する際の資料でSeDocのイラストを活用しました。

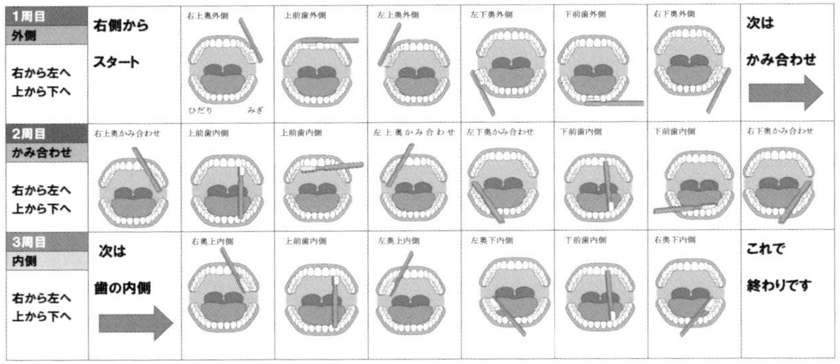

下の写真は、歯によい献立について投票を呼びかける掲示物で、赤・青・緑・黄色のレンジャーのイラストを使用しています。

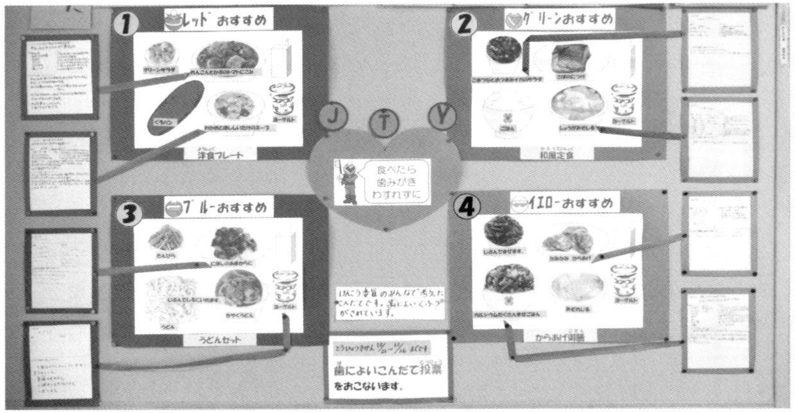

ご存知ですか？ SeDoc ～現場での使用例～

東京都 東大和市立第二小学校 養護教諭　根本 節子 先生

少年写真新聞社のインターネットによる情報提供サイト「SeDoc」が、学校現場で実際にどのように使われているのか「イラスト無料サービス」を中心に紹介します。

「SeDoc」の入口はこちら → https://school.sedoc.ne.jp

下の画像はタブレットの使用に関する指導を行う際に、「浦島太郎」の話をアレンジして、作成したものです。

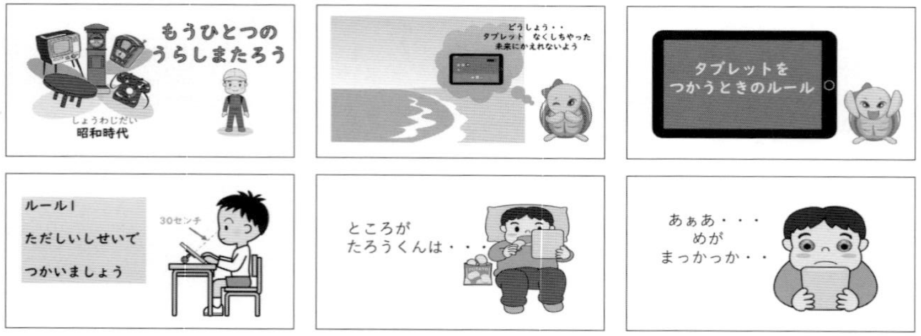
もうひとつの
うらしまたろう
昭和時代《しょうわじだい》
どうしよう・・
タブレット　なくしちゃった
未来にかえれないよう
タブレットを
つかうときのルール
ルール1
ただしいしせいで
つかいましょう
30センチ
ところが
たろうくんは・・・
あぁあ・・・
めが
まっかっか・・

嘔吐物《おうとぶつ》処理の指導資料などでも、SeDocのイラストを入れて作成しました。

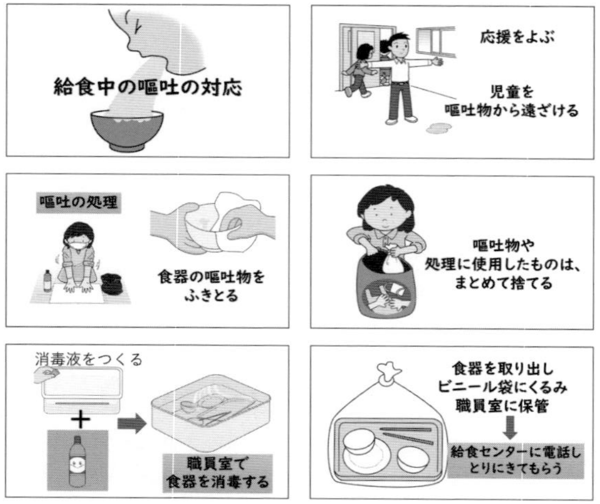

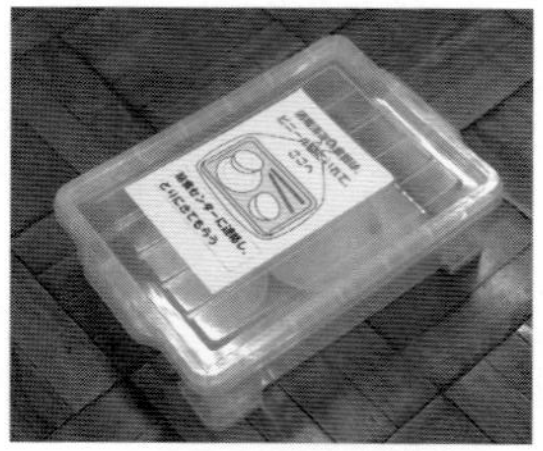

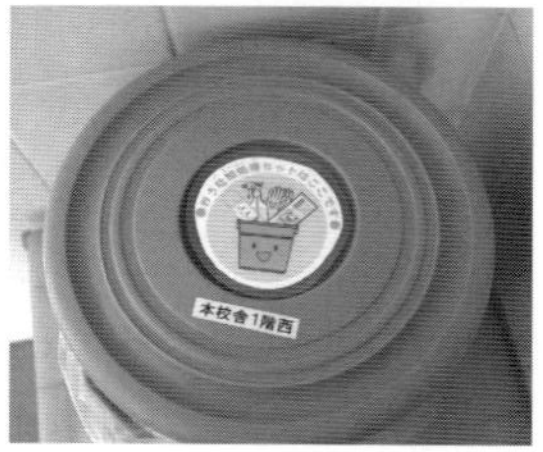
本校舎1階西

ご存知ですか？ SeDoc ～現場での使用例～

埼玉県 三郷市立高州東小学校 養護教諭　志水 加奈子 先生

少年写真新聞社のインターネットによる情報提供サイト「SeDoc」が、学校現場で実際にどのように使われているのか「イラスト無料サービス」を中心に紹介します。

「SeDoc」の入口はこちら → https://school.sedoc.ne.jp

掲示物や保健だよりなどでSeDocのイラストを使用しています。

下の写真は、「だらだらゲーム鬼」のように、生活習慣に問題がある鬼のイラストを貼ったホワイトボードに、改善法を書いた豆のイラストを貼れるようにしています。

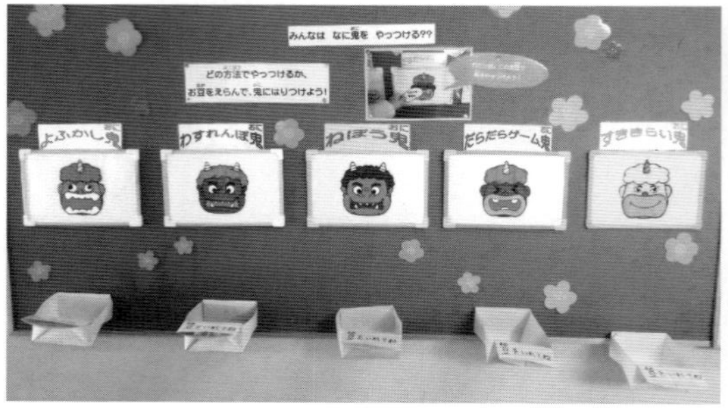
みんなは なに鬼を やっつける??
よふかし鬼
わすれんぼ鬼
ねぼう鬼
だらだらゲーム鬼
すききらい鬼

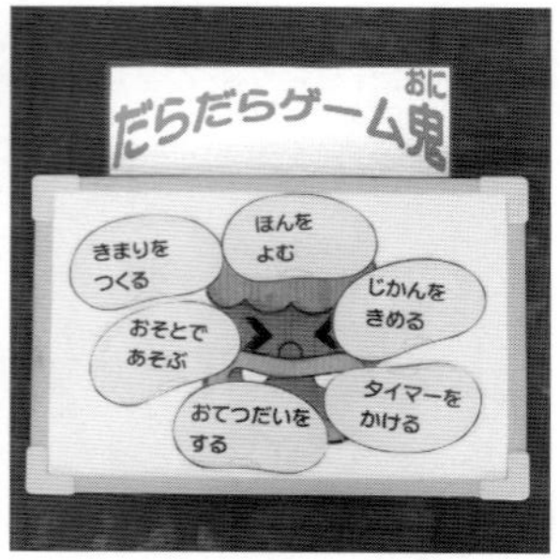
だらだらゲーム鬼《おに》
きまりを
つくる
ほんを
よむ
じかんを
きめる
おそとで
あそぶ
おてつだいを
する
タイマーを
かける

下の画像は、歯に関して特集した保健だよりの一部です。

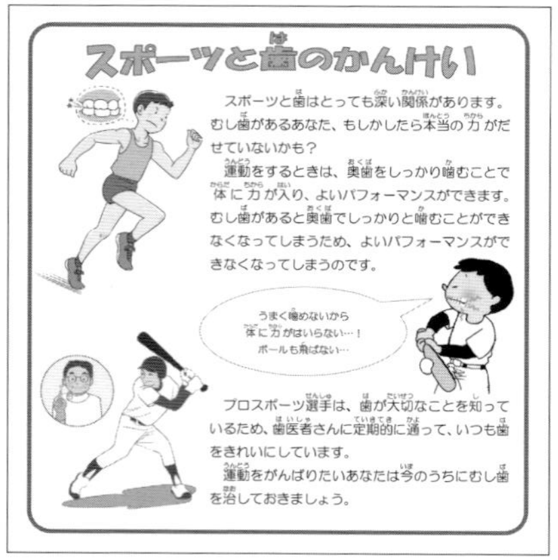
スポーツと歯のかんけい
スポーツと歯はとっても深い関係があります。
むし歯があるあなた、もしかしたら本当の力が出せていないかも？
運動をするときは、奥歯をしっかり噛むことで体に力が入り、よいパフォーマンスができます。むし歯があると奥歯でしっかりと噛むことができなくなってしまうため、よいパフォーマンスができなくなってしまうのです。
うまく噛めないから
体に力がはいらない…！
ボールも飛ばない…
プロスポーツ選手は、歯が大切なことを知っているため、歯医者さんに定期的に通って、いつも歯をきれいにしています。
運動をがんばりたいあなたは今のうちにむし歯を治しておきましょう。

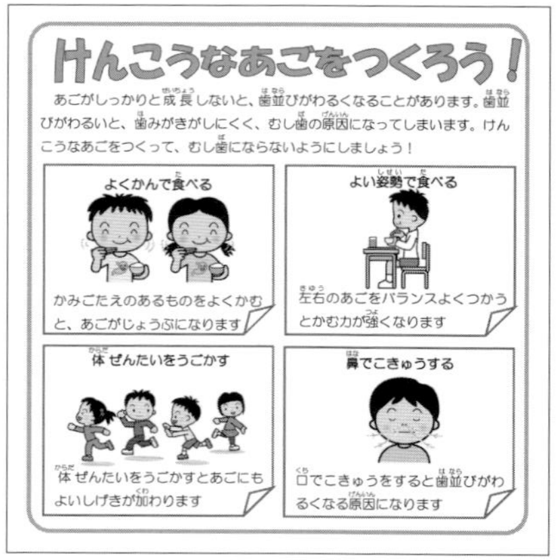
けんこうなあごをつくろう！
あごがしっかりと成長しないと、歯並びがわるくなることがあります。歯並びがわるいと、歯みがきがしにくく、むし歯の原因になってしまいます。けんこうなあごをつくって、むし歯にならないようにしましょう！
よくかんで食べる
かみごたえのあるものをよくかむと、あごがじょうぶになります
よい姿勢で食べる
左右のあごをバランスよくつかうとかむ力が強くなります
体ぜんたいをうごかす
体ぜんたいをうごかすとあごにもよいしげきが加わります
鼻でこきゅうする
口でこきゅうをすると歯並びがわるくなる原因になります

ご存知ですか？ SeDoc ～現場での使用例～

前 鹿児島県 大島郡伊仙町立伊仙小学校 養護教諭　長井 理香 先生

少年写真新聞社のインターネットによる情報提供サイト「SeDoc」が、学校現場で実際にどのように使われているのか「イラスト無料サービス」を中心に紹介します。

「SeDoc」の入口はこちら → https://school.sedoc.ne.jp

下の画像は今号の養護教諭の実践紹介（126ページ）で紹介した、「ICTノート」の「学校編」です。SeDocのイラストを使用しました（右の画像は、「おうち編」、「振り返り編」です）。実際には、この３つの内容に表紙をつけてとじたものを「ICTノート」として子どもたちに配付しました。

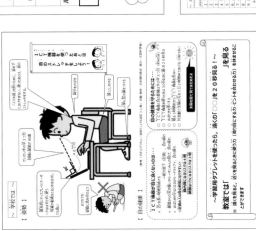

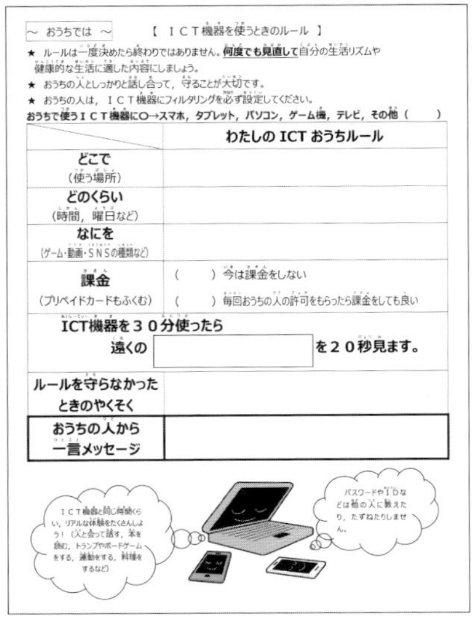

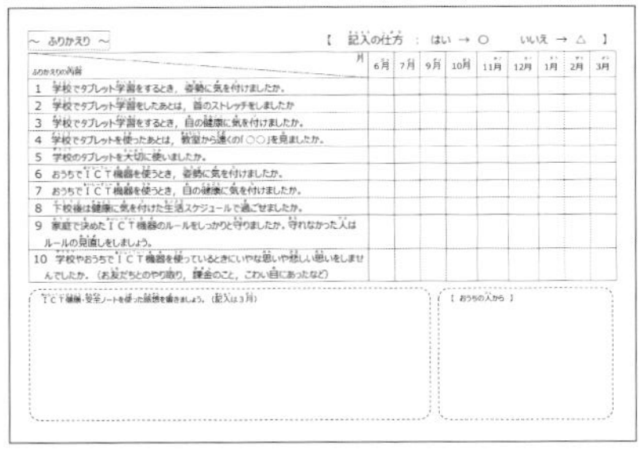

参考文献
文部科学省「児童生徒の健康に留意してICTを活用するためにガイドブック」
日本眼科医会「ギガっこデジたん！活用マニュアル」
日本学校保健会「学校における色覚に関する資料」

ご存知ですか？ SeDoc ～現場での使用例～

神奈川県 横浜市立大岡小学校 養護教諭　木村 智恵子 先生

少年写真新聞社のインターネットによる情報提供サイト「SeDoc」が、学校現場で実際にどのように使われているのか「イラスト無料サービス」を中心に紹介します。

「SeDoc」の入口はこちら → https://school.sedoc.ne.jp

動画編集ソフトで作成した歯科指導などの資料の中で、SeDocのイラストを使用しました。

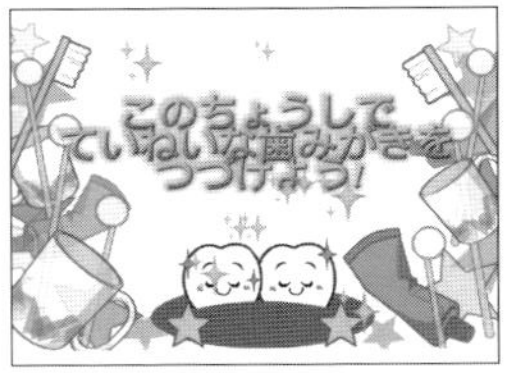

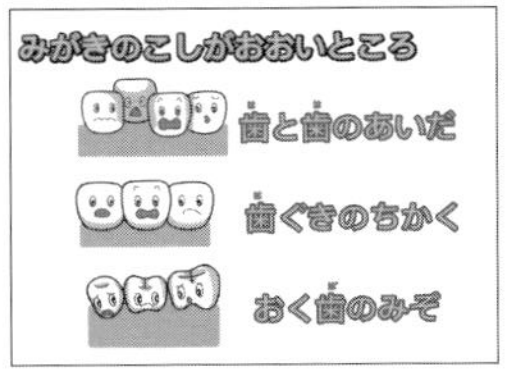

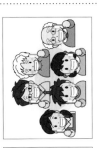

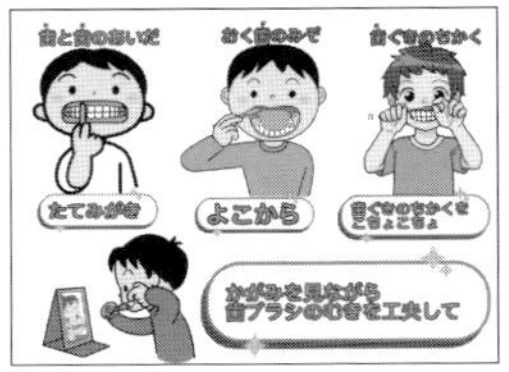

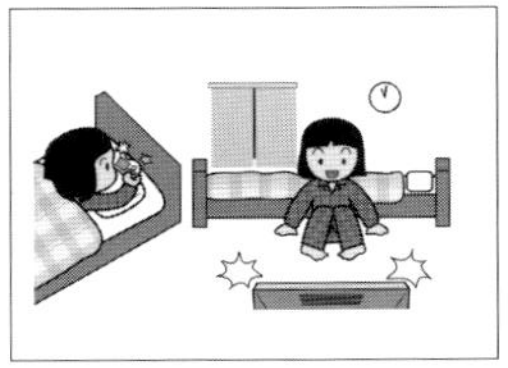

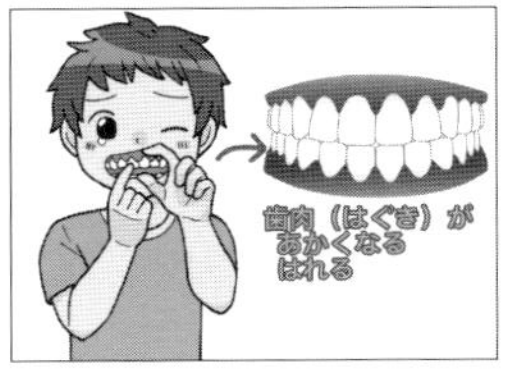

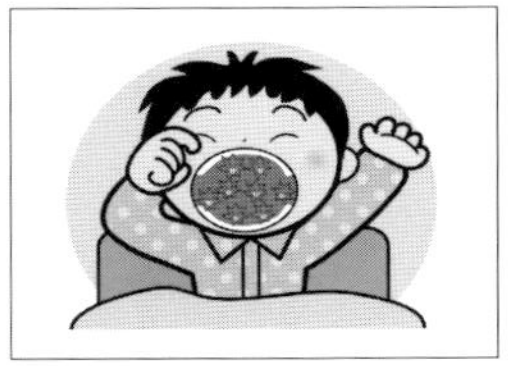

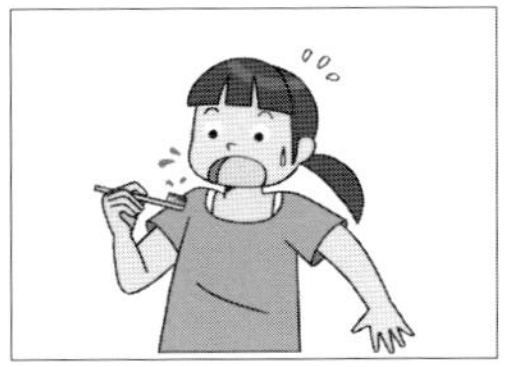

下の画像は、新型コロナウイルス感染症の流行で休校になったときに、配布した資料です。

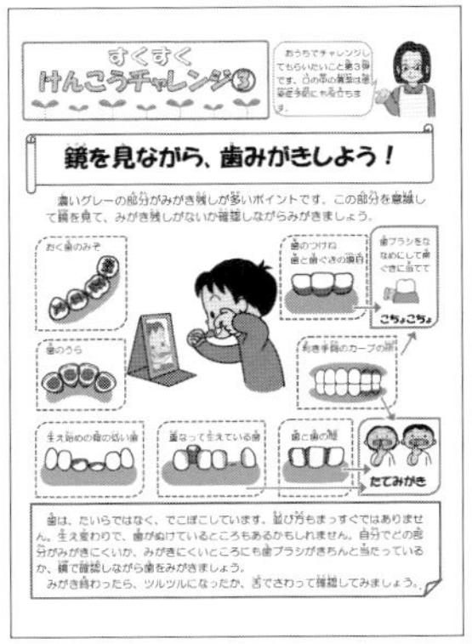

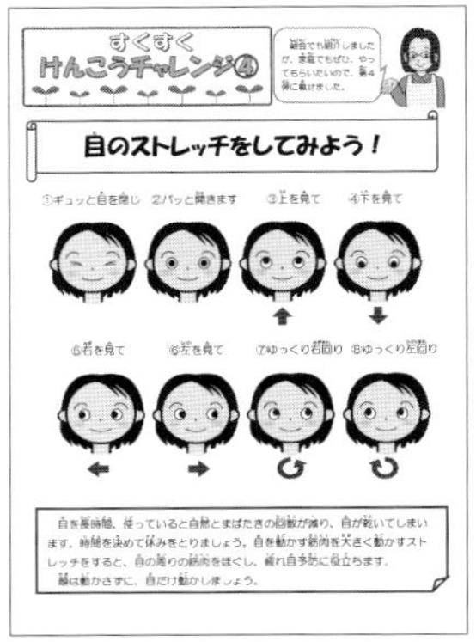

ご存知ですか？ SeDoc ～現場での使用例～

宮崎県 都城市立南小学校 養護教諭　松崎 弘子 先生

少年写真新聞社のインターネットによる情報提供サイト「SeDoc」が、学校現場で実際にどのように使われているのか「イラスト無料サービス」を中心に紹介します。

「SeDoc」の入口はこちら → https://school.sedoc.ne.jp

２月８日号の養護教諭の実践紹介（130ページ）に掲載した、性に関する指導で作成した教材の一部で、SeDocのイラストを使用しました。下の画像は、２年生「わたしたちのからだ」と５年生「二次性徴」で使用したパワーポイントのスライドの一部とワークシートです。

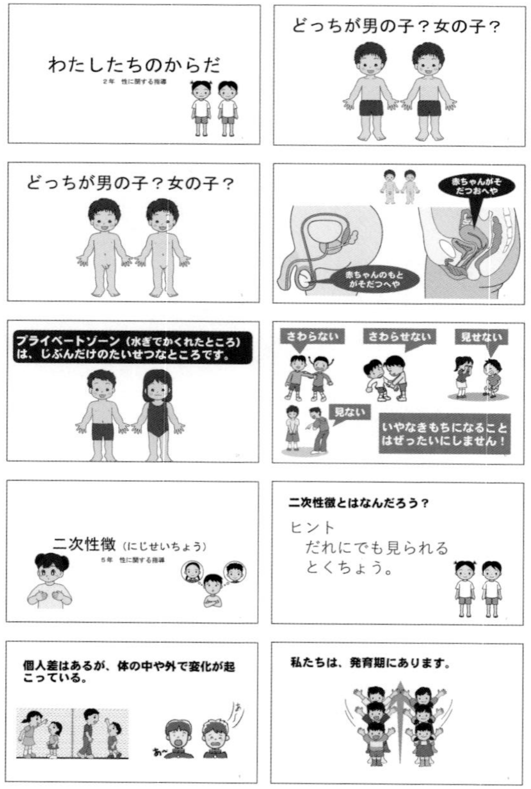

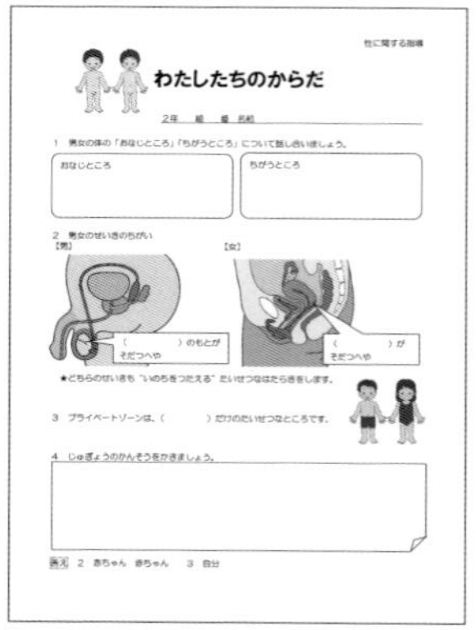

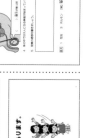

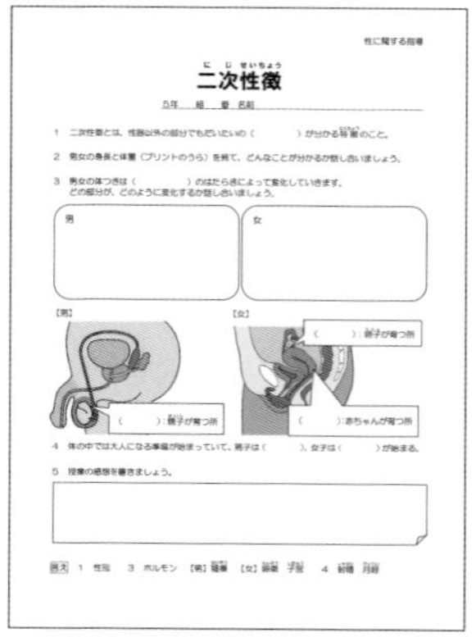

ご存知ですか？ SeDoc ～現場での使用例～

千葉県 野田市立東部小学校 養護教諭　岡田 朋子 先生

少年写真新聞社のインターネットによる情報提供サイト「SeDoc」が、学校現場で実際にどのように使われているのか「イラスト無料サービス」を中心に紹介します。

「SeDoc」の入口はこちら → https://school.sedoc.ne.jp

下の画像は、健康診断の事前指導の際に使用したパワーポイントのスライドです。

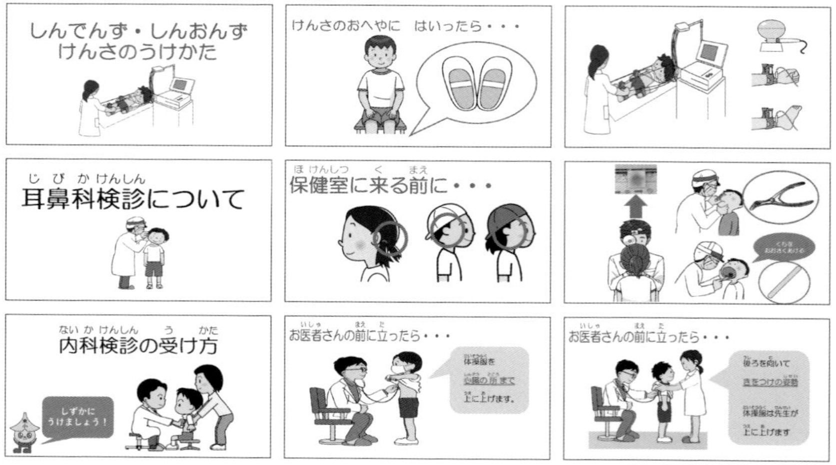

下の写真は、４年生の保健の授業で使用したもので、時代ごとの小学生の平均身長を示した掲示資料と、段ボールで作製した明治時代の男女の原寸のパネルです。

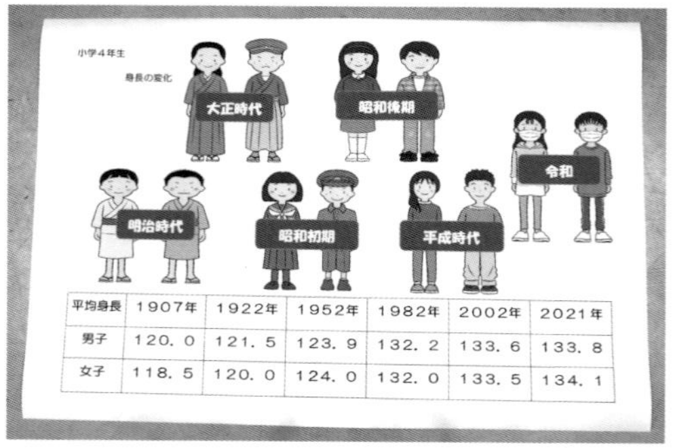

平均身長	1907年	1922年	1952年	1982年	2002年	2021年
男子	120．0	121．5	123．9	132．2	133．6	133．8
女子	118．5	120．0	124．0	132．0	133．5	134．1

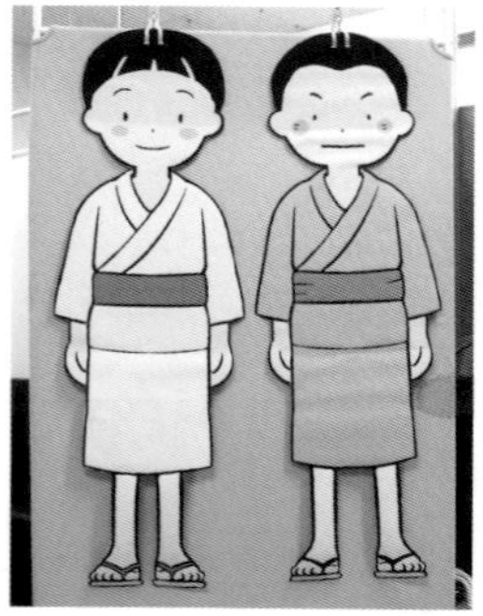

心の健康ニュース
No.511　2023年（令和５年）４月号
少年写真新聞
Juniors' Visual Journal
https://www.schoolpress.co.jp/

見《み》直《なお》そう！　あいさつの力《ちから》

あいさつは人《ひと》の心《こころ》と心《こころ》をつなぐ役《やく》目《め》を果《は》たします

新《しん》学《がっ》期《き》は周《まわ》りの人《ひと》と仲《なか》良《よ》くなるチャンス！

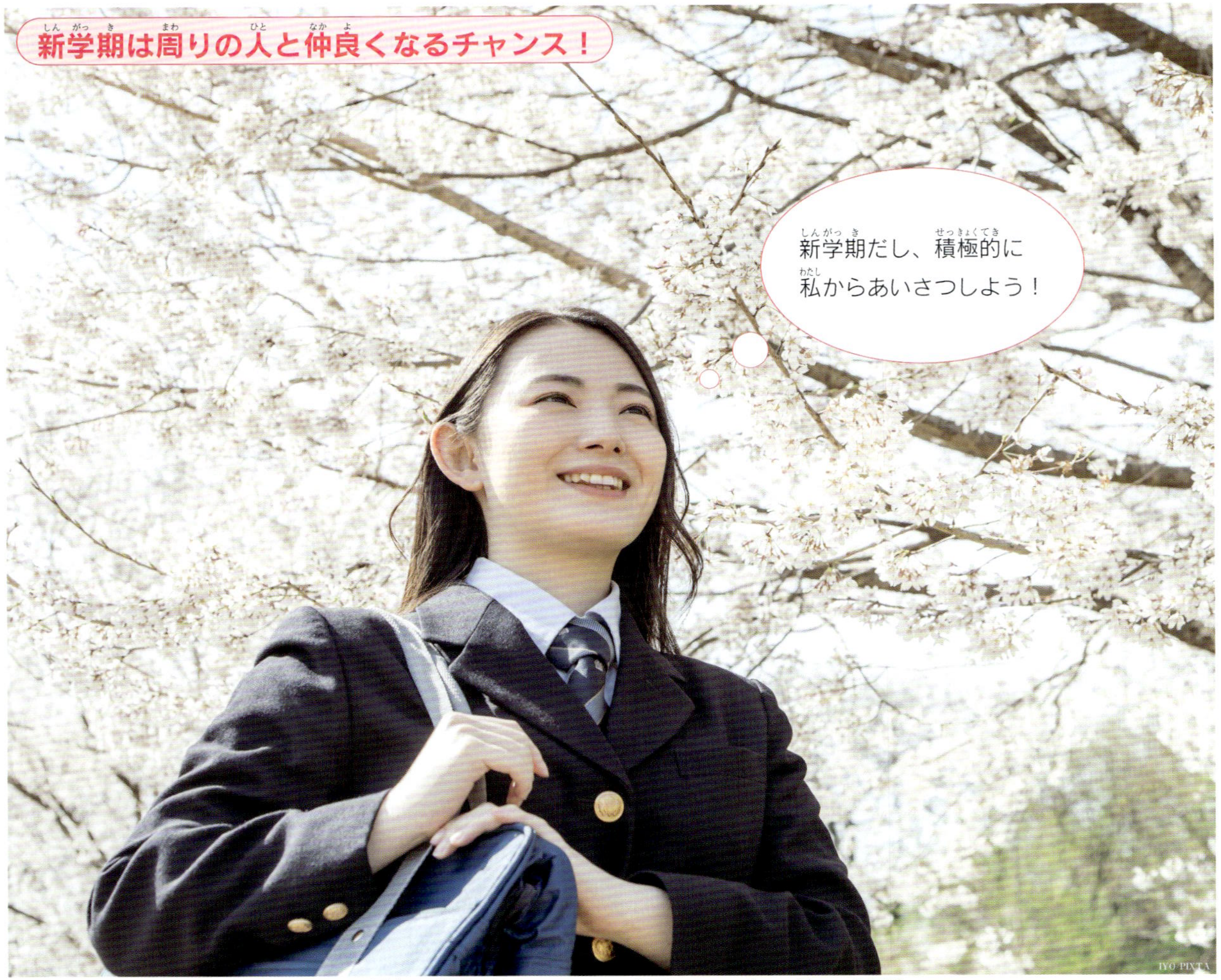
新《しん》学《がっ》期《き》だし、積《せっ》極《きょく》的《てき》に
私《わたし》からあいさつしよう！

あいさつは、コミュニケーションの基《き》本《ほん》で、相《あい》手《て》と仲《なか》良《よ》くなるための近《ちか》道《みち》なので、会《あ》った人《ひと》には積《せっ》極《きょく》的《てき》にあいさつをしてみましょう。

コミュニケーションの基《き》本《ほん》「あいさつ」の効《こう》果《か》

①コミュニケーションのきっかけや第《だい》一《いっ》歩《ぽ》になる

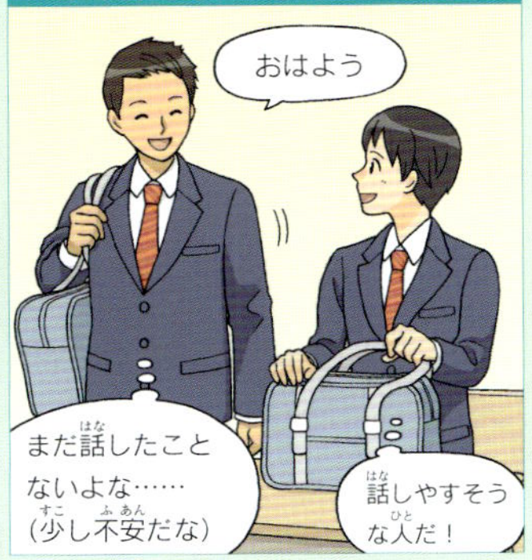
おはよう
まだ話《はな》したことないよな……（少《すこ》し不《ふ》安《あん》だな）
話《はな》しやすそうな人《ひと》だ！

あいさつをすると、相《あい》手《て》は自《じ》分《ぶん》を受《う》け入《い》れようとしていると感《かん》じ、話《はな》したい、仲《なか》良《よ》くなりたいと思《おも》ってくれます。

②自《し》然《ぜん》と笑《え》顔《がお》になり、１日《にち》を気《き》持《も》ちよく過《す》ごせる

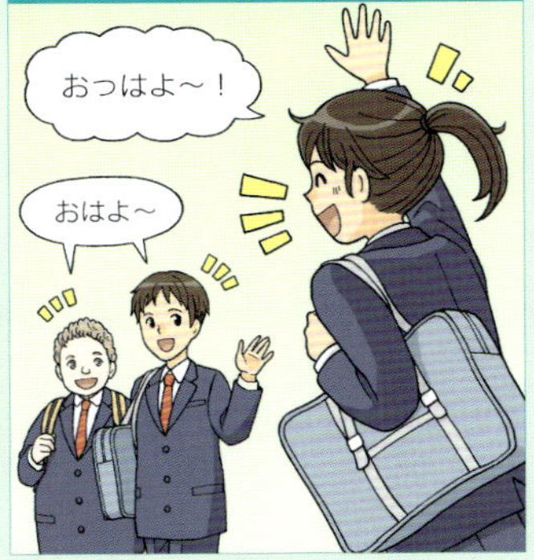
おっはよ～！
おはよ～

笑《え》顔《がお》であいさつをすると、相《あい》手《て》も自《し》然《ぜん》と笑《え》顔《がお》になり、気《き》持《も》ちも上《うわ》向《む》きになります。

気《き》持《も》ちのよい　あいさつのポイント

★相《あい》手《て》に体《からだ》を向《む》ける
★相《あい》手《て》の目《め》を見《み》る（アイコンタクト）
★相《あい》手《て》に聞《き》こえる声《こえ》ではっきりと伝《つた》える
★柔《やわ》らかい笑《え》顔《がお》で

１日《にち》の始《はじ》まりである朝《あさ》に笑《え》顔《がお》であいさつをすると、１日《にち》を気《き》持《も》ちよくスタートできるね★

新《しん》学《がっ》期《き》が始《はじ》まるこの時《じ》期《き》は、初《しょ》対《たい》面《めん》の人《ひと》や、まだ話《はな》したことがない人《ひと》と仲《なか》良《よ》くなる絶《ぜっ》好《こう》のチャンスです。

周《まわ》りの人《ひと》と、良《りょう》好《こう》な関《かん》係《けい》を築《きず》くためのコツは、まず「あいさつ」をすることです。

あいさつをされると、相《あい》手《て》は、緊《きん》張《ちょう》がほぐれてあなたとコミュニケーションをとりやすくなるため、ぜひ勇《ゆう》気《き》を出《だ》してあいさつをしてみてください。

指導　東京情報大学総合情報学部　教授　原田恵理子先生

少年写真新聞
Juniors' Visual Journal
2023年4月8日発行　第511号付録
©少年写真新聞社2023年
心の健康ニュース
株式会社 少年写真新聞社 〒102-8232 東京都千代田区九段南4-7-16 市ヶ谷KTビルⅠ
★定期刊行物は終わる期間を予定しない刊行物です。年度が替わりましても、購読中止のお申し出のない限り、引き続きニュースをご送付申し上げます。
★著作権法により、本紙の無断複写・転載は禁じられています。
少年写真新聞社のホームページ
https://www.schoolpress.co.jp/

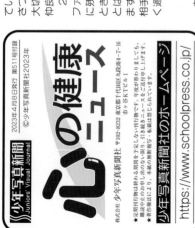

見直そう！　あいさつの力

東京情報大学総合情報学部 教授　原田 恵理子

新しい環境となる新学期に、緊張や不安な気持ちを抱く生徒がいます。あいさつは当たり前と保護者や教師から言われ続けてきていても、思春期になると、「あいさつは大事、したほうがよい」と頭でわかっているのに恥ずかしさや、相手にどう思われるかという不安などであいさつができなくなることがあります。そのため、この時期にこそ、改めて、全ての生徒があいさつの効果を再確認し、「正しいあいさつ」をすることが重要になります。なぜなら、あいさつは、おはよう、こんにちはと、短い言葉ですが、相手の気持ちを、一瞬で幸せにできる「魔法のことば」で、人間関係を良好にする大切な言葉だからです。そのため、あいさつをする・しないで、相手に与える印象や良好な関係に差がつくため、あいさつの効果とポイントを理解させることが大切になります。

あいさつによる効果

そのあいさつは、人間関係や人生をよい方向に変えることができると言われるほど大切なもので、2つの大きな効果を生みます。

1つ目は、あなた（相手）の存在をきちんと認めていますということにつながる意味を含むことです。人は誰しも自分に関心を持っている人を好意的に見ます。そのため、あいさつは、「相手の心に近づき、つながるための、大切なコミュニケーションの第一歩」になり、仲良くなるということにもつながります。

2つ目は、その日の最初の印象（第一印象：ファーストインプレッション）は非常に印象に残る、大切なときだということです。そのときに笑顔で「おはよう」とあいさつすることは、印象の良い人、また会いたい人になります。そのため、笑顔であいさつをすると、相手も自然と笑顔になり、その日を気持ちよく過ごすことができるきっかけになります。

あいさつのポイント

あいさつのポイントは4つあります。

①相手の方向に身体を向ける

作業しながらのあいさつは、相手より作業が大事と捉えられてしまいます。作業をやめて相手の方向へ身体を向けると、相手に好意や興味をもっていることが伝わります。

②相手の目を優しく見る

視線を相手に合わせることなくあいさつをしてしまうと、“相手への関心が薄い”という印象を与えてしまいます。

③相手に聞こえる声ではっきりと伝える

相手に聞き取れないほどの小さな声や、口の中だけのつぶやきでは、相手に届かないあいさつになります。「明るい声で、はっきりとした口調」が基本です。しかし、この“はっきり”というのは、大声というわけではなく、“相手にはっきりと聞き取れる”声です。静かな場所や場面では、相手にだけ聞こえるような小さな声で手短に済ませ、時には、その場所の雰囲気に合わせる必要もあります。

④やわらかい笑顔で

気持ちの良いあいさつには、必ず笑顔がついてきます。笑顔といっても、いつもより少し口角を上げた「微笑み」程度でも十分です。無表情なあいさつだけでは、言葉だけの印象となってしまいます。

気持ちを込めてあいさつをする心掛けは、日々の習慣となって、相手に伝わるあいさつができるようになります。そのため、「焦らず、気負わず、気軽に」を大事にしながら、気持ちの良いあいさつをすることを毎日心掛け、続けていくことを奨励していきましょう。

参考文献
渡辺弥生・原田恵理子編著「中学生・高校生のためのソーシャルスキル・トレーニング」明治図書出版、2015年

少年写真新聞
Juniors' Visual Journal
2023年5月8日発行　第512号付録
©少年写真新聞社2023年
心の健康ニュース
株式会社 少年写真新聞社 〒102-8232 東京都千代田区九段南4-7-16 市ヶ谷KTビルⅠ
★定期刊行物は終わる期間を予定しない刊行物です。年度が替わりましても、購読中止のお申し出のない限り、引き続きニュースをご送付申し上げます。
★著作権法により、本紙の無断複写・転載は禁じられています。
少年写真新聞社のホームページ
https://www.schoolpress.co.jp/

リフレーミングで　心を軽くする！

筑波大学人間系心理学域
准教授　飯田 順子

リフレーミングはカウンセリングの技法のひとつで、ひとつの状況を別の角度から捉え直す方法です。その中で状況をポジティブに捉えなおすことを、ポジティブリフレーミングといいます。思春期は、「自分はどういう人間なんだろう」「何に向いているのだろう」「将来何ができるだろう」と自分のことをよく考える時期なので、自分は人と比べてだめだとか、自分には長所がないなどと、落ち込みやすくなる時期でもあります。特に日本人はその傾向が強く、国際比較調査でも、日本の若者はアメリカ、イギリス、ドイツ、韓国などの若者と比べて、自己肯定感が低く、落ち込みやすいことが示されています。

気分が落ち込むと視野が狭くなり、固定的な見方をしやすくなり、自分はだめだとさらに落ち込むという悪循環が生じやすくなります。そこを打開するひとつの方法が、リフレーミングになります。子どもが落ち込んでいることに対して、「別の見方はできないかな」「こういうふうに見ることもできるんじゃない？」というふうに、周囲の大人が声をかけることで、少し視野が開けて、気持ちが楽になる場合もあります。また、リフレーミングという考え方を、健康教育の一環として、生徒全体に事前に伝えておくことで、落ち込むことそのものを予防することもできます。リフレーミングは考え方に働きかけるものなので、認知行動療法のひとつの技法になりますが、その中でも非常に使いやすい方法です。学級や学校を対象に、あるいは保健室の個別の関わりの中で、ぜひ活用してみてください。

またリフレーミングは、子どもが周囲の状況や友だち、先生、家族などを捉える見方を広げることにも活用できます。子どもが苦手だと思っているクラスメートに対しても、リフレーミングを使うと、別の見方ができる場合もあります。また、子どもが学校生活を楽しめていないときにも、リフレーミングで、別の見方ができる場合もあります。リフレーミングの考え方に触れ、日々実践することで心が軽くなり、周囲の状況がよく見えてくることもあります。

リフレーミングできない子どもへの配慮

リフレーミングを使うときの留意点として、物事を常にポジティブに捉えなければいけないと子どもが思わないように、配慮して伝えることが大切です。このような配慮がないと、「物事をポジティブに捉えられない自分はだめだ」と、子どもがさらに落ち込むことにつながりかねません。悲しむことや落ち込むことといったネガティブな感情も、自分の状態を自分に伝えてくれる大切な感情であるといわれています。すごく疲れているときや、頑張ったけれどもうまくいかなかったときなど、悲しんだり落ち込んだりすることがあるのは当然です。そういうときには、「疲れているかもしれないね。少しゆっくりできるといいね」や、「残念だったね。頑張ったのに思うようにいかなくて、悲しいよね！」と声をかけるなど、ネガティブな気持ちに寄り添うことも重要です。子どもの気持ちに十分寄り添ったうえで、子どもが少し元気になってきたタイミングで、「こういう方法もあるよ」と声をかけてみるのがよいでしょう。

連載

絶望の中にいる人へ伝えたい

— 生きる希望が湧いてくる　フランクル心理学入門 —

第3回『夜と霧』に学ぶ逆境を生き抜くヒント〈後編〉

【明治大学文学部 教授　諸富 祥彦】

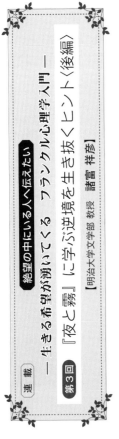

生きるとは、日々、「人生からの問い」に答えていくこと

私は、10代半ばから20代前半にかけて、暗黒の青春時代を送っていました。「自分はどう生きるべきか」「どう生きればよいか」わからず、悩み苦しむ毎日……。どれほど問い求めても答えが得られずに、半ば自暴自棄のまま、時が過ぎるのに身を任せていたのです。

そんなとき、私を救ってくれたのが、フランクルのこの言葉でした。

フランクルは言います。

「人間が人生の意味は何かと問う前に、人生のほうが人間に問いを発してきている。だから人間は、ほんとうは、生きる意味を問い求める必要などないのである。

人間は、人生から問われている存在である。人間は、生きる意味を求めて問いを発するのではなくて、人生からの問いに答えなくてはならない存在なのである」（『死と愛 新版 ロゴセラピー入門』みすず書房 刊）。

「どう生きるべきか」「どう生きればよいか」と悩み苦しんできたその問題の真の答えは、実は、私がこの世に生まれてからずっと、常に既に、私の足元に送り届けられてきていたのだということ。だから私は何も、自分でその答えを求める必要などなかったのだ──人生のこの逆説的な真実を、私は、フランクルのこの言葉を通して教えられました。そして長い悩み苦しみから解き放たれたのです。

こころのむなしさの背景にあるもの —幸福のパラドックス

人間が生きるうえで必要なのは、「こう生きればよいのだ」という答えを自分で作り出すことではない。まして「生きる意味」を自分で作り出すことではない。

人間には、「人生からの問い」が発せられている。人間が生きるとは、日々、「人生からの問い」を引き受け、全力で答えることだとフランクルは言います。

しかし、フランクルの考えを真に受け入れることは、私たち現代人の生き方に、ある根本的な転換をおこなうことを意味しています。

フランクル心理学では、従来の心理学の問いを逆さにします。

これまでの心理学では、次のように自問するように促してきました。

「私が、ほんとうにしたいことは、何だろう」

「私の人生の目標は何だろう。どんな希望や願望を実現したいのだろう」

これは、言わば「幸福の獲得を目指す問い」です。しかし、このように自分に問うていくと、私たちの欲望はかき立てられ、ますます「欲望の罠《わな》」にはまってしまいます。自分のしたいこと、やりたいことを実現していくことは、それ自体は悪いことではありません。しかし人間の欲望には際限がありません。ある地位を手に入れたらもっと高い地位が欲しくなる。ある程度有名になれたらもっと名声を、と思ってしまう。それが世の常で、だから欲望に駆り立てられている人は、どこまでいっても心の底から満たされることがありません。絶えず「何か足りない」「どこか満たされない」という欠乏感を抱き、「永遠の不満の状態」に陥ってしまうのです。

人生には、空虚感がつきものです。

「どこかむなしい」

「なにか、足りない」

「私の存在に、何か、意味なんてあるのだろうか」

そんな感覚にとらわれがちです。そんな空虚感の背景には、こうした心のからくりがあるのです。

幸福は、それを求めれば求めるほど、私たちの手からスルリと逃げ去ってしまう、という、この人生の逆説的な真実は、「幸福のパラドックス」と呼ばれるものです。フランクルは、この罠から人々を解き放とうとします。

「私のしたいこと、やりたいことをするのが人生だ」という人生観から、「人生から求められていること、この世に生まれてきた意味と使命とを実現していくのが人生だ」という人生観へと転換する生き方の転換が、「欲望の虜《とりこ》」となって「永遠の不満の状態」にイラだちながら生きる状態から脱け出して、「生きる意味と使命の感覚」に満たされて生きていくためには必要だとフランクルは言うのです。

あなたがこの世に生まれてきた意味と使命

フランクル心理学では、従来の心理学の問いを逆さにし、次のように問います。

「私は、この人生で何をすることを求められているのだろう」

「私のことを本当に必要としている人は誰だろう。その人は、どこにいるのだろう」

「その誰かや何かのために、私にできることは、何があるだろう」

「私がこの世に生まれてきた意味と使命は、何だろう」

フランクル心理学では、絶えず、このように自問しながら生きていくように勧めるのです。つまりフランクルが私たちに求めているのは、「欲望や願望中心の生き方」から「意味と使命中心の生き方」への転換です。

我を忘れて、自分の人生に与えられた使命・天命に日々没頭して生きること。そうすることではじめて、私たちの人生は、欲望への執着から解き放たれたサワヤカな人生になっていきます。自分の人生に与えられた使命・天命に日々没頭して生きると、精神は高みに昇り、自分のこころが本来あるべきように整えられていくのがわかります。

すべてを「人生からの問い」として受け取り直す

生きるとは、日々、人生からの問いに答えていくこと。

そのように生きる姿勢を整えていくと、私たちを苦しめているさまざまな人生の問題とのかかわりにも変化が生じます。

人間関係のトラブル。

病気。

家族のもめごと。

人生には、さまざまな問題がつきものです。

一つ解決したとしてもまた次の問題、それも解決したとしてもまた次の問題、と、次から次へと新たな問題が降りかかってきます。

これらの問題は、通常であれば、単に私たちを苦しめるもの、悩ましいもの、なくなるならばなくなるにこしたことがないものです。「人生の邪魔者」であり、ないならないほうがよい「余計なもの」でしかありません。

しかし、フランクルが言うように、「日々、人生からの問いに答える」ことを基本的な構えとして生きるならば、これらの悩みや問題が持つ意味が違ってきます。

これらの出来事を通して、「人生が私に、何かを問いかけてきているはずだ」と考えるようになるのです。

さまざまな悩み苦しみは、次のように自問する機会となります。

「これらの出来事は、いったい、何を意味しているのだろう？」

「これらの出来事を通して、人生は私に、何に気づかせ、何を学ばせようとしているのだろう？」

人生のさまざまな悩み苦しみは、そのように自問する機会へと転じます。

「生きるとは、人生からの問いに、日々、答えていくこと」──フランクルに学び、このような姿勢で生きていくならば、人生のさまざまな悩み苦しみも、大切な学びや気づきを得ていく、魂の成長の機会を与えてくれるものとして受け取り直されるのです。

心の健康ニュース
少年写真新聞 Juniors' Visual Journal https://www.schoolpress.co.jp/
No.512 2023年（令和５年）５月号

長所《ちょうしょ》が見《み》つかる！ リフレーミング

ネガティブな状況《じょうきょう》を、リフレーミングでポジティブに捉《とら》えてみよう

リフレーミングで長所《ちょうしょ》を見《み》つけよう

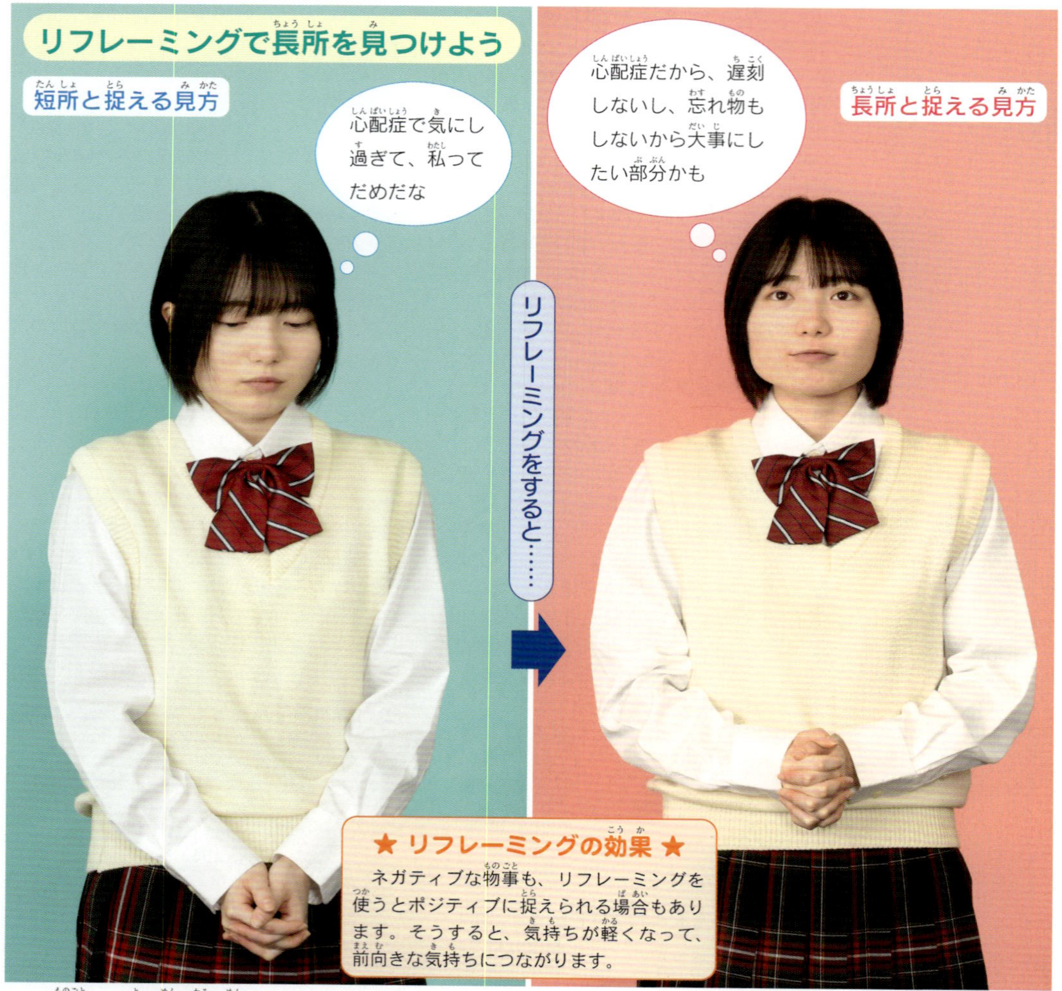
短所《たんしょ》と捉《とら》える見方《みかた》
心配症《しんぱいしょう》で気《き》にし過《す》ぎて、私《わたし》ってだめだな
リフレーミングをすると……
長所《ちょうしょ》と捉《とら》える見方《みかた》
心配症《しんぱいしょう》だから、遅刻《ちこく》しないし、忘《わす》れ物《もの》もしないから大事《だいじ》にしたい部分《ぶぶん》かも

★ リフレーミングの効果《こうか》 ★

ネガティブな物事《ものごと》も、リフレーミングを使《つか》うとポジティブに捉《とら》えられる場合《ばあい》もあります。そうすると、気持《きも》ちが軽《かる》くなって、前向《まえむ》きな気持《きも》ちにつながります。

どんな物事《ものごと》にも、良《よ》い面《めん》と悪《わる》い面《めん》があるため、リフレーミングをしてみると、ネガティブに捉《とら》えていた物事《ものごと》をポジティブに捉《とら》えることができます。

やってみよう！ リフレーミングの例《れい》

短所《たんしょ》と捉《とら》える見方《みかた》		長所《ちょうしょ》と捉《とら》える見方《みかた》
慌《あわ》てんぼう	→	決断《けつだん》が早《はや》い
マイペースな	→	周《まわ》りに影響《えいきょう》されにくい
落《お》ち込《こ》みやすい	→	反省《はんせい》できる
おとなしい	→	穏《おだ》やかな
頑固《がんこ》	→	意志《いし》の強《つよ》い
ルーズな	→	おおらかな
人《ひと》と比《くら》べてしまう	→	周囲《しゅうい》をよく見《み》ている
控《ひか》えめな性格《せいかく》	→	協調性《きょうちょうせい》のある
ひねくれている	→	独創的《どくそうてき》な
飽《あ》きっぽい	→	好奇心旺盛《こうきしんおうせい》
消極的《しょうきょくてき》な	→	慎重《しんちょう》な
お節介《せっかい》	→	気《き》が利《き》く

自分《じぶん》のことと同《おな》じように、友《とも》だちについてもリフレーミングをしてみると、苦手《にがて》だなと思《おも》っていた友《とも》だちの長所《ちょうしょ》が見《み》つかるかもしれません！

リフレーミングとは？

例《れい》：コップに半分入《はんぶんはい》ったジュース

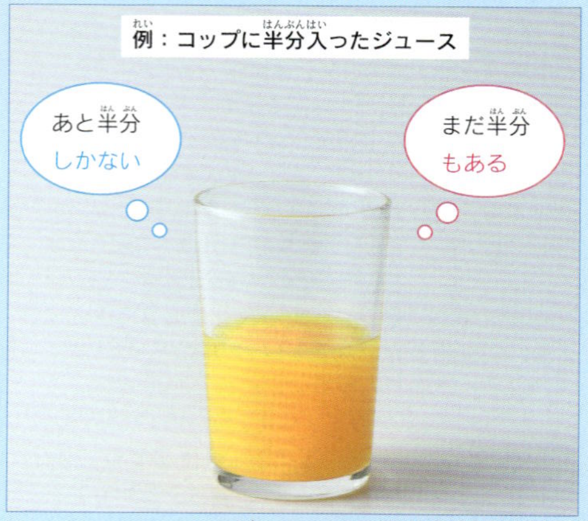
あと半分《はんぶん》しかない
まだ半分《はんぶん》もある

リフレーミングとは、今《いま》あるひとつの状況《じょうきょう》を別《べつ》の見方《みかた》で捉《とら》え直《なお》す方法《ほうほう》で、その中《なか》で状況《じょうきょう》をポジティブに捉《とら》え直《なお》すことを、ポジティブリフレーミングといいます。

思春期《ししゅんき》は「自分《じぶん》はどんな人間《にんげん》なのか」「自分《じぶん》は何《なに》に向《む》いているのか」など、自分《じぶん》のことをよく考《かんが》える時期《じき》なので、人《ひと》と比《くら》べてだめだとか自分《じぶん》には長所《ちょうしょ》がないと、落《お》ち込《こ》みやすくなることがあります。

しかし、短所《たんしょ》だと思《おも》うことも、別《べつ》の角度《かくど》から見《み》ると長所《ちょうしょ》と捉《とら》えることができます。落《お》ち込《こ》むことも自分《じぶん》を見《み》つめる機会《きかい》であり、落《お》ち込《こ》んではいけないということではありませんが、ぜひリフレーミングで自分《じぶん》の良《よ》い面《めん》も見《み》つけてみてください。

指導 筑波大学人間系 准教授 飯田 順子 先生

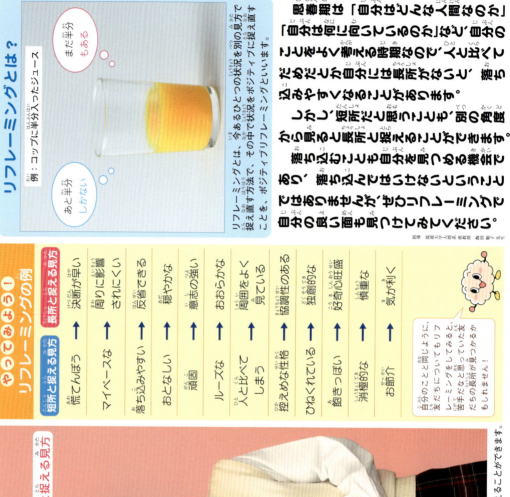

心の健康ニュース
少年写真新聞 Juniors' Visual Journal
https://www.schoolpress.co.jp/
No.513　2023年（令和5年）6月号

刺激《しげき》に敏感過《びんかんす》ぎて困《こま》るHSP

一人《ひとり》の時間《じかん》をつくったり、苦手《にがて》なことを避《さ》けたりしてみよう

生《う》まれつき刺激《しげき》に敏感《びんかん》なHSP

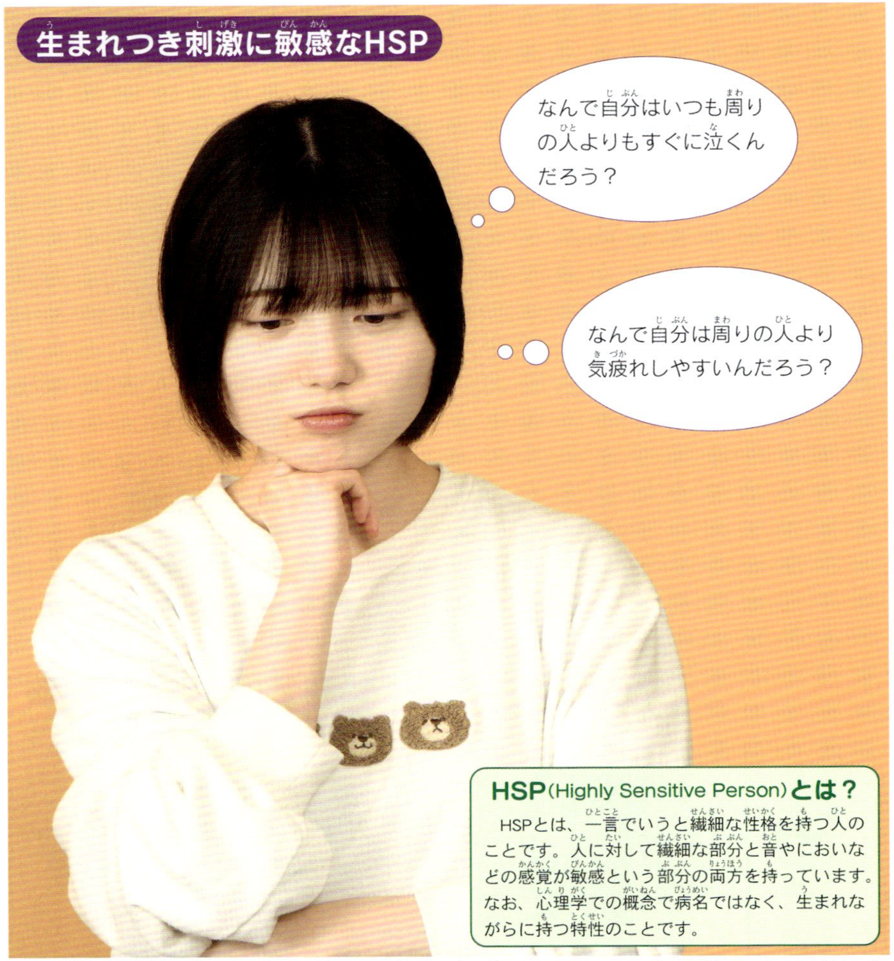
なんで自分《じぶん》はいつも周《まわ》りの人《ひと》よりもすぐに泣《な》くんだろう？
なんで自分《じぶん》は周《まわ》りの人《ひと》より気疲《きづか》れしやすいんだろう？

HSP(Highly Sensitive Person)とは？

HSPとは、一言《ひとこと》でいうと繊細《せんさい》な性格《せいかく》を持《も》つ人《ひと》のことです。人《ひと》に対《たい》して繊細《せんさい》な部分《ぶぶん》と音《おと》やにおいなどの感覚《かんかく》が敏感《びんかん》という部分《ぶぶん》の両方《りょうほう》を持っています。なお、心理学《しんりがく》での概念《がいねん》で病名《びょうめい》ではなく、生《う》まれながらに持《も》つ特性《とくせい》のことです。

HSPの場合《ばあい》、「他人《たにん》に気《き》を遣《つか》い過《す》ぎて疲《つか》れる」「空気《くうき》を読《よ》み過《す》ぎる」などでストレスを感《かん》じやすく、心身《しんしん》の不調《ふちょう》を起《お》こしやすい傾向《けいこう》があります。

心理学者《しんりがくしゃ》に聞いてみました　HSPの人《ひと》の6つの特徴《とくちょう》

関西大学文学部《かんさいだいがくぶんがくぶ》 教授《きょうじゅ》 串崎《くしざき》 真志《まさし》先生《せんせい》による分類《ぶんるい》

1	人《ひと》の気持《きも》ちの影響《えいきょう》を受《う》けやすい	誰《だれ》かが怒《おこ》られている様子《ようす》を見《み》ると関係《かんけい》がなくてもドキドキするなど
2	人《ひと》の顔色《かおいろ》をうかがってしまう	メール等《とう》の返信《へんしん》にとても時間《じかん》がかかるなど
3	気《き》を遣《つか》い過《す》ぎる、気疲《きづか》れしやすい	人混《ひとご》みで疲《つか》れる、カフェで隣《とな》り合《あ》う席《せき》との距離《きょり》が気《き》になるなど
4	においや音《おと》に敏感《びんかん》	映画館《えいがかん》やゲームセンター等《とう》の大《おお》きな音《おと》のする場所《ばしょ》が苦手《にがて》など
5	共感性《きょうかんせい》が高《たか》い	言葉《ことば》に出《で》ていなくても誰《だれ》かが寂《さび》しそうにしていたらぱっと気《き》づくなど
6	発想力《はっそうりょく》や想像力《そうぞうりょく》が高《たか》い	発想力《はっそうりょく》や想像力《そうぞうりょく》が高《たか》く、芸術《げいじゅつ》などが好《す》き

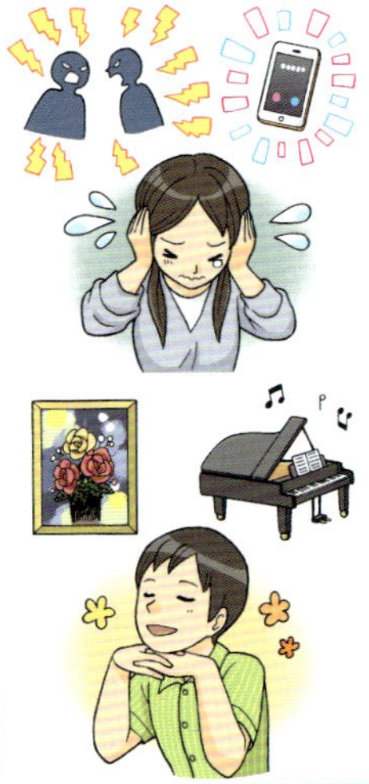

自分《じぶん》が快適《かいてき》に過《す》ごせる工夫《くふう》をしてみよう

一人《ひとり》きりの時間《じかん》をつくる

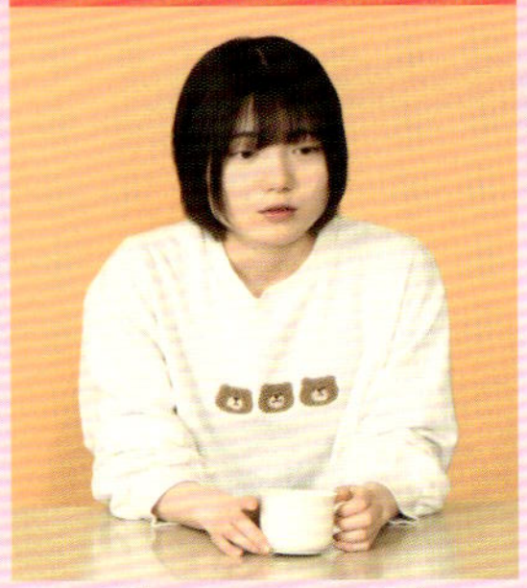

苦手《にがて》なことを避《さ》ける

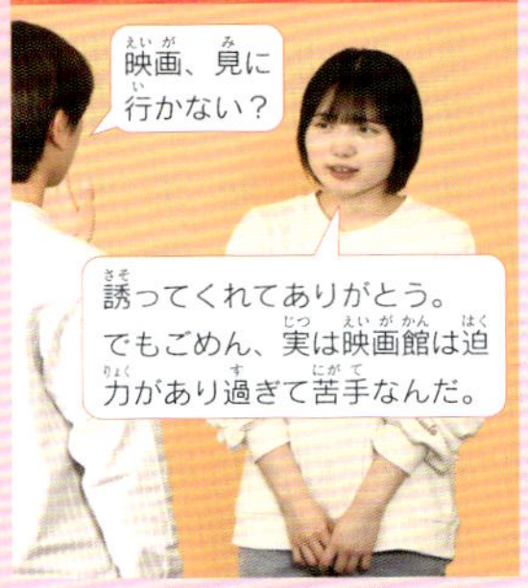
映画《えいが》、見《み》に行《い》かない？
誘《さそ》ってくれてありがとう。でもごめん、実《じつ》は映画館《えいがかん》は迫力《はくりょく》があり過《す》ぎて苦手《にがて》なんだ。

HSPは病気《びょうき》ではないため、治《なお》そうとがんばるよりも、一人《ひとり》きりの時間《じかん》をつくったり、苦手《にがて》なことを避《さ》けたりして、自分《じぶん》が快適《かいてき》に過《す》ごせる工夫《くふう》をしましょう。

近年《きんねん》、生《う》まれつき刺激《しげき》に敏感過《びんかんす》ぎる人《ひと》、HSPという気質《きしつ》が注目《ちゅうもく》されています。誰《だれ》でも繊細《せんさい》な部分《ぶぶん》を持《も》っていますが、HSPの傾向《けいこう》が強《つよ》いと、ほかの人《ひと》よりもストレスを感《かん》じやすく、ささいなことで動揺《どうよう》して疲《つか》れてしまうなど、困《こま》りごとが起《お》きやすくなります。

HSPの傾向《けいこう》があってつらいときには、一人《ひとり》の時間《じかん》をつくるなどして、刺激過多《しげきかた》にならないように工夫《くふう》してみましょう。

指導　関西大学文学部　教授　串崎　真志　先生

少年写真新聞 Juniors' Visual Journal　2023年6月8日発行 第513号付録
©少年写真新聞社2023年
心の健康ニュース
株式会社 少年写真新聞社 〒102-8232 東京都千代田区九段南4-7-16 市ヶ谷KTビルⅠ
★定期刊行物は終わる期間を予定しない刊行物です。年度が替わりましても、購読中止のお申し出のない限り、引き続きニュースをご送付申し上げます。
★著作権法により、本紙の無断複写・転載は禁じられています。
少年写真新聞社のホームページ
https://www.schoolpress.co.jp/

刺激に敏感過ぎて困るHSP

関西大学文学部 教授　串崎 真志

HSP（Highly Sensitive Person）とは

HSPとは、一言でいうと繊細な性格を持つ人のことです。人に対して繊細な部分と、音やにおいなどの感覚が敏感という部分の両方を持っています。私たちは皆、繊細な部分を持っていますが、その傾向が強過ぎると、ほかの人よりもストレスを感じやすく、ささいなことで動揺して疲れてしまうなど、困りごとが多くなります。HSPは生まれながらの心理学的な個人差（気質）で、病気ではありません。ただし不安が強くなっている場合は、その不安症状の治療を優先してください。また、感覚過敏は発達障害やほかの疾患の症状でもあるので、それらとの鑑別が必要です。もし発達障害の診断を持つ場合は、発達障害として対応することが基本になります。

HSPの６つの特徴

日本人のHSPに多い特徴として、次の6つがあります。①人の気持ちの影響を受けやすい、②人の顔色をうかがってしまう、③気を遣い過ぎる・気疲れしやすい、④においや音などに敏感、⑤共感性が高い、⑥発想力や想像力が高い、です。日本人なら誰でも当てはまりそうですが、このような性質が人と比べて相対的に強い人々（上位20～25％）が、HSPだといえます。このような「気にし過ぎ」「気を遣い過ぎ」といわれる性格は、昔からありますが、近年、HSPが注目される背景には、SNS等の普及によって、社会全体として気を遣う（空気を読み過ぎる）コミュニケーションが増加していることが考えられます。

快適に過ごすための工夫

HSPは病気ではないため、治そうと頑張るよりも、日常生活を工夫しながらうまく乗り切ることが大切です。例えば、人間関係の輪から離れて、一人になる時間をつくってみましょう。これは「ダウンタイム」と呼ばれ、人疲れから回復する方法のひとつです。もちろんダウンタイムは人から強制されるものではなく、本人のペースで、孤独を感じない程度に実行することが重要です。またHSPは、人からの頼みごとを断りづらく、何でも引き受けてしまいがちです。苦手なことを断ってみることも、工夫のひとつになります。繊細な人たちは日常生活を緊張しながら暮らしていることが多いので、いかに気持ちを切り替えて、リラックスできるかがポイントです。

HSPの長所

HSPは、「環境からの刺激に対して、人よりも大きく反応する性質」と言い換えることもできます。それゆえHSPの悩みは、「同じ環境で同じことを行っても、人と同じようにできない」というものが多く、彼らが学校生活を苦手に感じる理由も、ここにあります。一方、HSPは自分に合った環境では、人いちばい生き生きと過ごすことが可能です。想像力・創造力・共感力といった長所を活かしながら、ほかの人にない優れた成果を発揮できるといわれます。このような、ちょっとしたことで落ち込む一方、ちょっとしたことで幸せを感じるという、「良くも悪くも環境の影響を受けやすい」点が、HSPの特徴といえるでしょう。繊細さを多感力と捉え、長所として伸ばすこと、そしてそれを理解してくれる人が増えることが大切です。

少年写真新聞 Juniors' Visual Journal　2023年7月8日発行 第514号付録
©少年写真新聞社2023年
心の健康ニュース
株式会社 少年写真新聞社 〒102-8232 東京都千代田区九段南4-7-16 市ヶ谷KTビルⅠ
★定期刊行物は終わる期間を予定しない刊行物です。年度が替わりましても、購読中止のお申し出のない限り、引き続きニュースをご送付申し上げます。
★著作権法により、本紙の無断複写・転載は禁じられています。
少年写真新聞社のホームページ
https://www.schoolpress.co.jp/

心の健康のために必要な休息

埼玉学園大学大学院心理学研究科
教授　藤枝 静暁

テレビやインターネットのニュースや報道では、10代の若者の自殺に関する報道が相次いでおり、子どもの自殺予防は喫緊の課題です。若者の自殺という悲しい状況、社会的損失を防ぐためにも、学校でできることを紹介します。

1．観察する

生徒理解の基本は観察することだと思います。何となく見ているのではなく、注意深く、変わったことはないかを見ることが観察です。たとえば、最近、遅刻が増えた、忘れ物が多くなった、成績が下がっている、表情が乏しくなった、給食を残すなどです。何の理由もなく遅刻が増えることはありませんので、夜眠れない、あるいは夜更かしをしているなど、何かの変化があると思われます。

2．声をかけ、話を聞く

「最近、遅刻が多いから心配しているよ」とＩメッセージで伝えると、生徒は受け止めやすいです。話してくれるようであれば、話を聞きます。このときのコツは、聞き役に徹することです。意見を求められていないのに、こちらの意見を言うことは避けた方がよいと思います。

3．身体を休めたり、リフレッシュできたりしているかを尋ねてみる

できていないようであれば、休みを上手に取り入れることがモチベーションを保ったり、長く続けたりするコツであることを伝えてください。プロ野球の大谷翔平選手も１年間ずっと頑張り続けているわけではなく、野球のシーズンが終わればしばらくは休暇をとって、好きなことをしてリフレッシュしています。そうして心身を休め、充電することで、次の新たなシーズンに挑戦できるのです。頑張って、休んで、また頑張る、というサイクルを教えてあげてください。

4．好きなことをする

好きなことをすることは、満足感や幸福感につながることを教えてあげてください。面白い研究をご紹介します。ファン心理と主観的幸福感の関連に関する調査・研究がいくつかあります。これらの研究からわかったことは、「私は○のファン」というアイデンティティーがはっきりしているほど、ファンとしての活動の充実感が高く、精神的健康や主観的幸福感を維持している。アイドルファンではなかった過去と比べて、ファン対象がいる現在の方が幸せという回答が約９割であったそうです。このように、何か好きなこと＝趣味があることは心の健康に役立ちます。生徒だけではなく大人も同じです。

5．先生ご自身の健康にも十分気をつけてください

人手不足、不登校の増加、別室での学習を希望する生徒への対応、退学希望生徒への対応など、毎日が激務だと思います。生徒を大切にすることと同じくらい、自分を大事にすることも必要です。食欲、睡眠、気分などが優れないときは、無理をせずに休養をとってください。先生という職業柄、休みづらいでしょうが、自分自身の健康がもっとも大事です。

参考文献
松本彩花「ファン心理と主観的幸福感に関する検討：ジャニーズと坂道シリーズのファンを対象に」(国士舘大学令和３年度卒業研究論文)『初等教育論集』23:125-139, 2022

連載

絶望の中にいる人へ伝えたい

— 生きる希望が湧いてくる　フランクル心理学入門 —

最終回　どんなときも人生には意味がある

【明治大学文学部 教授　諸富 祥彦】

どんなときも、人生には、意味がある

前回まで、フランクル心理学のいくつかのキーコンセプト（鍵概念）をとりあげて、その概略を紹介してきました。私がつかんだフランクル心理学のエッセンスを私なり表現すると、次のようになります。

どんなときも、人生には、意味がある。なすべきこと、満たすべき意味が与えられている。

この人生のどこかに、あなたを必要とする「何か」があり、あなたを必要とする「誰か」がいる。

そしてその「何か」や「誰か」は、あなたに発見され実現されるのを「待って」いる。

「何か」があなたを待っている。

「誰か」があなたを待っている。

私たちは、常にこの「何か」「誰か」によって必要とされ「待たれている」存在なのだ。

だから、たとえ今がどんなに苦しくても、あなたはすべてを投げ出す必要はない。

あなたがすべてを投げ出しさえしなければ、いつの日か、人生に「イエス」と言うことのできる日が必ずやってくるから。

いや、たとえあなたが人生に「イエス」と言えなくても、人生のほうからあなたに「イエス」と光を差し込んでくる日が、いつか、必ずやってくるから。

もう少し、生きてみよう

以前に、こんなことがありました。NHKの「ラジオ深夜便」というラジオ番組がありました。そこで私が、「どんなときも、人生には、意味がある」というフランクルの考えをこころを込めてご紹介させていただいたことがあります。その数日後、私の研究室に、一枚の葉書が届きました。

「私は今、五十代半ばのホームレスです。仕事を失い、家族を失って、もう人生を投げ出してしまおうと思っていました。死のうと思っていたのです……。そんなとき、たまたまつけたラジオで、先生の、フランクルのお話をうかがわせていただきました……。もう少し、生きてみようと思います。ありがとうございます……」

フランクルの心理学を学び、紹介してきた者として、こんなにうれしかったことはありません。人生、苦しいことの連続のように思えることも少なくありません。いったん悪いことが起き始めると、これでもかというくらいに、連鎖して起こり始めることがあります。そんなとき、私たちは天を仰ぎ、運命を呪いたい気持ちになることもないではありません。

「どうして、この私にばかり、こんなことが次々と起こるのだ……」

そう言いたくなるのです。しかし、そんなふうに自分の不幸を運命のせいにしているあいだは、何も変わっていきません。連載の第２回で紹介したように、重要なのは、「自分の運命に対して、どういう態度をとるかである」とフランクルは言います。

フランクルの心理学は、人生を諦めかけた人々の魂を揺さぶるような力を持っています。そのため、フランクルは、多くの死刑囚が収容されている刑務所に呼ばれて講演を行っていました。自分の犯した罪の大きさに押しつぶされ、「あとは死刑を待つだけだ」と自暴自棄になっている多くの人に、フランクルは、訴えかけたのです。

「人生を意味あるものにするのに遅すぎることは、ありません。たとえもし、あなたが、明日死刑を受けることになっている死刑囚であるとしても、です。

自分の人生に対する姿勢を変えることができるならば、今からでも、あなたは、あなたの人生を意味で満たされたものにすることができるのです」と。

フランクルの言葉は、人生を諦めかけ、自暴自棄になり、すべてを投げ出そうとしていた人の魂を揺さぶって、「もう少し、生きてみよう」という思いをかき立ててきました。それが、フランクル心理学の神髄なのです。

「あと３年だけ、生きてみてください」

私は、フランクル心理学を学んできました。そして『人生に意味はあるか』(講談社現代新書)『あなたがこの世に生まれてきた意味』(角川ONEテーマ新書) などの本を書いてきました。だからでしょうか。私のもとには、「もう生きている意味がありません」「私なんか生きていても仕方ないと思います」といった人生の無意味さ、空虚さを訴え、「もう死んでしまいたい」と訴える方が少なからず相談に見えられました。中には、カウンセリングを３か月、半年、１年と続けても、「やっぱり、死にたい気持ちが消えません」とおっしゃる方もいます。もちろん、うつ症状としてこうした気持ちが語られることも少なくありません。そういうときには、まずはゆっくりと休養をとって、こころとからだを休ませることをお願いします。抗うつ剤や睡眠導入剤などのお薬を医師から処方してもらって、心身を休ませて、エネルギーが回復してくるのを待つことが必要です。

けれども、そうした対応をしても、それでもやはり「死にたい」「生きていても仕方ない」と言われる方がおられます。そんな方に、私は、次のようにお願いすることがあります。

「とりあえず、３年だけ、生きてみましょう。３年だけ、生きてみて、それでもまだ死にたい気持ちが消えないかどうか、確かめましょう。もし３年たってもまだ死にたい気持ちが消えないようでしたら、そのときにまた、これからどうしたらいいかをいっしょに考えましょう」

連載の第２回で紹介した、人間精神の自己離脱の作用に働きかけるのです。「死にたい」と訴える多くの人は、視野狭窄《きょうさく》になっています。今の苦しい状況が永遠に続くし、今のいやな人間関係以外に人間関係はない、自分の居場所はそこしかないように思ってしまっています。

しかし、そんなことはありません。今の苦しい状況が永遠に続くことはありません。多くの場合、３年たったら、まったく違う人生になっていて、「死にたい」と思っていたことが嘘《うそ》のように思えてしまうのです。10年も経てば、まるで別人のような人生になっていることも少なくありません。しかし、死にたいほどつらい、と言っている人に「あと10年生きてみましょう」というのはあまりに過酷すぎます。そんなのとても無理だと思うかもしれません。けれど「３年」だけだったら、何とか生きられるかもしれない。そう思えるのです。

ですので、私は「とりあえず、３年だけ生きてみましょう。それからどうするかはそのときに考えましょう」と申し上げるのです。もしあなたがこれからの人生のどこかの時点で「もうおしまいだ」「もう死ぬしかない」などと絶望されることがあったら、ぜひこの言葉を思い出してみてください。「とりあえず『あと３年だけ』生きてみるのです。」

心の健康ニュース　昭和56年1月10日第三種郵便物承認　2023年7月8日発行　第514号-(1)　月刊　毎月1回(8日)発行　1か年定価9,108円

心の健康ニュース
少年写真新聞 Juniors' Visual Journal https://www.schoolpress.co.jp/
No.514-(1)　2023年(令和5年)7月号

心《こころ》が疲《つか》れたら、無理《むり》をせずに休《やす》もう

休《やす》んでリフレッシュすると、またがんばることができます

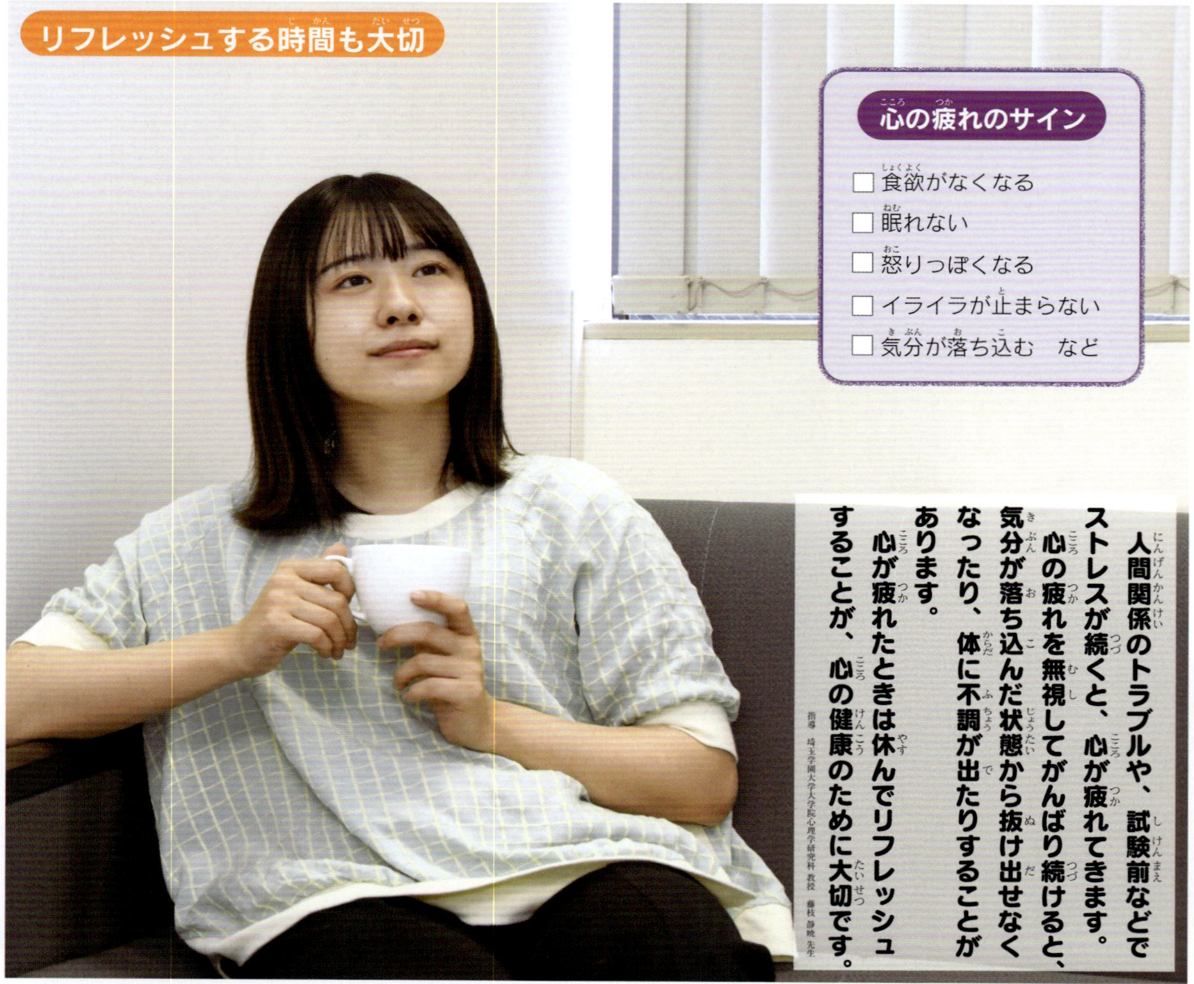

リフレッシュする時間《じかん》も大切《たいせつ》

心《こころ》の疲《つか》れのサイン

- □食欲《しょくよく》がなくなる
- □眠《ねむ》れない
- □怒《おこ》りっぽくなる
- □イライラが止《と》まらない
- □気分《きぶん》が落《お》ち込《こ》む　など

人間関係《にんげんかんけい》のトラブルや、試験前《しけんまえ》などでストレスが続《つづ》くと、心《こころ》が疲《つか》れてきます。心《こころ》の疲《つか》れを無視《むし》してがんばり続《つづ》けると、気分《きぶん》が落《お》ち込《こ》んだ状態《じょうたい》から抜《ぬ》け出《だ》せなくなったり、体《からだ》に不調《ふちょう》が出《で》たりすることがあります。

心《こころ》が疲《つか》れたときは休《やす》んでリフレッシュすることが、心《こころ》の健康《けんこう》のために大切《たいせつ》です。

指導　埼玉学園大学大学院心理学研究科 教授　藤枝 静暁 先生

自分《じぶん》の今《いま》の心《こころ》の疲《つか》れの状態《じょうたい》をチェックして、限界《げんかい》になる前《まえ》に休憩《きゅうけい》をとったり、好《す》きなことをしたりして心《こころ》をリフレッシュしましょう。

心《こころ》の疲《つか》れをとる方法《ほうほう》① 好《す》きなことをする

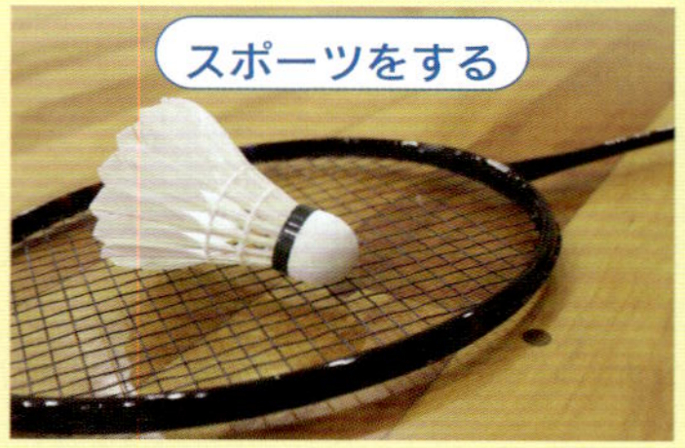

スポーツをする

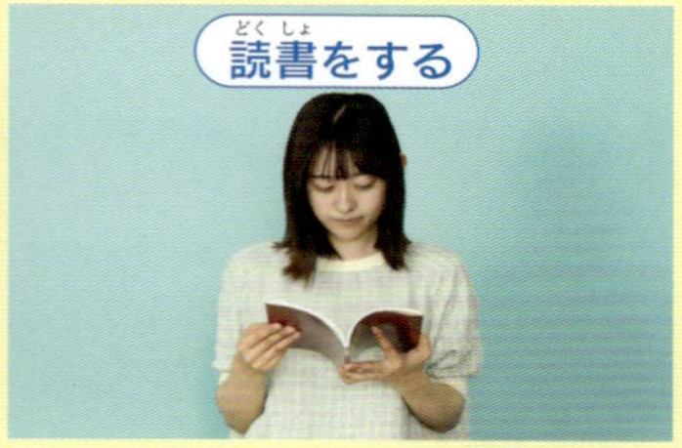

読書《どくしょ》をする

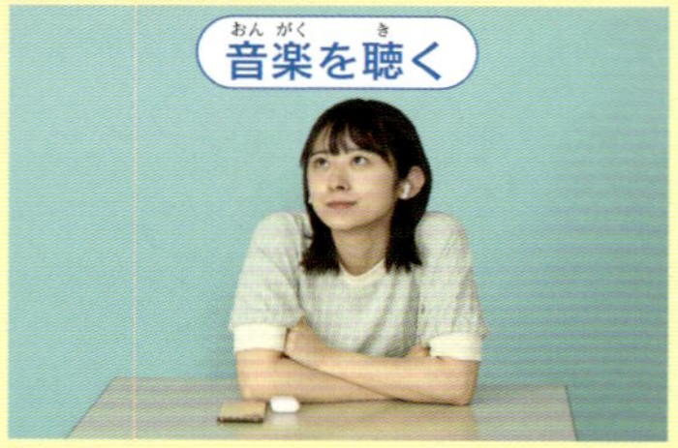

音楽《おんがく》を聴《き》く

ほかにも……

- ★歌《うた》う
- ★好《す》きな映画《えいが》を見《み》る
- ★ペットと遊《あそ》ぶ
- ★友《とも》だちと遊《あそ》ぶ　など

心《こころ》が疲《つか》れてイライラしたり、気分《きぶん》が落《お》ち込《こ》んだりするときは、自分《じぶん》の好《す》きなことを楽《たの》しんで心《こころ》をリフレッシュしましょう。

心《こころ》の疲《つか》れをとる方法《ほうほう》② 生活《せいかつ》リズムを整《ととの》える

例《れい》：睡眠時間《すいみんじかん》を十分《じゅうぶん》に確保《かくほ》する

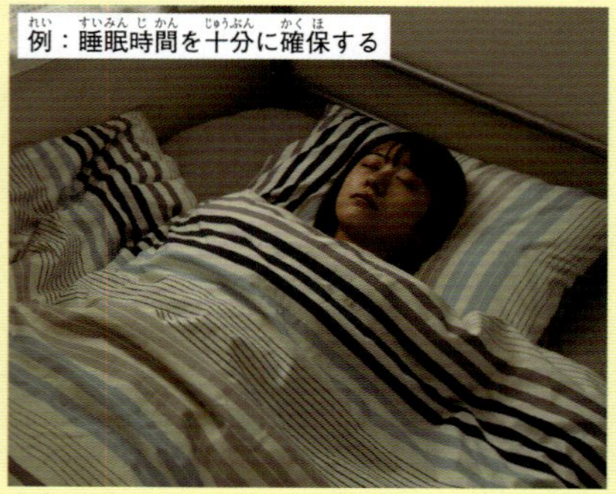

夜更《よふ》かしをせず、早起《はやお》き・早寝《はやね》をして毎日《まいにち》の生活《せいかつ》リズムを整《ととの》えることが、心《こころ》の健康《けんこう》にも重要《じゅうよう》です。

休《やす》まずにがんばってしまう人《ひと》へ

一流《いちりゅう》のスポーツ選手《せんしゅ》でも試合後《しあいご》にまったく休《やす》まないでいるとけがをするため、体《からだ》を休《やす》める時間《じかん》が必要《ひつよう》なのと同《おな》じで、心《こころ》にも休息《きゅうそく》が必要《ひつよう》です。休《やす》むことでまた次《つぎ》にがんばる力《ちから》を蓄《たくわ》えることができます。

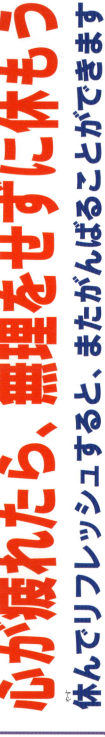

心の健康ニュース
No.515　2023年（令和５年）８月号
少年写真新聞
Juniors' Visual Journal
https://www.schoolpress.co.jp/

“聴《き》き上手《じょうず》”は誰《だれ》でもなれる！

言葉《ことば》や表情《ひょうじょう》、態度《たいど》で「聴《き》きたい気持《きも》ち」を伝《つた》えましょう

話《はなし》を聴《き》くときのコツ ～何度《なんど》も練習《れんしゅう》してみよう～

① うなずく

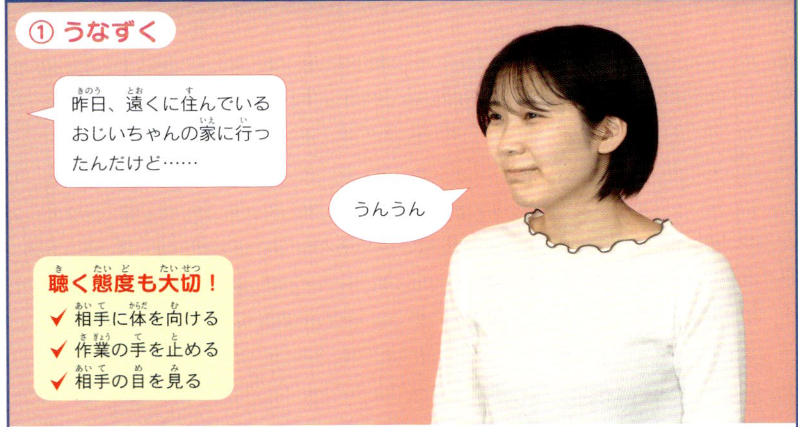

相手《あいて》のほうを見《み》て、話《はなし》に合《あ》わせてうなずいたり、相《あい》づちを打《う》ったりしながら聴《き》きます。

② 相手《あいて》の気持《きも》ちに反応《はんのう》して繰《く》り返《かえ》す

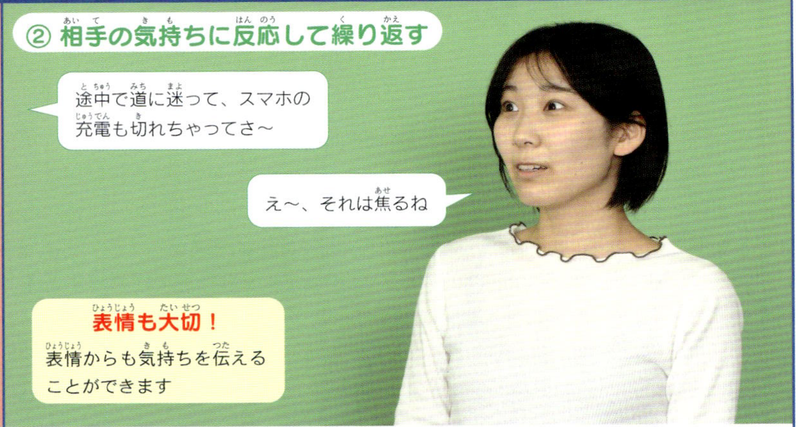

相手《あいて》の気持《きも》ちを表《あらわ》す表現《ひょうげん》に注目《ちゅうもく》してみましょう。

③ 質問《しつもん》する

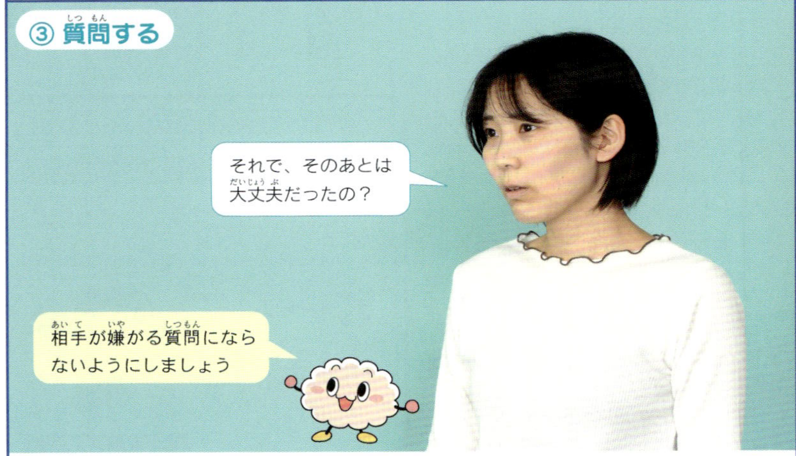

質問《しつもん》をすると、相手《あいて》の話《はなし》に関心《かんしん》があるのを示《しめ》すことができます。

④ 話《はなし》がわからなくなったら確認《かくにん》する

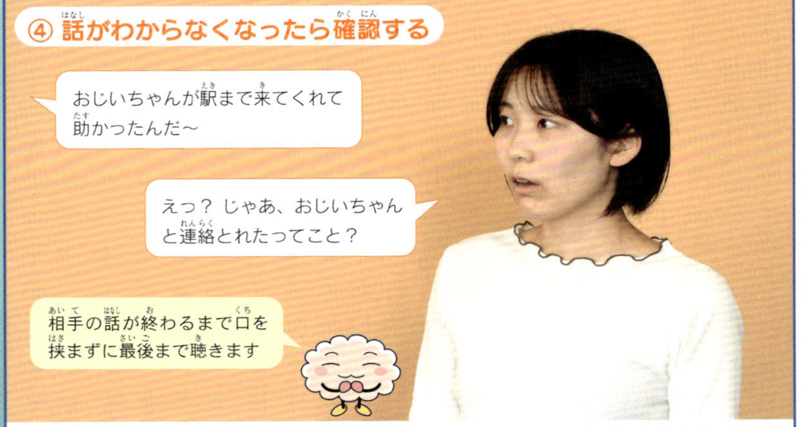

相手《あいて》の話《はなし》についていけなくなったら、「それって～ということ？」などと言《い》って、自分《じぶん》が正《ただ》しく理解《りかい》できているのかを確《たし》かめてみましょう。

相手《あいて》が沈黙《ちんもく》したときには

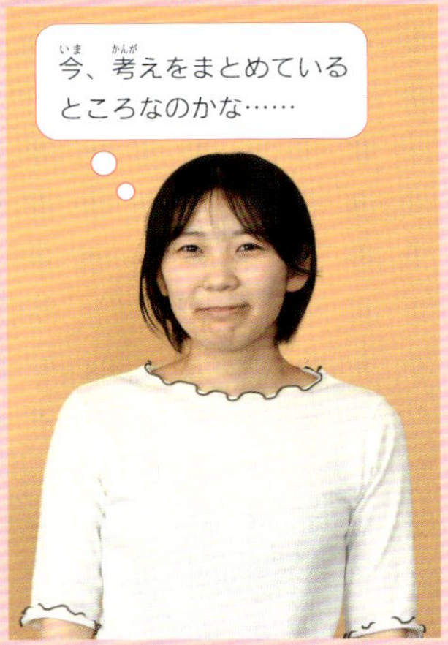

話《はなし》をせかさず、そのまま待《ま》って、沈黙《ちんもく》の理由《りゆう》を理解《りかい》するように努《つと》めましょう。

相手《あいて》がどんどん話《はなし》をしたくなる「聴《き》き上手《じょうず》」になるには、コツがあります。相手《あいて》の話《はなし》を聴《き》くときは、言葉《ことば》だけではなく、表情《ひょうじょう》や態度《たいど》で「聴《き》きたい気持《きも》ち」を伝《つた》えるようにしましょう。
聴《き》くスキルは、特殊《とくしゅ》な能力《のうりょく》ではなく、練習《れんしゅう》次第《しだい》で誰《だれ》でも身《み》につけられます。

指導　新潟県立大学人間生活学部 准教授　藤原 健志 先生

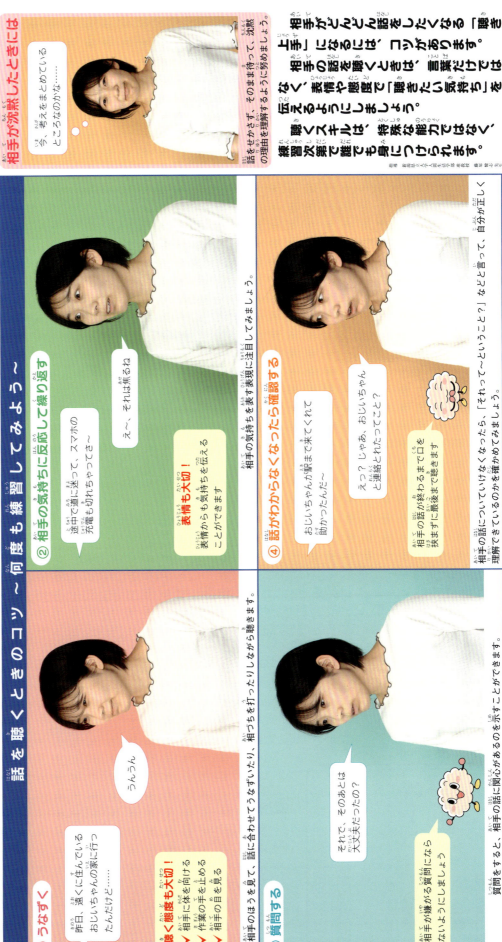

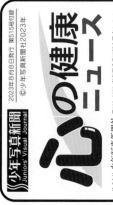

“聴き上手”は誰でもなれる！

新潟県立大学人間生活学部
准教授　藤原 健志

コミュニケーションにおける聴くことの位置づけ

聴くことは、それ以外の3つのコミュニケーション（話す・読む・書く）と比べ、コミュニケーションの中で一番使用されるにもかかわらず、学習する機会が一番少ないといわれています[1]。他者と関わるうえで必要な様々な技能を総称して、ソーシャルスキルと呼ばれることがありますが、聴くスキルは数あるソーシャルスキルの中でも、情報を得たり、相手との関係を安定させたりするなどの理由で、「基本中の基本」と呼ばれています[2]。聴くことを“雰囲気”や“態度”といった漠然としたものではなく、具体的な“行動”としてスキルと捉えることで、より具体的な練習につなげることができるのです。

私たちはともすると、“聴く”という行為に対してやや受け身な印象を持ちがちです。しかし、傾聴を英語で“アクティブ・リスニング”と表現するように、聴くこととは本来アクティブ、すなわち積極的で活動的な行為です。聴いていることを相手に行動で示さなければ、伝わりません。相手の方に体を向け、適度な頻度で視線を合わせてうなずいたり、「うんうん」や「へえー」などの相づちをうち、必要に応じて相手の発言内容を繰り返したり、相手が話したことの主旨を要約したりします。

聴き上手であることのメリットと練習方法

聴くスキルは、学校生活における適応感と関連することが明らかとなっています。例えば、不安感や抑うつ感を強く抱く生徒は、聴くスキルの低下がみられることが明らかになっています[3]。また、攻撃性の高い生徒は、相手の話を早とちりしたり、相手が話し終えるまで待つことが苦手であったりするようです[3]。また、高校生にとって聴き上手であることは、誰かから冷やかされたり、嫌がらせを受けたりする機会を減少させる効果があり[4]、高校1年生時点で聴き上手であった生徒は、その後、ほかのソーシャルスキルが高まることにつながることも明らかになっています[5]。ただし、仲間から受け入れられたり、クラスの中でリーダーシップをとったりするためには、聴くスキルだけではなく、他者に対して適切に自己主張（アサーション）することも必要なようです[2]。スキル教育を導入する際には、スキルを身につけることでどのようなメリットがあるのかを生徒へ伝えるとともに、聴くスキルを入り口として、適切な自己主張や問題解決スキルを身につけるためのソーシャルスキル教育を、系統的に実施することがポイントです。

参考文献
1）Brownell, J. *Listening: Attitudes, principles, and skills* (*6th. ed.*) Routledge. 2018
2）相川充『人づき合いの技術—社会的スキルの心理学—』サイエンス社、2000年
3）藤原健志・濱口佳和「高校生における聴くスキルと外在化問題・内在化問題の関連の検討」『カウンセリング研究』48(4)：228-240、2015年
4）藤原健志・濱口佳和「高校生の聴くスキル尺度作成ならびに親和動機・学校生活満足度との関連の検討：「聴く」スキルと「話す」スキルの対人関係における役割とは?」『カウンセリング研究』44(4)：299-312、2011年
5）藤原健志・濱口佳和「高校生における基本的社会的スキルと適応感の関連の短期縦断的検討—新入生と上級生の比較—」『カウンセリング研究』53(1)：12-25、2020年

大きな目標をかなえる“スモールステップ”

筑波大学人間系 教授　外山 美樹

目標の階層化とは

心理学の研究より、目標は階層的な表象構造を形成していると考えられています（下図参照）。一番上に位置する目標は、最上位目標（「将来目標」や「夢」）と呼ばれています。最上位目標を持っているだけで、それを支える下位の目標や具体的な目標がまったく描けないようでは、その最上位目標は目標ではなく空想と呼ぶべきものでしょう。

心理学の研究においても、目標を達成するまでの道のりをしっかりと考えずに、ただバラ色の未来を想像しているだけでは、短期的なプラスの面があったとしても、長期的にはマイナスになることがわかっています。たとえば、「ベストセラー作家になる」という高い目標を掲げることで、短期的には良い気分になれます。しかし、自分がベストセラー作家になることをただ夢見るだけで、それをかなえるための具体的な行動を起こさなければ、長期的には、目標を達成できなかった失望感にさいなまれることになります。

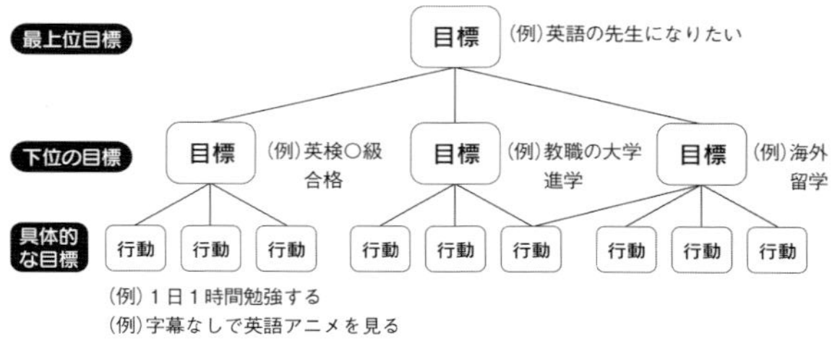
最上位目標
目標
(例)英語の先生になりたい
下位の目標
目標
(例)英検○級合格
目標
(例)教職の大学進学
目標
(例)海外留学
具体的な目標
行動
行動
行動
行動
行動
行動
行動
行動
行動
(例)1日1時間勉強する
(例)字幕なしで英語アニメを見る

大きな目標を支える小さな目標

最上位目標を設定することは重要なことですが、目標設定の期間が長くなるということは、途中で中だるみをし、モチベーションを維持し努力を続けることが難しくなります。そして、なによりも目標達成の喜びを感じたり、目標を達成することで自信を高めたりする機会も減少することになります。

最終的な最上位目標を達成するために重要なこととして、1つ目は、最上位目標を達成するために必要な具体的な目標を段階的に設定することです（これは、「スモールステップ」と呼ばれています）。たとえば、問題集に取り組むとき、「試験までに問題集を全ページ終わらせる」と目標を設定するよりも、「1日2ページずつやる」と設定したほうが、モチベーションは高くなり、その目標が達成される可能性も高いです。具体的な目標の達成を経験することで、自信を積み重ね、それがさらなるモチベーションにもつながります。

重要なことの2つ目は、現在取り組んでいる具体的な目標がより遠くの最上位目標（夢）に近づくための第一歩であることを意識することです。そうすることで、モチベーションを一時的に高めるだけではなく、そのモチベーションがいつまでも持続するものになっていきます。今頑張っていることが未来の自分につながると信じることができれば、たとえその道のりが遠くとも、モチベーションを失わずに前に進むことが可能になります。

＼＼新連載／／ 当事者に聞く 吃《きつ》音《おん》のリアル

第1回 養護教諭が知っておきたい 吃音のある日常

【筑波大学人間系 助教（言語聴覚士・公認心理師） 飯村 大智】

吃音のある日常 ～中学生の生徒を例として～

朝起きて今日も学校に向かう。自転車通学だ。校門には先生が立っていて、生徒に大きな声で挨拶をしている。「おはようございます」を言おうと、自分は「お」の口を作って声を出そうとするが、「お、お、おおお、……」となり、「お」の次の言葉が出てこない。仕方なくお辞儀をして横を通過したら、背後から「挨拶は元気よく！」と注意された。頭の中では元気な声を出したいと思っているのにと、ため息をつく。

朝の会の出席確認は最初の関門だ。「はい」と返事をするだけなのに、声がいつも出てこないのだ。前の生徒が返事をしたら、次は自分の名前が呼ばれる。呼ばれたらすぐに「はい」と言わなければいけない。胸がどきどきしてくる。「は」の口を準備しようとするが、不安は収まらない。生徒たちは次々と返事をするので、このテンポで声が出なかったらどうしようと思う。クラスは静まり返り、自分の方に注目が集まってしまう。そう考えるうちに前の生徒が「はい」と答え、自分の名前が呼ばれた。息は乱れたまま「は」の声を出そうとするが、出てこない。「は、は、は……」と声にならない息が漏れる。2秒、3秒、4秒とたち、なんとか出そうと、体に力が入り、頭が変に動いてしまう。周りからは変に見えるだろう。先生は自分の姿を確認したのか、次の生徒の名前を呼んだ。先生の声に重なる形でようやく「ははははい」と声が出てきて、先生の声と重なってしまった。クラス全体が「え？」という雰囲気になってしまった。

国語の授業の音読では、先生が丸読みで当てていく。今日は15日だから、出席番号が15の生徒から始まる。普段は3列ぐらい進むから、自分にも順番が回ってきそうだとわかり、ため息をつく。前の人が読んでいる文章から自分の当たる文章にあたりをつけて、念入りに確認しようとする。「…」という単語は言いにくそうだ、と考えているうちに、前の人が自分が読むはずだった文章まで読んでしまった。予期していなかった文章に自分の番が回ってきてしまった……。

昼食の時間になり、弁当を机に広げる。クラスメイトの会話が周りから聞こえてくる。自分は食べることと、話すことのタイミングを分けることに必死だ。そろそろ発言したいから、食べ物を飲み込んで、しゃべる準備を始める。言葉を出そうと「えーと、あのさ、あの、あの……」を前につけるが、次の言葉がなかなか声にならない。頭では言いたいことはわかっているのに、口が会話についていけない。時間だけが減っていく。

帰りの会は日直が回ってきた。前に出て進行をしなければいけない。一番後ろの席の生徒が、隣の生徒とクスクスと笑っているのが見えた。うまくしゃべれない自分のことを笑っているのだろうか……。

放課後は陸上部の練習だ。グラウンドを走っている生徒に「ファイトー」と声掛けを行おうとするが、うまく出てこない。あ、走り去ってしまった。今度こそは言おう。途中まで声が出かけたが、言葉が出てきたのは、自分の横を通り過ぎた後だった。

道具を取りに倉庫に向かうと顧問の先生に遭遇した。すぐに挨拶をしようと思ったが、言葉が出てこなかった。

部活後は塾に向かった。晩御飯を買うお小遣いをもらっている。近くに牛丼屋はすき屋、吉野家、松屋があるが、いつも選ぶのは松屋だ。食券機があるからだ。声を出さなくても注文ができるので、便利だなーと思う。

自転車をこいで帰りつつ、明日の授業のことを考える。明日は自分の出席番号の日だから、きっと授業で当てられるだろう。英語のグループディスカッションで、苦手な自己紹介もあると聞いた。ああ、学校を休みたくなるようなゆううつな日だ……。

吃音の症状

これは、私自身の経験も踏まえて「吃音」のある生徒の一日をイメージしたものです。私も吃音のある当事者です。「吃音」の症状や困り感は人それぞれ変わりますが、吃音のない人は経験しないような、思いもよらないことで、悩みを抱えていることがわかると思います。一日のほとんどの場面で頭に吃音が浮かび、吃音以外のことに目を向けにくくなることもあります。私たちの生活の中では、言葉を「話す」ことはさも当たり前のこととして認識されています。

吃音とは、言いたい言葉はわかっているのにもかかわらず、流暢に話すことに困難さを示す症状のことです。吃音は100人に1人程度の割合といわれています。「どもる」という言葉ともほとんど同義ですが、吃音のない人にも見られる「かむ」ことと混同されることがあるため、誤解を避けるために「吃音」と呼ぶことが多いです。吃音症状は、言葉のはじめの音を「こ、こ、こんにちは」と繰り返すこと（連発）、言葉を長く引き伸ばすこと（伸発）、言葉が詰まって出てこないこと（難発）の3つに分けられます。

吃音が最初に出るのは2歳から5歳頃が多いのですが、最初の頃は連発の症状が多く見られます。その後伸発や難発へと症状の種類や頻度が変わり、中高校生では連発や難発が主症状としては多いでしょう。難発時はなかなか声が出てなく、本人も苦しい状態です。言葉を出そうと首や頭を動かしたり、手や足でリズムを取ろうとしたり、体全体に力が入ったりといった身体的な症状（随伴症状）が出ることもあります。

話すことの工夫や話す場面の回避も中・高校生ではよく見られます。吃音が出ないように勢いをつけて話そうとしたり、「あの」「えーと」などの言葉を間に挟んだりすることで、吃音を隠すようになります。苦手な語音や言葉をほかの言葉で言い換えることもあります（例：「ありがとう」が出てこないので、「サンキュー」と言う）。一見すると吃音は目立ちにくくなりますが、本人の悩みはむしろ大きくなっています。会話を途中でやめてしまったり、ごまかしたりすることで、話す自信がなくなり、心理面にも影響が出ます（情緒性反応）。

これらにより、他人と話すことへの不安や恐怖を強く感じたり（社交不安）、引きこもりや不登校などの深刻な二次的問題へと発展したりすることがあります。からかいやいじめの対象になることもあります。

目に見える吃音の症状は氷山の一角であり、連発や伸発、難発だけが吃音の問題ではありません。話すという当たり前と思われていることが、簡単と思われている返事や挨拶が、吃音のある人にとっては一番難しいのです。『志乃ちゃんは自分の名前が言えない』※という漫画がありますが、ここでは吃音の主人公（高校1年生）の吃音に苦しむ姿がリアルに描写されていました。

吃音の原因

吃音の発症には先天的な要因や環境的な要因が複雑に作用していると考えられており、確実な原因はわかっていません。本人の気持ちの問題や努力が足りないといった単一の原因があるわけではなく、本人にはコントロールできないものです。

吃音は決して珍しいものではありません。吃音のある生徒の気持ちに寄り添い、サポートが求められるでしょう。

※押見修造作、太田出版刊、2012年

心の健康ニュース
少年写真新聞 Juniors' Visual Journal
https://www.schoolpress.co.jp/
No.516 2023年（令和５年）９月号

大《おお》きな目標《もくひょう》をかなえるスモールステップ

最終《さいしゅう》目標《もくひょう》から逆算《ぎゃくさん》し、今《いま》できることを一歩《いっぽ》ずつ進《すす》めよう

★ やってみよう！ スモールステップ ★

① 大《おお》きな目標《もくひょう》を設定《せってい》する

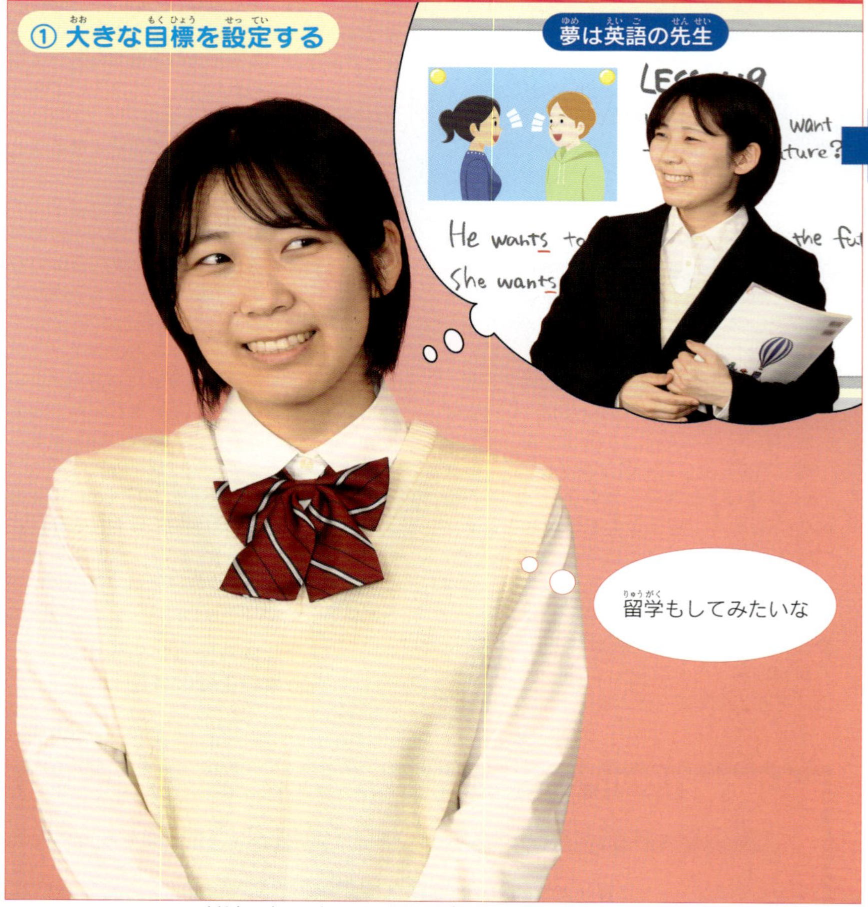
夢《ゆめ》は英語《えいご》の先生《せんせい》
He wants
She wants
want
留学《りゅうがく》もしてみたいな

スモールステップとは、目標《もくひょう》を細《こま》かく分《わ》けて達成《たっせい》を目指《めざ》す手法《しゅほう》のことで、まずはじめにかなえたい大《おお》きな目標《もくひょう》を設定《せってい》します。

② 目標《もくひょう》の達成《たっせい》に必要《ひつよう》なことを逆算《ぎゃくさん》する

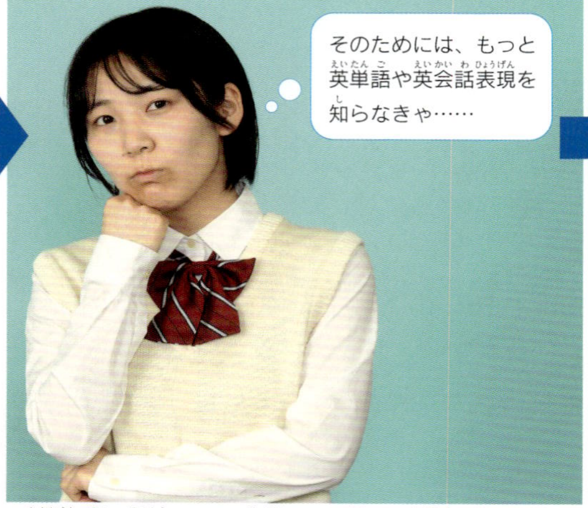
そのためには、もっと英単語《えいたんご》や英会話《えいかいわ》表現《ひょうげん》を知《し》らなきゃ……

目標達成《もくひょうたっせい》に必要《ひつよう》なことを逆算《ぎゃくさん》して、小《ちい》さな目標《もくひょう》を立《た》てます。

③ 今《いま》できることを実行《じっこう》する

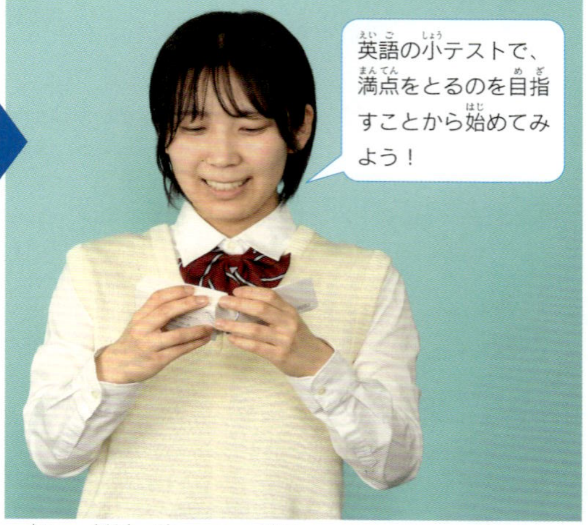
英語《えいご》の小《しょう》テストで、満点《まんてん》をとるのを目指《めざ》すことから始《はじ》めてみよう！

小《ちい》さな目標《もくひょう》を一《ひと》つひとつ確実《かくじつ》にクリアしていきましょう。

スモールステップならモチベーションが続《つづ》く！

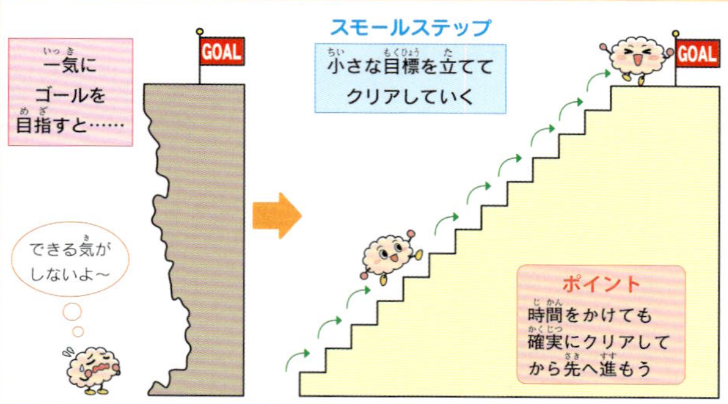
一気《いっき》にゴールを目指《めざ》すと……
GOAL
できる気《き》がしないよ～
スモールステップ
小《ちい》さな目標《もくひょう》を立《た》ててクリアしていく
GOAL
ポイント
時間《じかん》をかけても確実《かくじつ》にクリアしてから先《さき》へ進《すす》もう

最初《さいしょ》から大《おお》きな目標《もくひょう》を目指《めざ》すと、難《むずか》しいと感《かん》じて挫折《ざせつ》しがちですが、目標達成《もくひょうたっせい》までの過程《かてい》を短《みじか》く区切《くぎ》り、小《ちい》さな目標《もくひょう》を立《た》ててクリアしていくと、最終目標《さいしゅうもくひょう》に確実《かくじつ》に近《ちか》づけます。

大《おお》きな目標《もくひょう》をかなえたいとき、いきなりゴールを目指《めざ》すと挫折《ざせつ》しやすいものです。そのため、大《おお》きな目標《もくひょう》を設定《せってい》したら、その目標《もくひょう》を達成《たっせい》するためには何《なに》をすればよいのかを逆算《ぎゃくさん》し、小《ちい》さな目標《もくひょう》をたくさん立《た》ててみましょう。その小《ちい》さな目標《もくひょう》を、一《ひと》つずつ、確実《かくじつ》にクリアしていけば、大《おお》きな目標《もくひょう》の達成《たっせい》も夢《ゆめ》ではありません。

指導 筑波大学人間系 教授 外山美樹 先生

心の健康ニュース
No.517　2023年（令和５年）10月号
少年写真新聞
https://www.schoolpress.co.jp/

怒《おこ》りっぽい性格《せいかく》は克服《こくふく》できる！

怒《いか》りの裏《うら》に隠《かく》れた本当《ほんとう》の気持《きも》ちや思《おも》い込《こ》みに気《き》づくことが第一歩《だいいっぽ》

待《ま》ち合《あ》わせをした人《ひと》が来ないとき……

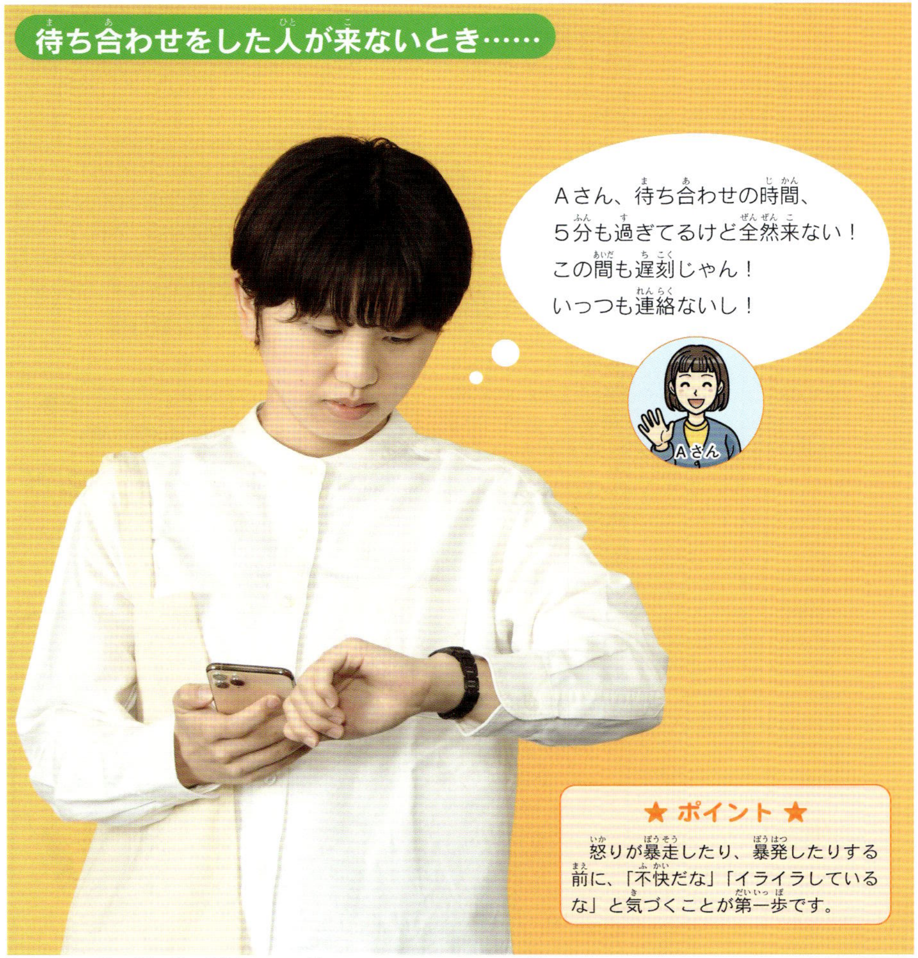
Aさん、待《ま》ち合《あ》わせの時間《じかん》、
５分《ふん》も過《す》ぎてるけど全然《ぜんぜん》来《こ》ない！
この間《あいだ》も遅刻《ちこく》じゃん！
いっつも連絡《れんらく》ないし！
Aさん

★ ポイント ★

怒《いか》りが暴走《ぼうそう》したり、暴発《ぼうはつ》したりする前《まえ》に、「不快《ふかい》だな」「イライラしているな」と気づくことが第一歩《だいいっぽ》です。

怒《おこ》りっぽい人《ひと》の考《かんが》え方《かた》の特徴《とくちょう》には、「誰《だれ》もわかってくれない」と感《かん》じていたり、「〇〇すべきだ」と自分《じぶん》の物差《ものさ》しで考《かんが》えたり、「完璧《かんぺき》でなくてはだめだ」と完璧主義《かんぺきしゅぎ》であったりする場合《ばあい》がよくあります。

やってみよう！ ① 怒《いか》りの言《い》い分《ぶん》を聞《き》いてみる

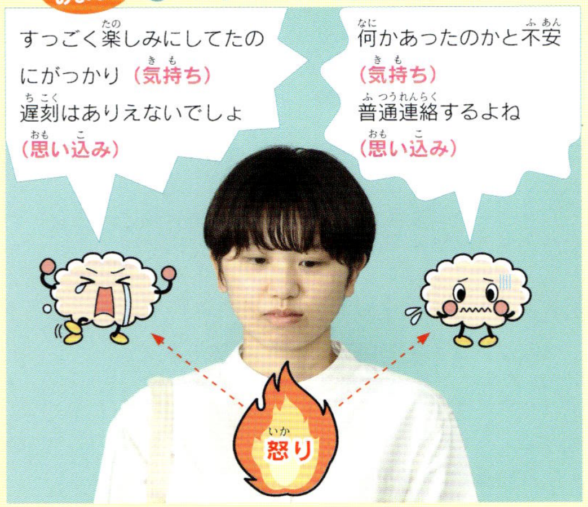
すっごく楽《たの》しみにしてたのにがっかり（気持《きも》ち）
遅刻《ちこく》はありえないでしょ（思《おも》い込《こ》み）
何《なに》かあったのかと不安《ふあん》（気持《きも》ち）
普通連絡《ふつうれんらく》するよね（思《おも》い込《こ》み）
怒《いか》り

怒《いか》りは単独《たんどく》で生《しょう》じることはなく、何《なに》か別《べつ》の気持《きも》ちと連動《れんどう》しているため、本当《ほんとう》の気持《きも》ちや思《おも》い込《こ》みに気づくと対処《たいしょ》しやすくなります。

② 心《こころ》にゆとりを持《も》とう

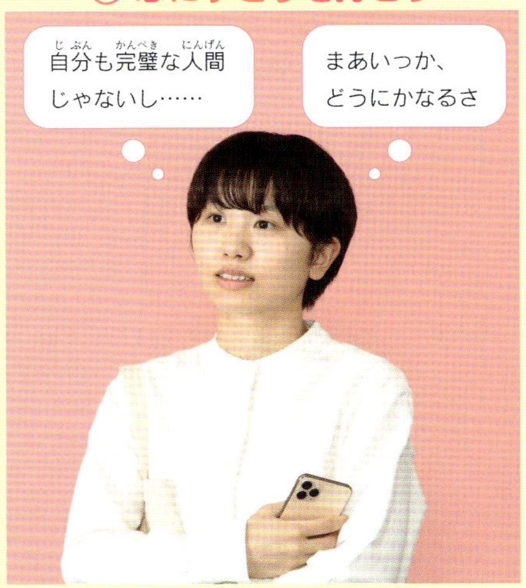
自分《じぶん》も完璧《かんぺき》な人間《にんげん》じゃないし……
まあいっか、どうにかなるさ

自分《じぶん》の物差《ものさ》しだけで考《かんが》えないことも大切《たいせつ》です。

知っておこう！ 怒《いか》りが起《お》きるメカニズム

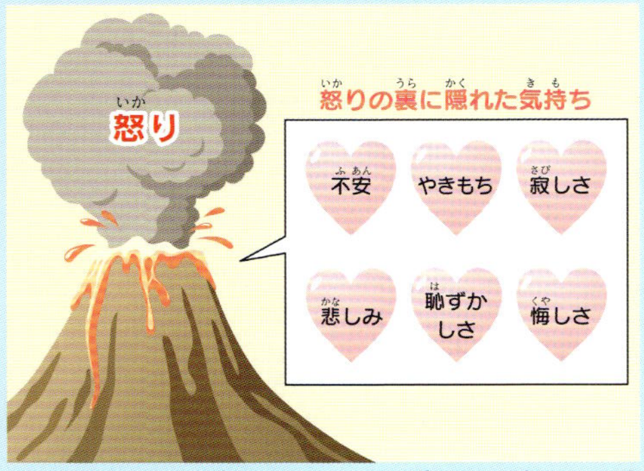
怒《いか》り
怒《いか》りの裏《うら》に隠《かく》れた気持《きも》ち
不安《ふあん》
やきもち
寂《さび》しさ
悲《かな》しみ
恥《は》ずかしさ
悔《くや》しさ

怒《いか》りの裏《うら》にある「不安《ふあん》」「やきもち」「寂《さび》しさ」「悲《かな》しみ」「恥《は》ずかしさ」「悔《くや》しさ」などの気持《きも》ちが怒《いか》りとして表現《ひょうげん》されます。

怒《いか》りは人《ひと》に備《そな》わっている大切《たいせつ》な気持《きも》ちですが、ささいなことでいつもイライラしたり、すぐキレたりすることが多《おお》いと、心《こころ》も体《からだ》も疲《つか》れてしまいます。

実《じつ》は怒《いか》りの裏《うら》には、別《べつ》の気持《きも》ちや思《おも》い込《こ》みが隠《かく》れています。

「怒《いか》りの言《い》い分《ぶん》」をよく聞《き》いて、怒《いか》りの裏《うら》に隠《かく》れた気持《きも》ちや思《おも》い込《こ》みに気《き》づくと怒《いか》りが暴走《ぼうそう》しにくくなったり、相手《あいて》に自分《じぶん》の本当《ほんとう》の気持《きも》ちを伝《つた》えたりすることなどもでき、怒《いか》りに適切《てきせつ》に対処《たいしょ》できます。

指導　東京認知行動療法センター　松丸 未来 先生

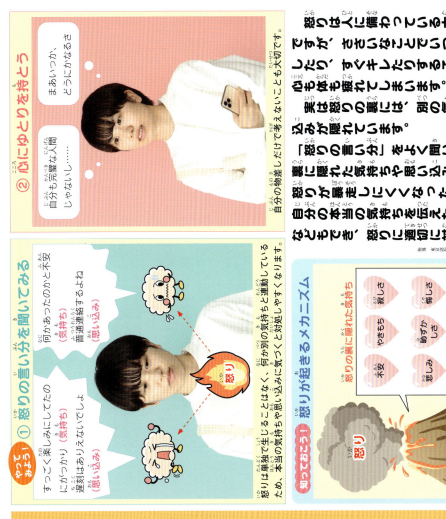

少年写真新聞 Juniors' Visual Journal　2023年10月8日発行 第517号付録
©少年写真新聞社2023年
心の健康ニュース
株式会社 少年写真新聞社 〒102-8232 東京都千代田区九段南3-9-14 HF九段南ビル
★定期刊行物は終わる期間を予定しない刊行物です。年度が替わりましても、購読中止のお申し出のない限り、引き続きニュースをご送付申し上げます。
★著作権法により、本紙の無断複写・転載は禁じられています。
少年写真新聞社のホームページ
https://www.schoolpress.co.jp/

怒りっぽい性格を克服するためのヒント

東京認知行動療法センター
臨床心理士・公認心理師　松丸 未来

怒りはひとつの表現

怒りは、自分や他者を傷つけることもある厄介な気持ちのひとつです。攻撃行動、暴言やきつい言葉、いじめなどの他者に向かう行動、あるいは自傷行為や依存症などの自分に向かう行動として現れます。これらの行動は、学校生活や将来にも影響しかねません。

それでは、子どもたちは怒りで何を表現しているのでしょうか？　子ども目線で怒りに注目してみると、「寂しさ」「不安」「悔しさ」「苦しさ」「悲しみ」などのいろいろな気持ち、そして「わかってほしい」「自分を見てほしい」「（自分の）常識では……」「しんどくて逃げたい」などのいろいろな思いが隠れています。ただ、多くの場合、子どもたちはこのような本音に気づいていないことでしょう。ですから、「怒っちゃだめ」「我慢しなさい」「〇〇しちゃだめ」と言うだけではなく、怒りで何を表現しようとしているのかを理解し、受け止め、怒る代わりの何かを一緒に考える支援が必要です。

怒りに向き合う子どもへの手助け

子どもの怒りをどうにかさせようとする前に、子どもが怒りで何を表現しようとしているのかに対し、理解を深めることが、怒りに適切に対処するための第一歩となります。「怒り以外にどんな気持ちだった？」「本当は、やめてほしいとかそういう思いがあったの？」「普通は……って思ったかな？」「相手に何か伝えたいことがあった？」など、子どもの怒りの裏に隠れている本当の気持ちや考えを子どもと一緒に探ってみます。そのときに、「私は悲しい気持ちが隠れていることがあるけど……」「自分ばかり損している気がするという思いが混じっているときもあるな」など、自分の怒りを思い出して、子どもにヒントを出してもよいと思います。

怒りで表現する代わりの対処レパートリーを増やす

怒りで表現する代わりに、スポーツで発散、誰かに愚痴って発散、ペットに癒やされるなど、別の健康的、あるいは穏やかな方法で心の負担を軽くする方法があります。

それ以外にも、「怒ってもブチ切れるとか、わけがわからなくなるまでいかなければセーフだね」と怒りを許容し、強い怒りの後に感じる自責感・罪悪感で、心がつらくなり過ぎないような声かけをすることも有効です。

また、怒りから切り替える方法として、「まっ、いいっか」「たいしたことない」「どうにかなる」「自分も完璧にできるわけじゃないし」と心のゆとりを持つ、融通を利かせるようになるのも、怒りを必要以上に強く感じないようにする考え方です。

何よりも、自分の本音に気づいて、落ち着いているときに、相手に伝えられ、その思いを受け止めてもらえると、怒りではなく「言葉で伝える」という表現方法が育ちます。怒りの本当の思いに気づき、相手に伝えるというのはなかなか難しいことですが、怒りからのメッセージを周りの大人が知ろうとする姿勢が、「わかってもらえた」という安心感につながり、怒りが暴走しないための大きな助けになります。

参考文献
松丸未来監修、ささきみお絵『こころってふしぎ！ ムカムカ！ "いかり" はあばれんぼう』少年写真新聞社、2020年

少年写真新聞 Juniors' Visual Journal　2023年11月8日発行 第518号付録
©少年写真新聞社2023年
心の健康ニュース
株式会社 少年写真新聞社 〒102-8232 東京都千代田区九段南3-9-14 HF九段南ビル
★定期刊行物は終わる期間を予定しない刊行物です。年度が替わりましても、購読中止のお申し出のない限り、引き続きニュースをご送付申し上げます。
★著作権法により、本紙の無断複写・転載は禁じられています。
少年写真新聞社のホームページ
https://www.schoolpress.co.jp/

相手の話を聞くと、なぜ断りづらくなるのか

埼玉学園大学大学院心理学研究科
教授　藤枝 静暁

Q. 怪しい勧誘にだまされたくありません。だまされないためのコツを教えてください。

A. 逆の発想で、効果的な説得について考えてみましょう。説得の効果について、メッセージの送り手、メッセージ、メッセージの受け手の3つの要因から解説します。

＜送り手＞　説得効果を高めるための要因として、外見的魅力（だらしない服装＜きちんとした服装の方が効果を生みやすい）、社会的地位の高さ（新入社員＜ベテラン管理職）、信頼性の高さ（一般の人＜その分野の研究者などの専門知識を持っている人）（言葉遣いが荒い＜丁寧な言葉遣い）などが挙げられます。

＜メッセージ＞　説得効果を高めるための要因として、しっかりした根拠をメッセージとともに示すことが挙げられます。たとえば、掃除機を紹介するのに、「この掃除機はきれいになりますよ」というメッセージのみだけではなく、実際に吸い取っている映像（動画）とともに伝えると、効果は高まります。

もっと、簡単に説得効果を高める方法もあります。単純接触効果（Zajonc, 1968）です。情報に接する回数が増えるほど、その情報への好感度が高まるのです。だから、新商品を購入してほしいメーカーは、そのCMを繰り返し流すのです。まず、知ってもらい、好感をもってもらい、購入につなげる作戦です。

なお、説得の内容だけではなく、説得する人に対しても、単純接触効果は起こります。例えば、繰り返し会っているうちに、相手への好意度が高まっていったという場合です。簡単にいいますと、「知れば知るほど好きになる」ということです。

＜受け手＞　説得効果に影響する要因として「個人的関与」があります。これは、説得の内容と自分自身の関与度が、効果に影響することをいいます。例えば、説得の内容がたまたま、自分が欲しいなと持っていた品であったならば、効果を高める可能性が高まります。逆もしかりです。

Q. 望まない勧誘や説得から身を守るにはどうしたらよいですか？

A. 「認知欲求」と「同調」に注意しましょう。

最初に紹介するのは「認知欲求」です。認知欲求とは、〈受け手〉がメッセージの内容を理解し、しっかり考え、必要ならば他者の意見も聞いてみるなどの努力をすることです。

認知欲求が低いと、メッセージの内容を検討することなく、うのみにしてしまうことがあります。もう一つは、望まない物の勧誘場面では、同調を避けるための努力をすることです。たとえば、勧誘している相手が「自分は〇高校出身なんだ」と言ったとしても、自分の出身高校などの個人情報を開示しないということです。

また、話のペースに乗らない＝同調しないことも大切です。速いペースで説明され、「今すぐ申し込めば、5000円 OFF になりますよ。今すぐです」などと言われて、慌てて申し込むのはよくありません。こうした場合は、ゆっくりと、低めの声で「考える時間が必要なので、今は要りません」「いったん家に帰って、父に相談します」などのように、相手のペースを意図的に崩してください。伝えた後は、その場をすばやく離れてください。

なによりも、最も大切なことは、関心がないこと、興味がないことへの誘いに対しては、最初から「要りません」と断ることです。

引用文献
Zajonc, R. B. "Attitudinal effects of mere exposure." *Journal of Personality and Social Psychology*, 9 (2, Pt. 2) : 1 -27. 1968

＼＼連 載／／

当事者に聞く 吃《きつ》音《おん》のリアル

第２回 吃音のある生徒の心理

【筑波大学人間系 助教（言語聴覚士・公認心理師） 飯村 大智】

吃音による孤独感

先月号では吃音の説明として、言葉がなめらかに出てこない症状（連発や伸発、難発）、吃音が出ないように言葉の言い換え（工夫）や、話す場面の回避があることを解説しました。今回は吃音を隠そうとする工夫や回避の心理的な背景について述べたいと思います。

吃音は①吃音の症状、②吃音に対する自分の反応、③吃音に対する周囲の反応という３つの側面から構成される立体の体積（①×②×③）で吃音の問題の大きさを表現できます。この図式は20世紀中頃から吃音の心理的な問題、あるいは環境の問題を考えるときに使われています。

中高生頃は吃音の症状よりも残りの２つの側面が大きな問題となります。吃音が出始めの２～５歳頃は話しにくい感覚はありますが、話しにくさにネガティブなイメージはあまり持っていません。吃音が出ても自分の言いたいことを話そうとします。一方で周囲としては、保護者は心配すると思いますし、周囲の子どもたちはその話し方を変に思うでしょう。なんでそんな話し方なの？ と尋ねるかもしれませんし、からかってしまうこともあります。そのような周囲のネガティブな反応を受けたくないと思うことは自然なことでしょう。結果として、周囲に吃音がわからないように工夫や回避をとろうとします。これは小学生ぐらいから顕著になり、中高校生で工夫・回避や偏った認知が固定化されていきます。

吃音のある人は「どもるのが怖い」と感じています。これには行間があり、「どもる【ことで人から変な目を向けられる】のが怖い」とする方が正確です。吃音が怖いのではなく、吃音に対して周囲の向けるネガティブな反応が怖いのです。言葉で行うコミュニケーションでは、吃音はスムーズな会話の支障となることから、吃音は社会の存在を意識することで、社会的に障害となっているのです。

工夫や回避は本人なりの防衛反応とも捉えられます。この防衛反応が功を奏し、吃音の困りごとが一時的に解消するかもしれません。しかし、本当に伝えたいニュアンスが伝わらずに悔しい思いをしたり（「ありがとう」といえずに「サンキュー」と言うと、ノリが軽いと思われるかもしれません）、会話に入ることを諦めたりすると孤立感を感じてしまい、それらが積み重なると本人の要求不満がたまる結果となるでしょう。実際にはそうではないのに、周囲からは、無口な人、静かな人、おとなしい人のように誤解をされるかもしれません。吃音のある生徒は本当はおしゃべりで、話すことが好きな人が多いと思います。本当は人前に出てわいわいしたい、冗談を言ってお調子者になりたい、と思うのに、吃音のために本当の自分を出すことができません。周りの人とわかり合うことができずに、自分だけが苦しんでいると孤独感を感じることになります。吃音を隠す行動の背景には、周りからの指摘やからかいなどの否定的な視線から身を守るという本能が働いており、吃音そのものに苦しむというより、周囲の反応に苦しんでいるといえるでしょう。

吃音は誤解されやすい？

吃音はしゃべることで初めて症状が現れるため、目に見えない障害といわれます。障害が一見してわかれば、困難を抱えていることの予測は比較的想像しやすいと思います。例えば、車椅子の方は階段を登ることはできません。しかし、吃音の場合はしゃべるという場面で困難さは突如として現れます。その困難さは周りから気づかれにくいものです。難発時には音声が出てこないため、難発時や、あるいは難発を予期して言葉を出さなければ、本人の困りごと（あるいは、吃音があること自体）が周囲に気づかれないかもしれません。言葉を言い換えたり、挿入の言葉を挟んで間をとったりすることで、吃音だとわからないこともありますが、本人は相当の工夫によって苦労しています。「全然話せるじゃん」と安易に励ましてしまうと、本人の「工夫して、回避して、吃音を隠さなければいけない」という気持ちを強めることにもなるでしょう。

吃音にはすらすらとしゃべれるときとそうではないときがあります。苦手な場面としては自己紹介や音読、挨拶、発表などがあります。特に挨拶や自分の名前など、決まった言葉が苦手なことも多く、ここも誤解されやすい点です。決まった言葉を言うことは、難しい内容を考えて話すよりも簡単そうに見えます。しかし、特定の言葉に苦手意識が強くなると、決まった言葉が一番難しくなるのです。吃音のない世界では簡単そうに思えることの方が、実は吃音の世界では一番大変なことがあるのです。

吃音という言葉も社会的にはあまり知られていません。「どもり」とも呼ばれますが、一般の人がイメージしている「かむ」ようなものとは根本的に異なるので、注意が必要です（とはいえ、ここ10年で書籍やニュースでも取り上げられることが増えて、知名度は上がってきているように思います）。

優秀さに吃音は関係ない

吃音には症状の波がありますが、裏を返せばすらすらと話せる場面もあります。吃音は本人がコントロールできるものではなく、環境の要因によっても話しやすさは変わるため、周囲の環境づくりが大切といえるでしょう。吃音は話すことが「能力的に（常に）できない」のではなく「状況的に（一時的に）できなくなっている」状態です。本人の能力が低いとか、言葉が遅いとか、そういうものではありません。著名人のエピソードを調べると、吃音があると思われる著名人は実は多くいます（最近はバイデン米大統領が話題になりました）。ノーベル賞受賞者のように才能に秀でた人も数多くいます。

吃音を理由に、その能力を過小評価しないように留意する必要があります。話し方はその人の印象には確かに関わってくるかもしれません。しかし、言葉に詰まる話し方だから「この人は緊張しているのか、それとも考える力が弱いのではないか」と先入観を持たないでほしいと思います。作家の重松清さんは吃音があり、幼少期のときに音読で周囲に笑われたり、カ行が苦手で自分の名前が言えなかったりした一方で、原稿用紙に作文を書くことが楽しく、ひたすら書いていたそうです（日本吃音・流暢性障害学会第７回大会、特別講演「ことばのちから」より）。その文章力は卓越したものがあると思います。

まずは周囲が吃音を正しく知ることから

吃音があると、「当たり前にできること（話すこと）ができない」と思われています。ここにも行間があって、「【世間では】当たり前にできる【と思われている】ことが、一番難しい（波があるため、必ずできるorできないのではなく、できない【時】もある）」です。「当たり前に話せるだろう」という社会多数派の信念を本人が意識し、自分も当たり前にしゃべれなければいけないという思いに駆られ、それに苦しんでいます。次回以降で改めて述べますが、どもっても大丈夫だと本人が思えること、そして本人がそう思えるような環境があることが重要です。社会的には一番簡単だと思われていること（挨拶など）が、実は一番難しいということを周囲は理解する必要があります。

心の健康ニュース
少年写真新聞
https://www.schoolpress.co.jp/
No.518-(1) 2023年(令和5年)11月号

覚《おぼ》えておこう！ 怪《あや》しい誘《さそ》いを断《ことわ》るスキル

あいまいな態度《たいど》をとらず、「興味《きょうみ》がない」という意思《いし》をはっきりと示《しめ》そう

こんなとき、あなたならどうする？

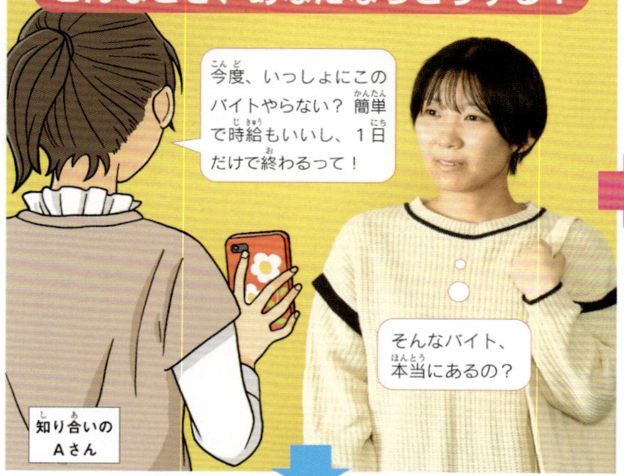
今度《こんど》、いっしょにこのバイトやらない？ 簡単《かんたん》で時給《じきゅう》もいいし、１日《にち》だけで終《お》わるって！
そんなバイト、本当《ほんとう》にあるの？
知《し》り合《あ》いのAさん

あいまいな態度《たいど》のままだと……

❌断《ことわ》りづらくなる

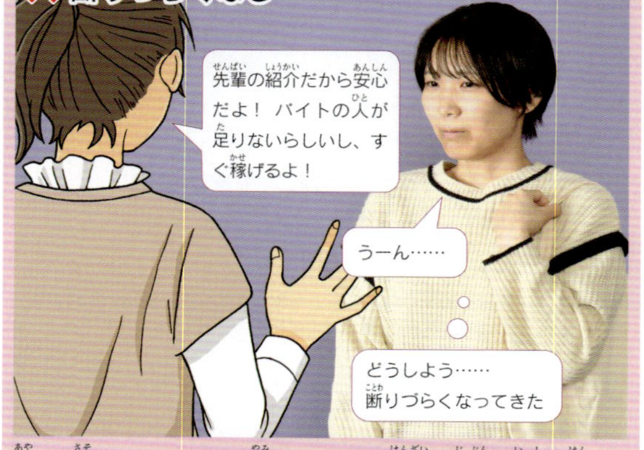
先輩《せんぱい》の紹介《しょうかい》だから安心《あんしん》だよ！ バイトの人《ひと》が足《た》りないらしいし、すぐ稼《かせ》げるよ！
うーん……
どうしよう……断《ことわ》りづらくなってきた

怪《あや》しい誘《さそ》いをきっかけに、闇《やみ》バイトなどの犯罪《はんざい》や自分《じぶん》の意思《いし》に反《はん》する宗教《しゅうきょう》・団体《だんたい》の勧誘《かんゆう》などの大《おお》きなトラブルに巻《ま》き込《こ》まれることがあります。

自分《じぶん》の身《み》を守《まも》るために はっきりと「興味《きょうみ》がない」ことを示《しめ》そう

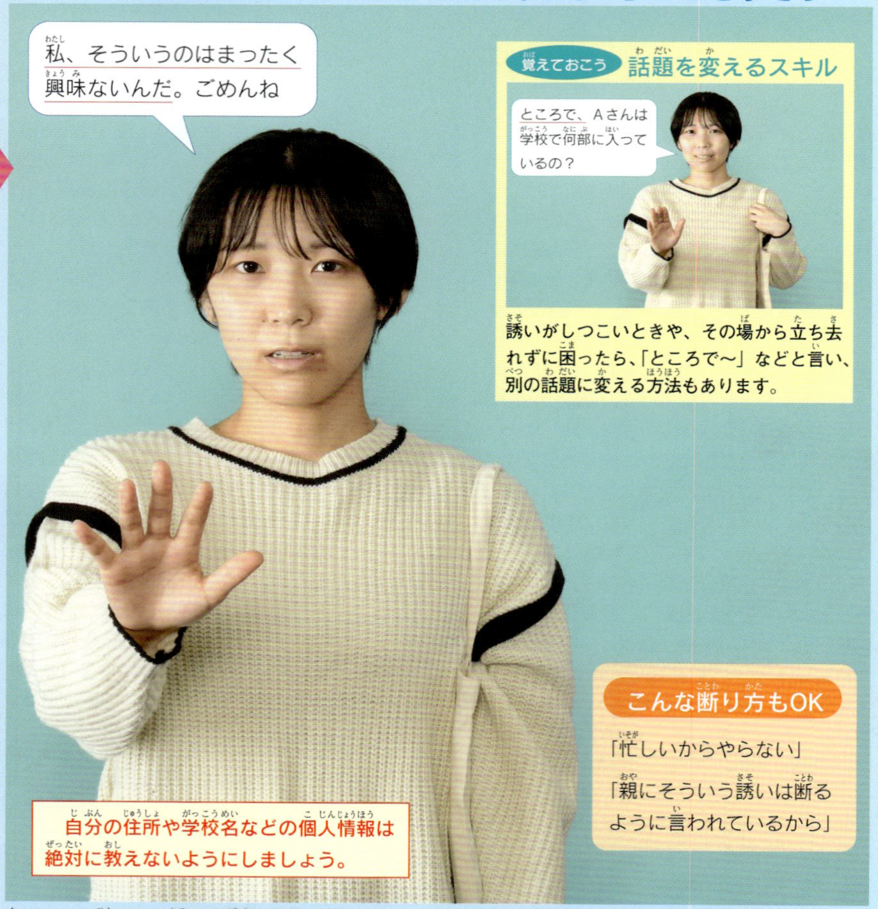
私《わたし》、そういうのはまったく興味《きょうみ》ないんだ。ごめんね

覚《おぼ》えておこう 話題《わだい》を変《か》えるスキル

ところで、Aさんは学校《がっこう》で何部《なにぶ》に入《はい》っているの？

誘《さそ》いがしつこいときや、その場《ば》から立《た》ち去《さ》れずに困《こま》ったら、「ところで〜」などと言い、別《べつ》の話題《わだい》に変《か》える方法《ほうほう》もあります。

こんな断《ことわ》り方《かた》もOK

「忙《いそが》しいからやらない」
「親《おや》にそういう誘《さそ》いは断《ことわ》るように言《い》われているから」

自分《じぶん》の住所《じゅうしょ》や学校名《がっこうめい》などの個人情報《こじんじょうほう》は絶対《ぜったい》に教《おし》えないようにしましょう。

知《し》っている人《ひと》からの誘《さそ》いの場合《ばあい》、強《つよ》く断《ことわ》れなかったとしても、「興味《きょうみ》がない」ことを言葉《ことば》ではっきりと示《しめ》すことが大切《たいせつ》です。

困《こま》ったら、大人《おとな》に相談《そうだん》してください

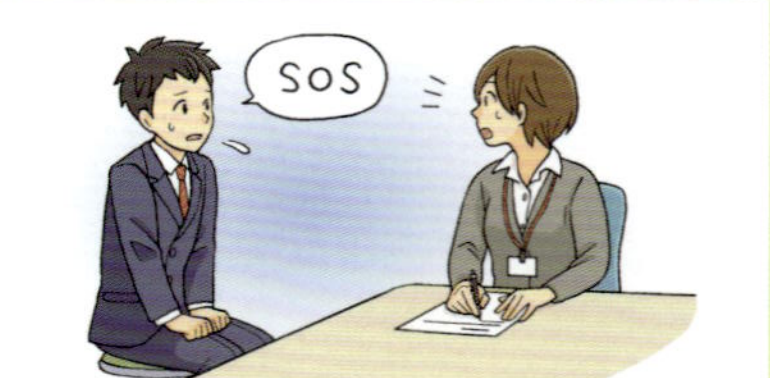
SOS

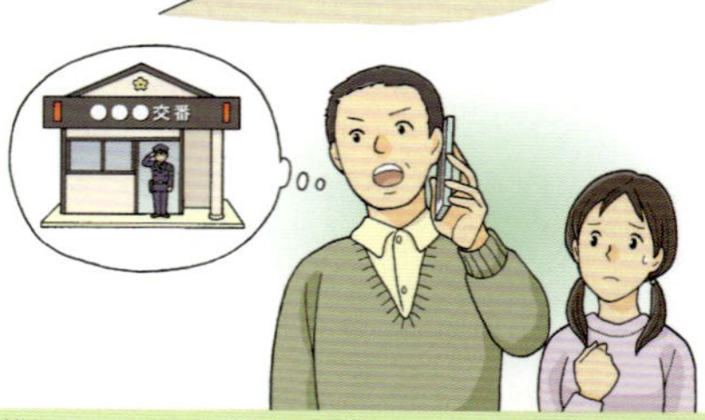
交番

断《ことわ》れなかったり、対処《たいしょ》に困《こま》ったりしたときには、保護者《ほごしゃ》や学校《がっこう》の先生《せんせい》、警察《けいさつ》に相談《そうだん》してください。

友《とも》だちや、知《し》り合《あ》いの人《ひと》から怪《あや》しげな誘《さそ》いがあったときに、あいまいな態度《たいど》をとったり、内容《ないよう》を詳《くわ》しく聴《き》いたりすると、誘《さそ》いを断《ことわ》りづらくなります。

誘《さそ》ってきた相手《あいて》に諦《あきら》めてもらうには、「興味《きょうみ》がない」という意志《いし》をはっきりと示《しめ》すことが大切《たいせつ》です。

世《よ》の中《なか》には、怪《あや》しい誘《さそ》いもあるため、自分《じぶん》の身《み》を守《まも》るために断《ことわ》るスキルを身《み》につけておきましょう。

指導 埼玉学園大学大学院心理学研究科 教授 藤枝 静暁 先生

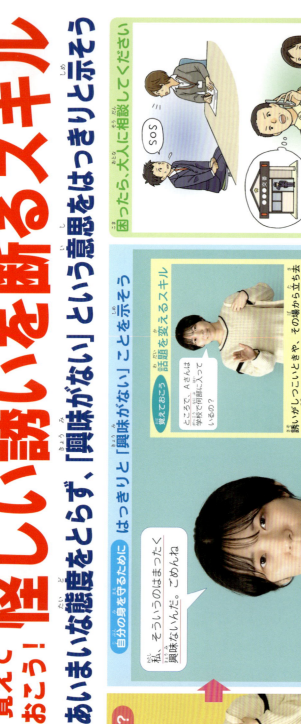

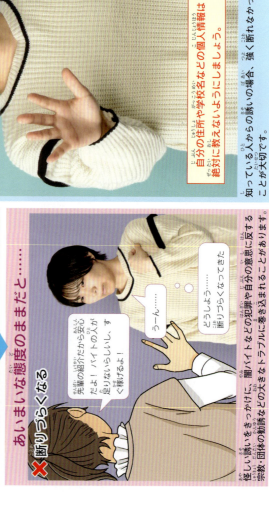

心の健康ニュース

少年写真新聞 Juniors' Visual Journal
https://www.schoolpress.co.jp/
株式会社 少年写真新聞社
No.519 2023年（令和５年）12月号
SeDoc 4976

心《こころ》と体《からだ》を整《ととの》える睡眠《すいみん》の力《ちから》

忙《いそが》しい中《なか》でも睡眠《すいみん》の"量《りょう》"と"質《しつ》"を保《たも》つ工夫《くふう》をしてみましょう

不調《ふちょう》の原因《げんいん》は「睡眠不足《すいみんぶそく》」かもしれません

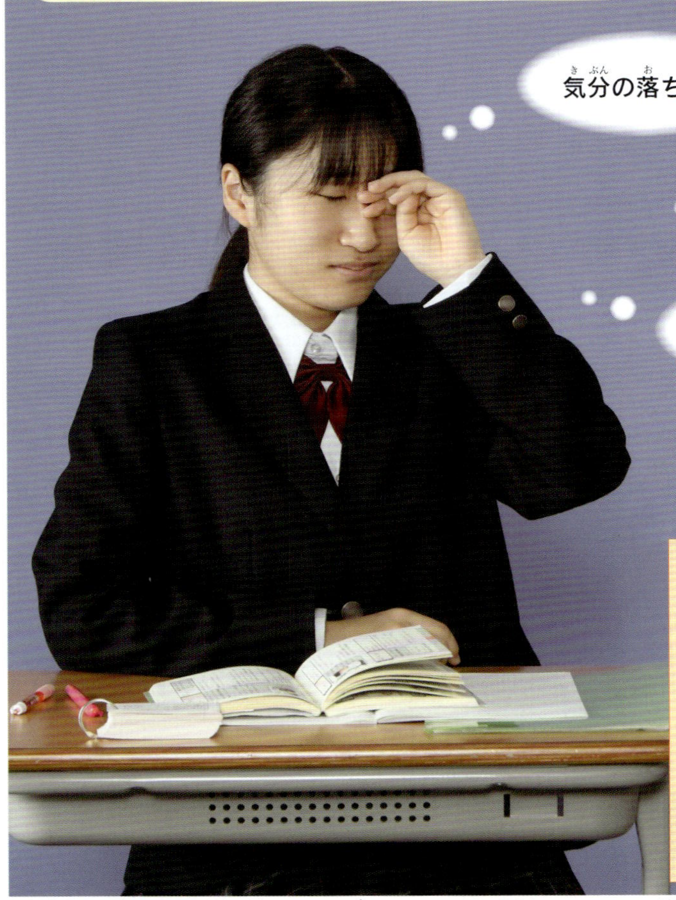
気分《きぶん》の落《お》ち込《こ》み
なんとなく不安《ふあん》
めまいがする
頭痛《ずつう》

★感情《かんじょう》をコントロールする脳《のう》★

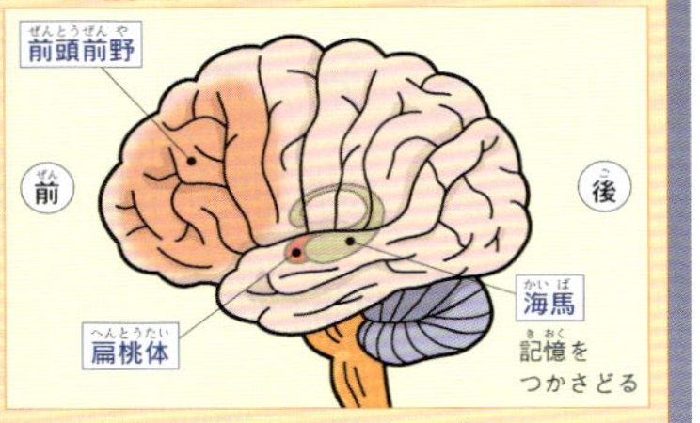
前頭前野《ぜんとうぜんや》
前《ぜん》
後《こう》
海馬《かいば》
記憶《きおく》を
つかさどる
扁桃体《へんとうたい》

脳《のう》の前頭前野《ぜんとうぜんや》は、記憶《きおく》や感情《かんじょう》を制御《せいぎょ》しています。扁桃体《へんとうたい》は、感情《かんじょう》をつかさどる器官《きかん》で「恐怖《きょうふ》」「不安《ふあん》」「緊張《きんちょう》」「怒《いか》り」等《とう》の負《ふ》の感情《かんじょう》に関《かか》わります。

睡眠時間《すいみんじかん》が不足《ふそく》すると、体《からだ》が休《やす》まらないだけではなく、脳《のう》で感情《かんじょう》をつかさどる扁桃体《へんとうたい》が活性化《かっせいか》し、その活動《かつどう》を抑制《よくせい》する前頭前野《ぜんとうぜんや》の機能《きのう》は低下《ていか》するため、心《こころ》が不安定《ふあんてい》になります。

やってみよう！ 睡眠《すいみん》の"量《りょう》"と"質《しつ》"を確保《かくほ》する工夫《くふう》の例《れい》

量《りょう》 昼間《ひるま》に短時間《たんじかん》の仮眠《かみん》をとる

注意《ちゅうい》
眠《ねむ》りにつく時間《じかん》が夕方《ゆうがた》だと、夜《よる》の睡眠《すいみん》を妨《さまた》げることがあるため、仮眠《かみん》は昼間《ひるま》に行《おこな》いましょう。

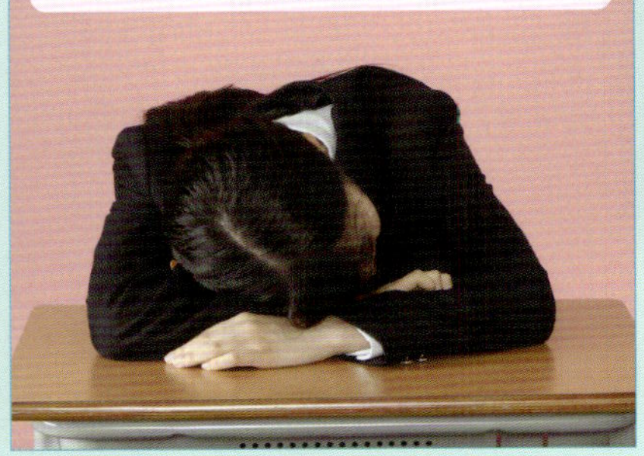

夜《よる》に早《はや》く寝《ね》ることが理想《りそう》ですが、できないときは昼間《ひるま》に15～30分程度《ぶんていど》、仮眠《かみん》をとることも有効《ゆうこう》です。

質《しつ》 夜寝《よるね》る前《まえ》にパソコンやスマートフォンを使《つか》わない

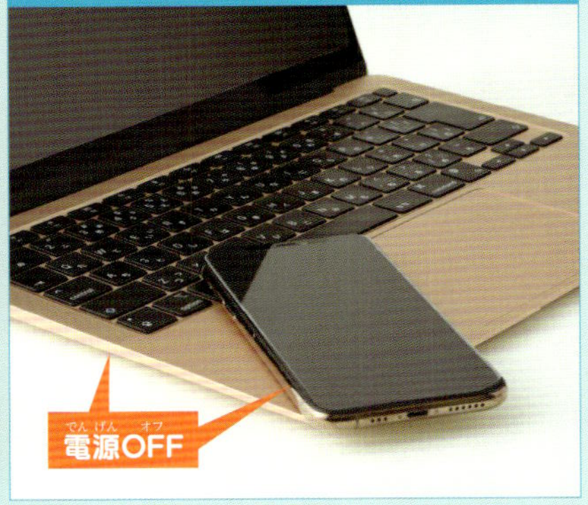
電源《でんげん》OFF《オフ》

夜寝《よるね》る前《まえ》にパソコンやスマートフォンを使《つか》うと、脳《のう》がさえて眠《ねむ》りの質《しつ》が下《さ》がるため、控《ひか》えましょう。

知《し》っておきたい！ 睡眠《すいみん》Q＆A

Q. 中高生《ちゅうこうせい》に必要《ひつよう》な睡眠時間《すいみんじかん》はどのくらい？

A. 個人差《こじんさ》がありますが、中高生《ちゅうこうせい》（14～17歳《さい》）の場合《ばあい》、8～10時間必要《じかんひつよう》とされています。

Q. 勉強《べんきょう》で忙《いそが》しいため、寝《ね》る時間《じかん》を削《けず》ってもよいですか？

A. 睡眠《すいみん》をとることで脳《のう》の海馬《かいば》に記憶《きおく》が定着《ていちゃく》し、日中《にっちゅう》の集中力《しゅうちゅうりょく》も高《たか》まるため、睡眠時間《すいみんじかん》を削《けず》らないほうが、結果《けっか》的《てき》に勉強《べんきょう》の効率《こうりつ》が上《あ》がります。

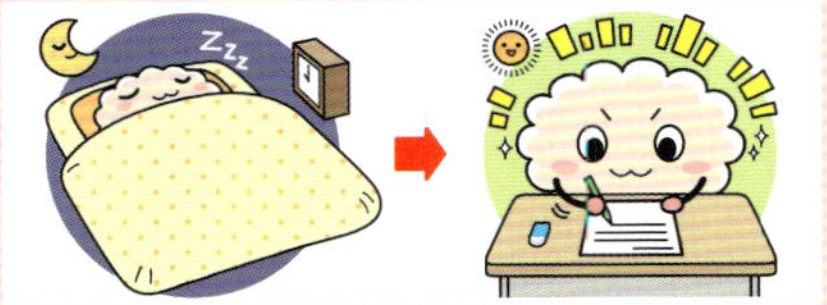

部活動《ぶかつどう》や勉強《べんきょう》、塾《じゅく》や習《なら》いごと、遊《あそ》びなど、やることがたくさんあって忙《いそが》しいときは、つい睡眠時間《すいみんじかん》を削《けず》ってしまいがちです。しかし、睡眠時間《すいみんじかん》が不足《ふそく》すると、心《こころ》や体《からだ》に悪影響《あくえいきょう》が出《で》てきます。
また、睡眠時間《すいみんじかん》が十分《じゅうぶん》と思《おも》っていても、夜寝《よるね》る前《まえ》に、パソコンやスマートフォンを使《つか》えば脳《のう》がさえて眠《ねむ》りの質《しつ》が落《お》ちるため、寝《ね》る前《まえ》の使用《しよう》は控《ひか》えることも大切《たいせつ》です。

指導 琉球大学教育学部 教授 岡本 泰弘 先生

2023年(令和5年)12月8日発行　心の健康ニュース 第519号付録　株式会社 少年写真新聞社

少年写真新聞 Juniors' Visual Journal　2023年12月8日発行 第519号付録
©少年写真新聞社2023年
心の健康ニュース
株式会社 少年写真新聞社 〒102-8232 東京都千代田区九段南3-9-14 HF九段南ビル
★定期刊行物は終わる期間を予定しない刊行物です。年度が替わりましても、購読中止のお申し出のない限り、引き続きニュースをご送付申し上げます。
★著作権法により、本紙の無断複写・転載は禁じられています。
少年写真新聞社のホームページ
https://www.schoolpress.co.jp/

心と体を整える睡眠の効果

琉球大学教育学部 教授　岡本 泰弘

睡眠が心と体の健康な状態を保つために大切であることは、先生方もご存知のことと思います。しかし、睡眠によって得られる効果は、意外と知られていないようです。そこで、本稿では、睡眠が私たちの心身にもたらす効果を4つ紹介します。

（1）心を安定させる効果

睡眠中、人は大脳表面に広がる大脳皮質と呼ばれる神経細胞に、脳活動に必要な酸素と栄養を大量に送り届け、不要となった二酸化炭素と老廃物を回収し、脳をリフレッシュさせた状態にします。そのことにより、私たちの脳は適切に働き、記憶や感情を制御する前頭前野や感情をつかさどる扁桃体《へんとうたい》が正常に機能して、心の安定につながっているのです。

（2）疲労回復の効果

私たちの体は睡眠中に多くの成長ホルモンを分泌します。成長ホルモンは体の成長を促すだけではなく、細胞を修復したり、新陳代謝を高め、疲労物質を排出したりして、疲労回復を促進させる効果があります。また、睡眠中は体と心が休息モードとなる副交感神経が優位に働き、筋肉の緊張が解かれ、脈拍や呼吸がゆっくりとなり、体温や血圧が下がって、全身がリラックス状態になります。

（3）記憶を定着させる効果

記憶の定着は睡眠中に行われます。脳の左右に位置するタツノオトシゴのような形をした海馬によって、記憶は一時的に保持され、その後、重要と判断される情報だけが大脳皮質に送られ、記憶として定着します。この海馬は睡眠時間によって、大きさが変化することがわかっており、睡眠時間が長いほど、海馬が大きくなり、勉強や運動のパフォーマンスが向上するといわれています。

（4）免疫力を高める効果

睡眠は免疫力とも密接な関係があり、睡眠不足により免疫力が低下することは、様々な研究からわかっています。睡眠を促すホルモンであるメラトニンはストレスによる免疫力の低下を抑え、ウイルスや細菌による感染症に対する抵抗力を高めます。一方、予防のワクチンや薬を打ったり、飲んだりしても十分な睡眠がとれていなければ、効果が薄くなることも最近の研究から明らかにされています。

睡眠の量と質を保つ工夫

睡眠の大切さを理解しているものの、部活動や勉強などで、十分に睡眠がとれていない場合もあることでしょう。そこで、睡眠の量と質を保つ工夫を紹介します。

○ 昼休みや休み時間などに、10～15分程度、仮眠をとる。
○ 寝る1時間前は、パソコンやスマートフォンの閲覧を控える。
○ 入浴はぬるめの湯で、寝る1時間前には入り終える。
○ 食事は寝る3時間前までに済ます。
○ 寝る前のカフェイン摂取は控える。

以上です。できるところからやってみるように、子どもたちへ勧めてみてください。

参考文献
林悠「睡眠中の脳のリフレッシュ機構を解明」TSUKUBA JOURNAL https://www.tsukuba.ac.jp/journal/medicine-health/20210825140000.html（2023.9.19 閲覧）
厚生労働省「健康づくりのための睡眠指針2014」 https://www.mhlw.go.jp/file/06-Seisakujouhou-10900000-Kenkoukyoku/0000047221.pdf（2023.9.19閲覧）

2024年(令和6年)1月8日発行　心の健康ニュース 第520号付録　株式会社 少年写真新聞社

少年写真新聞 Juniors' Visual Journal　2024年1月8日発行 第520号付録
©少年写真新聞社2024年
心の健康ニュース
株式会社 少年写真新聞社 〒102-8232 東京都千代田区九段南3-9-14 HF九段南ビル
★定期刊行物は終わる期間を予定しない刊行物です。年度が替わりましても、購読中止のお申し出のない限り、引き続きニュースをご送付申し上げます。
★著作権法により、本紙の無断複写・転載は禁じられています。
少年写真新聞社のホームページ
https://www.schoolpress.co.jp/

「人形浄瑠璃《じょうるり》文楽」ってなに？

公益財団法人 文楽協会

文楽の歴史

人形浄瑠璃文楽は、日本を代表する伝統芸能のひとつで、太夫・三味線・人形が一体となった総合芸術です。その成り立ちは江戸時代初期にさかのぼり、古くはあやつり人形、そののち人形浄瑠璃と呼ばれています。竹本義太夫の義太夫節と近松門左衛門の作品により、人形浄瑠璃は大人気を得て全盛期を迎え、竹本座が創設されました。この後、豊竹座をはじめ、いくつかの人形浄瑠璃座が盛衰を繰り返し、幕末、淡路の植村文楽軒が大阪ではじめた一座が最も有力で中心的な存在となりました。現在は「人形浄瑠璃文楽座」がその伝統を受け継いで、主に大阪・東京公演の舞台で技芸を披露しています。

人形浄瑠璃文楽は、ほかに類のない独自のスタイルを持った人形劇で、平成20年（2008年）にユネスコの「人類の無形文化遺産の代表的な一覧表」にも記載されました。

三業一体で演じられる総合芸術

太夫と呼ばれる語り手と三味線弾き、そして人形遣いが、息を合わせてひとつの物語を演じる伝統的な舞台芸能、それが文楽です。全身で声を振り絞る語りや、力強さと繊細さを兼ね備えた三味線の響き、そして人形の美しい動きは、観《み》る者を圧倒します。

【太夫】

太夫は、セリフから情景描写までを一人で語り分け、人物の心を声で描き出します。義太夫節の語りは、人物のセリフとなる「詞《ことば》」、情景を描写する「地合《じあい》」、三味線とともに歌うような「節《ふし》」などから成り立っています。

ときには一時間半も語り続ける太夫の前に、マイクは置かれていません。腹の底から声を出すことで、広い客席の隅々へ物語を伝えていくのです。しかも、何人もの登場人物たちを語り分けなければなりません。初めて接すると大げさにも感じられる義太夫節の語りは、人物一人ひとりの心を、声で描き出すために工夫された表現なのです。

【三味線弾き】

物語を彩り陰影を加える、太夫のパートナー。情景や心の動きを音で表します。

身を乗り出し、力を込めて語る太夫の隣で、まっすぐ前を向き、表情を変えることなく演奏する三味線の弾き手。その場の情景や登場人物の心の動きなどを、さまざまな技法で描き出します。

しかし三味線は、ただ物語に豊かな彩りや陰影を与えるだけではありません。太夫を盛り立てたり引っ張ったりする、パートナーとしての大きな役割も担っているのです。

【人形遣い】

小柄な人形を、大人が三人がかりで動かす……、初めて文楽を観る者を驚かせる、この大げさにも見えるやり方は、木彫りの人形にさまざまな役柄を演じさせるために、長い歴史のなかで工夫されてきたものです。三

（189ページへ続く）

＼＼連 載／／ 当事者に聞く 吃《きつ》音《おん》のリアル

第3回 吃音のある生徒へのサポート

【筑波大学人間系 助教（言語聴覚士・公認心理師） 飯村 大智】

第３回では、吃音のある生徒へのサポートについて考えたいと思います。

思春期の困惑：吃音とどう折り合いをつけるか

思春期は自分のアイデンティティーを探し、自分は何者なのかを問う時期でもあります。自身の吃音をどのように捉え、自己の一部としてどのように受け入れていくかという自己形成に関わる時期です。

吃音の症状が完全になくなることは、幼児期の子どもにはよくあるのですが、中高校生ぐらいでは難しいことが多いです。一方で「吃音を治したい」という本人の思いは少なからず（あるいは大いに）あると思います。思春期は周囲の生徒と自分との違いにも敏感になるため、吃音に否定的なイメージがあるときに、「吃音は嫌だ」「なくなってほしい」と思うのは自然なことです。そのような自分の理想に反して、吃音はよくならないという現実を突きつけられると、理想とする自己と、そうなれない自己の間の壁に苦しむことになるでしょう。そのギャップをうまく乗り越え、折り合いをつけていけることが大事になります。

周囲に隠したいという強い思いを理解するには、吃音に対するイメージも重要です。吃音に対してそこまで否定的なイメージがなければ、「吃音があっても別にいいや」と思ったり、周囲への吃音の開示に抵抗感が小さかったりするかもしれません（これまでの経験や、周囲の環境調整なども関係しているといえます）。吃音との折り合いをつける過程で、周囲に吃音を伝え、理解を求める経験や、配慮を求める対処スキルを身につけていきます。吃音の症状は簡単にはなくなりませんが、吃音の悩みを減らすことは十分に可能です。「吃音を治したい」という吃音への拒否から、「吃音があってもいい、あるいはそれも含めての自分なんだ」と吃音の存在を受け入れていき、そこから「でも吃音で困ることがあるから、それをなんとかしたい」と、「吃音をなくしたい」から「悩むことを減らしたい」と焦点が変わっていけるとよいでしょう。

吃音を周囲に伝えるべきか、本人あるいは周囲のどちらから伝えてほしいかは、一人ひとり異なりますので、本人との対話が重要でしょう。困り感が大きい場合は、周囲からの理解や配慮を得るのに伝えることが必要になるかもしれませんし、吃音をそれとなく知ってもらうだけでも安心できるかもしれません。吃音がその人のアイデンティティーにどう関わってくるかを見守りながら、ときに道を迷わないように道しるべを示してあげることも大事です。

将来を見据えたサポートの視点

周囲のサポートの視点として重要なのは、ひとつは必要なときに本人が吃音を周囲に伝えられるようになることです。これまでも述べてきたように、吃音は周囲に隠したいという思いが強く、吃音はよくないこと、というイメージがあるためです。これを払拭するために、吃音の人は多くいること（有名人などにも）、吃音に限らずいろいろな人が社会にはいること、いろいろな話し方があってもいいということなどを伝えて、吃音を「問題」として捉えることを最小化し、自己肯定感を高めていけることが大切です。関連して、吃音にとらわれない将来のイメージが持てるよう、本当の自分の強みを見つけられるように自己理解を深められることも重要でしょう。また、不安や話す場面を回避することなどに伴う不登校などの二次的な問題に発展させないように、SOSのサインを見逃さないことも大切です。これらは成書（石田・飯村、2023）でもまとめています。

病院を受診するべきか

吃音の症状がある場合は、言語聴覚療法に関する専門知識を有した言語聴覚士（ST）が在籍してる病院などの医療機関への受診を勧めてもいいでしょう。病院によってリハビリテーション科や耳鼻咽喉科など、担当となる部署は異なりますが、STの訓練内容に基本的に違いはありません。STは言葉や聞こえ、のみ込みの問題に関して小児から成人まで、幅広いリハビリーテーションを行っています。自分に吃音があり、ほかの吃音の人を治したい、指導を受けたSTのようになりたいといった理由から、STを目指す吃音の学生も実は多くいます。

STのもとで行われる指導は１回40分から60分程度、月に１回程度が一般的です。話すことや心理面に対する指導支援や、環境面に対する助言などがアセスメントに応じて行われます。どの病院でも同じような（あるいは希望する）訓練が受けられるわけではありませんが、相談できる場所があることは保護者の方にとっても安心材料になると思います。吃音を「治したい」と考えると目標を高くしてしまいがちです。むしろ、困り感を減らしていこうという志向が必要です。その過程で、吃音の症状の軽減や、吃音への受容があるものです。

また、吃音のほかにも併存症がある場合は、専門的な治療を受けることも可能です（例えば、ADHDがある場合に、薬物治療を併せて受けるなど）。学校や入試などで配慮を得るために、医師の診断書が必要になることもあります。

主に小学校には「ことばときこえの教室（言語障害通級指導教室）」があり、学齢の子どもはここで指導を受けることもできます。

周囲への配慮の要望

受験や試験などにおいて配慮を得ることなどは、有効な手段です。吃音は障害者差別解消法の対象であり、合理的配慮などの必要な支援を得る権利を有しています。

吃音の配慮の要望として『吃音の合理的配慮』（菊池、2019）が参考になります。配慮例として、例えば英検の二次試験（面接）で面接時間の延長や、発話の内容で評価してもらい、吃音を理由に評価を下げないように要望することなどがあります。中学高校の入試の面接試験においても、面接官に吃音があることを知ってもらうことや、受け答えに時間がかかるために時間的な余裕を設けてもらう、寛容に聞いてもらうといった聞き手の姿勢や、代替手段の許可（筆談やパソコンへ打ち込みで答える）など、発話に負担がかからない方法を要望することもときには必要であると思います。吃音によって不当に評価が下げられないように留意する必要があります。もちろんこれらの配慮は普段の学校生活における、授業、発表、成績評価においても同様だと思います。

『吃音の合理的配慮』（菊池、2019）には「中高の先生方へ」「医師への診断書作成のお願い」などの資料もあり、出版社（学苑社）のホームページ上からもダウンロードすることができますので、積極的に活用していくとよいでしょう。受験や検定試験などの配慮の申請手続きには、医師の診断書が根拠資料として必要となることが多いですが、学内外の専門家の所見として言語聴覚士や臨床心理士などの評価で認められる場合もありますので、事前の確認が必要です。

参考文献
石田修・飯村大智著『ことばの教室でできる 吃音のグループ学習実践ガイド』学苑社刊、2023年
菊池良和著『吃音の合理的配慮』学苑社刊、2019年

心の健康ニュース
少年写真新聞
https://www.schoolpress.co.jp
No.520　2024年（令和６年）１月号

日本《にっぽん》の伝統《でんとう》

世界《せかい》に類《るい》を見《み》ない人形劇《にんぎょうげき》—人形浄瑠璃《にんぎょうじょうるり》文楽《ぶんらく》

人形《にんぎょう》を使《つか》い人間《にんげん》のリアルな世界《せかい》を描《えが》く、至高《しこう》の芸《げい》に注目《ちゅうもく》！

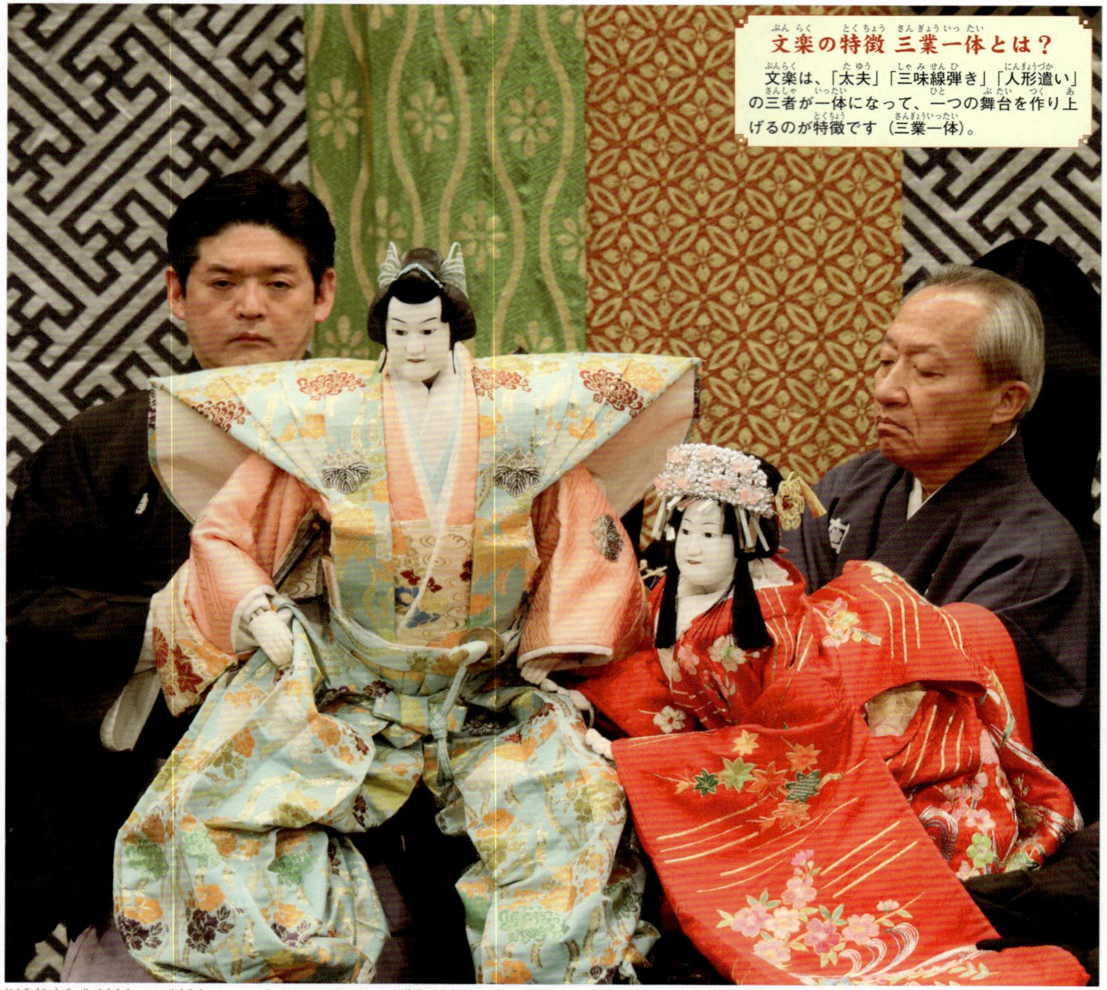

文楽《ぶんらく》の特徴《とくちょう》 三業一体《さんぎょういったい》とは？

文楽《ぶんらく》は、「太夫《たゆう》」「三味線弾《しゃみせんひ》き」「人形遣《にんぎょうづか》い」の三者《さんしゃ》が一体《いったい》になって、一《ひと》つの舞台《ぶたい》を作《つく》り上《あ》げるのが特徴《とくちょう》です（三業一体《さんぎょういったい》）。

人形浄瑠璃文楽《にんぎょうじょうるりぶんらく》は「文楽《ぶんらく》」とも呼《よ》ばれ、一体《いったい》の人形《にんぎょう》を三人《さんにん》で操《あやつ》る（三人遣《さんにんづか》い）ことから、世界《せかい》でも類《るい》を見《み》ない人形劇《にんぎょうげき》といわれています。

ここがすごい！

人物《じんぶつ》の心情《しんじょう》を表現《ひょうげん》する語《かた》りと音楽《おんがく》

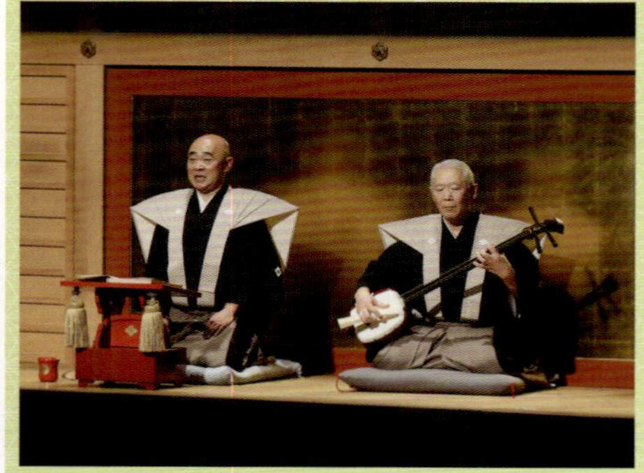

語《かた》りを担当《たんとう》する太夫《たゆう》（写真左《しゃしんひだり》）は、緩急《かんきゅう》や技巧《ぎこう》を凝《こ》らした語《かた》り口《くち》で情景描写《じょうけいびょうしゃ》から複数《ふくすう》の登場人物《とうじょうじんぶつ》までを語《かた》り分《わ》け、三味線弾《しゃみせんひ》き（写真右《しゃしんみぎ》）は、太夫《たゆう》の語《かた》りと一体《いったい》になって人物《じんぶつ》の心情《しんじょう》などの「情《じょう》」を表現《ひょうげん》します。

ここがすごい！

生《い》きているかのような人形《にんぎょう》の動《うご》き

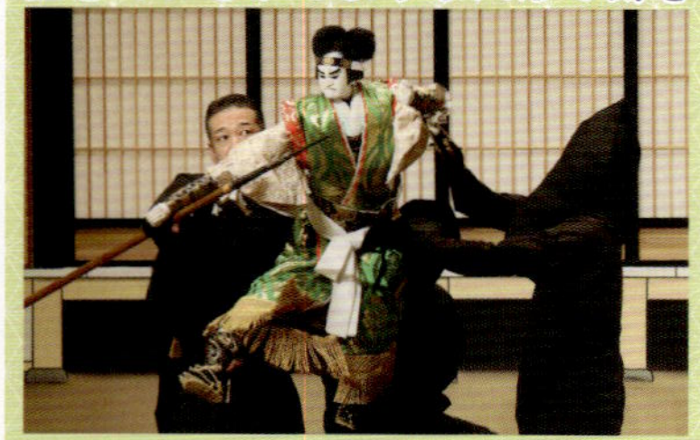

人形遣《にんぎょうづか》いは、人形《にんぎょう》の頭《かしら》と右手《みぎて》を担当《たんとう》する人《ひと》を「主遣《おもづか》い」と呼《よ》び、それ以外《いがい》の二人《ふたり》（左遣《ひだりづか》い・足遣《あしづか》い）は黒衣《くろご》で顔《かお》を隠《かく》しています。「主遣《おもづか》い」が肩《かた》や腰《こし》を少《すこ》し当《あ》てるなど、声《こえ》を出《だ》さずに合図《あいず》を送《おく》り、三人《さんにん》の動《うご》きを合《あ》わせています。人形《にんぎょう》の目《め》や眉《まゆ》、口《くち》なども動《うご》かせます。

文楽《ぶんらく》を楽《たの》しむための豆知識《まめちしき》

文楽《ぶんらく》の語《かた》りは関西弁《かんさいべん》

文楽《ぶんらく》は大阪発祥《おおさかはっしょう》のため、太夫《たゆう》が話《はな》す言葉《ことば》や三味線《しゃみせん》の音《おと》は、近世《きんせい》の大坂《おおさか》のイントネーションで語《かた》られます。

床《ゆか》とは？

太夫《たゆう》と三味線弾《しゃみせんひ》きが座《すわ》っている張《は》り出《だ》した台《だい》のこと、あるいは太夫《たゆう》と三味線弾《しゃみせんひ》きを合《あ》わせて「床《ゆか》」と呼《よ》び、文楽《ぶんらく》の専用《せんよう》の劇場《げきじょう》では、床自体《ゆかじたい》が回転《かいてん》し、瞬時《しゅんじ》に登場《とうじょう》したり退場《たいじょう》したりできる仕《し》かけがあります。

「人形浄瑠璃文楽《にんぎょうじょうるりぶんらく》」は、ユネスコ無形文化遺産《むけいぶんかいさん》に登録《とうろく》されている日本《にっぽん》の伝統芸能《でんとうげいのう》です。

文楽《ぶんらく》は、鎌倉《かまくら》から江戸時代《えどじだい》を舞台《ぶたい》とした物語《ものがたり》を語《かた》る太夫《たゆう》と、三味線《しゃみせん》の音楽《おんがく》、三人《さんにん》で一体《いったい》の人形《にんぎょう》を操《あやつ》る、人形遣《にんぎょうづか》いという三《みっ》つの役《やく》があり、それぞれの芸《げい》が合《あ》わさるため、「三業一体《さんぎょういったい》の総合芸術《そうごうげいじゅつ》」といわれます。

文楽《ぶんらく》の物語《ものがたり》からは当時《とうじ》の倫理観《りんりかん》や道徳観《どうとくかん》、価値観《かちかん》なども垣間見《かいまみ》ることができます。

指導・写真提供　公益財団法人文楽協会

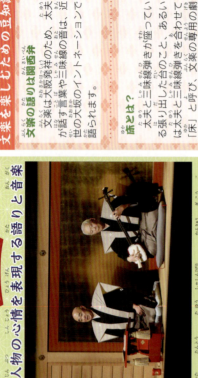

心の健康ニュース
少年写真新聞
https://www.schoolpress.co.jp/
No.521　2024年（令和6年）2月号

人《ひと》をからかうことから始《はじ》まる“いじめ”

いじめは人権《じんけん》の侵害《しんがい》であり、許《ゆる》されない行為《こうい》です

犯罪《はんざい》になる悪質《あくしつ》ないじめ

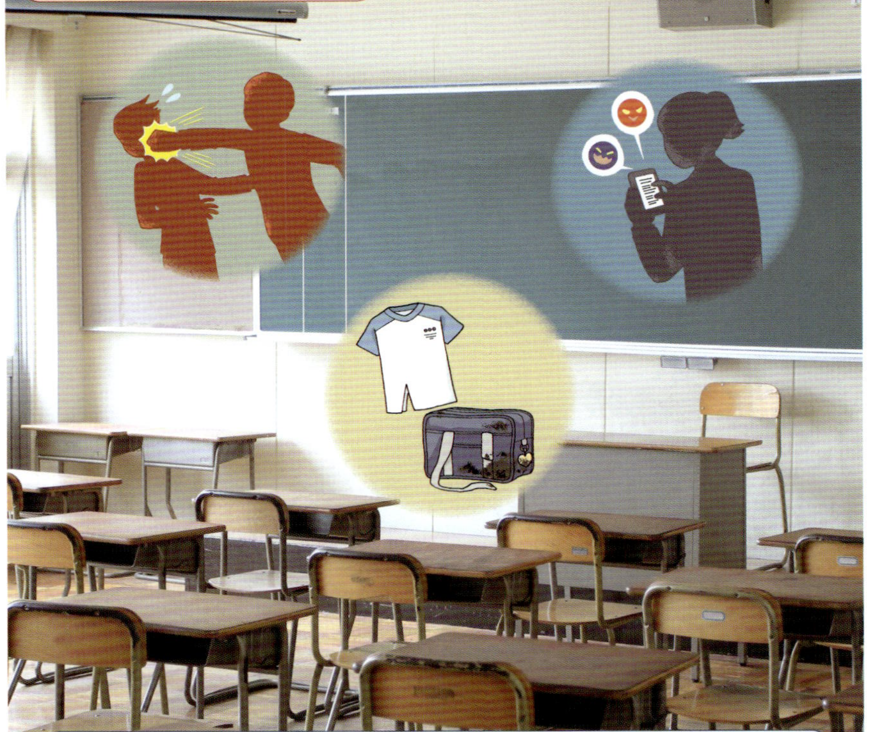

いじめの定義《ていぎ》【いじめ防止対策推進法《ぼうしたいさくすいしんほう》 第《だい》2条《じょう》】

この法律《ほうりつ》において「いじめ」とは、児童等《じどうとう》に対《たい》して、当該児童等《とうがいじどうとう》が在籍《ざいせき》する学校《がっこう》に在籍《ざいせき》している等当該児童等《とうとうがいじどうとう》と一定《いってい》の人的関係《じんてきかんけい》にある他《た》の児童等《じどうとう》が行《おこな》う心理的《しんりてき》又《また》は物理的《ぶつりてき》な影響《えいきょう》を与《あた》える行為《こうい》（インターネットを通《つう》じて行《おこな》われるものを含《ふく》む。）であって、当該行為《とうがいこうい》の対象《たいしょう》となった児童等《じどうとう》が心身《しんしん》の苦痛《くつう》を感《かん》じているものをいう。

いじめを受《う》けた側《がわ》が苦痛《くつう》を感《かん》じていれば、それは「いじめ」です。

重大《じゅうだい》ないじめ　警察《けいさつ》に相談《そうだん》や通報《つうほう》をするべき事例《じれい》

参考「いじめ問題への的確な対応に向けた警察との連携等の徹底について（通知）」令和5年2月7日、文部科学省

1）ゲームや悪《わる》ふざけと称《しょう》して、繰《く》り返《かえ》し同級生《どうきゅうせい》を殴《なぐ》ったり、蹴《け》ったりする。	暴行罪《ぼうこうざい》
2）無理《むり》やりズボンを脱《ぬ》がす。	傷害罪《しょうがいざい》
3）感情《かんじょう》を抑《おさ》えきれずに、ハサミやカッター等《とう》の刃物《はもの》で同級生《どうきゅうせい》を切《き》りつけてけがをさせる。	
4）断《ことわ》れば危害《きがい》を加《くわ》えると脅《おど》し、性器《せいき》や胸《むね》・お尻《しり》を触《さわ》る。	強制《きょうせい》わいせつ罪《ざい》
5）断《ことわ》れば危害《きがい》を加《くわ》えると脅《おど》し、現金《げんきん》を巻《ま》き上《あ》げる。	恐喝罪《きょうかつざい》
6）断《ことわ》れば危害《きがい》を加《くわ》えると脅《おど》し、オンラインゲームのアイテムを購入《こうにゅう》させる。	
7）靴《くつ》や体操服《たいそうふく》、教科書等《きょうかしょとう》の所持品《しょじひん》を盗《ぬす》む。	窃盗罪《せっとうざい》
8）財布《さいふ》から現金《げんきん》を盗《ぬす》む。	
9）自転車《じてんしゃ》を壊《こわ》す。	器物損壊等罪《きぶつそんかいとうざい》
10）制服《せいふく》をカッターで切《き》り裂《さ》く。	
11）度胸試《どきょうだめ》しやゲームと称《しょう》して、無理《むり》やり危険《きけん》な行為《こうい》や苦痛《くつう》に感《かん》じる行為《こうい》をさせる。	強要罪《きょうようざい》
12）本人《ほんにん》の裸《はだか》などが写《うつ》った写真《しゃしん》・動画《どうが》をインターネット上《じょう》で拡散《かくさん》すると脅《おど》す。	脅迫罪《きょうはくざい》
13）特定《とくてい》の人物《じんぶつ》を誹謗中傷《ひぼうちゅうしょう》するため、インターネット上《じょう》に実名《じつめい》をあげて、身体的特徴《しんたいてきとくちょう》を指摘《してき》し、気持《きも》ち悪《わる》い、不細工《ぶさいく》などと悪口《わるくち》を書《か》く。	名誉毀損罪《めいよきそんざい》、侮辱罪《ぶじょくざい》
14）同級生《どうきゅうせい》に対《たい》して「死《し》ね」と言《い》ってそそのかし、その同級生《どうきゅうせい》が自殺《じさつ》を決意《けつい》して自殺《じさつ》した。	自殺関与罪《じさつかんよざい》
15）同級生《どうきゅうせい》に対《たい》して、スマートフォンで自身《じしん》の性器《せいき》や下着姿《したぎすがた》などの写真《しゃしん》・動画《どうが》を撮影《さつえい》して送《おく》るよう指示《しじ》し、自己《じこ》のスマートフォンに送《おく》らせる。	児童売春《じどうばいしゅん》・ポルノ禁止法《きんしほう》違反罪《いはんざい》※1
16）同級生《どうきゅうせい》の裸《はだか》の写真《しゃしん》・動画《どうが》を友達《ともだち》1人《ひとり》に送信《そうしん》して提供《ていきょう》する。	
17）同級生《どうきゅうせい》の裸《はだか》の写真《しゃしん》・動画《どうが》をSNS上《じょう》のグループに送信《そうしん》して多数《たすう》の者《もの》に提供《ていきょう》する。	
18）友達《ともだち》から送《おく》られてきた児童《じどう》ポルノの写真《しゃしん》・動画《どうが》を、性的好奇心《せいてきこうきしん》を満《み》たす目的《もくてき》でスマートフォン等《とう》に保存《ほぞん》している。	
19）元交際相手《もとこうさいあいて》と別《わか》れた腹《はら》いせに性的《せいてき》な写真《しゃしん》・動画《どうが》をインターネット上《じょう》に公表《こうひょう》する。	私事性的画像記録《しじせいてきがぞうきろく》提供《ていきょう》（リベンジポルノ）※2

※1　児童買春《じどうかいしゅん》、児童《じどう》ポルノに係《かか》る行為等《こういとう》の処罰及《しょばつおよ》び児童《じどう》の保護等《ほごとう》に関《かん》する法律第《ほうりつだい》7条《じょう》
※2　私事性的画像記録《しじせいてきがぞうきろく》の提供等《ていきょうとう》による被害《ひがい》の防止《ぼうし》に関《かん》する法律第《ほうりつだい》3条《じょう》

考《かんが》えてみよう　いじめは許《ゆる》されない行為《こうい》

人《ひと》は誰《だれ》でも、生《う》まれながらにして「人《ひと》が人《ひと》として、社会《しゃかい》の中《なか》で、自由《じゆう》に考《かんが》え、自由《じゆう》に行動《こうどう》し、幸福《こうふく》に暮《く》らせる権利《けんり》（人権《じんけん》）」を持《も》っています。

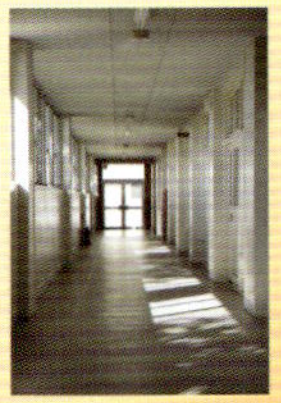

いじめは、相手《あいて》の人権《じんけん》を侵害《しんがい》するもので、許《ゆる》される行為《こうい》ではありません。

二〇二三年《ねん》二月《がつ》、学校《がっこう》で起《お》きた重大《じゅうだい》ないじめは、警察《けいさつ》へ相談《そうだん》・通報《つうほう》するように、文部科学省《もんぶかがくしょう》から通知《つうち》が出《だ》されました。相手《あいて》が困《こま》ったり、怒《おこ》ったりするようなことをして、おもしろがってからかうこと自体《じたい》が「いじめ」になります。悪質《あくしつ》ないじめは犯罪《はんざい》に相当《そうとう》することを知《し》っておきましょう。

指導　本郷さくら総合法律事務所 弁護士／兵庫教育大学大学院 准教授　神内聡 先生

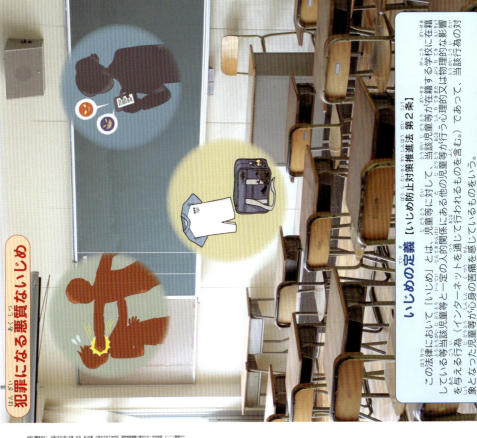

少年写真新聞 Juniors' Visual Journal 2024年2月8日発行 第521号付録
©少年写真新聞社2024年

心の健康ニュース

株式会社 少年写真新聞社 〒102-8232 東京都千代田区九段南3-9-14 HF九段南ビル

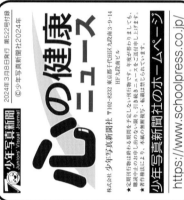

人をからかうことから始まる“いじめ”

本郷さくら総合法律事務所 弁護士／
兵庫教育大学大学院 准教授　神内 聡

警察に通報すべき「いじめ」

「いじめ防止対策推進法」第2条は、児童生徒の行為のうち、その行為の対象となった児童生徒が心身に苦痛を感じるものであれば広く「いじめ」として扱っています。

また、「いじめ防止対策推進法」第23条6項によれば、学校はいじめが犯罪行為として取り扱われるべきである場合は警察と連携してこれに対処する義務があり、特に生命、身体、財産に重大な被害が生じるおそれがある場合は直ちに警察に通報して適切に援助を求めなければなりません。

統計上も少ない警察と連携した「いじめ」件数

文部科学省が毎年実施している調査（「児童生徒の問題行動・不登校等生徒指導上の諸問題に関する調査」）によれば、「いじめの態様」を、①冷やかしやからかい、悪口や脅し文句、嫌なことを言われる、②仲間はずれ、集団による無視をされる、③軽くぶつかられたり、遊ぶふりをして叩《たた》かれたり、蹴られたりする、④ひどくぶつかられたり、叩かれたり、蹴られたりする、⑤金品をたかられる、⑥金品を隠されたり、盗まれたり、壊されたり、捨てられたりする、⑦嫌なことや恥ずかしいこと、危険なことをされたり、させられたりする、⑧パソコンや携帯電話等で、ひぼう・中傷や嫌なことをされる、⑨その他、の9つに分類しています。

この分類によれば、少なくとも②⑨以外は犯罪行為に該当してもおかしくない行為であることがわかります。①は脅迫罪、③④は暴行罪、⑤は恐喝罪、⑥は窃盗罪・器物損壊罪、⑦は強要罪、⑧は侮辱罪・名誉毀損罪、にそれぞれ該当し得る行為態様です。また、2022年度の調査によれば、明らかに犯罪行為であると考えられる④～⑥の行為態様によって認知されたいじめの件数だけでも約9万件近くになります。

それにもかかわらず、2022年度に学校が警察に相談・通報したいじめの件数は約2000件にすぎません。前年度が約1300件であり、それまでもほぼ同様の数値であるのに比べると、2022年度はかなり増加していますが、それでも犯罪行為によると考えられるいじめ件数と比べると、統計上は明らかに少ないのが実情です。

なぜ「いじめ」で学校と警察との連携が難しいのか

学校が「いじめ」のケースで警察と連携するのが難しい理由としては、2つが考えられます。1つは警察が介入するためには、犯罪行為に該当し得る「いじめ」かどうかを証拠に基づいてある程度客観的に判断しなければなりません。そうでなければ「冤罪《えんざい》」になってしまうからです。

もう1つの理由は、警察に相談・通報すれば、加害者に対して「いじめ防止対策推進法」ではなく「少年法」が適用されることになるので、かえって被害者に寄り添う対応が難しくなる問題です。「少年法」は加害者の更生のために様々な配慮がなされていますが、学校が加害者を指導するほうが被害者の要望に応えやすいかもしれません。

ですので、「いじめは犯罪」と決めつけてかかるのではなく、ケースごとに学校と警察の適切な役割分担を意識して対応することが大切だといえます。

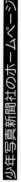

少年写真新聞 Juniors' Visual Journal 2024年3月8日発行 第522号付録
©少年写真新聞社2024年

心の健康ニュース

株式会社 少年写真新聞社 〒102-8232 東京都千代田区九段南3-9-14 HF九段南ビル

《春の海》の作曲者 宮城道雄の生涯

一般財団法人宮城道雄記念館資料室
室長　千葉 優子

お正月に必ずといっていいほど耳にする《春の海》を作曲したのが宮城道雄です。

不幸続きの少年時代

道雄は1894（明治27）年、神戸三宮居留地内で生まれました。4歳の頃、両親の離婚によって母と生き別れ、主に祖母に育てられることになります。生後200日ほどで患った眼病によって、小学校にも入学できず、校門につかまって泣いてしまったこともありました。8歳の頃に失明の宣告を受けて、箏《こと》と三味線の音楽である箏曲地歌《そうきょくじうた》の道に進むことを決め、生田流の二代目中島検校に入門します。家族が父の仕事で朝鮮（現・韓国）に渡った後も、祖母と日本で修業を続け、11歳で免許皆伝となりましたが、父が働けなくなったため、13歳で朝鮮に渡り、昼は箏を、夜は独学で覚えた尺八を教えて一家を支えました。そして、14歳で処女作《水の変態》を作曲して以後、作曲家としての道をも志すようになるのでした。

邦楽の近代化

自らの作品を世に問うため道雄は、1917年、23歳で上京し、2年後に第1回目の作品発表会を開きました。しかし、その作品が従来の邦楽とはあまりに違っていたため、賛否両論、大きな反響を巻き起こすのでした。道雄はレコードや点字楽譜などで、ほとんど独学で学んだ西洋音楽の要素を邦楽に取り入れることによって、従来の邦楽とは全く異なる音楽を創り出して邦楽の活性化をはかり、近代化を促したのです。あの《春の海》の覚えやすくて流麗な旋律も、従来の箏曲とは全く異なりますが、今やこの曲は邦楽の代名詞のような存在です。道雄は今につながる邦楽を創ったといっても過言ではないでしょう。

さらに、低音箏の「十七絃」や大型胡弓《こきゅう》の「宮城胡弓」など新楽器も開発しました。また、革新的で巧みな演奏によって古典曲を現代によみがえらせ、教育者としても口伝中心の伝授体系に楽譜を持ち込み、教則本の開発などによって近代化を促し、ラジオ試験放送初日からの出演や国際放送の出演、ラジオでの箏曲講習など放送文化にも貢献しました。

随筆家として

このように多くの音楽的業績を残した道雄でしたが、その素顔は実に人間味にあふれていました。にぎやかなことが好きで、冗談が好きで、雷が大嫌い……。こうした茶目っ気たっぷりの人柄は、彼自身が書いた随筆の中に見事に描き出されています。道雄は1935年に最初の随筆集『雨の念仏』を出版して以来、多くの随筆集を著しました。失敗談や周りの人々に対する感謝の気持ち、また自然の素晴らしさを聴覚や触覚などを通して感受性豊かに描き、文学的に彼独自のスタイルを作り上げて高く評価されました。

道雄は目が見えないことを逆手にとって、文学でもその才能を開花させましたが、1956年6月25日未明、大阪へ演奏旅行に向かう途次、東海道線刈谷駅付近で夜行列車、急行「銀河」から転落し、人気絶頂のさなか62年の生涯を衝撃的に閉じるのでした。

＼＼連 載／／

当事者に聞く 吃《きつ》音《おん》のリアル

最終回 吃音があっても大丈夫

【筑波大学人間系 助教（言語聴覚士・公認心理師） 飯村 大智】

モデルケースを見つけよう

吃音のある生徒へのサポートとして、どもっても大丈夫だと本人が思えること、そして本人がそう思えるような環境があることが大切だと第２回で述べました。第３回では、本人の気持ちに寄り添い、本人の吃音の捉え方の変化を見守りながら、ときに道を迷わないように道標を示すことも大切だと述べました。

どもっても大丈夫だと思えることや、将来に向けた具体的な目標として、吃音のある大人の例がモデルケースとしてあることは有用です。吃音は100人に１人、日本では120万人ほどがいるとされ、決して珍しいものではありません。実際には吃音を周囲に隠すことで実際にはそれほど多くないと感じられるかもしれませんが、そのような実際の吃音の人を知ることによって、自己のイメージ形成に役立つでしょう。

吃音があっても、多くの方々がそれぞれの道で活躍しています。例えば『吃音と就職』（学苑社刊、2019年）には、吃音があり、ときに吃音で苦労しながらも働いている20人の姿が描かれています。アナウンサー（小倉智昭氏など）、スポーツ選手、総理大臣（田中角栄氏など）、小説家（重松清氏など）など、有名人で吃音のある方も多くいらっしゃいます。2021年に米国大統領に就任したバイデン大統領は、Stuttering Foundationという米国吃音財団のウェブサイト（https://www.stutteringhelp.org）に吃音のある人に向けたメッセージを送っています。「I promise you – you have nothing to be ashamed of, and you have every reason to be proud（あなたは何も恥じることはないし、誇りに思うべき理由がある）」。海外のStuttering Foundationには“Famous people who stutter”というページがあり、そこではジョージ６世、マリリン・モンロー、タイガー・ウッズ、ブルース・ウィリス、ウィンストン・チャーチル、エド・シーランなどの名前が「吃音のある有名人」として掲載されています。

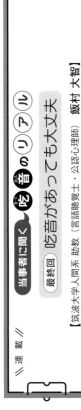

吃音があることに悩んで視野が狭くなると、「吃音があるから生きていけない」と極端な考え方にもなりがちです。こうしたモデルケースを示すことは、将来の見通しを持たせ、自身の将来のイメージを持ちやすくなり、本人が、「吃音があっても、自分はそのままでもいいんだ、それも含めて自分なのだ」と考える材料にもなるでしょう。吃音があっても進路や職業選択を不当に狭めることのないように、吃音にとらわれずに人生の選択をできることが大切でしょう。自分の希望する進路をまずは考えて、そこから吃音で困るとしたらどのように対処するのがよいのか、を考えましょう。進路や職業を考える際の順番は、吃音を最初に考えるのではなく、「自分が何になりたいか」がまずは大切です。そうすることが、生徒の吃音にとらわれない進路選択につながると思います。

吃音には価値がある？

吃音は「話せないこと」という「できないこと」に注目が向いてしまいますが、一方で吃音でも「できる」ことにも注目することも重要です。得意なことや不得意なことを客観的に分析し、見つけていくことがひいては将来の選択にもつながってくるでしょう。

“吃音にも価値や意味がある”という視点もあります。吃音があることで、例えば営業職であれば、「誠実さが伝わり信頼されるようになった」という声を聞くことがあります。吃音があることにも意味があり、話し方はいろいろあってそれで（それが）いいのだと思います。吃音で言葉が出ないことは、周囲が待つ時間が増えてしまうかもしれません。しかし、それはデメリットだけでしょうか。例えば「注文に時間のかかるカフェ」という吃音当事者が始めたプロジェクトが、最近はメディアで取り上げられるようになりました。吃音のあるスタッフがカフェ活動を行っています。吃音のために注文対応に時間がかかることがしばしばあると思いますが、それでも多くの人が来場しています。来訪者たちは吃音のあるスタッフの言葉を「待つ」ためにカフェに足を運んでいるとも捉えることができる。ここでは、吃音によるスムーズなコミュニケーションが難しいことはデメリットではなく、吃音の新しい価値が生まれているのではないでしょうか。

言葉が出るまで待つことは、どのようなことをしゃべるのだろうかと周囲（聞き手）の想像力を高めてくれるかもしれません。待つという行動を意識的にとることで、一方向的なコミュニケーションにならないよう、周囲のコミュニケーションリテラシーを高めてくれるかもしれません。すらすらとしゃべれなくても、誠実であったり、面白かったり、魅力があれば人はつい聞き入ってしまうものだと思います。言葉をすらすらと話せることだけがコミュニケーションではありません。話し方を言い訳にせず、表情や共感力を含め、豊かな対人コミュニケーションをとれることが大事だと思います（吃音に限らないことだと思います）。

吃音を「話せないこと」ではない、普段と異なる側面から考えてみましたが、このように物事の見方を変えると意外な発見があります。「話に時間がかかって周りを待たせてしまう」「変な話し方だと言われる」と否定的なイメージで吃音にとらわれてしまうのではなく、捉え方を再考してみましょう。役に立つ「捉え方」を身につけることも大事な学びだと思います。

ピアサポートによる心理支援

最後にピアサポートによる心理支援について述べたいと思います。ピアサポートとは、特定の悩みや問題を抱える人同士が集まり、語り合うことで、お互い一人ではない、仲間がいるという効果を得られるものです。吃音のある人が集まるセルフヘルプ・グループ（自助団体）は全国各地にあります。代表的な団体としては言友会があり、都道府県ごとに活動が行われています。成人の当事者の方が中心ですが、高校生や保護者の方が参加されることもあります。中・高校生の世代での集まりとして、中・高校生のつどいが行われている地域もあります（ホームページやSNSを通して発信しているところもあります）。吃音のある幼児や小学生、その保護者向けになることが多いですが、親子交流会のような活動もあります。心配なことや不安なことがあるときに相談をしたり、思いを吐き出したりできる場所があることは大切です。吃音のある友だちや仲間をつくってみましょう。ピアサポートは小学校のことばの教室でも行われており（石田・飯村、2023）、吃音の自覚のある子どもや大人にとって必要な心理的サポートのひとつであるといえるでしょう。

参考文献
飯村大智著『吃音と就職：先輩から学ぶ上手に働くコツ』学苑社刊、2019年
石田修・飯村大智著『ことばの教室でできる吃音のグループ学習実践ガイド』学苑社刊、2023年

心の健康ニュース
No.522-(1) 2024年（令和6年）3月号
少年写真新聞
https://www.schoolpress.co.jp/

先人《せんじん》の生《い》き方《かた》

命《いのち》ある限《かぎ》り、自分《じぶん》の道《みち》を極《きわ》める

日本《にっぽん》を代表《だいひょう》する盲目《もうもく》の音楽家《おんがくか》・現代邦楽《げんだいほうがく》の父《ちち》　宮城道雄《みやぎみちお》

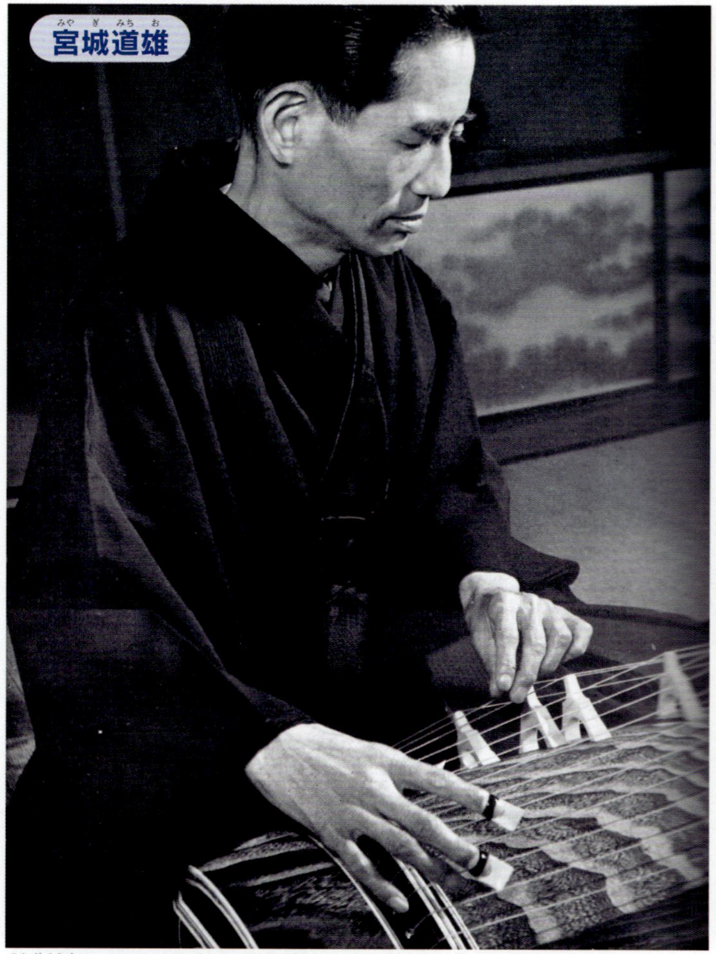
宮城道雄《みやぎみちお》

宮城道雄《みやぎみちお》（1894～1956年《ねん》）は天才箏曲家《てんさいそうきょくか》で、生涯《しょうがい》で400曲以上《きょくいじょう》の作品《さくひん》を作曲《さっきょく》したほか、東京音楽学校《とうきょうおんがくがっこう》（後《のち》の東京藝術大学《とうきょうげいじゅつだいがく》）でも教鞭《きょうべん》をとり、教育者《きょういくしゃ》・随筆家《ずいひつか》としても活躍《かつやく》。

多くの苦難や逆境を乗り越えて歩み続ける！

生誕《せいたん》130年《ねん》　宮城道雄《みやぎみちお》の生《い》き方《かた》

不遇《ふぐう》の子《こ》ども時代《じだい》

① 厳《きび》しい修業《しゅぎょう》で天才的《てんさいてき》な音楽《おんがく》の才能《さいのう》が開花《かいか》

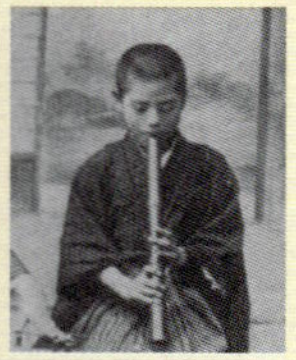

◀尺八《しゃくはち》を吹《ふ》く道雄《みちお》。

芸《げい》の道《みち》を選《えら》んだ理由《りゆう》

当時《とうじ》、箏《こと》の演奏家《えんそうか》は視覚障害者《しかくしょうがいしゃ》が自立《じりつ》して生《い》きるための職業《しょくぎょう》のひとつでした。

出典：国立国会図書館「近代日本人の肖像」(https://www.ndl.go.jp/portrait/)

8歳《さい》で失明《しつめい》の宣告《せんこく》を受《う》け、芸《げい》の道《みち》へ。家族《かぞく》が父《ちち》の仕事《しごと》で朝鮮《ちょうせん》（現《げん》・韓国《かんこく》）に渡《わた》った後《あと》も、祖母《そぼ》と日本《にっぽん》で箏《こと》の修業《しゅぎょう》を続《つづ》け、わずか11歳《さい》で免許皆伝《めんきょかいでん》。しかし、父《ちち》が働《はたら》けなくなったため朝鮮《ちょうせん》に渡《わた》り、箏《こと》や尺八《しゃくはち》を教《おし》えて一家《いっか》を支《ささ》えます。

頂点《ちょうてん》を極《きわ》めても慢心《まんしん》せず、さらなる高《たか》みへ

② 日本《にっぽん》の古典音楽《こてんおんがく》を現代《げんだい》によみがえらせる

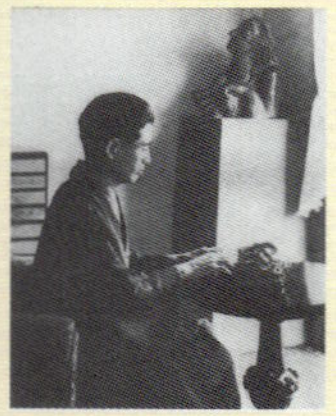

教育法《きょういくほう》の近代化《きんだいか》に尽力《じんりょく》

従来《じゅうらい》の箏《こと》の世界《せかい》では、師匠《ししょう》からの口伝《くでん》で曲《きょく》や技術《ぎじゅつ》が伝授《でんじゅ》されていましたが、道雄《みちお》は積極的《せっきょくてき》に楽譜《がくふ》を使《つか》い、邦楽《ほうがく》の普及《ふきゅう》を進《すす》め、ラジオでの箏曲講習《そうきょくこうしゅう》やテキストの制作《せいさく》も行《おこな》いました。

◀楽譜《がくふ》や文章作成《ぶんしょうさくせい》は、点字《てんじ》タイプライターを使《つか》っていました。

出典：国立国会図書館「近代日本人の肖像」(https://www.ndl.go.jp/portrait/)

22歳《さい》でこの道《みち》の最高位《さいこうい》の「大検校《だいけんぎょう》」となりますが慢心《まんしん》せず、西洋音楽《せいようおんがく》の要素《ようそ》を邦楽《ほうがく》に取《と》り入《い》れるなど、今《いま》までにない音楽《おんがく》を多数生《たすうう》み出《だ》し、新楽器《しんがっき》も開発《かいはつ》。

一生修業《いっしょうしゅぎょう》を重《かさ》ね、芸《げい》に生《い》きる

③「春《はる》の海《うみ》」が大《だい》ヒットし、国際的《こくさいてき》な作曲家《さっきょくか》になる

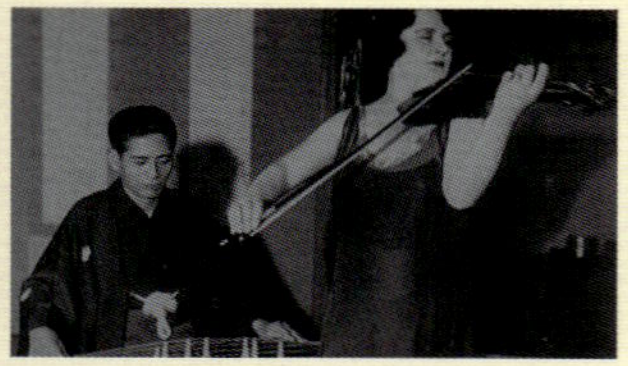

◀1932年《ねん》、「春《はる》の海《うみ》」で共演《きょうえん》する宮城道雄《みやぎみちお》とルネ・シュメー。

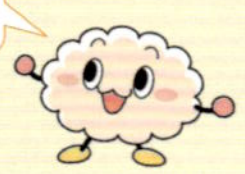
日本以外《にっぽんいがい》の国《くに》の人《ひと》びとにも親《した》しまれている曲《きょく》です♪

フランスのバイオリニスト、ルネ・シュメーが道雄作曲《みちおさっきょく》の「春《はる》の海《うみ》」の尺八《しゃくはち》パートをバイオリンに編曲《へんきょく》して好評《こうひょう》を博《はく》し、その後《ご》、日《にち》、米《べい》、仏《ふつ》でレコードが発売《はつばい》されたことで世界的《せかいてき》な名声《めいせい》を得《え》ました。

お正月《しょうがつ》のあの曲《きょく》！

宮城道雄作曲《みやぎみちおさっきょく》「春《はる》の海《うみ》」

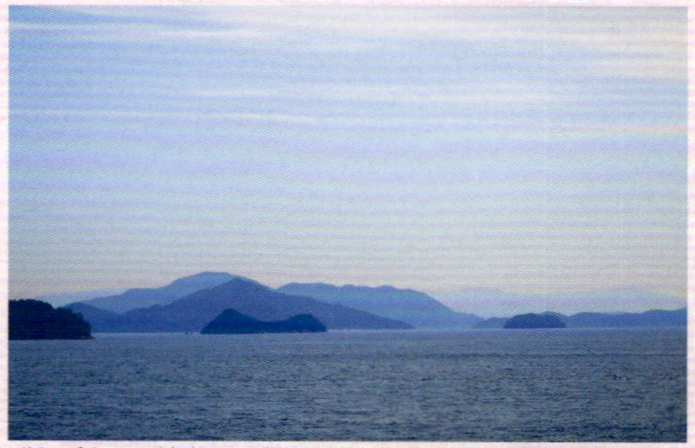

「春《はる》の海《うみ》」は道雄《みちお》が35歳《さい》のときに作《つく》った、尺八《しゃくはち》と箏《こと》のための曲《きょく》で、かつて道雄《みちお》が瀬戸内海《せとないかい》を旅《たび》したときの波《なみ》や鳥《とり》の声《こえ》などをイメージして作曲《さっきょく》されています。

この二次元《にじげん》コードから、「春《はる》の海《うみ》」の演奏《えんそう》を聴《き》くことができます。

兵庫県出身《ひょうごけんしゅっしん》で日本《にっぽん》の名曲《めいきょく》「春《はる》の海《うみ》」の作曲者《さっきょくしゃ》として知《し》られる音楽家《おんがくか》・宮城道雄《みやぎみちお》。八歳《さい》での失明《しつめい》の宣告《せんこく》を機《き》に箏《こと》を始《はじ》め、生涯《しょうがい》に四〇〇曲以上《きょくいじょう》の作品《さくひん》を残《のこ》したほか、西洋音楽《せいようおんがく》の要素《ようそ》を箏《こと》や尺八《しゃくはち》などの邦楽《ほうがく》の世界《せかい》に取《と》り入《い》れたり、教育法《きょういくほう》の近代化《きんだいか》に尽力《じんりょく》したり、新《あたら》しい楽器《がっき》を開発《かいはつ》したりと、日本《にっぽん》の音楽界《おんがくかい》の発展《はってん》に寄与《きよ》しました。己《おのれ》の芸《げい》の道《みち》を極《きわ》めるために慢心《まんしん》せず、修業《しゅぎょう》を重《かさ》ねた宮城道雄《みやぎみちお》の生《い》き方《かた》と、その心《こころ》は私《わたし》たちの手本《てほん》であり続《つづ》けています。

指導　一般財団法人宮城道雄記念館資料室 室長　千葉優子 先生

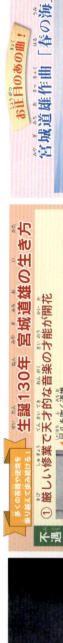

おもしろ心理学《しんりがく》シリーズ①

「自分《じぶん》にもできる」と考《かんが》えてみよう

こんなとき、あなたならどうする？

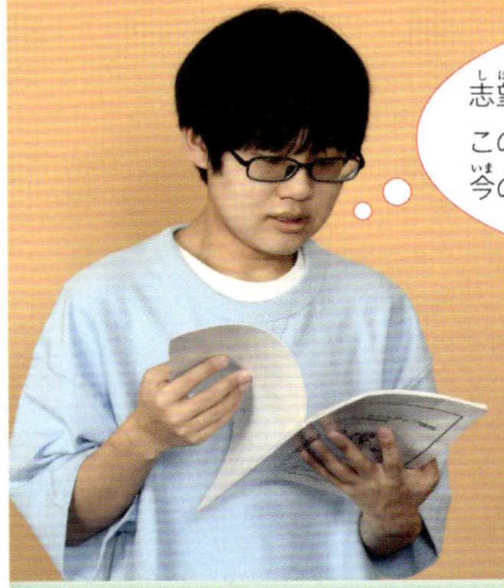
志望校《しぼうこう》どうしよう……
この学校《がっこう》に憧《あこが》れるけど、自分《じぶん》の今《いま》の成績《せいせき》だと厳《きび》しいかな

挑戦《ちょうせん》する前《まえ》から諦《あきら》めていませんか？

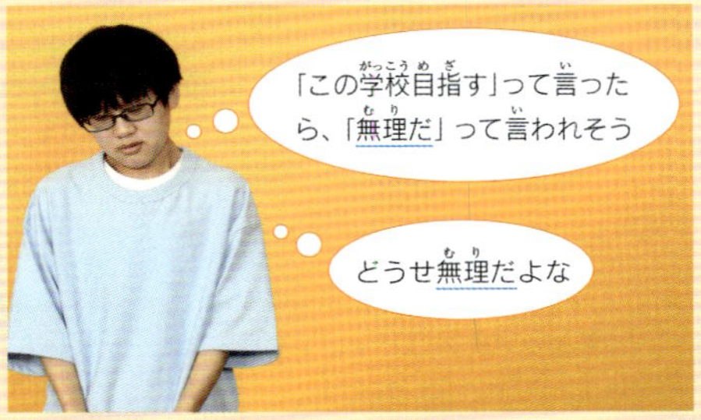
「この学校目指《がっこうめざ》す」って言《い》ったら、「無理《むり》だ」って言《い》われそう
どうせ無理《むり》だよな

挑戦《ちょうせん》する前《まえ》から諦《あきら》めて、自分《じぶん》の可能性《かのうせい》を潰《つぶ》してしまうのはもったいないことです。

「自分《じぶん》にもできる」と考《かんが》えてみよう

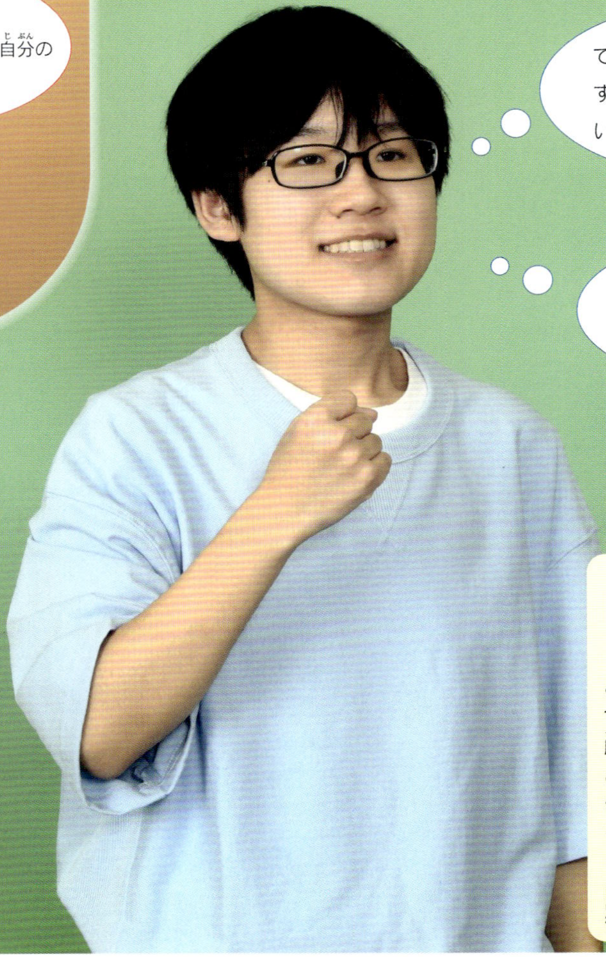
でも、自分《じぶん》の限界《げんかい》に挑戦《ちょうせん》するつもりでがんばったら、いけるかも！
やる気《き》はあるし、先生《せんせい》にも相談《そうだん》してみようかな

知っておきたい！心理学《しんりがく》ワード

自己効力感《じここうりょくかん》とは？

心理学《しんりがく》の用語《ようご》で「自分《じぶん》にもできる」という気持《きも》ちを自己効力感《じここうりょくかん》といいます。自己効力感《じここうりょくかん》があると、目標《もくひょう》を達成《たっせい》するために、困難《こんなん》がありそうなことでも、比較的《ひかくてき》ポジティブに行動《こうどう》でき、目標《もくひょう》を達成《たっせい》できる可能性《かのうせい》が高《たか》まります。

その結果《けっか》、目標《もくひょう》が達成《たっせい》できると、「次《つぎ》もきっとできるはず」という好循環《こうじゅんかん》が生《う》まれます。

自己効力感《じここうりょくかん》を高《たか》めるために

① 小《ちい》さな成功体験《せいこうたいけん》を重《かさ》ねる

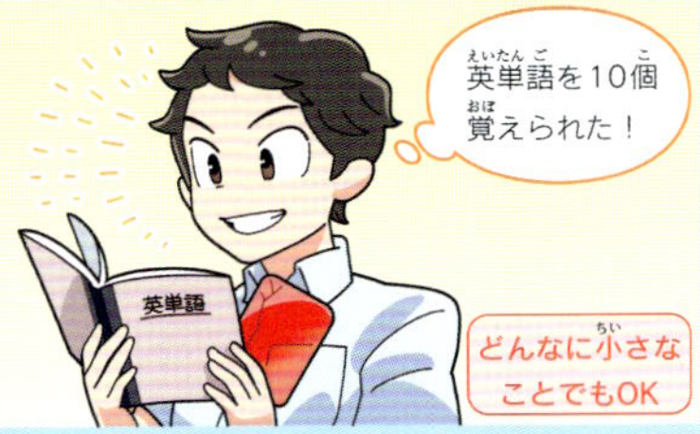
英単語《えいたんご》を10個《こ》覚《おぼ》えられた！
英単語
どんなに小《ちい》さなことでもOK

直接《ちょくせつ》の成功体験《せいこうたいけん》は自己効力感《じここうりょくかん》を高《たか》めるため、「自分《じぶん》でできた！」という体験《たいけん》を増《ふ》やしましょう。

② 他者《たしゃ》の成功《せいこう》プロセスを観察《かんさつ》し、イメージする

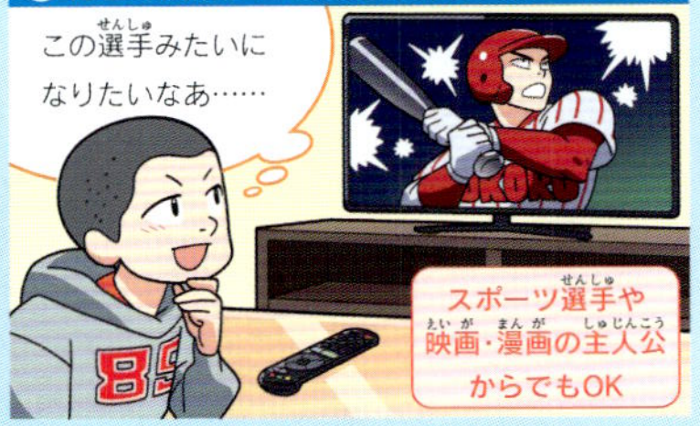
この選手《せんしゅ》みたいになりたいなあ……
スポーツ選手《せんしゅ》や映画《えいが》・漫画《まんが》の主人公《しゅじんこう》からでもOK

他者《たしゃ》が努力《どりょく》して成功《せいこう》をつかむ行動《こうどう》を観察《かんさつ》し、「自分《じぶん》にもできそう」というイメージを持《も》ちましょう。

初《はじ》めてのことや困難《こんなん》な壁《かべ》があったとき、挑戦《ちょうせん》する前《まえ》から無理《むり》だと思《おも》い込《こ》んでいませんか？

「自分《じぶん》にもできる」と自己効力感《じここうりょくかん》を持《も》っていると、さまざまな壁《かべ》や困難《こんなん》に立《た》ち向《む》かうことができます。

また、失敗《しっぱい》しても、「次《つぎ》はきっとできる」と失敗《しっぱい》から学《まな》び次《つぎ》の行動《こうどう》を起《お》こせ、目標達成《もくひょうたっせい》へとつながります。

指導　琉球大学教育学部 教授　岡本 泰弘 先生

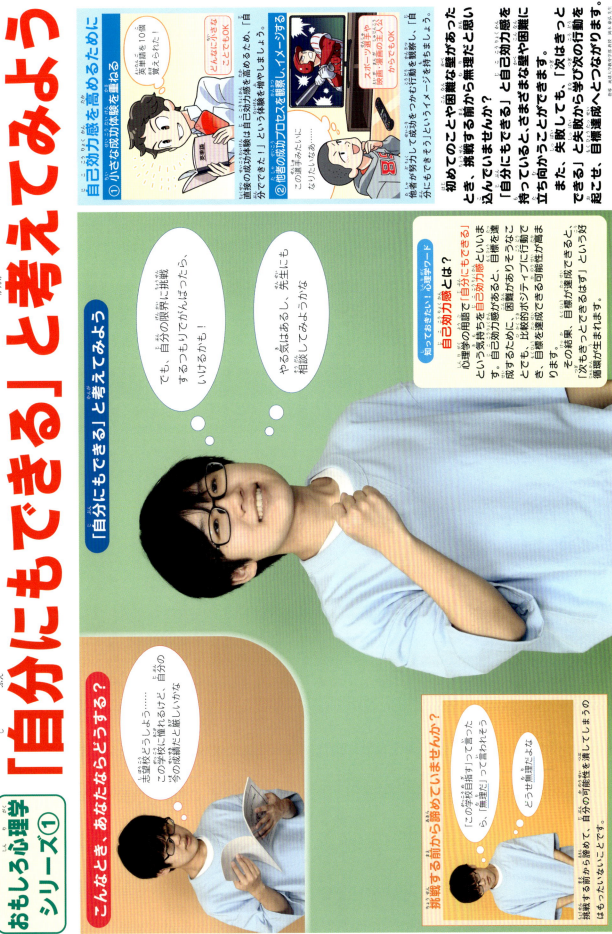

寄稿

歴史的背景から読み解く 痩せ願望と摂食障害

【香川大学医学部精神看護学 教授　渡邉 久美】

コロナ禍で摂食障害の患者が増加しています。そこで、今回は摂食障害の児童生徒と関わるときの注意点、痩せ願望と健康観について、精神看護学の専門家である、香川大学医学部の渡邉久美先生に解説していただきました。

【補足】摂食障害とは思春期やせ症とも呼ばれる心の病気で、食事を拒む「拒食症」と、大量に食べてしまう「過食症」などの総称です。

摂食障害の一次予防活動としての健康教育における留意点

心の病気の一次予防として、健常な児童生徒へ正しい知識の提供などを行う啓発活動は、保健室の重要な役割のひとつです。

ただし、摂食障害のハイリスク群に対しては、病状を隠す方向に作用する場合があるため、危険を説くだけではなく、二次予防として早期の相談を促す働きかけが重要であることが指摘されています。そのため、「食に神経質になる人は少なくありませんが、摂食障害になると、食があなたの生活を支配してしまいます」といったメッセージで受診を促したり、「あなたは食や体重に対する完璧なコントロールを目指しているのだろうが、実はコントロールを失ってしまうのだ」という点を強調したりする方法が思春期の人々に聞き入れられる可能性が高いとされています[2]。

話が少しそれますが、あるジャーナリストがエスキモーの人たちの美人の基準を知るために、数名の方にエスキモー美人や日本人、アメリカのファッションモデル、そしてマリリン・モンローの写真を見せると、モンローは最も不人気だったそうです。同著書の中で、美人の基準、美女の定義は美の評価の中でも流行に支配されやすく、日本などは美人の基準がやや植民地化して（？）欧米的な顔のほうに点を甘くする傾向があると述べられています。素直で純粋な人は、日頃接しているマスメディアがよいとしている情報をよいと受け止め、マスメディアが悪いとしている情報を悪いと受け止めます。私たちがさらされているテレビやインターネットで、浴びるように流されている情報は、痩せたモデルの画像であふれかえっていることは周知のことですが、その画像は恐ろしいほど簡単に「加工」することができてしまうことを認識しておかなければなりません。

知っておきたい「痩せ」と将来のリスク

また、厚生労働省による「健康日本21（第二次）」では、若年女性の痩せは骨量減少や低出生体重児出産のリスク等との関連が示されており、日本人の20歳代女性の痩せの方（BMI<18.5）の割合は増加傾向にあります。今生まれている乳児の10人に１人が低出生体重児とされ、その後の乳児の健全な発育に様々な影響を及ぼすことが指摘されています。

心の修養が伴っていたかつてのダイエット

「痩せ」が美しいと考えられるようになったのは、歴史的にはいつ頃からなのでしょうか。我が国に伝承される歴史上の女性像を見ると、中世の絵巻物に登場する女性は、まるまるとしたうりざね顔が特徴的です。

『痩身願望』という長谷川氏の論説※1では、かのフーコー※2の著作を引用し、古来からの心と身体の健全な関係が紹介されています。“古代ギリシアの養生法においては、「身体に対して心が戦いを挑む」ことなど一度も考えられたことはなかった。むしろ身体と心との抜き差しならない関係こそが問題にされていた”そうです。このような考えについて、今では理解し難しいように思いますが、心と体を別のものと考えず、心身相関を超えた心身一如の関係であることを前提にしていると思われます。また、“古代ギリシャの食事療法は性の営み以上に養生法として重要な位置を占めて”おり、“単なる減量術ではなく他の養生法と同様、心の養生術を含む「完璧さ」を備え”ていました。このことから、現代風の食事を減らせば１kg痩せるといったダイエット法ではなく、心の健康をもつくるものであったことがうかがえます。そして、“そこでは、「身体がそれ固有の掟《おきて》に従って導くことができるよう、心が自らを正していくこと」が求められていたのであり、心の内から「錯誤を除去し、想像を抑え、欲望を制御していく仕事」が心にも同時に課せられていた。”という人間としての精神性の高みを目指す姿勢を感じるのです。

少し古臭いと思われるかもしれませんが、有名な貝原益軒※3による『養生訓』という書物は、日本人の健康観を形成するうえで伝えていきたい内容だと思います。例えば「自分の身体は自分だけのものではなく、父母が授けてくれ、自分の子へと残すものであるため、不摂生をして身体を傷めつけることはしてはいけない」など、精神看護のセルフケアの観点からも学ぶことが多々ある書籍です。健康になるためのハウツー本で成果や形だけを焦って求めても、結局のところ、心の伴わない行動は、体にも心にもゆがみを生み出し、良い結果にはなりません。

人とのつながりの中で安心して自己表現できること

人間にとっての精神的健康を考えるときに、主体的に生きることがキーワードになることがあります。しかし、この主体性も紙一重で、一歩間違えると自分中心のエゴイズムとなってしまいます。そうではなく、自然の理にかなった、歴史や伝統の応援がある流れでの主体性が望まれます。摂食障害は、心の苦しみを食行動に置き換え、自分の体をむしばんで自己表現している病気ともいえますが、言葉でうまく主張できなかったつらさが、うまく言葉で伝えることができなかったつらさをわかってもらい、受け止めてもらえることで、少しずつ回復に向かいます。

摂食障害の方の施設をつくられて活動している方の講演で、「摂食障害で苦しんでいる女性の多くは、“病気を治して自分が幸せになろうと言っても頑張れないが、摂食障害を治して同じ病に苦しむ人たちに希望を与えよう”というと頑張れる」といった話を聞きました。「生きていくことの難しさに負けそうになったとき、唯一、気持ちを逃がすことができた先が拒食、あるいは過食だった」人たちが、その施設を居場所として人々に受け入れられる中で、見違えるように回復されている様子がHPで紹介されています[3]。人とのつながりの中で、人から与えられる情愛に満たされたとき、本来のその人らしさが発揮されることの大切さがつくづく感じられます。

学校では養護教諭の先生が、また周囲の人々が、あたたかい関心を向けて、早期発見と重症化しないように見守るとともに、必要以上に痩せを礼讃しない社会についても考えていきたいものです。

※1　長谷川博子著「痩身願望」、松崎憲三編『人生の装飾法』、筑摩書房、1999年
※2　ミシェル・フーコー（1926～1984）。フランスの哲学者、思想史家、作家、政治活動家、文芸評論家。
※3　江戸時代の偉大な儒者。

参考文献
1）国立成育医療センタープレスリリース　2021年度コロナ禍の子どもの心の実態調査 摂食障害の「神経性やせ症」がコロナ禍で増加したまま高止まり https://www.ncchd.go.jp/press/2022/1117.html
2）西園マーハ「摂食障害の支援」、『児童青年精神医学とその近接領域』5（84）:532-536、2017年
3）なのはなファミリー　摂食障害からの回復施設　成り立ちと目的 https://nanohanafamily.jp/infomation/info-2/

創業70周年記念企画

『心の健康ニュース』と合わせて使える！

イラストカット集

株式会社少年写真新聞社は2024年1月に創業70周年を迎えます。これまで当社刊行物をご愛読くださったすべての皆様に、心より感謝申し上げます。

今号の『心の健康ニュース』では、創業70周年の感謝とともに、よりみなさまの役に立つ紙面づくりをしたいという思いから、相談室の先生方にも使いやすいイラストカットを制作いたしました。どうぞご活用ください。

選ばれ続けて 1954~2024 Anniversary 70th

★カラー・モノクロ版データは弊社ウェブコンテンツSeDoc内の「イラスト無料サービス」上よりダウンロードいただけます。
イラスト下のコード番号でイラストを検索できます。

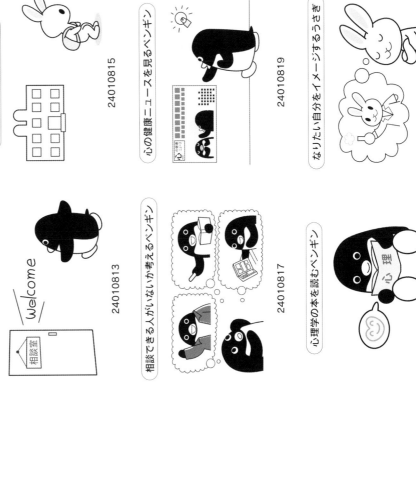

相談室で先生に相談するうさぎ

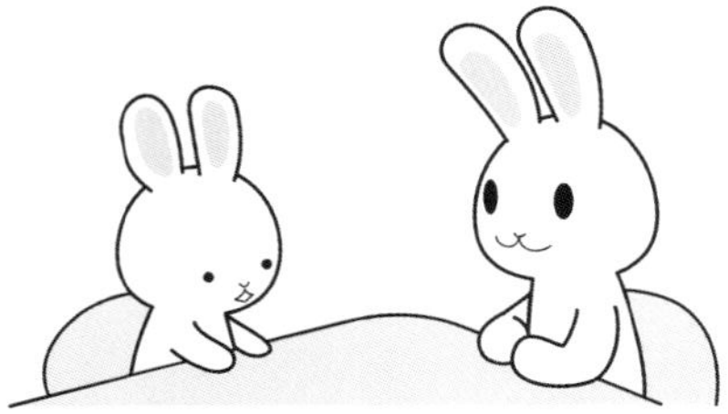

24010801

SOSを発するペンギン

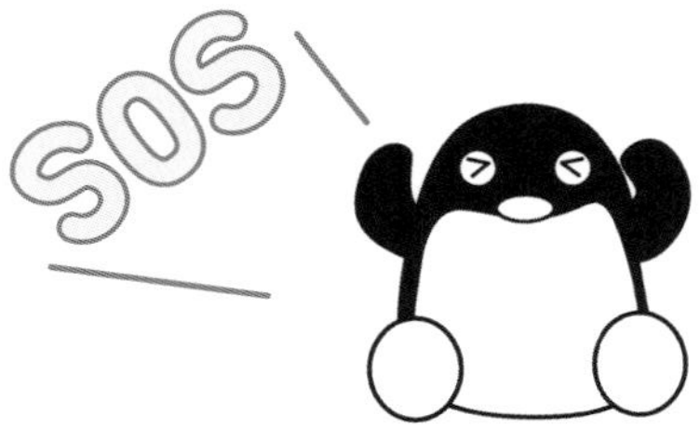

24010803

悩みを抱えているペンギン

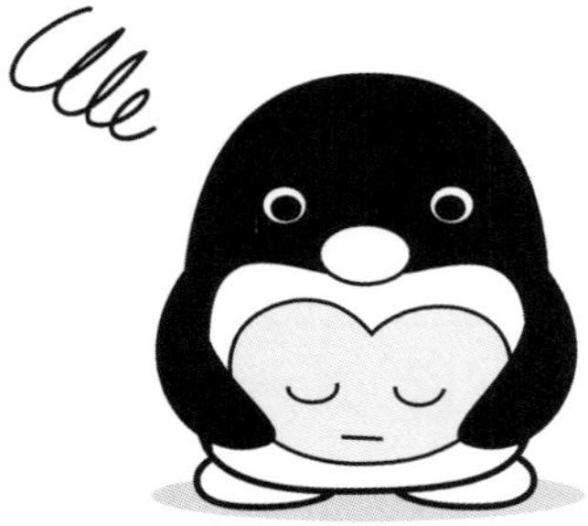

24010805

心が軽くなったペンギン

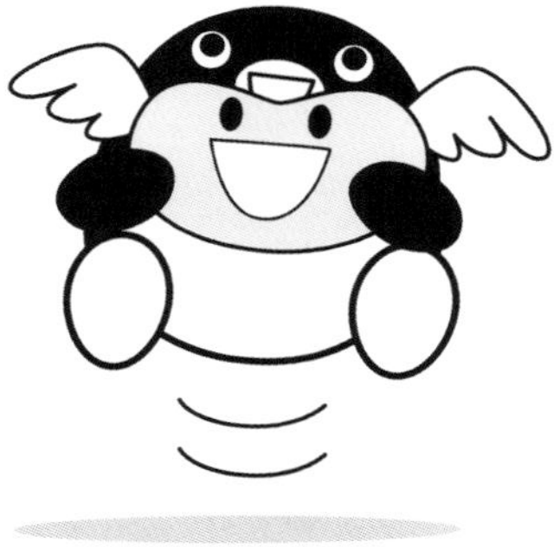

24010807

繊細で傷つきやすいうさぎ

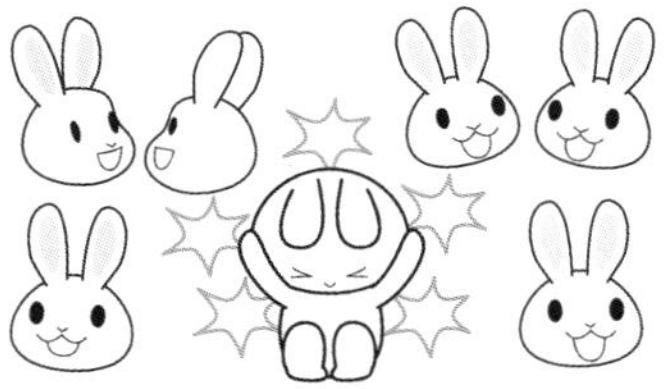

24010809

スクールカウンセラーのペンギン

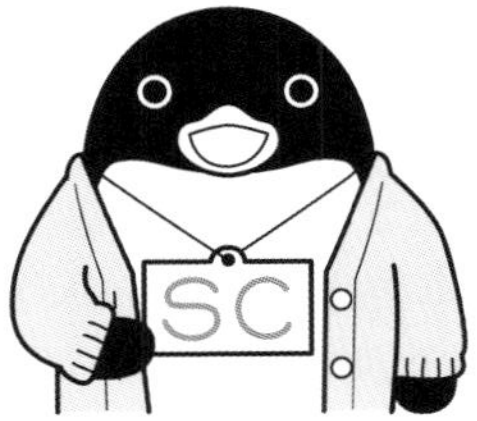

24010811

相談室へ行くペンギン

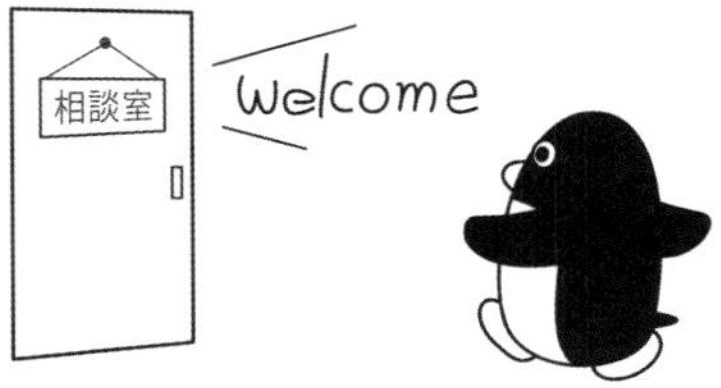

24010813

学校に行きたくないうさぎ

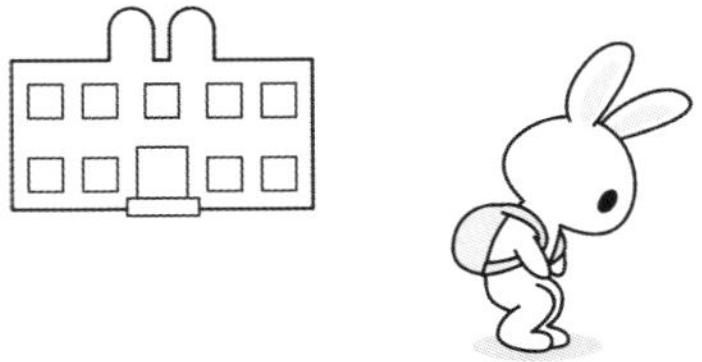

24010815

相談できる人がいないか考えるペンギン

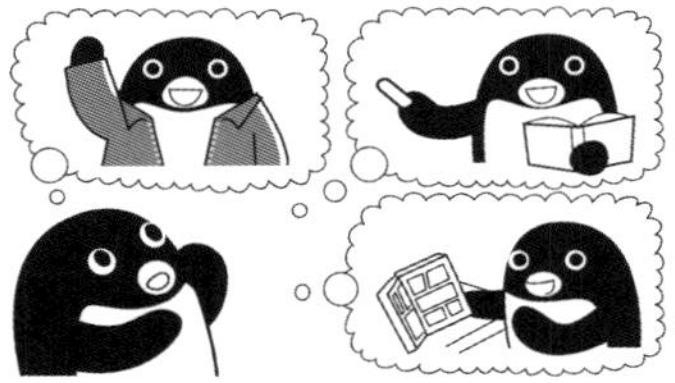

24010817

心の健康ニュースを見るペンギン

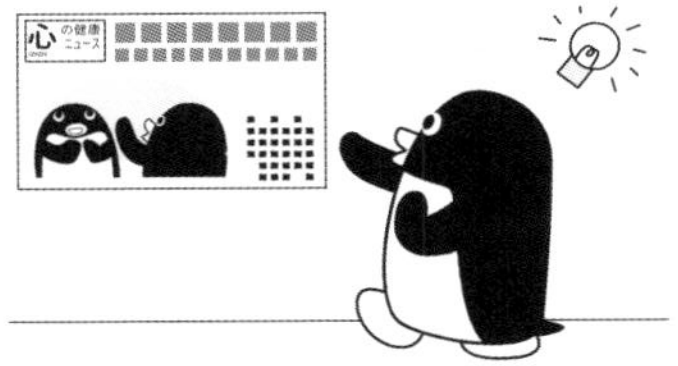

24010819

心理学の本を読むペンギン

24010821

なりたい自分をイメージするうさぎ

24010822

おもしろ心理学《しんりがく》シリーズ②

男《おとこ》だから女《おんな》だから という思《おも》い込《こ》みに気《き》づこう

こんな思《おも》い込《こ》みをしていませんか？

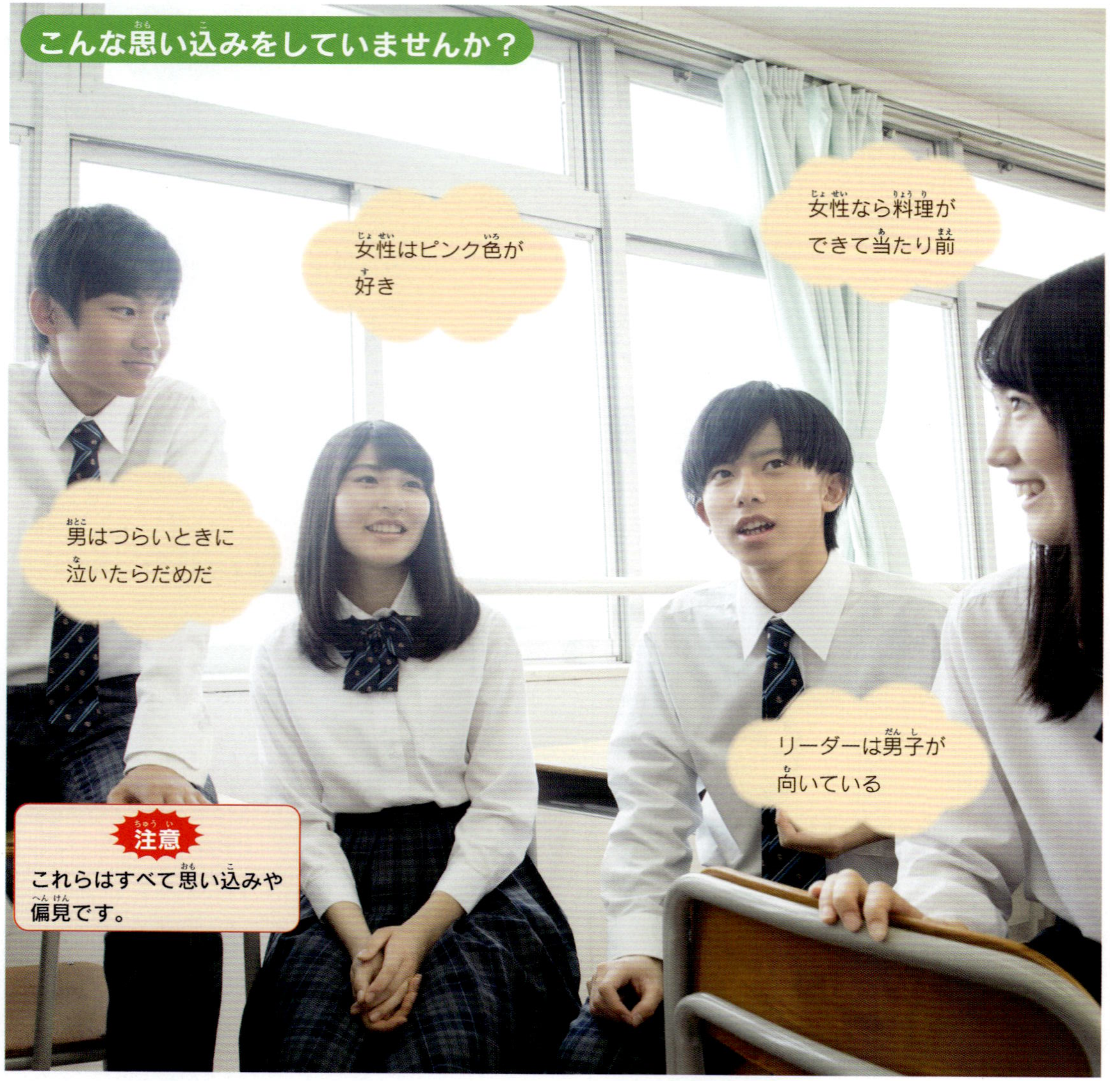
女性《じょせい》はピンク色《いろ》が好《す》き
女性《じょせい》なら料理《りょうり》ができて当《あ》たり前《まえ》
男《おとこ》はつらいときに泣《な》いたらだめだ
リーダーは男子《だんし》が向《む》いている

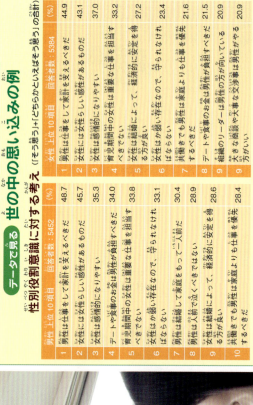

注意《ちゅうい》
これらはすべて思《おも》い込《こ》みや偏見《へんけん》です。

データで見《み》る 世《よ》の中《なか》の思《おも》い込《こ》みの例《れい》

性別役割意識《せいべつやくわりいしき》に対《たい》する考《かんが》え（「そう思《おも》う」+「どちらかといえばそう思《おも》う」の合計《ごうけい》）

	男性《だんせい》 上位《じょうい》 10項目《こうもく》　回答者数《かいとうしゃすう》：5452	(%)
1	男性《だんせい》は仕事《しごと》をして家計《かけい》を支《ささ》えるべきだ	48.7
2	女性《じょせい》には女性《じょせい》らしい感性《かんせい》があるものだ	45.7
3	女性《じょせい》は感情的《かんじょうてき》になりやすい	35.3
4	デートや食事《しょくじ》のお金《かね》は男性《だんせい》が負担《ふたん》すべきだ	34.0
5	育児期間中《いくじきかんちゅう》の女性《じょせい》は重要《じゅうよう》な仕事《しごと》を担当《たんとう》すべきでない	33.8
6	女性《じょせい》はか弱《よわ》い存在《そんざい》なので、守《まも》られなければならない	33.1
7	男性《だんせい》は結婚《けっこん》して家庭《かてい》をもって一人前《いちにんまえ》だ	30.4
8	男性《だんせい》は人前《ひとまえ》で泣《な》くべきではない	28.9
9	女性《じょせい》は結婚《けっこん》によって、経済的《けいざいてき》に安定《あんてい》を得《え》る方《ほう》が良《よ》い	28.6
10	共働《ともばたら》きでも男性《だんせい》は家庭《かてい》よりも仕事《しごと》を優先《ゆうせん》するべきだ	28.4

	女性《じょせい》 上位《じょうい》 10項目《こうもく》　回答者数《かいとうしゃすう》：5384	(%)
1	男性《だんせい》は仕事《しごと》をして家計《かけい》を支《ささ》えるべきだ	44.9
2	女性《じょせい》には女性《じょせい》らしい感性《かんせい》があるものだ	43.1
3	女性《じょせい》は感情的《かんじょうてき》になりやすい	37.0
4	育児期間中《いくじきかんちゅう》の女性《じょせい》は重要《じゅうよう》な仕事《しごと》を担当《たんとう》すべきでない	33.2
5	女性《じょせい》は結婚《けっこん》によって、経済的《けいざいてき》に安定《あんてい》を得《え》る方《ほう》が良《よ》い	27.2
6	女性《じょせい》はか弱《よわ》い存在《そんざい》なので、守《まも》られなければならない	23.4
7	共働《ともばたら》きでも男性《だんせい》は家庭《かてい》よりも仕事《しごと》を優先《ゆうせん》するべきだ	21.6
8	デートや食事《しょくじ》のお金《かね》は男性《だんせい》が負担《ふたん》すべきだ	21.5
9	組織《そしき》のリーダーは男性《だんせい》の方《ほう》が向《む》いている	20.9
9	大《おお》きな商談《しょうだん》や大事《だいじ》な交渉事《こうしょうごと》は男性《だんせい》がやる方《ほう》がいい	20.9

出典：内閣府男女共同参画局「令和４年度性別による無意識の思い込み（アンコンシャス・バイアス）に関する調査研究　調査結果」

内閣府男女共同参画局《ないかくふだんじょきょうどうさんかくきょく》の調査《ちょうさ》によると、日本《にっぽん》ではジェンダーに関《かん》して、無意識《むいしき》の思《おも》い込《こ》みがあることがわかっています。

思《おも》い込《こ》みを取《と》り払《はら》うと……

①視野《しや》が広《ひろ》がる

思《おも》い込《こ》みに気《き》がつくようになると、柔軟《じゅうなん》な発想《はっそう》ができるようになります。

②多様性《たようせい》を尊重《そんちょう》できる

自分《じぶん》と違《ちが》う価値観《かちかん》を持《も》つ人《ひと》を傷《きず》つけず、認《みと》めてともに尊重《そんちょう》していくことができます。

世《よ》の中《なか》には多様《たよう》な価値観《かちかん》が存在《そんざい》しています★

アンコンシャス・バイアスとは？

アンコンシャス・バイアスとは、無意識《むいしき》の思《おも》い込《こ》みや偏見《へんけん》のことです。この中《なか》には、性別《せいべつ》による無意識《むいしき》の思《おも》い込《こ》みや偏見《へんけん》も多《おお》く存在《そんざい》します。

思《おも》い込《こ》みは、誰《だれ》にでもあります。しかし、自分《じぶん》の思《おも》い込《こ》みを相手《あいて》に押《お》しつけると、相手《あいて》を傷《きず》つけたり、自分《じぶん》の視野《しや》が狭《せま》くなって、可能性《かのうせい》を狭《せば》めたりしてしまいます。

世《よ》の中《なか》には、多様《たよう》な価値観《かちかん》があるため、思《おも》い込《こ》みに縛《しば》られないように気《き》をつけていきましょう。

指導　北海道教育大学教育学部 教授　木村 育恵 先生

おもしろ心理学《しんりがく》
シリーズ③

心《こころ》の中《なか》がモヤモヤするときの対《たい》処《しょ》法《ほう》

心《こころ》の中《なか》がモヤモヤするときには

方法《ほうほう》1　紙《かみ》に心《こころ》の中《なか》の感情《かんじょう》を書《か》き出《だ》してみよう

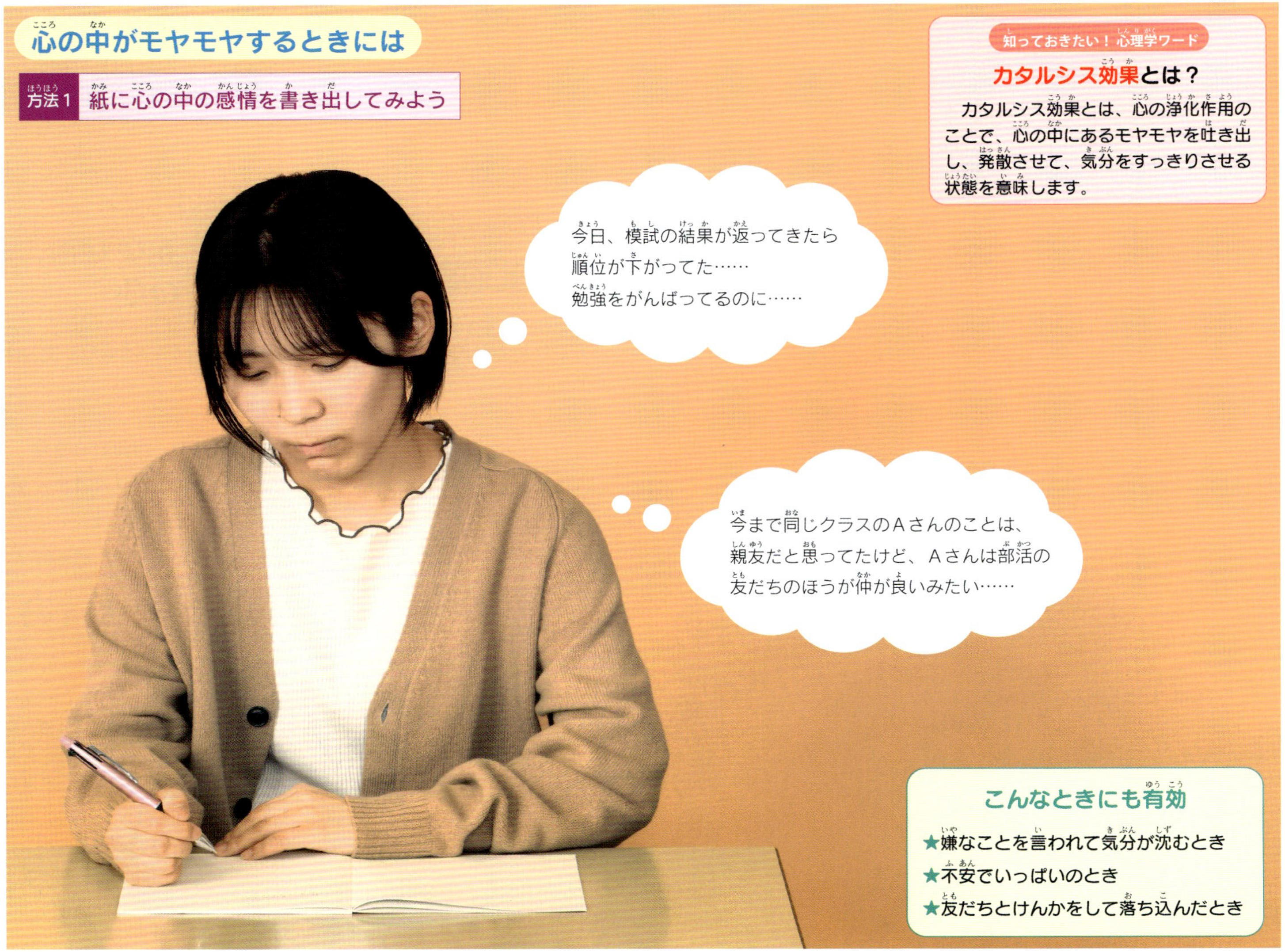
今日《きょう》、模試《もし》の結果《けっか》が返《かえ》ってきたら
順位《じゅんい》が下《さ》がってた……
勉強《べんきょう》をがんばってるのに……
今《いま》まで同《おな》じクラスのAさんのことは、
親友《しんゆう》だと思《おも》ってたけど、Aさんは部活《ぶかつ》の
友《とも》だちのほうが仲《なか》が良《よ》いみたい……

知《し》っておきたい！心理学《しんりがく》ワード

カタルシス効果《こうか》とは？

カタルシス効果《こうか》とは、心《こころ》の浄化作用《じょうかさよう》のことで、心《こころ》の中《なか》にあるモヤモヤを吐《は》き出《だ》し、発散《はっさん》させて、気分《きぶん》をすっきりさせる状態《じょうたい》を意味《いみ》します。

こんなときにも有効《ゆうこう》

★嫌《いや》なことを言《い》われて気分《きぶん》が沈《しず》むとき
★不安《ふあん》でいっぱいのとき
★友《とも》だちとけんかをして落《お》ち込《こ》んだとき

これもおすすめ

方法《ほうほう》2　誰《だれ》かに話《はなし》を聴《き》いてもらう

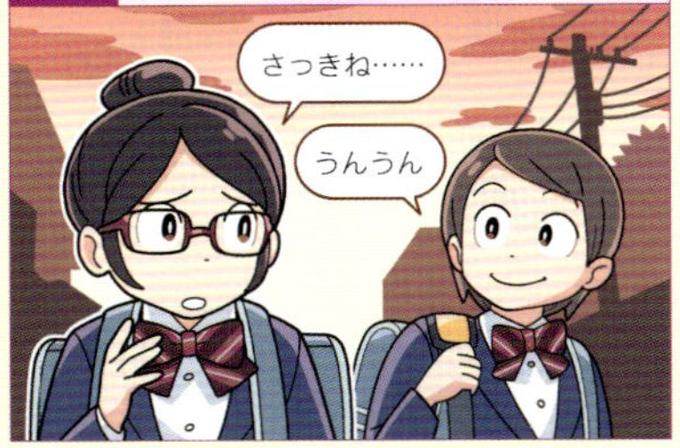
さっきね……
うんうん

悩《なや》みを人《ひと》に話《はな》すことでもカタルシス効果《こうか》が得《え》られます。

方法《ほうほう》3　泣《な》く

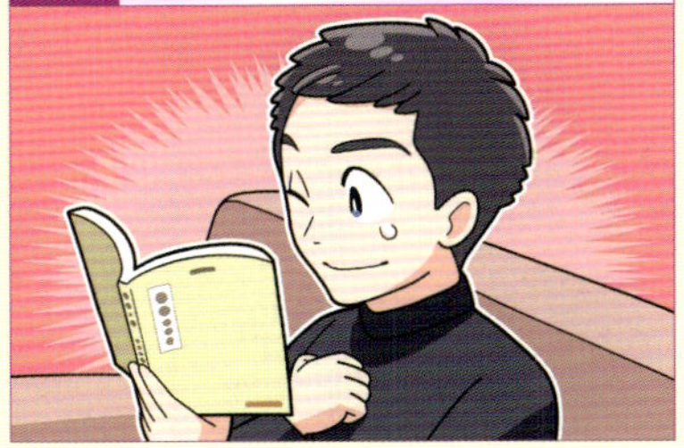

泣《な》いた後《あと》に気分《きぶん》がすっきりするのも、カタルシス効果《こうか》です。

心《こころ》の中《なか》がモヤモヤするときには、不安《ふあん》や怒《いか》りなどの負《ふ》の感情《かんじょう》を、紙《かみ》に書《か》いたり人《ひと》に話《はなし》を聴《き》いてもらったりして自分《じぶん》の感情《かんじょう》を外《そと》に出《だ》すと苦痛《くつう》が和《やわ》らいで、安心感《あんしんかん》が得《え》られます。

これをカタルシス効果《こうか》といいます。

対処法《たいしょほう》を試《ため》し、カタルシス効果《こうか》をぜひ実感《じっかん》してみてください。

指導　琉球大学教育学部 教授　岡本 泰弘 先生

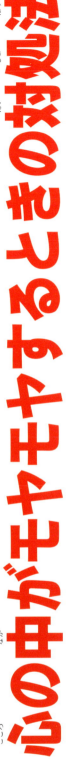

不定期企画

お便りにそのまま使える！

『心の健康ニュース』オリジナル素材

今号は、お便りにそのまま使える！『心の健康ニュース』オリジナル素材を2つお届けいたします。データは弊社ウェブコンテンツSeDocに入り、「保健室」の「『心の健康ニュース』連動情報」よりダウンロードいただけます。
〈ダウンロード期間は終了しています〉

こんな使い方ができます！

- ✓保健室や相談室に掲示
- ✓データを保健だよりに掲載
- ✓タブレットで生徒へ配信するお便りに掲載　など

読者アンケートでのご要望にお応えしました！

素材① 心の疲れのサイン

心の疲れのサイン

- □ 食欲がなくなる
- □ 眠れない
- □ 怒りっぽくなる
- □ イライラが止まらない
- □ 気分が落ち込む　など

出典：少年写真新聞社『心の健康ニュース』2023年7月8日号 第514号

素材② 心の疲れをとる方法　好きなことをしてみよう

心の疲れをとる方法

好きなことをしてみよう

- ★ スポーツをする
- ★ 歌う
- ★ 読書をする
- ★ 好きな映画を見る　など

出典：少年写真新聞社『心の健康ニュース』2023年7月8日号 第514号

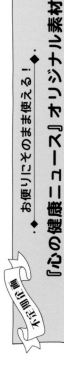

SeDoc ＊ご利用上の注意 → 素材内の出典表記は削除せずにご利用ください。

不定期企画

お便りにそのまま使える！

『心の健康ニュース』オリジナル素材

今号は、お便りにそのまま使える！『心の健康ニュース』オリジナル素材を2つお届けいたします。データは弊社ウェブコンテンツSeDocに入り、「保健室」の「『心の健康ニュース』連動情報」よりダウンロードいただけます。
〈ダウンロード期間は終了しています〉

こんな使い方ができます！

- ✓保健室や相談室に掲示
- ✓データを保健だよりに掲載
- ✓タブレットで生徒へ配信するお便りに掲載　など

読者アンケートでのご要望にお応えしました！

素材① 話を聴くときのコツ

話を聴くときのコツ

聴く態度も大切！

- ✓ 相手に体を向ける
- ✓ 作業の手を止める
- ✓ 相手の目を見る

出典：少年写真新聞社『心の健康ニュース』2023年8月8日号 第515号

素材② 相手が沈黙したときには

こんな場面でどうする？

「相手が沈黙したときには」

相手が沈黙したときには、話をせかさず、そのまま待って、沈黙の理由を理解するように努めましょう。

出典：少年写真新聞社『心の健康ニュース』2023年8月8日号 第515号

SeDoc ＊ご利用上の注意 → 素材内の出典表記は削除せずにご利用ください。

不定期企画

お便りにそのまま使える！

『心の健康ニュース』オリジナル素材

今号は、お便りにそのまま使える！『心の健康ニュース』オリジナル素材を２つお届けいたします。データは弊社ウェブコンテンツSeDocに入り、「保健室」の「『心の健康ニュース』連動情報」よりダウンロードいただけます。
〈ダウンロード期間は終了しています〉

こんな使い方ができます！

- 保健室や相談室に掲示
- データを保健だよりに掲載
- タブレットで生徒へ配信する

お便りに掲載　など

読者アンケートでのご要望にお応えしました！

素材① いじめの定義

いじめの定義

【いじめ防止対策推進法 第２条】

この法律において「いじめ」とは、児童等に対して、当該児童等が在籍する学校に在籍している等当該児童等と一定の人的関係にある他の児童等が行う心理的又は物理的な影響を与える行為（インターネットを通じて行われるものを含む。）であって、当該行為の対象となった児童等が心身の苦痛を感じているものをいう。

素材② 人をからかうことから始まる“いじめ”

人をからかうことから始まる“いじめ”

相手が困ったり、怒ったりするようなことをして、おもしろがってからかうこと自体が「いじめ」になります。

出典：少年写真新聞社『心の健康ニュース』2024年２月８日号 第521号

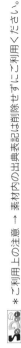

SeDoc ＊ご利用上の注意 → 素材内の出典表記は削除せずにご利用ください。

不定期企画

お便りにそのまま使える！

『心の健康ニュース』オリジナル素材

今号は、お便りにそのまま使える！『心の健康ニュース』オリジナル素材を２つお届けいたします。データは弊社ウェブコンテンツSeDocに入り、「保健室」の「『心の健康ニュース』連動情報」よりダウンロードいただけます。
〈ダウンロード期間は終了しています〉

こんな使い方ができます！

- 保健室や相談室に掲示
- データを保健だよりに掲載
- タブレットで生徒へ配信する

お便りに掲載　など

読者アンケートでのご要望にお応えしました！

素材① 緊張するのは悪いことじゃない

緊張するのは悪いことじゃない

心理学では良いパフォーマンスをするためには、適度な緊張が必要とされています。大事な場面では失敗したくないと緊張を感じるものですが、実は緊張には良い面もあります。

出典：少年写真新聞社『心の健康ニュース』2024年３月８日号 第522号

素材② 知っておきたい！心理学

知っておきたい！心理学

適度な緊張でパフォーマンスアップ！

緊張し過ぎるとパフォーマンスが落ちますが、完全にリラックスした状態よりも適度な緊張感があるほうが、集中力が高まり自分の力を存分に発揮できます。

出典：少年写真新聞社『心の健康ニュース』2024年３月８日号 第522号

SeDoc ＊ご利用上の注意 → 素材内の出典表記は削除せずにご利用ください。

おもしろ心理学《しんりがく》シリーズ④

禁止《きんし》されると、逆《ぎゃく》に気《き》になる理由《りゆう》

禁止《きんし》されると……

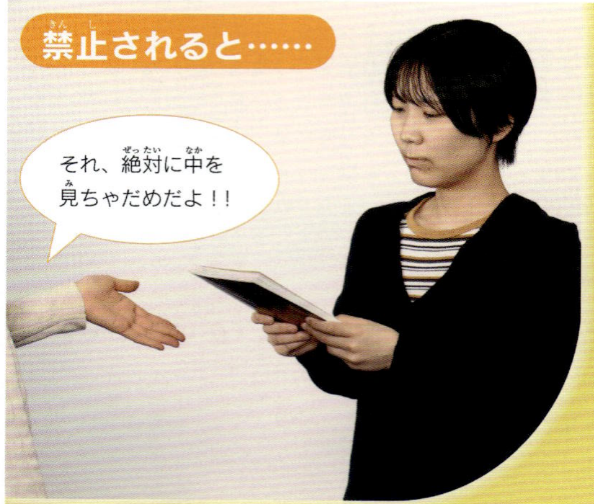
それ、絶対《ぜったい》に中《なか》を見《み》ちゃだめだよ！！

逆《ぎゃく》に気《き》になってしまう！

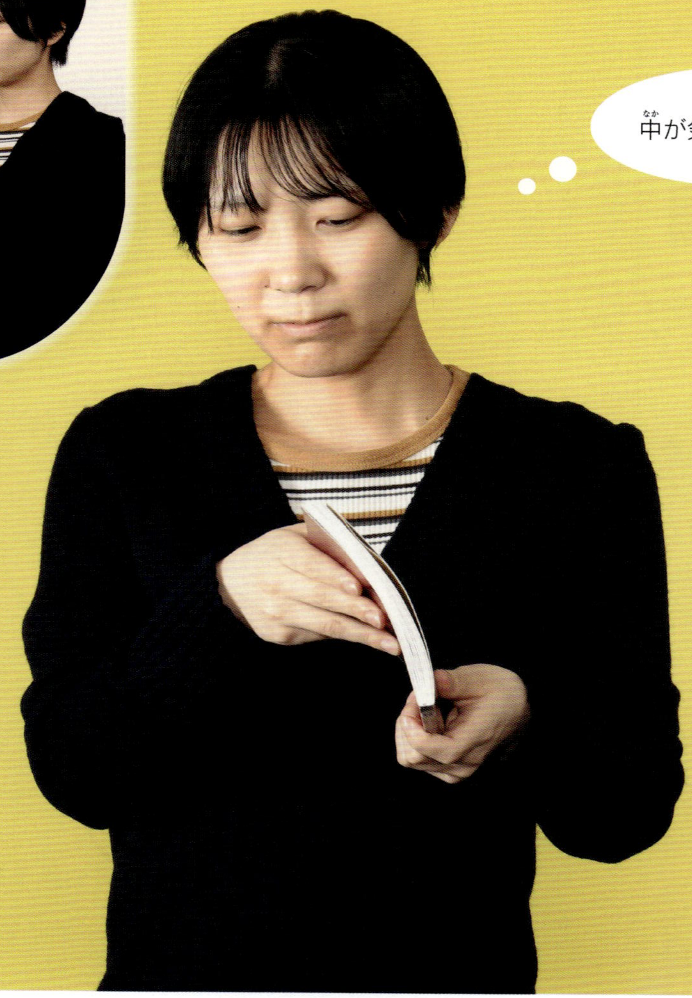
中《なか》が気《き》になる……！

知《し》っておきたい！心理学《しんりがく》ワード

カリギュラ効果《こうか》とは？

カリギュラ効果《こうか》とは、行動《こうどう》を強《つよ》く禁止《きんし》されると、かえってその行《こう》動への欲求《よっきゅう》や関心《かんしん》が高《たか》まる心理現《しんりげん》象《しょう》のことです。

ローマ皇帝《こうてい》カリグラをモデルにしたアメリカ映画《えいが》「カリギュラ」が語源《ごげん》で、過激《かげき》な内容《ないよう》のため、一《いち》部《ぶ》の地域《ちいき》で上映禁止《じょうえいきんし》になると、人《ひと》びとが映画館《えいがかん》に押《お》しかけ、大《だい》ヒットしたことに由来《ゆらい》しています。

Q. なぜ、カリギュラ効果《こうか》が起《お》きるの？

A. 人《ひと》は、基本的《きほんてき》に自分自身《じぶんじしん》の行動《こうどう》を自由《じゆう》に決《き》めたいと思《おも》っており、それに対《たい》して禁止《きんし》や制限《せいげん》をされると、「自由《じゆう》を奪《うば》われた」とストレスを感《かん》じ、その結果《けっか》、ストレスを解消《かいしょう》しようとして禁止《きんし》されたことをしてしまうといった、反射的《はんしゃてき》な行動《こうどう》が起《お》きます。この働《はたら》きは心理学用語《しんりがくようご》では「心《しん》理的《りてき》リアクタンス」と名《な》づけられています。

Q. カリギュラ効果《こうか》への対処法《たいしょほう》は？

A. ただ禁止《きんし》するのではなく、理由《りゆう》を説明《せつめい》すると、不満《ふまん》やストレスが和《やわ》らいだり、納得《なっとく》できたりするため、受《う》け入《い》れられやすくなります。

身近《みぢか》にあるカリギュラ効果《こうか》

日常《にちじょう》やビジネスの場《ば》で

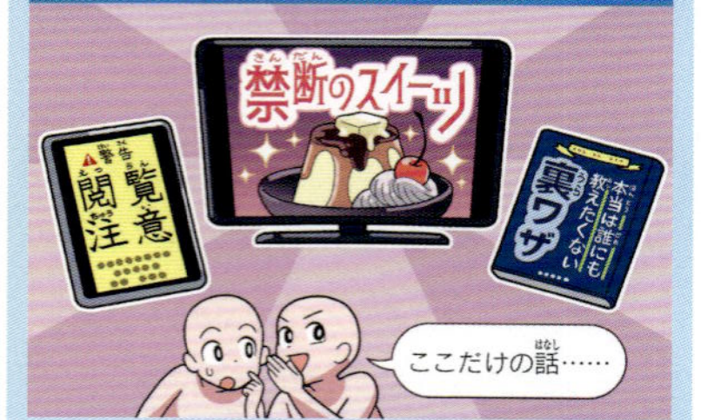
禁断《きんだん》のスイーツ
閲覧注意
本当は誰にも教えたくない裏ワザ
ここだけの話《はなし》……

ビジネスシーンでは関心《かんしん》や集客力《しゅうきゃくりょく》を高《たか》めたり、購《こう》買行動《ばいこうどう》を促《うなが》したりするために活用《かつよう》されています。

日本《にっぽん》の昔話《むかしばなし》など

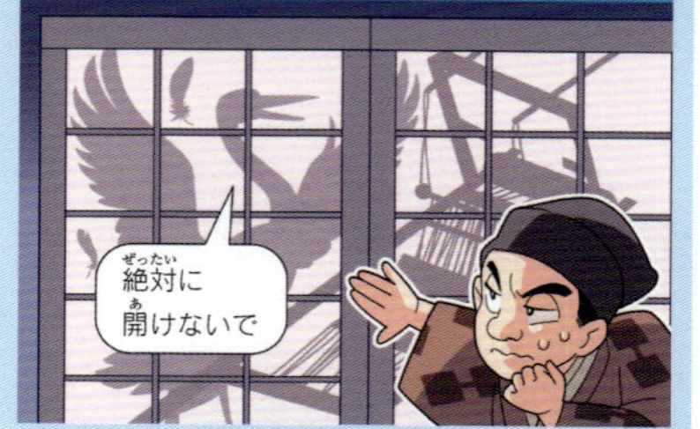
絶対《ぜったい》に開《あ》けないで

日本《にっぽん》の昔話《むかしばなし》の「鶴《つる》の恩返《おんがえ》し」や「浦島太郎《うらしまたろう》」でも心理的《しんりてき》リアクタンス（カリギュラ効果《こうか》）が使《つか》われています。

「見《み》るな」と言《い》われると逆《ぎゃく》に見《み》たくなる経験《けいけん》はありませんか。

この現象《げんしょう》はカリギュラ効果《こうか》（心理的《しんりてき》リアクタンス）と呼《よ》ばれ、心理学《しんりがく》の実験《じっけん》でも証明《しょうめい》されています。

ただ禁止《きんし》するのではなく、理由《りゆう》も説明《せつめい》すると相手《あいて》の不満《ふまん》やストレスを和《やわ》らげることができます。

指導　琉球大学教育学部 教授　岡本 泰弘 先生

おもしろ心理学《しんりがく》シリーズ⑤

適度《てきど》な緊張《きんちょう》がパフォーマンスを上《あ》げる

例《れい》：面接試験前《めんせつしけんまえ》に控室《ひかえしつ》で待《ま》つとき

緊張《きんちょう》する……！

緊張《きんちょう》するのは悪《わる》いこと
じゃないんだね！

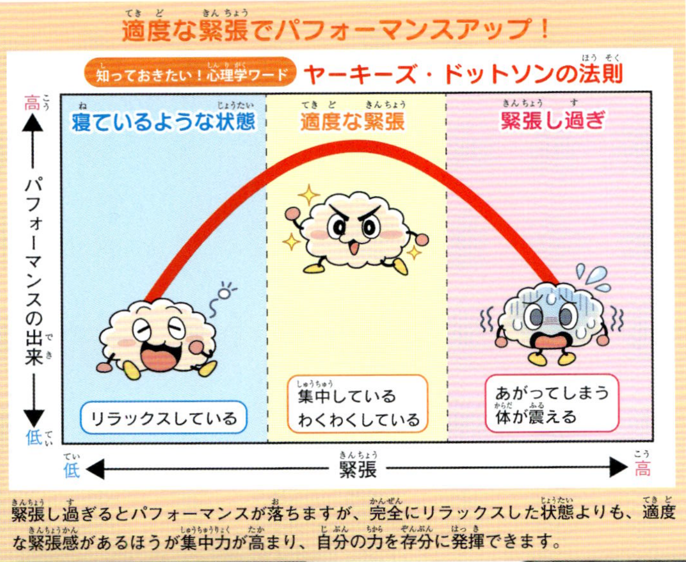
適度《てきど》な緊張《きんちょう》でパフォーマンスアップ！
知っておきたい！心理学《しんりがく》ワード
ヤーキーズ・ドットソンの法則《ほうそく》
高《こう》
パフォーマンスの出来《でき》
低《てい》
寝《ね》ているような状態《じょうたい》
リラックスしている
適度《てきど》な緊張《きんちょう》
集中《しゅうちゅう》している
わくわくしている
緊張《きんちょう》し過《す》ぎ
あがってしまう
体《からだ》が震《ふる》える
低《てい》
緊張《きんちょう》
高《こう》

緊張《きんちょう》し過《す》ぎるとパフォーマンスが落《お》ちますが、完全《かんぜん》にリラックスした状態《じょうたい》よりも、適度《てきど》な緊張感《きんちょうかん》があるほうが集中力《しゅうちゅうりょく》が高《たか》まり、自分《じぶん》の力《ちから》を存分《ぞんぶん》に発揮《はっき》できます。

緊張《きんちょう》を味方《みかた》につけるには

ポイント① 失敗《しっぱい》を恐《おそ》れ過《す》ぎない

もし失敗《しっぱい》しても、
いい経験《けいけん》になる
はず！

失敗《しっぱい》しても、失敗《しっぱい》から学《まな》んで次《つぎ》に生《い》かせることに気《き》づくと、過度《かど》な緊張《きんちょう》が解《と》けます。

ポイント② やるべきことに集中《しゅうちゅう》する

大丈夫《だいじょうぶ》、自分《じぶん》の
ベストを尽《つ》くそう

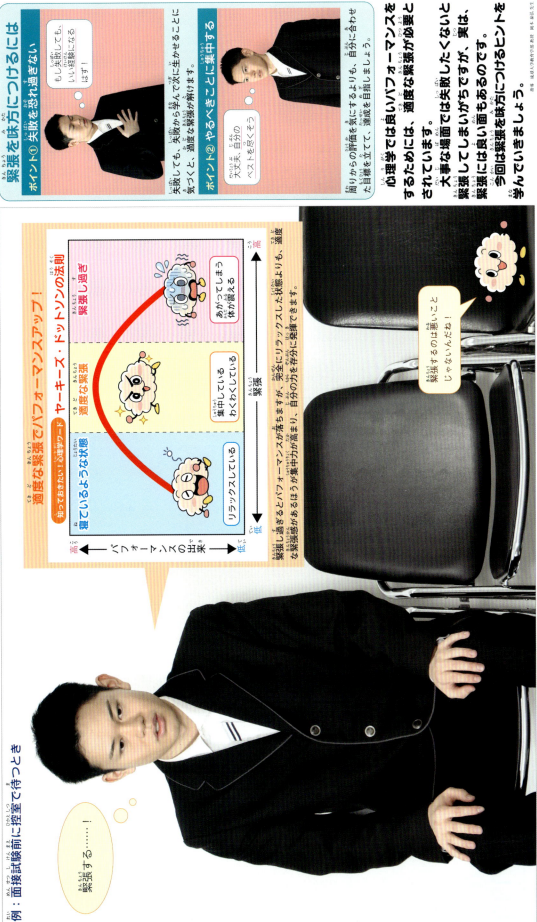

周《まわ》りからの評価《ひょうか》を気《き》にするよりも、自分《じぶん》に合《あ》わせた目標《もくひょう》を立《た》てて、達成《たっせい》を目指《めざ》しましょう。

心理学《しんりがく》では良《よ》いパフォーマンスをするためには、適度《てきど》な緊張《きんちょう》が必要《ひつよう》とされています。
大事《だいじ》な場面《ばめん》では失敗《しっぱい》したくないと緊張《きんちょう》してしまいがちですが、実《じつ》は、緊張《きんちょう》には良《よ》い面《めん》もあるのです。
今回《こんかい》は緊張《きんちょう》を味方《みかた》につけるヒントを学《まな》んでいきましょう。

指導　琉球大学教育学部 教授　岡本 泰弘 先生

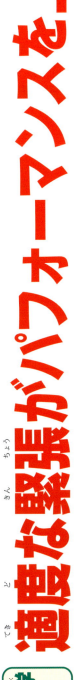

おもしろ心理学《しんりがく》シリーズ⑥

自分《じぶん》から行動《こうどう》すると、やる気《き》が続《つづ》く

比《くら》べてみよう

人《ひと》に言《い》われて仕方《しかた》なくやる場合《ばあい》

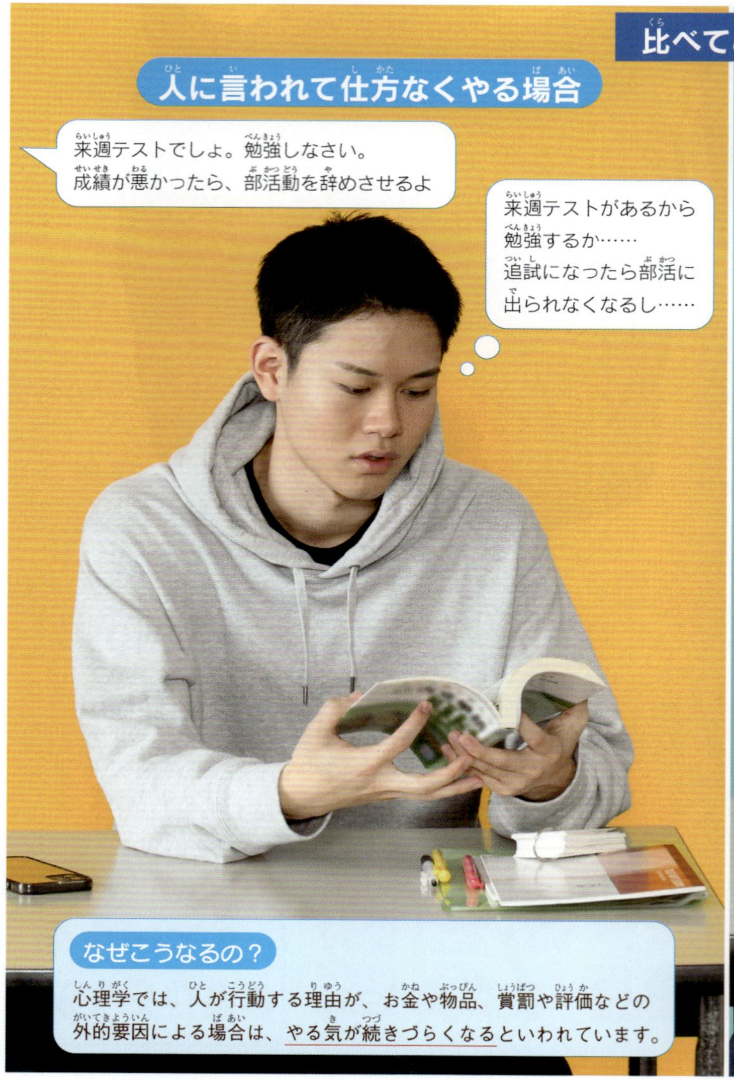
来週《らいしゅう》テストでしょ。勉強《べんきょう》しなさい。
成績《せいせき》が悪《わる》かったら、部活動《ぶかつどう》を辞《や》めさせるよ
来週《らいしゅう》テストがあるから
勉強《べんきょう》するか……
追試《ついし》になったら部活《ぶかつ》に
出《で》られなくなるし……

なぜこうなるの？

心理学《しんりがく》では、人《ひと》が行動《こうどう》する理由《りゆう》が、お金《かね》や物品《ぶっぴん》、賞罰《しょうばつ》や評価《ひょうか》などの外的要因《がいてきよういん》による場合《ばあい》は、やる気《き》が続《つづ》きづらくなるといわれています。

自分《じぶん》で決《き》めて行動《こうどう》する場合《ばあい》

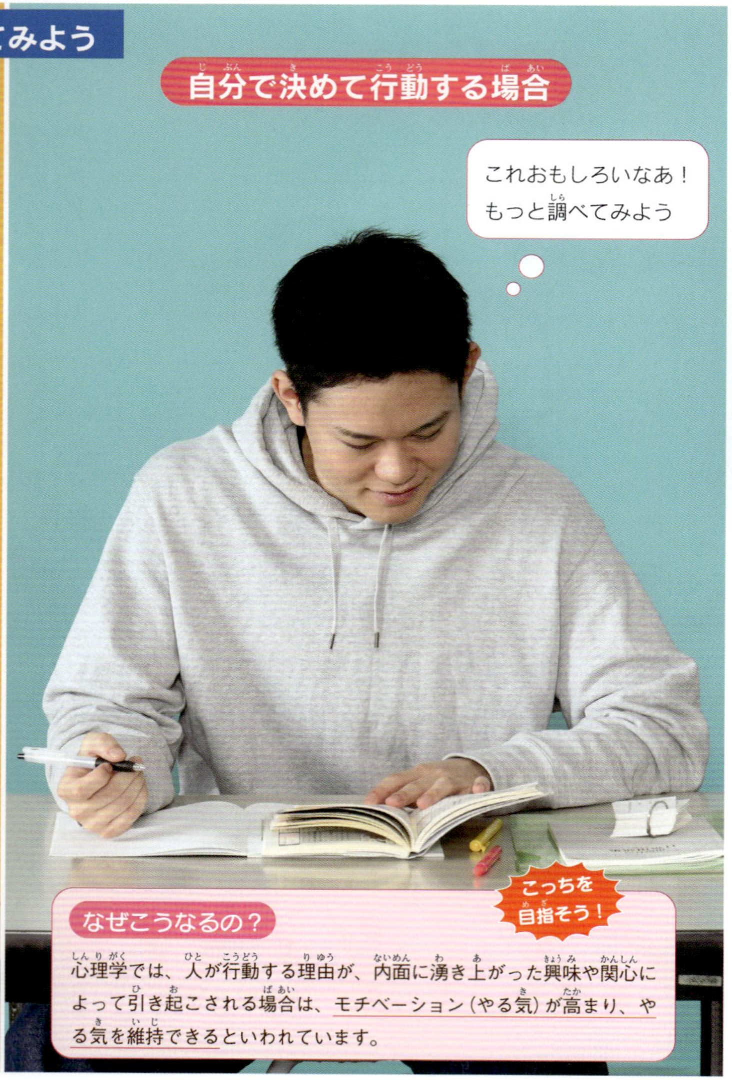
これおもしろいなあ！
もっと調《しら》べてみよう

こっちを目指《めざ》そう！

なぜこうなるの？

心理学《しんりがく》では、人《ひと》が行動《こうどう》する理由《りゆう》が、内面《ないめん》に湧《わ》き上《あ》がった興味《きょうみ》や関心《かんしん》によって引《ひ》き起《お》こされる場合《ばあい》は、モチベーション（やる気《き》）が高《たか》まり、やる気《き》を維持《いじ》できるといわれています。

やる気《き》をアップさせるテクニック

自分《じぶん》の目標《もくひょう》や理想《りそう》を宣言《せんげん》する

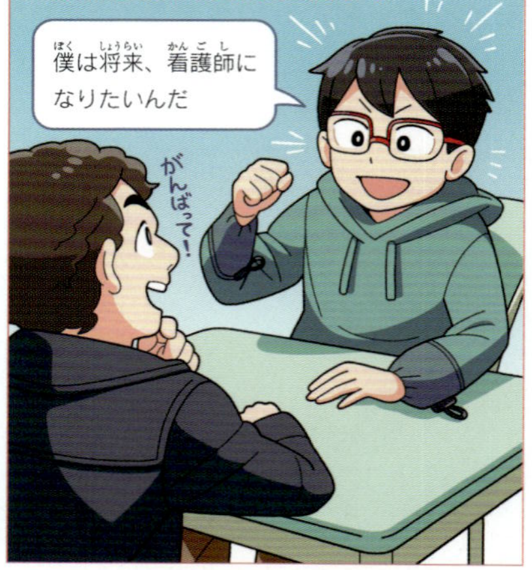
僕《ぼく》は将来《しょうらい》、看護師《かんごし》になりたいんだ
がんばって！

知《し》っておきたい！心理学《しんりがく》ワード

アフォメーションとは？

自分《じぶん》の目標《もくひょう》や理想《りそう》などを外部《がいぶ》に宣言《せんげん》すると、自分《じぶん》を奮《ふる》い立《た》たせることができます。心理学《しんりがく》ではこの方法《ほうほう》をアフォメーションといいます。

勉強《べんきょう》でも部活動《ぶかつどう》でも自分《じぶん》ではなく、人《ひと》に決《き》められて行動《こうどう》すると、相手《あいて》にやらされている感《かん》じがするものです。

自分《じぶん》で決《き》めて行動《こうどう》すると、自分《じぶん》の行動《こうどう》に責任《せきにん》を持《も》って取《と》り組《く》むことができ、やる気《き》も続《つづ》きます。

目標《もくひょう》を周《まわ》りの人《ひと》に宣言《せんげん》することもやる気《き》を高《たか》めるために有効《ゆうこう》です。

指導　琉球大学教育学部 教授　岡本 泰弘 先生

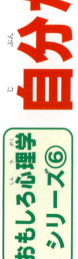

（172ページの続き）

人が呼吸を合わせ、人形に命を吹き込みます。

胴部を支え、頭部を動かしながら、人形の右手も扱う演者が「主遣《おもづか》い」。自らの右手で人形の左手を扱うのが「左遣い」、屈んだ姿勢で人形の足を扱うのが「足遣い」です。三人の人形遣いは、無言のサインで呼吸を合わせながら、生きている人のように人形を動かします。

どんな演目があるの？

人形浄瑠璃文楽は300年以上の歴史のなかでさまざまな名作が生まれ、現在へと受け継がれてきました。

演目は大きく３つに分けることができます。

もっとも作品が多い「時代物」は、江戸時代より前の歴史上の事件や人物を描いています。

また、江戸時代の暮らしや風俗のなかで起こる、庶民の恋愛や人情などを描くのが「世話物」です。いわば当時の現代劇です。

一方、舞踊や音楽などの要素が強い演目が「景事」で、優美で華やかに演じられます。

人形浄瑠璃文楽はどこで観られるの？

文楽が生まれた大阪に、専用の舞台機構を備えた「国立文楽劇場」があります。本公演はおおむね１月・４月・７～８月・11月に行われ、６月には解説がついた鑑賞教室が催されます。劇場内には、文楽の歴史がわかる資料や、人形・楽器などを見られる展示室もあります。

東京には「国立劇場」がありましたが、老朽化に伴う建て替え工事中です（2029年頃竣工見込み）。工事期間中は「シアター1010」ほか、都内のホールでの巡業となります。東京での文楽本公演はおおむね２月・５月・９月・12月に行われ、12月には鑑賞教室も催されます

人形浄瑠璃文楽の楽しみ方は？

どの席に座っても十分に楽しめますが、人形の動きをよく見たい人は前の方、太夫の語りや三味線を楽しみたい人は、上手側にある「床」の近くを選ぶとよいでしょう。

上演される演目のあらすじや登場人物の名前だけでもあらかじめ知っておくと、場面の展開がわかりやすくなります。上演中は、人形の動き方、太夫の語り方、三味線の弾き方など、どこか興味のあるところを、集中して追ってみると、おもしろさが深まるかもしれません。

また、会場によっては、パンフレットの販売やイヤホンガイドの貸し出しがありますので、ご利用されると語りの内容がよりわかりやすいでしょう。

総 索 引

※この縮刷活用版は、各著作者（執筆者、指導・協力・監修者、モデルなど）の許諾を得て制作されています。
※内容は原本を可能な限り忠実に再現していますが、使用許諾条件および記事内容により、修正や変更されている場合があります。
※本書に掲載している先生方の所属、肩書きなどは、ニュース発行当時のものです。

体と心　保健総合大百科＜小学校編＞2025

発行日　2025年4月25日　初版第1刷発行
編　集　株式会社　少年写真新聞社
発行所　〒102-8232　東京都千代田区九段南3-9-14
株式会社　少年写真新聞社　電話　03(3264)2624
https://www.schoolpress.co.jp/
発行人　松本　恒
印　刷　TOPPAN クロレ株式会社
ISBN978-4-87981-818-8　C0347
